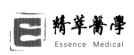

精萃醫學
Essence Medical

医学精萃系列

辛曼泌尿外科
解·剖·图·谱

Hinman's Atlas of
UROSURGICAL ANATOMY

（原著第二版）

SECOND EDITION

（美）G. T. 麦克伦南　著
（Gregory T. MacLennan）

（美）P. H. 斯坦明　绘图
（Paul H. Stempen）

刘振湘　程 庆　主译
白志明　主审

化学工业出版社
·北京·

本书原著为第二版，是全球知名的泌尿外科手术解剖图谱。本书分系统、体壁、器官3个部分阐述泌尿外科手术解剖。本书内容丰富、角度独特，并有多幅影像学及术者图片，是一部全景式解剖专著，有利于读者对泌尿外科解剖的深入理解。

本书适用于泌尿外科、妇产科、普外科医师及相关专科硕士、博士生研究生。

ELSEVIER

Elsevier (Singapore) Pte Ltd.
3 Killiney Road, #08-01 Winsland House I, Singapore 239519
Tel: (65) 6349-0200; Fax: (65) 6733-1817

Hinman's Atlas of Urosurgical Anatomy
Copyright © 2012 by Saunders, an imprint of Elsevier Inc. All rights reserved.
ISBN-13: 9781416040897

This translation of Hinman's Atlas of Urosurgical Anatomy, 2nd Edition by Gregory T. MacLennan was undertaken by Chemical Industry Press and is published by arrangement with Elsevier (Singapore) Pte Ltd.
Hinman's Atlas of Urosurgical Anatomy, 2nd Edition by Gregory T. MacLennan 由化学工业出版社进行翻译，并根据化学工业出版社与爱思唯尔（新加坡）私人有限公司的协议约定出版。

《辛曼泌尿外科解剖图谱》（刘振湘　程庆　主译）
ISBN: 9787122343413
Copyright © 2019 by Elsevier (Singapore) Pte Ltd. and Chemical Industry Press.
All rights reserved. No part of this publication may be reproduced or transmitted in any form or by any means, electronic or mechanical, including photocopying, recording, or any information storage and retrieval system, without permission in writing from Elsevier (Singapore) Pte Ltd. and Chemical Industry Press.

Printed in China by Chemical Industry Press under special arrangement with Elsevier (Singapore) Pte Ltd. This edition is authorized for sale in the People's Republic of China only, excluding Hong Kong SAR, Macau SAR and Taiwan. Unauthorized export of this edition is a violation of the contract.
北京市版权局著作权合同登记号：01-2018-8009

图书在版编目（CIP）数据

辛曼泌尿外科解剖图谱/（美）G.T.麦克伦南（Gregory T. MacLennan）著；刘振湘，程庆主译. —北京：化学工业出版社，2019.7
（医学精萃系列）
书名原文：Hinman's Atlas of Urosurgical Anatomy
ISBN 978-7-122-34341-3

Ⅰ．①辛⋯　Ⅱ．①G⋯②刘⋯③程⋯　Ⅲ．①泌尿系统外科手术−人体解剖−图谱　Ⅳ．①R699-64

中国版本图书馆CIP数据核字（2019）第074077号

责任编辑：杨燕玲　满孝涵　　　　　　　装帧设计：史利平
责任校对：宋　夏

出版发行：化学工业出版社（北京市东城区青年湖南街13号　邮政编码100011）
印　　装：中煤（北京）印务有限公司
880mm×1230mm　1/16　印张24¹/₂　字数716千字　2019年11月北京第1版第1次印刷

购书咨询：010-64518888　　　　　　　　售后服务：010-64518899
网　　址：http://www.cip.com.cn
凡购买本书，如有缺损质量问题，本社销售中心负责调换。

定　　价：298.00元　　　　　　　　　　　　　　　　　版权所有　违者必究

翻译人员名单

主　审　白志明　张金山（主审组织学与胚胎学）

主　译　刘振湘　程　庆

副主译　任善成　朱　捷　姚　林　牛海艳

译审校人员（按姓氏汉语拼音排序）

白志明　中南大学湘雅医学院附属海口医院暨海口市人民医院　泌尿外科

蔡　勇　成都市第二人民医院　泌尿外科

程　庆　中南大学湘雅医学院附属海口医院暨海口市人民医院　泌尿外科

崔志刚　海南医学院　组织学与胚胎学教研室

洪　锴　北京大学第三医院　泌尿外科

胡　成　中山大学第三医院　泌尿外科

劳梅丽　海南医学院　人体解剖学教研室

刘　可　北京大学第三医院　泌尿外科

刘振湘　中南大学湘雅医学院附属海口医院暨海口市人民医院　泌尿外科

卢　剑　北京大学第三医院　泌尿外科

陆海霞　海南医学院　组织学与胚胎学教研室

吕　蔡　中南大学湘雅医学院附属海口医院暨海口市人民医院　泌尿外科

孟步亮　昆明医科大学　人体解剖学教研室

孟一森　北京大学第一医院　泌尿外科

牛海艳　海南医学院　病理学教研室

任善成　中国人民解放军海军军医大学附属长海医院　泌尿外科

王　刚　中南大学湘雅医学院附属海口医院暨海口市人民医院　泌尿外科

王国任　中南大学湘雅医学院附属海口医院暨海口市人民医院　泌尿外科

王鹏超　中国人民解放军总医院海南医院　泌尿外科

王锐锋　中南大学湘雅医学院附属海口医院暨海口市人民医院　泌尿外科

邢增术　中南大学湘雅医学院附属海口医院暨海口市人民医院　泌尿外科

杨　振　成都市第二人民医院　泌尿外科

姚　林　北京大学第一医院　泌尿外科

姚海军　上海交通大学第九人民医院　泌尿外科

禹　刚　中南大学湘雅医学院附属海口医院暨海口市人民医院　泌尿外科

张海英　海南医学院　人体解剖学教研室

张金山　中国人民解放军空军军医大学　基础部人体解剖与组织胚胎学教研室

赵　洁　中国人民解放军空军军医大学　基础部人体解剖与组织胚胎学教研室

郑　晶　海南医学院　病理学教研室

周　雯　海南医学院　组织学与胚胎学教研室

朱　捷　中国人民解放军总医院　泌尿外科

秘　书　王国任

中文版序言

　　近年来医学的新理念、新技术、新设备不断涌现，国内泌尿外科同行在熟练掌握、灵活运用的基础上又不断加以创新，因此取得引人瞩目的成果。在学界前辈的指导及同道的努力下，在实践总结的基础上，国内的有关专著相继问世，为我国泌尿外科专业人才的培养和医师技术水平的提高做出了巨大的贡献。但"物有所不足、智有所不明"，我们在总结自身的经验同时不能故步自封，也要注意吸收国外的先进内容以豁人耳目，所谓"采他山之石，纳百家之长"，因而翻译国外经典的著作有着重要的现实意义。

　　对于外科医生而言，解剖学知识是其"武库"的基石。没有扎实深厚的解剖基础，遑论精细规范的手术操作。继马潞林教授统筹主译了《辛曼泌尿外科手术图解（第3版）》后，该书的姊妹篇《辛曼泌尿外科解剖图谱（原著第二版）》，在白志明教授的策划与组织下又即将问世。该书与普通的解剖学图谱的不同之处在于其独特的编排方式，将人体解剖学、组织学与胚胎学串联在一起，以临床实用为目标，突出实践，把精彩的解剖图像与影像、病理图片等相关内容有机地结合起来。布局上构思精妙、排布合理，内容上由表及里，从浅入深，超越了单纯的人体解剖概念，强调临床解剖学应用与治疗患者实用细节的协调与联动。

　　此次翻译审校的团队来自国内各院校临床一线的专家教授和青年学者，更吸纳了从事人体解剖学、组织学与胚胎学等基础学科的专业人士，以期突出解剖的临床实用价值。翻译过程中字斟句酌，力求译文的"信、达、雅"，内容作于细而成于严。

　　希望本书与其姊妹篇一道，成为我国泌尿外科医师的有益参考图书，帮助读者更加深刻全面地了解手术并带来启迪。

中国工程院院士
中华医学会泌尿外科学分会主任委员
2019年2月

英文版序言

优秀的外科医师除了拥有单纯技巧外，善谋能断、坚定、恰如其分的警觉、领导力以及同情心，更是外科大家的特质。毫无疑问，解剖学知识是最基础的。没有对解剖细节和毗邻关系的深入理解，再好的技巧也不能让其患者获得理想的疗效。

《辛曼泌尿外科解剖图谱》对泌尿男科医师来说，一直是非常有价值的参考书。一般的解剖图书仅提供基本的解剖知识，而本书独具特色，将胚胎发育和成体解剖有机结合，并从外科医师的视角阐述和编排这些解剖知识。不同于简单枯燥、单纯的解剖说明，本书还用精美的图表，为读者提供了许多相关专业的内容。尤其是各种彩图和病理切片等将帮助读者建立一个以解剖为核心的、整体和全面的理解。

本书的三大部分既独立又互补。第1部分是各个相关系统，包括血管、淋巴、周围神经系统等。第2部分是体壁，针对手术切口和入路设计，详述其解剖关系，并有大量图示。第3部分是各个器官的解剖和发育。每一部分都非常重要，这种编排方式也使得解剖细节和器官、系统的毗邻关系能详细和清楚地阐述。

外科医师应对正常解剖有充分理解，同时也需要能认识和处理解剖变异。而学习相关的胚胎学，不仅能让医师认识这些解剖异常和结构变异，更可以帮助其制定应对方略。基于这样的考虑，本书将有重要外科价值的系统和器官的变异都进行了系统的阐述，并配以适当的插图、影像资料等帮助理解。

Greg MacLennan教授是一位广受尊敬的高水平病理学家，作为主编，他将其卓越的专长注入了新版《辛曼泌尿外科解剖图谱》。外科医师总是视病理同行们为可信赖的伙伴，而Greg MacLennan医师带来的新版解剖图谱和《辛曼泌尿外科手术图谱》就像珠联璧合的搭档。后者是步骤清晰明了的综合性手术图谱，可当理解了解剖基础以及手术操作的内在逻辑后，我们对手术的认知就境界不同了。

新术式、新入路不断涌现，因而从不同、甚至新奇的角度重新认识解剖也就非常重要。本版吸纳和更新了一些具有临床实用价值的解剖内容。Hinman教授意识到并赋予《辛曼泌尿外科解剖图谱》以价值，而Greg MacLennan教授则在新版中继承了这份骄傲的传统。广大泌尿外科医师和他们的患者将是本书的受益者。

Joseph A. Smith，Jr. 医学博士

范德堡大学

纳什维尔，田纳西州

白志明 译

译者前言

在回顾总结自己的手术和准备编写手术学（《Hinman's Atlas of Urologic Surgery》）的过程中，Frank Hinman, Jr.教授意识到还需要给外科医师提供"切口以外和分离平面以下"的解剖知识，更意指这些解剖结构的背景——相关的组织胚胎学，而他手术学的著作里没有足够的篇幅来展开这些内容。他同时也认为，大多数解剖参考书的内容和编排更适合解剖学家的胃口，而不适合外科医师的。由此，在首版手术学著作出版两年后，Frank Hinman教授编写出版了本书英文版的第一版。

本书为原著第二版，由Gregory T. MacLennan教授在第一版基础上改编而来。内容总体分为三大部分。第1部分为与泌尿外科手术各环节直接相关的系统，包括动静脉系统、淋巴、周围神经系统、皮肤和消化系统。第2部分是体壁，与泌尿外科手术入路相关。这个角度的阐述和编排方式非常少见，却又极为实用。内容包括前侧腹壁、后侧腹壁、骨盆、会阴、腹股沟等。第3部分内容包括肾脏、前列腺、膀胱、男性尿道和女性尿道、睾丸等器官。

正如前述，本书的最大特色是从胚胎发育角度帮助外科医师更好地理解解剖结构。每一章都分为两大部分，先阐述该器官、系统的胚胎发育，再说明发育之后的结构和功能，从而能使读者更好地理解成体的解剖。此外，本版还加入了病理、内镜和术中图片，及影像资料等。特别是病理相关内容，是本版主编Gregory T. MacLennan教授的专长及主要改编之处，虽篇幅不多，但却和首版内容完全融为一体，对外科医师术前所思、术中所见病理条件下的解剖改变的理解大有裨益，时有醍醐灌顶之感。同时本版也将首版中主要由Paul Stempen手绘的黑白线图改为彩图。在每章传统的解剖学部分，本书也有独到之处，即更多地从术中解剖的角度进行阐述，用Frank Hinman, Jr.教授的话说，是"逐层剥离，展示其结构和功能"，以期达到适合泌尿外科医师的"胃口"的效果。

当今泌尿外科手术技术和技巧不断飞速发展，但无论如何都离不开解剖这个核心和基础。而且越是发展手术技术，越需要更深入地认识和理解解剖及其在术中的特点。基于这个认识，我们发现并组织翻译了此书。本书不仅可供泌尿外科医师学习，相信对妇产科、普通外科等专科的各级医师也有相当的参考价值。

翻译中，我们使用的主要工具书是"新编全医药大词典"❶和"道兰图解医学词典（第32版）"❷，部分内容的理解是通过查阅相关文献获得的，一方之见，难免不

❶ 来源于金叶天成（北京）科技有限公司。
❷ 来源于MobiSystems，Inc.。

足。个别词汇，即便经多次讨论，仍难以准确表达，我们将附上原文，以供读者参考。另外，对于语言的表达，确实需要译者自身对于该解剖及应用有深入理解，才能准确表达，且符合国内读者的阅读习惯。这也是通常译著为国内读者所诟病的一个主要方面，尽管所有译审者都全力以赴，但囿于自身水平，如有未能清楚呈现原作意涵之处，我们恳请广大读者不吝赐教！

感谢中国工程院院士、中华医学会泌尿外科学分会主任委员孙颖浩教授对本译作的大力支持，并亲自为本书作序。我们的老师白志明教授始终鼓励并给予具体而深切的支持，并对译稿进行了仔细的审阅。组织胚胎学部分是本书的特色，也是翻译的难点。我们邀请了空军军医大学人体解剖与组织胚胎学教研室张金山教授作为本书组织胚胎学部分的主审，最后再由临床医师进行校对，尽量使之契合临床。在篇章安排上，我们尽量安排亚专业对口的译、审者。另外，本书每章前都有一则古英语的谚语，我们邀请了海口市人民医院全科医学科的美国医师Timothy Stephens协助，先由美国的大学图书馆专业人员译为现代英语，再进行转译。大家的辛勤付出，使本书的翻译能顺利完成。

我们还要衷心感谢郭伟疆老师及化学工业出版社的领导和编辑，在我们提出翻译要求后，洽购版权、组织出版。

希望本译作能对国内同行有所裨益，也期盼与各位进行交流。

刘振湘　程　庆

2019年2月

原书前言

在 Frank Hinman, Jr. 的《泌尿外科解剖图谱》第一版前言中，他详细解释了编写该书的初衷、他的编排方法以及他的期待，那就是泌尿外科医师和其他医师能够用该书的内容更好地为患者服务。他希望广聚各种解剖学信息，包括他自己的研究，形成一部综合性、编排有序的解剖教科书，以便泌尿外科医师能快捷参阅，从而使他们能有效策划和实施手术。毫无疑问，与泌尿外科专业联系密切的其他外科医师也从此书中受益。当阅读第一版时，很多人都会被 Hinman 医生及其同事们在该书中奉献出的那种深邃的内容所折服，读者在阅读图谱的内容之前常常先被 Hinman 医生的前言所鼓励。

当该书决定再版时，就已确立了几个原则。首先，是给很多依然实用的黑白图上色，彩图更具视觉吸引力。其次，我们认为相关的手术步骤已经在配套的手术解剖图谱和小儿泌尿外科手术图谱中得到充分的阐述，为免重复，新版将手术步骤这一环节予以删除。最后，参照现今的一些书籍，解剖并非只可使用线图，所以我们在 Hinman 教授的原创图片之外，还加入了大量新的图片，包括临床中的图片，开放、腹腔镜手术和内镜操作的术中图片，以及病理和影像图片。虽然我有机会获取大量的病理标本图片，但我发现必须从其他各个专业多位同道那里收集其他类型的图片，对此他们都予以了大力的支持。对于这些图片，我们都在图片文字中标明了赠予者。希望这些小小的致谢能够表达我对他们慷慨相助的诚挚感谢与深深敬意。他们的贡献使得本书内容更加丰厚，更具视觉吸引力。

在策划本书的早期，我满怀欣喜的期待与 Martin Resnick 共同完成此事。他是我敬重的良师益友，先前我们也合作完成了数个非常有价值的项目。然而同其他与 Martin Resnick 医生合作过的医师一样，对于 Resnick 医生因病过世而未能看到这部新版作品的完成，我们感到十分的伤感与悲痛。因此，新版也是献给他的。

我对 Elsevier 出版公司员工们的友好、高效及他们的专业精神印象深刻。能有机会与 Stefanie Jewell-Thomas、Arlene Chappelle 及 Peggy Fagen 一起工作，我尤其开心。我们都希望看到这部新版《泌尿外科解剖图谱》能有助于您的工作。

Gregory T. MacLennan，医学博士

白志明　译

　　谨以本书献给我的挚友、我的妻子Carrol Anne MacLennan，也为纪念Martin I. Resnick医生，他曾担任俄亥俄州克利夫兰大学医院临床医学中心泌尿外科的主任，是我的良师与益友，也是我从事专业工作中诸多方面的启迪者。

白志明　译

目录

系统

第1章

动脉系统

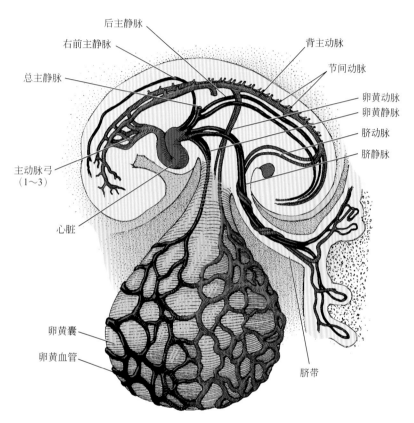

下列标注：

后主静脉
右前主静脉
总主静脉
主动脉弓（1～3）
心脏
卵黄囊
卵黄血管

背主动脉
节间动脉
卵黄动脉
卵黄静脉
脐动脉
脐静脉
脐带

图1-1 改编自 Moore KL：The Developing Human，第4版，Philadephia，WB Saunders 公司，1988

动脉血管将血液从心脏输送到身体其他部位。

——TREVISA

Barth.De.P.R.V.lvi, 1398

脉相连。第一个纵向静脉，**后主静脉**，发生在腹侧。每个主动脉发出分支形成**节间动脉**（图1-1）。人胚发育第4周，两个背主动脉融合形成单个背主动脉。第8周，单个的弓动脉和背主动脉形成。

动脉系统的发育

背主动脉

人胚发育第3周，左右**主动脉弓**向尾部方向转动以形成相应的**背主动脉**，并与**卵黄囊**上的**卵黄动**

节段动脉

背主动脉在每个生皮节发出一对节间动脉，即**背侧躯干动脉**。这些动脉中的每一个都有**背侧支**来供应脊椎区域和**神经管**，并发出有侧向和末端分支

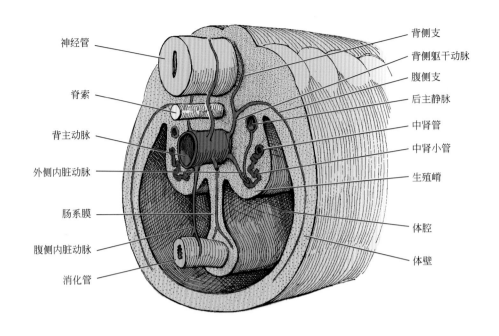

神经管
脊索
背主动脉
外侧内脏动脉
肠系膜
腹侧内脏动脉
消化管

背侧支
背侧躯干动脉
腹侧支
后主静脉
中肾管
中肾小管
生殖嵴
体腔
体壁

图1-2

的**腹侧支**来供应**体壁**（图1-2）。后肋间动脉、肋下动脉和腰动脉都源自背侧躯干动脉。扩大的第5腰椎节间动脉，将演变为髂总动脉，将提供骨盆和下肢的血液供应。

另外两组节段动脉形成：延伸到卵黄囊和消化管的腹侧内脏动脉，和供应泌尿生殖系统的外侧内脏动脉。在背主动脉融合后，成对的**腹侧内脏动脉**连接形成腹腔干和肠系膜上、下动脉。**外侧内脏动脉**供应**中肾**（以及成体肾）和**生殖嵴**，包括睾丸或卵巢，以及肾上腺的一部分。

体壁的脉管系统的发生

节段血管系统深入到体壁的肌肉，与节段神经相伴行。第5周，降主动脉发出30对**背侧节段动脉**，每个生皮节有1对。它们具有**背侧支**和**腹侧支**，背侧分支供应脊椎区域和神经管，腹侧分支又分出侧向和末端分支。这些分支通过肋间、肋下和腰动脉供应躯干的主要肌肉和覆盖的皮肤。体壁的较前部分由"腹主动脉"通过**吻合口动脉**供应，这些吻合口动脉将形成内乳动脉和腹壁上下动脉（图1-3）。

节段分布的血管如**肋间动脉**或**腰动脉**，发出分支垂直穿过肌肉作为**穿通支**到达皮肤，形成**皮肤血管**。

脐动脉

脐动脉起源于成对的背主动脉的腹侧分支，并进入尿囊侧面的**脐带**（图1-4A,B）。

在主动脉融合后，脐动脉并入位于背侧的**第5腰椎节段动脉**。第5腰椎节段动脉将演变为**髂总动脉**。脐动脉最终成为膀胱上动脉的一部分，其远端部分成为闭锁的下腹动脉（图1-4C）。

胎儿循环

左脐静脉携带来自胎盘的氧合血，并将其中一半运送到肝左叶的肝血窦。在**门静脉**进入脐静脉之后，混合的胎盘血和门静脉血流通过**静脉导管**进入到**下腔静脉**中，在静脉导管中，通过括约肌的作用调节相对血流量。肝脏血液与下肢静脉血混合，通过下腔静脉进入右心房，并通过卵圆孔进入左心房（图1-5），在那里，与来自肺静脉的血液混合。穿过左心房后，血液通过左心室进入升主动脉。一些血液保留在右心房中，由卵圆孔的瓣膜引导进入右心室并进入肺动脉干。由于肺阻力高，只有一小部分血液流入肺部，大部分通过动脉导管进入**主动脉**。大部分血液和左心室的一些血液，已经循环通过头部和上肢。向下通过主动脉供应腹部和下肢，

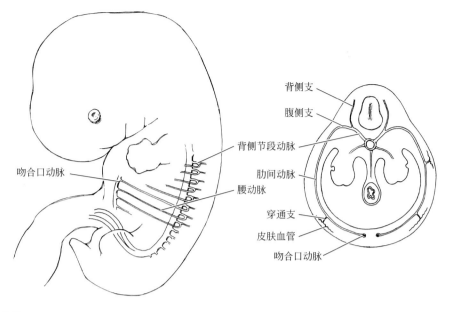

图 1-3

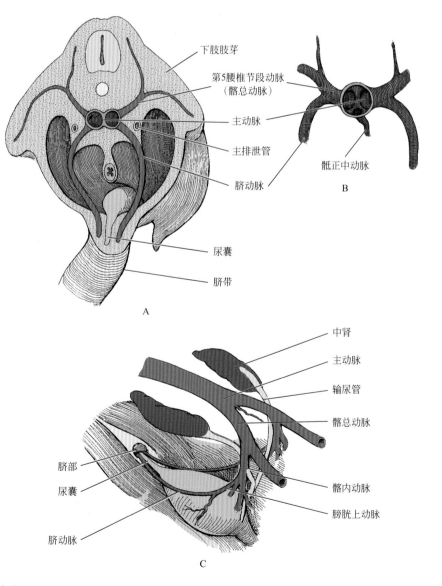

图 1-4

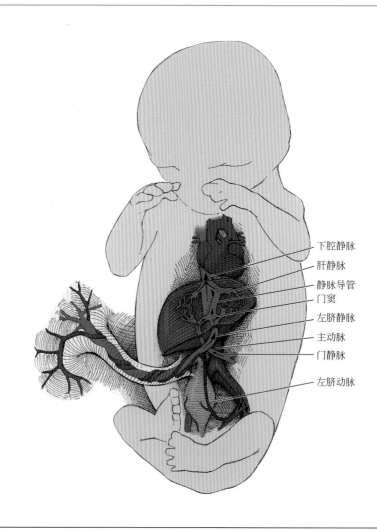

下腔静脉

肝静脉

静脉导管

门窦

左脐静脉

主动脉

门静脉

左脐动脉

图 1-5

并进入左右**脐动脉**到胎盘。

胎儿出生时的循环改变

　　5个血管结构在出生时闭锁：卵圆孔、静脉导管、动脉导管和成对的脐带血管。由于肺血流量相对于右心房血流量增加，左心房中的压力开始增加，卵圆孔的瓣闭合。肝内的静脉导管闭合成为静脉韧带。肺释放缓激肽使动脉导管收缩。脐动脉最靠近脐部血栓的部分变成**脐正中韧带**（闭锁的髂内动脉），近端变成膀胱上动脉。闭锁的左脐静脉变为**肝圆韧带**（图1-6）。

动脉系统：结构与功能

　　血管的结构随其功能而变化。通常情况下，随着与心脏的距离和分支程度的增加，动脉的管径减小，并且相反地，其刚性增加。小动脉和毛细血管为与血流较少、收缩压和毛压差降低相适应，其管径可变大。

　　血管对夹紧、结扎或缝合的反应取决于其管壁结构。

动脉管壁结构

　　所有血管具有3层类似的结构：**内膜、中膜和外膜**，如在中动脉的组织横切面中所示（图1-7、图1-8）。在动脉中，内膜由单层内皮细胞衬贴，内皮下方有纵向分布的结缔组织。中膜是位于**内弹性膜和外弹性膜**之间的纤维肌层（图1-9）。外膜由纵向分布的结缔组织纤维组成，并且被纤薄的**鞘**包覆。

　　外膜的**营养血管**通常来自血管本身，但也可能

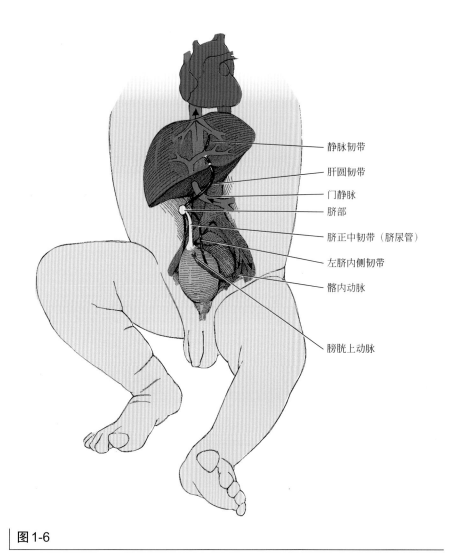

静脉韧带

肝圆韧带

门静脉

脐部

脐正中韧带（脐尿管）

左脐内侧韧带

髂内动脉

膀胱上动脉

图 1-6

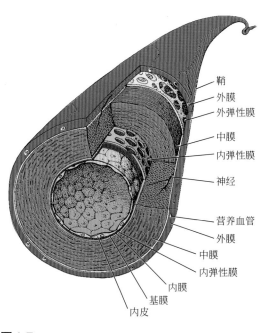

鞘

外膜

外弹性膜

中膜

内弹性膜

神经

营养血管

外膜

中膜

内弹性膜

内膜

基膜

内皮

图 1-7

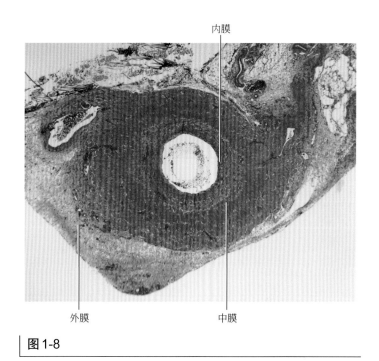

内膜

外膜

中膜

图 1-8

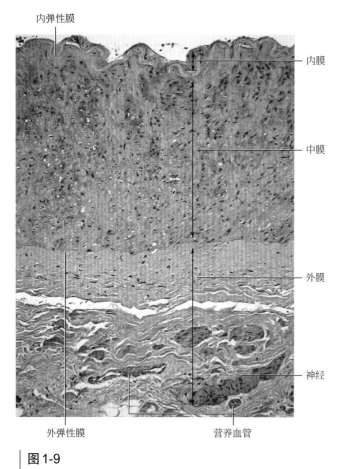

图1-9

内弹性膜
内膜
中膜
外膜
神经
外弹性膜
营养血管

来自相邻的血管。它们通过毛细血管网给中膜的外部提供营养，而中膜内侧部分的营养来自动脉内扩散。剥除外膜的纤维鞘会除去外膜中的营养血管，但是管壁内部扩散仍能保留足够的营养供应。交感神经提供持续的刺激以维持血管紧张性。

动脉可以按功能分类。大动脉是*传导动脉*，具有丰富的弹性，因此可以吸收心脏射血的脉冲力并将其转变为脉冲力较小的血流。中动脉和小动脉是*分配动脉*，管壁平滑肌帮助调节血流量。微动脉是*阻力血管*，通过限制血流影响血压。毛细血管、血窦和毛细血管后微静脉是*交换血管*，其功能是允许组织液的进入和流出。

腹主动脉

腹主动脉从第12胸椎骨水平处的膈肌的**主动脉裂孔**延伸到第4腰椎的水平。它发出4组分支：背侧，外侧和腹侧分支，对应于胚胎发育时期的背部躯体、外侧内脏和腹侧内脏血管（图1-3）。背支进

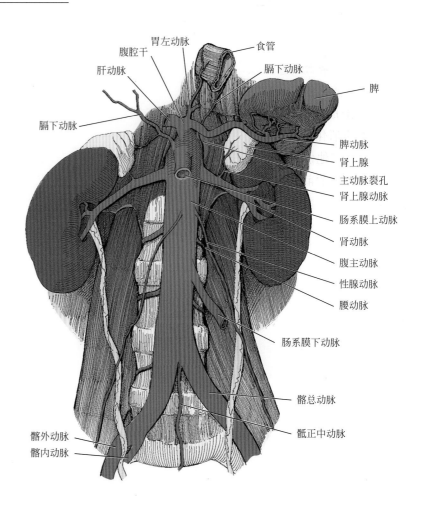

图1-10

胃左动脉
腹腔干
肝动脉
食管
膈下动脉
膈下动脉
脾
脾动脉
肾上腺
主动脉裂孔
肾上腺动脉
肠系膜上动脉
肾动脉
腹主动脉
性腺动脉
腰动脉
肠系膜下动脉
髂总动脉
骶正中动脉
髂外动脉
髂内动脉

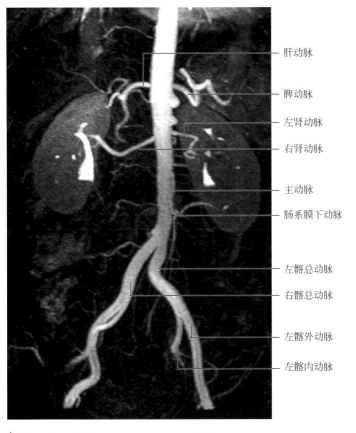

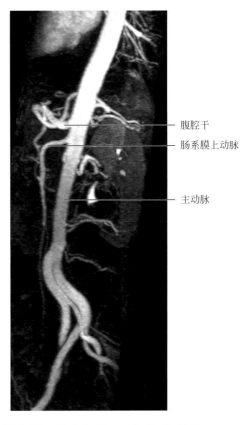

肝动脉
脾动脉
左肾动脉
右肾动脉
主动脉
肠系膜下动脉
左髂总动脉
右髂总动脉
左髂外动脉
左髂内动脉

图1-11 图由 Raj Paspulati MD 提供

腹腔干
肠系膜上动脉
主动脉

图1-12 图由 Raj Paspulati MD 提供

入体壁形成**腰动脉**和**骶正中动脉**。侧支通过**膈下动脉、肾上腺动脉、肾动脉**和**性腺动脉**供应内脏。腹侧分支形成**腹腔干、肠系膜上动脉**和**肠系膜下动脉**，供应消化道内脏（图1-10、图1-11和图1-12）。这些血管在他们供应的相应器官章节描述。

主动脉的前部位于腹腔神经丛和网膜囊下。胰腺和其下的脾静脉穿过主动脉，其间具有肠系膜上动脉和左肾静脉。胰腺的尾侧处，十二指肠的第三部分穿过主动脉。进一步向下，主动脉被后壁腹膜

和肠系膜覆盖。主动脉后部紧靠第1腰椎至第4腰椎，以及相应的椎间盘和前纵韧带，其间有第3腰静脉和第4腰静脉介入。主动脉右侧有乳糜池、胸导管、奇静脉、右横膈脚和右腹腔神经节。左侧是左膈肌和左腹腔神经节，以及十二指肠的升部及其与空肠的连接部和交感干。供应泌尿生殖道的部分主要动脉在相应的章节中描述。

（周 雯译 张金山审 姚 林校）

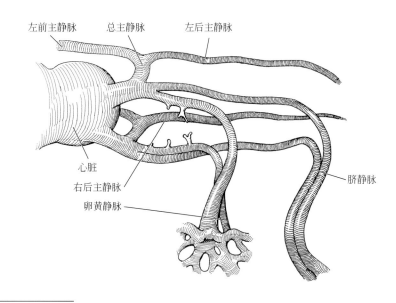

左前主静脉　总主静脉　左后主静脉

心脏

右后主静脉

卵黄静脉

脐静脉

图2-1

静脉系统的发育

静脉干的胚胎早期发生

　　如图2-1所示，在人胚第4周，有3套静脉通过静脉窦角将血液输送回心脏：脐静脉、卵黄静脉收集来自胎盘和卵黄囊的血液，总主静脉收集头端和尾端的血液。

前主静脉、后主静脉和下主静脉

　　总主静脉通过前、后主静脉收集血液，前、后主静脉各1对，分别收集头端和尾端的血液，后主静脉行走于尿生殖嵴和中肾的背侧（图2-2）。

　　下主静脉在后主静脉的内侧，且与之平行。脐静脉在远端合并，在近端右脐静脉退化而左脐静脉扩大。成对的卵黄静脉在卵黄蒂处合并，但近端又分开。在将来肝脏的位置形成卵黄静脉间吻合而使右卵黄静脉占优势。

脐静脉和卵黄静脉

　　左脐静脉近端不断将新鲜血液由静脉导管注入

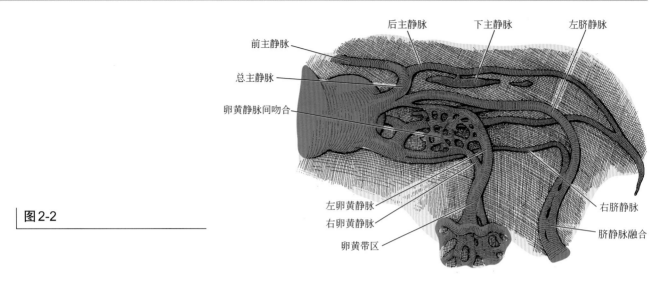

后主静脉　下主静脉　左脐静脉

前主静脉

总主静脉

卵黄静脉间吻合

左卵黄静脉
右卵黄静脉
卵黄带区

右脐静脉
脐静脉融合

图2-2

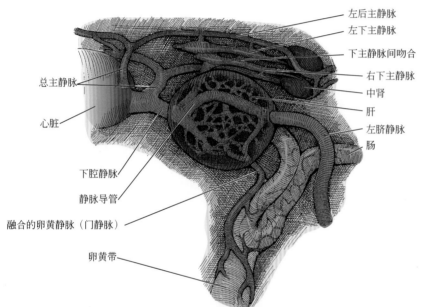

左后主静脉
左下主静脉
下主静脉间吻合
右下主静脉
中肾
肝
左脐静脉
肠

总主静脉

心脏

下腔静脉
静脉导管
融合的卵黄静脉（门静脉）

卵黄带

图2-3　图自Moore KL：进化中的人类，第四版，费城，WB Saunders公司，1988

下腔静脉（对于成人，左脐静脉演变为肝圆韧带）。

　　卵黄静脉参与形成**门静脉**和部分下腔静脉。因此，由3个原始血管体系所运输的血液通过原始**右卵黄静脉、左、右总主静脉**回到右静脉窦，这些血管将形成部分下腔静脉（图2-3）。

下腔静脉的演变

　　在描述静脉系统形成下腔静脉的基本演变模式时，必须指出不但肾以下部分的形成步骤还没完全明了，而且背离标准模式的异常情况也时有发生。

　　后主静脉收集胚体尾部的血液到**总主静脉**，在心脏水平形成**静脉窦**（图2-4）。在尾侧，它们主要通过**后主静脉间吻合**相互连接。**下主静脉**发展形成

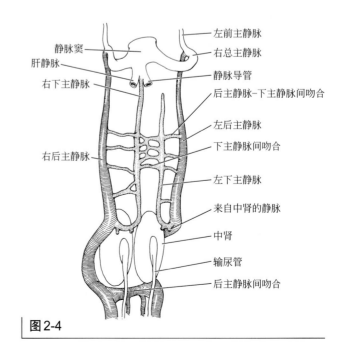

静脉窦
肝静脉
右下主静脉

右后主静脉

左前主静脉
右总主静脉
静脉导管
后主静脉-下主静脉间吻合
左后主静脉
下主静脉间吻合
左下主静脉
来自中肾的静脉
中肾
输尿管
后主静脉间吻合

图2-4

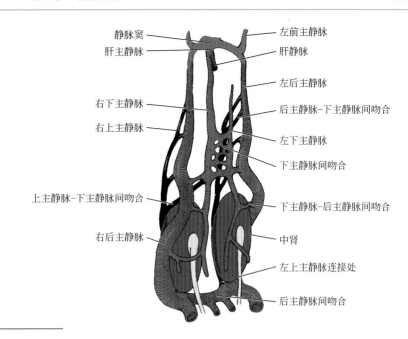

静脉窦
肝主静脉
右下主静脉
右上主静脉
上主静脉-下主静脉间吻合
右后主静脉

左前主静脉
肝静脉
左后主静脉
后主静脉-下主静脉间吻合
左下主静脉
下主静脉间吻合
下主静脉-后主静脉间吻合
中肾
左上主静脉连接处
后主静脉间吻合

图2-5

第二个静脉血管体系，位于躯干后主静脉的内侧，且彼此形成多处连接。另外，在左、右下主静脉间形成**下主静脉间吻合**，称为肾静脉环。

下主静脉和上主静脉

右下主静脉的近末端连接于肝主静脉的肝段，形成下腔静脉的肝段和肝下段。

又有一套静脉形成，即**上主静脉**（图中呈黑色），它位于**后主静脉**的背侧，且与之并行，在远端连接到**后主静脉间吻合**（图2-5）。这些静脉在近端通过**上主静脉-下主静脉间吻合**而与**下主静脉间吻合**相连。

后主静脉和上主静脉的退化

后主静脉吻合的头端退化。为弥补减少的血流量，上主静脉扩大与下主静脉间吻合的连接。除这些连接之外的上主静脉仍然较细小。

从扩大的**右上主静脉**到达下主静脉间吻合增加的血流量，被带到同样变粗的**右下主静脉**的近端（图2-6）。因此，主要的静脉途径为：后主静脉间吻合—上主静脉—下主静脉间吻合—右下主静脉—肝主静脉—心脏。

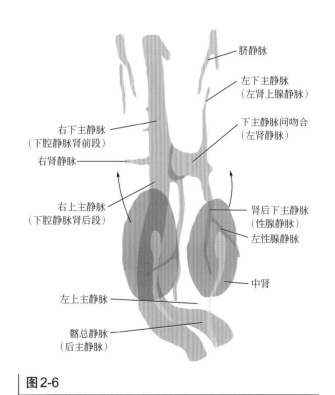

脐静脉
左下主静脉
（左肾上腺静脉）
右下主静脉
（下腔静脉肾前段）
右肾静脉
右上主静脉
（下腔静脉肾后段）
左上主静脉
髂总静脉
（后主静脉）

下主静脉间吻合
（左肾静脉）
肾后下主静脉
（性腺静脉）
左性腺静脉
中肾

图2-6

右下主静脉优势

后主静脉间吻合端头侧的后主静脉的功能由下主静脉和上主静脉所决定，右上主静脉变为主支构成下腔静脉，末端与下主静脉间吻合相连。再往头端，上主静脉独立演变为奇静脉。

下主静脉演变成为**性腺静脉**，汇入**下主静脉间吻合**处，进而演化成为**左肾静脉**。在近端，**右下主**

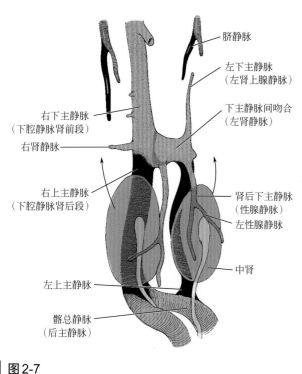

图2-7

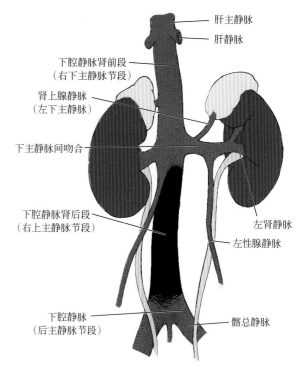

图2-8

静脉继续保持为主支，而**左下主静脉**演变成**左肾上腺静脉**（图2-7）。

　　在后主静脉退化后，**后肾**下极旋转，并随着身体的变直和增高而上升（图12-6）。

下腔静脉的组成

　　随着左上主静脉退化，下腔静脉的头端（肾静脉以上）形成。右下主静脉作为唯一与肝主静脉相连的通道，转而连接到心脏。肾静脉、肾上腺静脉和性腺静脉连接处均在下主静脉间吻合（图2-8）。

　　下腔静脉的尾端则由**右上主静脉**演化而成，**髂总静脉**由**后主静脉**通过存留的后主静脉间吻合形成。

　　表2-1胚胎静脉系统与成人静脉系统的比较。

表2-1　胚胎静脉与成人静脉的关系

胚胎结构	成人结构
左脐静脉	肝圆韧带
右下主静脉	右性腺静脉；部分下腔静脉
主下主静脉	左肾上腺静脉；左性腺静脉；部分左肾静脉
右骶主静脉	右髂总静脉；部分下腔静脉
左骶主静脉	左髂总静脉
尾部静脉	骶正中静脉

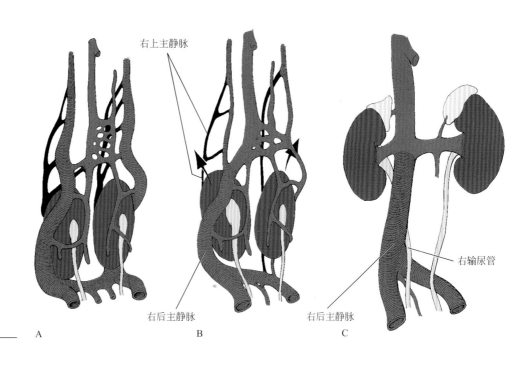

右上主静脉

右后主静脉

右后主静脉

右输尿管

图2-9
A   B   C

下腔静脉的异常

在97.6%的尸体中发现正常的类型：肾后腔静脉，这是右上主静脉存留的结果。异常情况来自3条其他胚体静脉的存留：右后主静脉、左上主静脉和左后主静脉。虽然预计有15种可能的情况会因这3条静脉不同的组合而发生，但在尸体中却只发现这些异常，即保留右后主静脉（腔静脉后输尿管）和左上主静脉。这些异常可通过计算机断层扫描或超声在术前检测出。通过左侧股静脉穿刺术得到的下腔静脉图将证实这种异常。

输尿管前腔静脉（腔静脉后输尿管）

下腔静脉的复杂演变会导致多种畸变。（图2-9A或图2-4）。

如果位于腹侧的**右后主静脉**仍然为主支而未让位于背侧的**右上主静脉**（有或没有保留输尿管周静脉环），随着肾脏的上升，主支就位于输尿管的腹侧（图2-9B）。

下腔静脉由位于输尿管腹侧的**右后主静脉**演变而来（图2-9C）。

双侧下腔静脉和左下腔静脉

双侧下腔静脉

双侧下腔静脉：两条上主静脉连续行走于主动脉的两侧，在肾动脉的前面连接，形成肾上方的下腔静脉（图2-10A）。

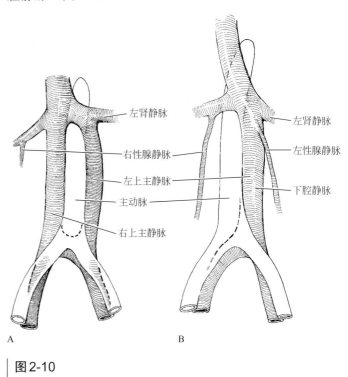

左肾静脉

右性腺静脉

左上主静脉

主动脉

右上主静脉

左肾静脉

左性腺静脉

下腔静脉

A   B

图2-10

左下腔静脉

左上主静脉的保留形成正常类型的镜像。在肾动脉水平，下腔静脉从左侧横跨主动脉的前面，左性腺静脉（左睾丸静脉或左卵巢静脉）不是连接到左肾静脉，而是直接开口于下腔静脉（图2-10B）。

这两种异常造成主动脉暴露。主动脉后肾静脉由后部的胚体静脉保留而致。胚胎环主动脉静脉环的保留导致除了一支主动脉后肾静脉外，还有主动脉前肾静脉，也影响到肾静脉相关血管的分布。这些肾静脉的异常情况，如果没有被认识到，会导致在肾和肾上腺的手术中有危险。

静脉系统：结构与功能

静脉的结构

与动脉相似，静脉也有3层结构，但3层结构不如动脉的明显。静脉和动脉的区别在于动脉壁厚且中膜厚，而静脉的外膜要比中膜厚。小静脉的层次结构很难区分（图2-11），不像（图2-12）示意图显示得这么明显。

内膜由内皮细胞、亦称**内膜上皮**组成，内皮下层为薄层**胶原纤维**和成纤维细胞。**内弹性膜**将内膜和中膜分开，由结缔组织基质中的弹性纤维构成，

但内弹性膜即使在大静脉也不明显。**中膜**相对较薄，由胶原纤维，少量的成纤维细胞和不定量的平滑肌细胞组成。**外弹性膜**和**外膜**的组合结构与动脉的外膜相似，蜂窝组织中含纵行的弹性纤维。大的静脉如肾静脉，其外膜较厚并包含明显的平滑肌束（图2-13）。

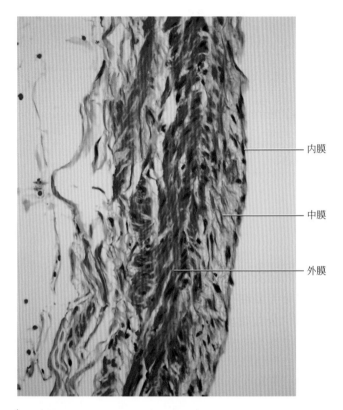

内膜

中膜

外膜

图2-11

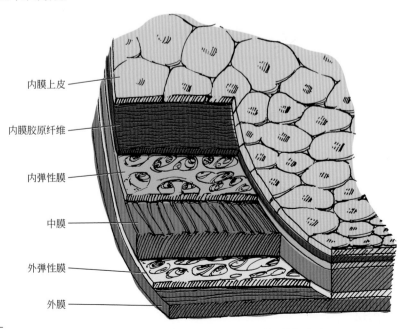

内膜上皮

内膜胶原纤维

内弹性膜

中膜

外弹性膜

外膜

图2-12

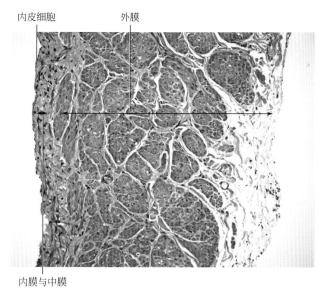

内皮细胞　　外膜

内膜与中膜

图 2-13

静脉的分类

静脉分为3组：体循环的静脉、肺循环的静脉和门静脉。体循环的静脉收集身体四周的血液，包括位于浅筋膜内的浅静脉和与动脉伴行的行走于鞘内的深静脉，通过动脉搏动促进静脉血液回流。浅静脉和深静脉之间在很多地方存在连接的静脉。小动脉如腹壁下动脉有相伴行的小静脉，有两条小静脉伴行其两侧。

体循环的静脉包括直接注入心脏的静脉、上腔静脉和收集泌尿生殖系血液的下腔静脉。

下腔静脉和椎静脉系统

下腔静脉

下肢、盆部和腹部的静脉依次注入到下腔静脉，最后注入右心房（图 2-14 和图 2-15）。下腔静脉沿主动脉右侧在椎体前面上行（图 2-16），通过肝后面的深沟，穿过膈的中心腱右侧，从右心房下部的背面注入右心房。下腔静脉没有瓣膜，其属支见表 2-2，将在相关章节中叙述。

静脉瓣

静脉窦可防止向心回流的静脉血逆流，除外特别粗大或细小的静脉，其他静脉都具有该结构。它通常为双瓣结构，但亦有呈单瓣膜或者三瓣膜者。在每个瓣膜后方，静脉表面略为突起，形成静脉窦。

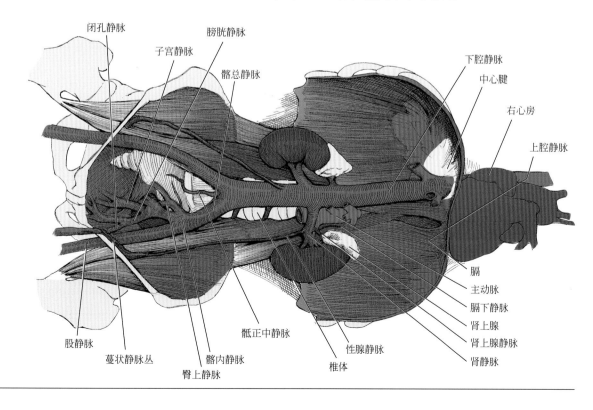

闭孔静脉　　膀胱静脉

子宫静脉

髂总静脉

下腔静脉

中心腱

右心房

上腔静脉

股静脉

蔓状静脉丛　　　髂内静脉　　骶正中静脉

臀上静脉

性腺静脉

椎体

膈

主动脉

膈下静脉

肾上腺

肾上腺静脉

肾静脉

图 2-14

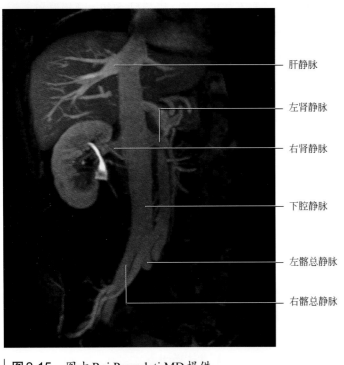

肝静脉

左肾静脉

右肾静脉

下腔静脉

左髂总静脉

右髂总静脉

图2-15 图由 Raj Paspulati MD 提供

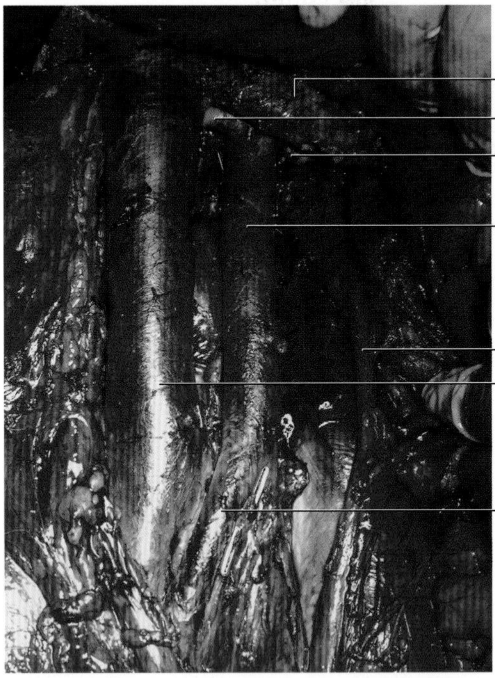

左肾静脉

右肾动脉

左肾动脉

主动脉

左输尿管

下腔静脉

右髂总动脉

图2-16 图由 Lee Ponsky MD 提供

表2-2 下腔静脉的属支

下腔静脉	
髂总静脉	肾上腺静脉
腰静脉	膈下静脉
右性腺静脉	肝静脉
肾静脉	
髂总静脉	
髂内静脉	骶正中静脉
髂外静脉	
髂外静脉	
腹壁下静脉	耻骨静脉
旋髂深静脉	
髂内静脉	
臀上静脉	直肠静脉丛
臀下静脉	前列腺静脉丛
阴部内静脉	膀胱静脉和静脉丛
闭孔静脉	阴茎背静脉
骶外侧静脉	子宫静脉和静脉丛
直肠中静脉	阴道静脉和静脉丛

腰静脉

腰静脉引流体壁的静脉血。腰升静脉左右成对，每一条与髂总静脉和髂腰静脉相连。每条腰升静脉收集一条肋下静脉和四条腰部属支即腰静脉的血液。左侧的腰升静脉在膈的正中弓状韧带下方通过，移行为半奇静脉（图2-17）。例外也常有发生。

腰静脉与椎静脉丛形成交通支（图2-5）。绝大部分人，在**腰升静脉**和**左肾静脉**间形成交通支。腰静脉的行程是不定的，第3腰静脉和第4腰静脉终止于**下腔静脉**，而第1腰静脉和第2腰静脉也许也注入于此而不是汇入到腰升静脉或**腰奇静脉**。或者，交通支呈丛状越过上部腰椎的椎体。

椎静脉和椎旁静脉

与脊柱相关的静脉在椎管内和椎管外形成静脉丛，且与纵行的静脉形成交通支（图2-18）。

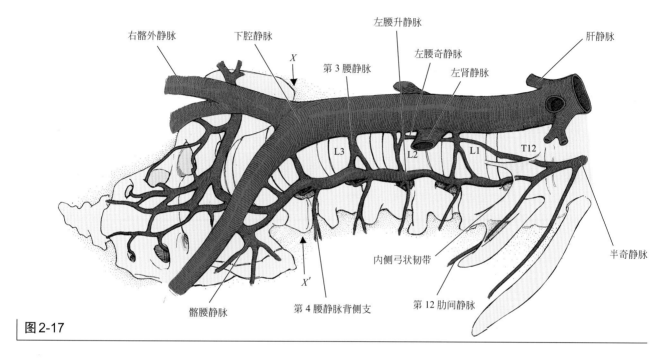

图2-17

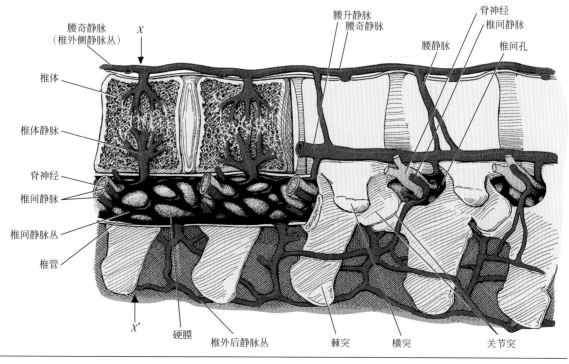

图2-18

椎外后静脉丛围绕椎骨的棘突和关节突。位于椎体前面的是椎外前静脉丛（腰奇静脉），注入半奇静脉。腰静脉行走于椎体周围，通过腰升静脉与腰奇静脉相延续。

椎体的血液汇入到椎体静脉，再汇入位于椎管内和硬膜外的椎内静脉丛，收集来自脊髓和椎骨的血液。

椎间静脉位于通过椎间孔的脊神经附近，与椎外和椎内静脉丛形成交通，最后注入椎静脉、肋间静脉、腰静脉或骶静脉，形成静脉间的交通支，称"巴特森静脉丛"（图2-19）。椎静脉无瓣膜，进入到盆腔静脉的肿瘤细胞沿着低压系统倒流，可随意流到全身。

横切面上的椎静脉

此切面见图2-17和图2-18。

两套静脉收集脊柱的血液，为椎外静脉丛和椎内静脉丛，又都分为后静脉丛和前静脉丛（图2-20）。

椎外静脉丛

椎外静脉丛分为两部分——①前部，即椎外前静脉丛（腰奇静脉），位于椎体前面；②后部，即椎外后静脉丛，围绕椎骨的棘突和横突。这两部分在它们与腰升静脉连接处汇合，腰升静脉通过腰静脉连接到椎外前静脉丛，然后再与腰奇静脉联系，最后注入下腔静脉。

椎内静脉丛

椎内静脉丛位于硬膜外和椎管内，前部为椎内前静脉丛，与椎体相邻，后部为椎内后静脉丛，紧挨着椎弓。

静脉丛间交通支

椎外静脉丛和椎内静脉丛间沿着椎管纵轴有广泛的交通支。椎外和椎内静脉丛通过椎体内的椎体静脉和椎间孔内的椎间静脉相互连接。血液回流到腰静脉和肋间后静脉。

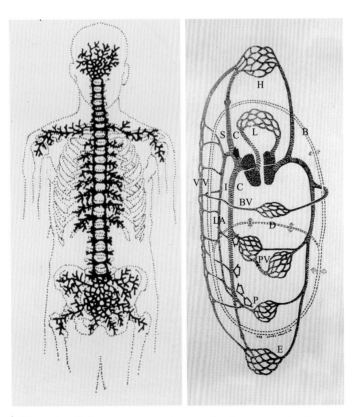

图2-19　引自 Boston,OV.The vertebral system of veins as a means for cancer dissemination.Prog Clin Cancer.1967; 3: 1-18.

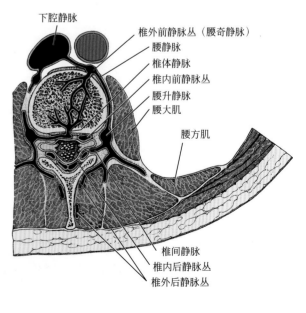

图2-20

（陆海霞 译　张金山 审　姚　林 校）

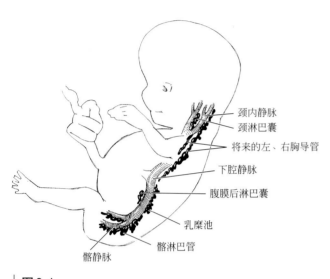

图3-1

颈内静脉
颈淋巴囊
将来的左、右胸导管
下腔静脉
腹膜后淋巴囊
乳糜池
髂静脉　　髂淋巴管

后期解剖学发现的乳糜和淋巴液的存在，使得医生能够比以前更有效地去治疗疾病。

——BOYLE

Usef.Exp.Nat.Philos.II.v.x.224, 1663

淋巴系统的发育

淋巴囊

在发育早期，间充质内出现了衬覆内皮细胞的裂隙，并形成毛细血管丛。随后6个淋巴囊形成起始于毛细血管丛，它们分别是：两侧**颈淋巴囊**、位于髂骨和后主静脉之间的一对**髂淋巴囊**、邻近肾上腺的**腹膜后淋巴囊**以及位于L3/L4水平的**乳糜池**（图3-1）。从乳糜池上升的通道将会形成**左、右胸导管**。髂淋巴囊引流腿部，腹膜后淋巴囊引流腹腔脏器。

淋巴管形成于囊的分支，并顺着相应静脉走形。也有部分淋巴管直接形成于间充质，接着相互连接。在胎儿早期，间充质细胞渐渐长入并在淋巴囊内形成隔膜，淋巴细胞随后进入，成为淋巴结。淋巴结内的窦道（图3-3、图3-4）代表原始淋巴囊腔。但是乳糜池的上半部分例外，它不会被分隔而是可能成为丛状。从这些淋巴囊起始，淋巴管与主要的静脉相伴形并进入相应的组织结构进行淋巴引流。

胸导管

最初，两侧**颈淋巴囊**通过**左、右胸导管**与乳糜池形成互通，左、右胸导管之间形成吻合支。随后，左胸导管和部分右胸导管退化，使得最终胸导管是由右导管的尾部、吻合支和左导管的头部演化而来（图3-2）。

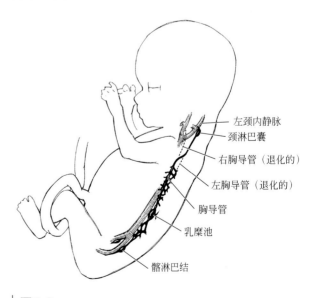

图3-2

左颈内静脉
颈淋巴囊
右胸导管（退化的）
左胸导管（退化的）
胸导管
乳糜池
髂淋巴结

淋巴系统的结构与功能

浅淋巴管与浅静脉伴行。与之不同的是，深淋巴管往往与同名的深部动脉或静脉伴行。除了颈部的一小部分外，所有的淋巴管最终汇入胸导管。

淋巴管与淋巴结

毛细淋巴管盲端位于组织间隙，高通透性的毛细淋巴管壁能够收集淋巴并通过上级淋巴管将其输送到淋巴组织（也就是淋巴结）。特定的淋巴结群引流特定的区域，在群内的淋巴结之间也相互连接，使得淋巴在到达下一站之前可连续在数个淋巴结之间流通。

淋巴结体积较小，呈圆形或椭圆形。淋巴通过数条带瓣膜的**输入淋巴管**进入淋巴结的边缘（图3-3和图3-4）。淋巴液首先通过**淋巴结被膜下窦**，然后进入**皮质淋巴窦**（小梁间窦），最后到达**淋巴结门**附近的**髓窦**。淋巴结表面被覆薄层致密结缔组织被膜，部分结缔组织伸入淋巴结实质内形成相互连接的小梁并分隔淋巴滤泡。**网状组织**充填于小梁之间，构成淋巴结的微细支架，为淋巴结内的细胞黏附提供支持。网状结构使得细胞和循环淋巴之间充分接触。**皮质**中相互缠结的细胞密集排列，相互聚集，形成围绕**生发中心**的淋巴滤泡。生发中心内含淋巴母细胞，他们可以发育成熟为小淋巴细胞。这些小淋巴细胞在进入淋巴窦之前先到达生发中心的边缘区和淋巴滤泡周围的副皮质区。在**髓质**中，淋巴细胞（包括浆细胞）、巨噬细胞和粒细胞紧密堆积，形成**髓索**。

从淋巴结门部延伸出一条单一（很少两条或以上）的**输出淋巴管**，并与血管相邻。血管包括一条**小动脉**和一条**小静脉**，它们在淋巴结内分支成毛细血管。毛细血管形成复杂的**吻合环**为淋巴滤泡供血。

来自骨髓的B淋巴细胞和来自胸腺的T淋巴细胞分别通过外周淋巴管到达淋巴结内。他们也可以来自血流，即通过后微静脉到达淋巴结内。淋巴细胞在淋巴结内可以进行分化和再循环，必要时，淋巴结也可以产生淋巴细胞。

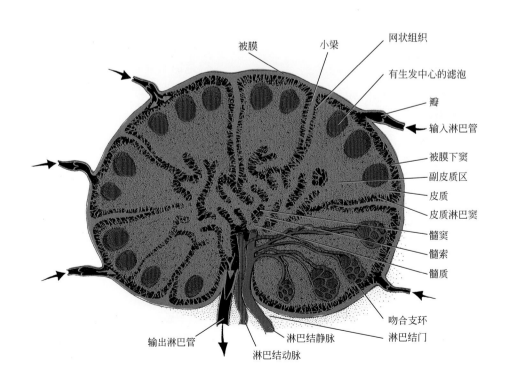

被膜　小梁　网状组织　有生发中心的滤泡　瓣　输入淋巴管　被膜下窦　副皮质区　皮质　皮质淋巴窦　髓窦　髓索　髓质　吻合支环　淋巴结门　输出淋巴管　淋巴结静脉　淋巴结动脉

图3-3

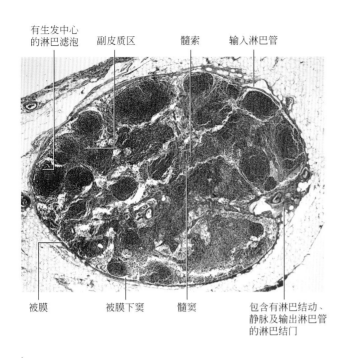

有生发中心的淋巴滤泡　副皮质区　髓索　输入淋巴管

被膜　被膜下窦　髓窦　包含有淋巴结动、静脉及输出淋巴管的淋巴结门

图3-4

腹膜后淋巴结

腹腔及盆腔腹膜后有两组淋巴结群：① 腰淋巴结群；② 盆腔淋巴结群（图3-5）。

腰淋巴结群 由3组组成，它们的命名来源于提供它们所引流器官血供的主动脉分支的名称。**腹主动脉前淋巴结**引流肠道。泌尿系统的淋巴引流主要来自位于**腹主动脉左、右侧淋巴结**。它们直接引流外侧和背侧主动脉分支供血的组织和器官：肾上腺、肾脏、输尿管、睾丸和卵巢。

髂外、髂内、闭孔、骶淋巴结——这些*盆腔淋巴结* 从盆腔器官收集淋巴，间接汇入腰淋巴结。

膀胱的淋巴引流到**髂外淋巴结**，但膀胱底的淋

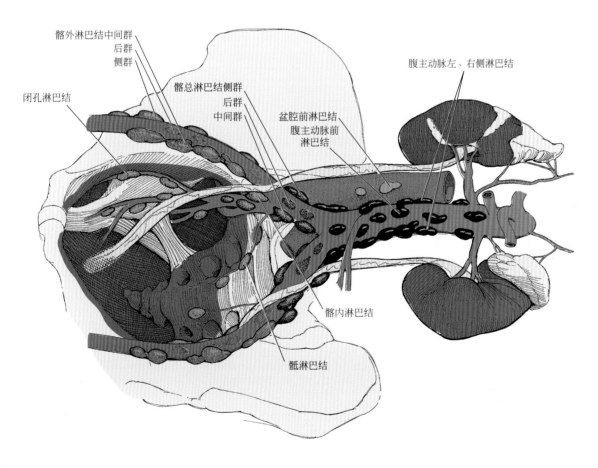

髂外淋巴结中间群
后群
侧群

闭孔淋巴结

髂总淋巴结侧群
后群
中间群

盆腔前淋巴结、腹主动脉前淋巴结

腹主动脉左、右侧淋巴结

髂内淋巴结

骶淋巴结

图3-5

巴直接引流到**髂内淋巴结**和**髂总淋巴结**，膀胱颈的一些淋巴可以直接到**骶淋巴结**。

　　前列腺的淋巴分为3组流入盆腔淋巴链。第一组是沿前列腺动脉的血管蒂引流到闭孔淋巴结和髂内淋巴结。第二组是来自于前列腺底部和近端部分的淋巴汇入髂外淋巴结。第三组就是源于前列腺后部的，最终汇入**骶淋巴结**，也汇入位于阴部内动脉起点附近的**髂内淋巴结**。

　　来自右侧睾丸的收集管连接位于肾静脉起始部与主动脉分叉之间的主动脉淋巴结。通常情况下，数条淋巴管都汇入**盆腔前淋巴结**，而与之毗邻的淋巴结却没有淋巴管汇入。2/3来自左侧睾丸的淋巴都汇入主动脉两侧淋巴结，余下1/3则汇入主动脉前淋巴结。

腰干、乳糜池和胸导管

　　组成**腰干**的腰淋巴结输出淋巴管和肠干一起汇入纺锤形的**乳糜池**（图3-6）。乳糜池位于第1、2腰椎对面，略低于**左肾静脉**水平，并且通常被**正中弓状韧带**和横膈内侧缘所掩盖。乳糜池可以被认为是胸导管的扩张部（乳糜池的淋巴注入胸导管）。胸导管引流人体的大部分淋巴，在颈内静脉和锁骨下静脉交界处汇入左头臂静脉（无名静脉）再次使淋巴返回全身循环。另外小部分淋巴（包括源于头部和颈部、右上臂、胸部的右侧，和心脏的右侧），经右淋巴导管进入右头臂静脉而返回全身循环。

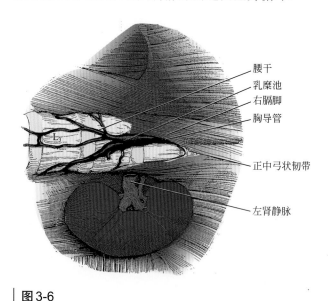

腰干
乳糜池
右膈脚
胸导管

正中弓状韧带

左肾静脉

图3-6

（郑　晶译　张金山审　姚　林校）

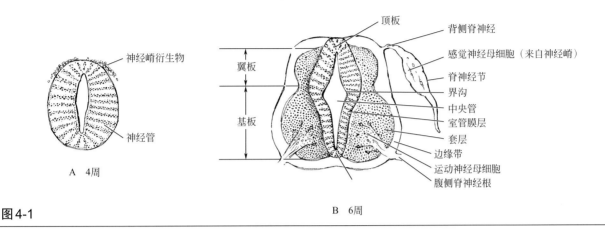

A 4周

图4-1

B 6周

顶板
背侧脊神经
感觉神经母细胞（来自神经嵴）
脊神经节
界沟
中央管
室管膜层
套层
边缘带
运动神经母细胞
腹侧脊神经根

翼板
基板

神经嵴衍生物
神经管

周围神经系统的发育

神经管的形成：神经母细胞的形成

神经管和神经嵴

神经板边缘融合形成**神经管**。神经管背侧的神经板边缘细胞在融合期间形成了**神经嵴**（图4-1A）。神经管发育成为中枢神经系统的脑和脊髓，而神经嵴形成了外周神经系统中部分的脑神经节、脊神经节、自主神经节和神经。

神经母细胞和神经根

神经管壁的神经上皮细胞扩增，形成灰质的**室管膜层**，灰质中出现了各类神经元和脊髓的小胶质细胞。在室管膜层外，其他的神经上皮细胞形成了**边缘带**，边缘带在脊髓或背根节神经元胞体轴突长入后，形成白质。

室管膜层中的一些细胞发育为神经母细胞，随轴突发育后，成为神经元。随着脊髓的发育，两侧形成**界沟**，将脊髓分为背侧翼板和腹侧基板（图4-1B）。**翼板**中，在后灰质柱（角）的发育中，其内组成的细胞必然形成传入神经核。**背侧脊神经根**从每个翼板通向**脊神经节**，其内含有源自神经嵴的**感觉神经母细胞**。在**基板**中，外侧和前灰质柱的发育中，其内**运动神经母细胞**胞体发出的轴突束形成了**腹侧脊神经根**。

神经嵴内神经母细胞的迁移

神经嵴细胞首先作为神经板两侧的条带。当神经管形成时，神经嵴细胞被迁移到脊髓的背侧，然后广泛迁移至**原始脊神经节、外侧椎神经节链（交感神经）、主动脉前神经节和内脏神经节**（图4-2）。神经嵴细胞也迁移至肾上腺皮质区域，形成肾上腺髓质的嗜铬细胞，并迁移至**原始性腺**以提供**副神经节细胞**（表4-1）。

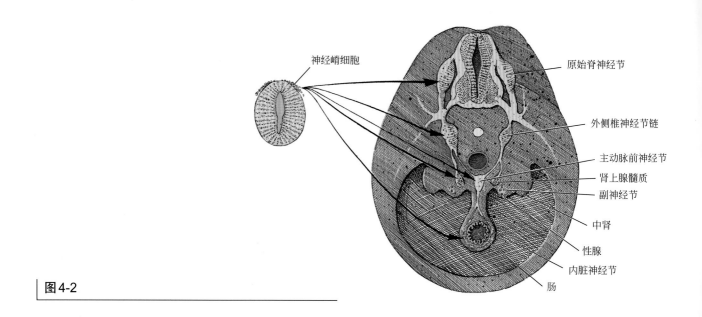

神经嵴细胞

原始脊神经节

外侧椎神经节链

主动脉前神经节

肾上腺髓质

副神经节

中肾

性腺

内脏神经节

肠

图4-2

表4-1

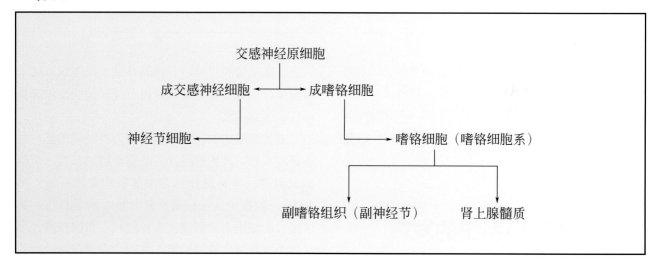

交感神经原细胞

成交感神经细胞 ← → 成嗜铬细胞

神经节细胞 ← → 嗜铬细胞（嗜铬细胞系）

副嗜铬组织（副神经节）　肾上腺髓质

神经嵴细胞发育成为脊神经背根神经节中的感觉神经元，包括躯体神经和交感神经，神经嵴细胞还发育成为交感干中的主要交感和副交感节后神经元，以及肠系膜丛、肾丛和膀胱丛。神经嵴细胞还形成部分胺前体摄取和脱羧系统细胞，构成弥散的神经内分泌系统，包括肾上腺髓质、副神经节、腹主动脉体和其他异常嗜铬细胞组织（见第12章；图12-39）。

嵴。这些神经元的中枢突从**背根神经节**进入脊髓作为**脊神经背侧根**，要么终止于局部灰质，要么在背侧白质柱中上行至脑。周围突走行在脊神经内，经**交感神经节**和交感链的**交感干**，至神经节，最后分布至内脏，如**前主动脉神经节**。

来自神经管基板的细胞的胞体位于T1至T12和L1至L2平面的脊髓**侧角**，通过白**交通支**分布于内脏神经（图4-5）。

自主神经系统

分化为自主神经系统的神经母细胞源自神经

脊神经的分支

脊髓的腹侧根和背侧根合成脊神经（图4-3）。

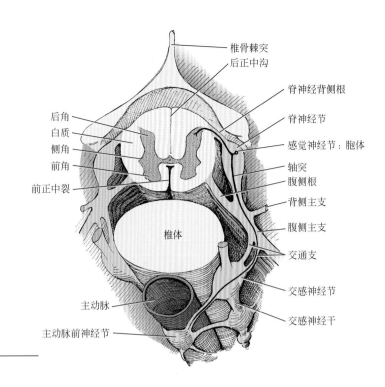

后角
白质
侧角
前角
前正中裂

椎骨棘突
后正中沟
脊神经背侧根
脊神经节
感觉神经节：胞体
轴突
腹侧根
背侧主支
腹侧主支
交通支
交感神经节
交感神经干

椎体

主动脉
主动脉前神经节

图 4-3

背侧根

自神经管旁迁移的神经嵴神经母细胞形成脊神经节（背根节），其包含感觉神经元的胞体，并形成交感嗜铬神经元。脊神经的背侧始发分支支配躯体背侧部；较大的腹侧始发分支支配躯体腹侧部，包括上肢和下肢。第三处分支由连接脊神经与交感神经节之间的交通支组成。

腹侧根

在脊索中间区域的神经母细胞通过腹侧根进入中胚层体节的肌节。

泌尿生殖系统的神经支配

脊髓

脊髓下段的结构、动脉、被膜和静脉

脊膜和静脉回流

脊膜。在椎管内，脊髓表面覆盖 3 层被膜：硬脊膜、蛛网膜和软脊膜（图 4-4A）。

硬脊膜由一层混有弹性纤维的胶原组成，在脊神经离开椎管处，延续为神经束膜。精细的蛛网膜位于硬脊膜下，并部分黏附于硬脊膜，仅留下狭窄的间隙，称为硬膜下隙，其内有少量或无液体存在。蛛网膜包裹脊髓，并止于脊神经离开椎管处。蛛网膜包裹蛛网膜下隙，其内包含脑脊液和供应脊髓的主要血管。软脊膜为富含血管的膜，紧贴在脊髓表面，分为两层——外层软膜，富含血管，以及内层软脊膜内膜，覆盖在脊髓表面的胶质囊上。软脊膜延伸至脊神经，并参与神经鞘形成。

静脉回流。在脊髓柱中有两组静脉回流——椎外静脉丛和椎内静脉丛——两者均具有前后两部（图 2-18 和图 2-20）。

椎外静脉丛可分为两部分：①位于椎体周围的前外静脉丛；②椎间后静脉丛分布于椎板、椎骨的棘突和横突。这两部分椎外静脉丛在腰升静脉处结合，通过腰静脉与前外侧静脉丛相连，也就是与腰奇静脉相连，汇入下腔静脉。

椎内静脉丛位于硬脊膜外的椎管内。前内静脉丛与椎体相毗邻，后内静脉丛位于椎弓旁。

在整个椎管长度内，椎内、外静脉丛自由相通。两丛分别在椎体处通过椎体静脉和椎间孔处的椎间静脉相连。椎体系统的血液输送到腰静脉和肋间后静脉。椎间静脉缺乏静脉瓣，因而在腹部紧张

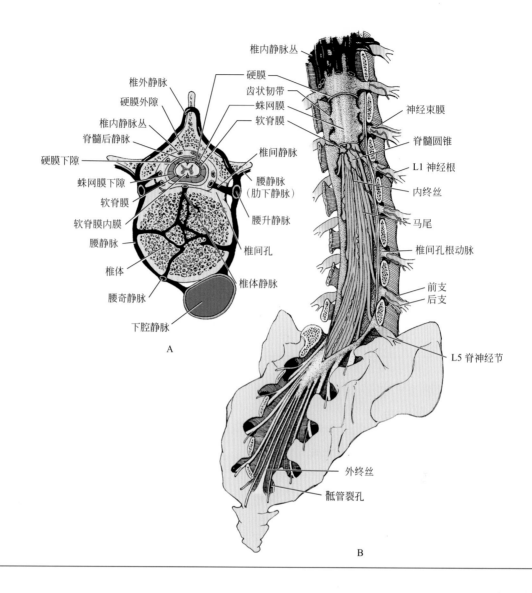

椎内静脉丛
椎外静脉
硬膜外隙
硬膜
齿状韧带
椎内静脉丛
蛛网膜
脊髓后静脉
软脊膜
硬膜下隙
神经束膜
蛛网膜下隙
脊髓圆锥
软脊膜
椎间静脉
L1 神经根
软脊膜内膜
腰静脉
（肋下静脉）
内终丝
腰静脉
马尾
腰升静脉
椎体
椎间孔根动脉
腰奇静脉
椎间孔
前支
后支
下腔静脉
椎体静脉
L5 脊神经节
外终丝
骶管裂孔

A
B

图 4-4

时可能发生血液逆流，从而使盆腔肿瘤扩散至脊髓。

　　脊髓。该图谱中的脊髓起自第 1 腰椎椎间盘。或者仅达到第 12 胸椎，又或低一个椎体。脊髓在颈部和腰部有膨大，膨大处有大神经出现（图 4-4B）。脊髓的腹侧表面有前正中裂，背侧表面有后正中沟，该沟与后正中隔相连，延伸至脊髓。后外侧沟为背侧根进入脊髓的位置。

　　脊髓圆锥终止于**终丝**，终丝被硬脊膜覆盖，除外仅覆盖硬脊膜的部分，周围有较大的蛛网膜下腔（适合腰椎穿刺）。沿着脊髓出现的脊神经的背侧根和腹侧根分别穿过硬脊膜，合成一对脊神经根。

　　在包含**马尾**和**终丝**的骶骨中间水平面，蛛网膜下腔和硬膜下隙消失。下部脊神经根和终丝穿过蛛网膜和硬脊膜。终丝和第 5 骶脊神经通过**骶管裂孔**。

　　动脉血供。肋间动脉和腰动脉发出脊髓支至脊髓，即前、后根动脉与腹侧和背侧神经根伴行进入脊髓。脊髓前动脉和一对脊髓后动脉补充脊髓的血液供应。纵向分支在脊髓内上升和下降。

躯体神经系统

躯体神经系统的构成

躯体运动神经

　　躯体运动功能由一种神经元执行——**躯体运动神经元**（白线，图 4-5）。神经元由前灰质柱（前角）中的**中央胞体**和延伸至肌肉的**轴突**组成。轴突

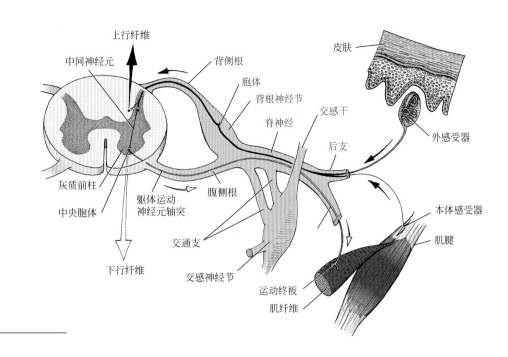

图 4-5

通过**腹侧根**，沿着**脊神经**达到**肌纤维**上的**运动终板**。躯体运动神经元可以兴奋但不抑制横纹肌的收缩，与自主运动神经元相比，自主运动神经元可以兴奋和抑制平滑肌的收缩。

躯体感觉神经

躯体感觉神经元（黑线）的**胞体**在**背根神经节**内。它的位置感觉来自骨骼肌和肌腱上的本体感受器，通过**外感受器**，尤其是皮肤，传递触觉、压力、热、冷和痛的感觉。这些神经元沿着**脊神经**走行至背根神经节的内侧和外侧。

反射弧

灰质中的**中间神经元**连接运动神经元和感觉神经元。**上行纤维**和**下行纤维**在脊髓的各平面相互连接。

腹部和盆部的躯体神经支配

背侧根和**腹侧根**汇合形成**脊神经**，其分为背侧支或后支和腹侧支或前支（图 4-6）。

后支进入背侧，进而分为内侧支和外侧支，支配躯干后部的肌肉和皮肤。

胸部区域的**前支**比后支大。下 6 胸神经前支和第 1 腰神经前支支配皮肤、肌肉和腹前腹膜。腰部脊髓的第 1 ～ 3 腰神经前支和部分第 4 腰神经前支形成腰丛。该丛腹侧分支为髂腹下神经、生殖股神经和闭孔神经。该丛的背侧部有大腿外侧皮神经、股神经和支配髂腰肌的神经。第 4 腰神经参与腰骶干的组成。

自主神经系统

相对于躯体神经系统，每个单位的自主神经系统包括两个神经元和两个细胞胞体。一个*节前神经元*的轴突，其胞体位于中枢神经系统内，延伸至器官旁节内的第二个细胞胞体。*节后神经元*来自这些细胞胞体，其轴突延伸至器官壁，支配该器官。

在自主神经系统内发现*交感神经*和*副交感神经*两部分。大多数器官受双重支配，交感神经增加兴奋性和副交感神经调节兴奋性。两者之间，交感神经更加原始，通过神经递质肾上腺素和去甲肾上腺素发挥作用（肾上腺髓质分泌）。在动物打斗和逃跑活动中，交感神经收缩皮肤和肠道中的血管，增加心率，降低肠道蠕动和收缩膀胱出口。副交感神经的功能更加单一，比如，副交感神经刺激肠道的蠕动和分泌，以及收缩膀胱。

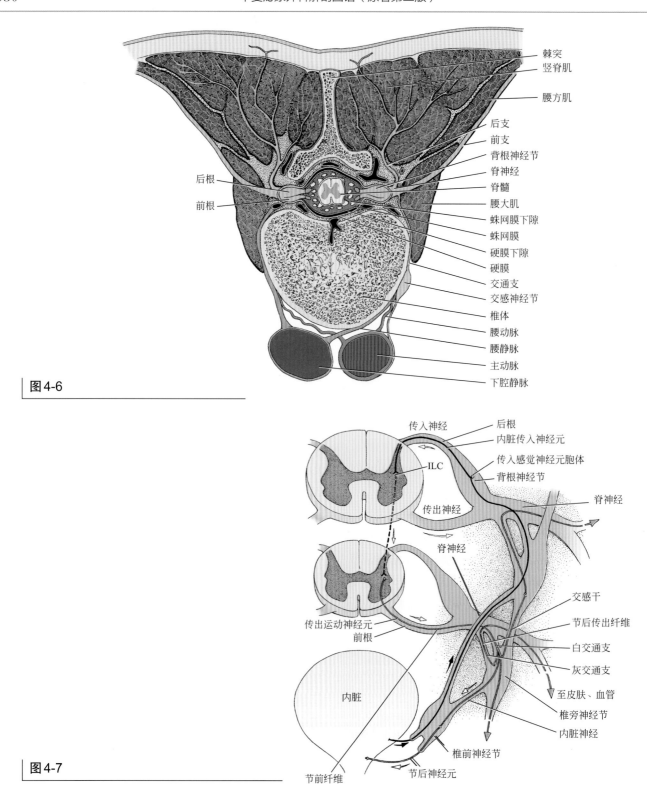

图 4-6

棘突
竖脊肌
腰方肌
后支
前支
背根神经节
脊神经
脊髓
腰大肌
蛛网膜下隙
蛛网膜
硬膜下隙
硬膜
交通支
交感神经节
椎体
腰动脉
腰静脉
主动脉
下腔静脉
后根
前根

图 4-7

传入神经
内脏传入神经元
传入感觉神经元胞体
背根神经节
ILC
传出神经
脊神经
脊神经
交感干
节后传出纤维
白交通支
灰交通支
至皮肤、血管
椎旁神经节
内脏神经
椎前神经节
节后神经元
内脏
节前纤维
传出运动神经元
前根

*内脏*的命名或许会出现混乱（内脏名词来自希腊文），内脏的自主神经系统分为3个不同部分，两种交感神经和一种副交感神经。内脏大神经、内脏小神经和内脏最小神经最靠近头侧，源自胸交感神经节。腰内脏神经源自腰交感神经节。盆内脏神经中的副交感纤维从骶前孔发出。

交感神经系统的组成

脊髓上部节段可见*神经传入*系统（图4-7）。**传入感觉神经元**的胞体位于**背根神经节**内，因

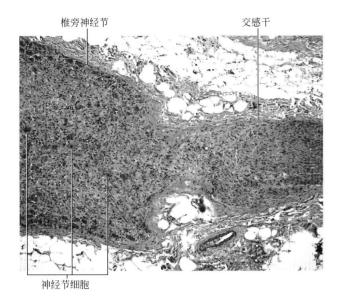

椎旁神经节　　交感干

神经节细胞

图4-8　该图说明右侧交感干与左侧椎旁神经节之间的连接，左侧是中枢神经系统外的神经元聚集（神经节细胞）

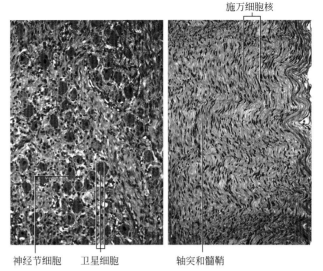

施万细胞核

神经节细胞　卫星细胞　　轴突和髓鞘

图4-9　左侧半图为高倍视野下的神经节。大的单个神经节细胞被扁平、不显眼的卫星细胞所包围；神经节细胞和卫星细胞源自神经嵴。右侧半图为高倍视野下的交感干。细胞成分为施万（Schwann）细胞核，源自神经嵴。弱嗜酸性物质由神经纤维构成（轴突和髓鞘）；在这个视野下，个别神经纤维不能够被辨别。施万细胞围绕一个或多个轴突，神经纤维被包裹在施万细胞的细胞质和细胞膜的胞质内折中。有髓神经纤维被包裹于多层的双层细胞膜形成的髓鞘，提高了轴突的传导能力

此神经元（黑线）自内脏走行至达脊髓过程中，不形成突触。在脊髓的中间外侧灰质柱（标记为ILC），与其他传入神经元形成突触，或与运动神经元在脊髓不同平面、又或者与一些神经核形成突触。

脊髓下部节中可见*传出神经系统*。

传出运动神经元的胞体起始于脊髓的ILC。它通过**节前纤维**经**脊神经**的腹侧根，进而通过**白交通支**（有髓神经纤维）到达相应**交感干**的**椎旁节**（图4-8和图4-9）。传出神经或许会在3种去向中选择一种去向。它们或发出分支与同一水平面的**节后神经元**形成神经突触；又或许穿过神经节，离开交感干，与**椎前神经节**或终末**神经节**形成突触；还可能在交感干内上行或下行，与其他水平面的椎旁神经节形成突触。各级神经元连接的数量很大，因为一个节前神经元与多个神经节有联系，与它们多次形成突触。

有的**节后传出纤维**源自位于椎旁神经节内的突触形成的神经元胞体，通过**灰交通支**（无髓纤维），以脊神经的形式支配**皮肤**和**血管**。在节前纤维的末端，其他的**节后纤维**源自椎前神经节，持续支配某个脏器。

副交感神经系统的组成

自主神经系统中，*副交感神经*的部分节前神经元来自第3、7、9、10对脑神经和第2、3、4对骶神经的前支。为此，副交感神经在解剖上被认为是颅骶神经的分部。其药理学效应为胆碱能效应。

在副交感神经系统中仅发现**传出运动神经元**（图4-10）。通过**盆内脏神经**分布于盆腔内脏。作为**节前神经元**，他们通过内脏，进入小的盆神经节或内脏神经节本身，参与盆交感神经**丛**，与**节后神经元**形成突触，终止于内脏平滑肌。

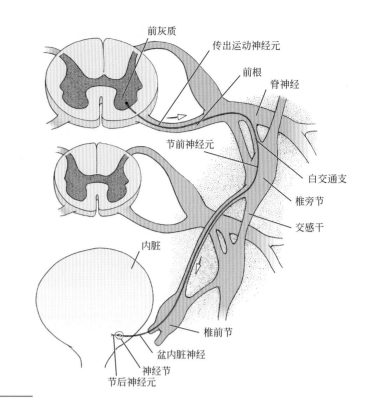

图4-10

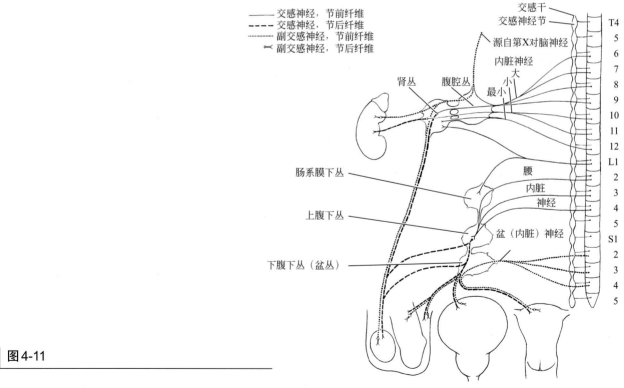

图4-11

自主神经的传出通路

交感神经分支

该部分来自胸、腰脊髓节段（图4-11，实线和虚线）。在解剖上，称为胸腰段，但在药理学上，如果其效应是由肾上腺素（或去加肾上腺素）调节的称为肾上腺素能，如由乙酰胆碱调节的则称为胆碱能。泌尿生殖器官受下7胸椎和上3腰椎**交感干**的椎旁**交感神经节**的支配。

来自T10和T11神经节的部分**内脏大神经**通过腹腔肾丛和主动脉丛支配睾丸。从T12神经节发出的**内脏最小神经**（肾神经）通过同样的神经丛支配肾脏。

支配肾脏的交感神经节前纤维通过**内脏小神经**到达肾丛，与节后神经元形成突触，支配肾脏。睾丸的支配同样通过**肾丛**以及上腹下神经丛和下腹下丛（盆丛）。膀胱、前列腺、子宫、阴茎和阴囊的节前神经元终止于下腹下丛（盆丛），与节后神经元形成突触，支配这些器官。

第3或第4支**腰内脏神经**源自L1、L2、L3和L4神经节，位于腰大肌与椎体之间的凹槽内，为腹膜外结缔组织覆盖。第1腰内脏神经来自第1腰椎椎旁神经节，走行在**肾丛**和**腹腔丛**内。第2腰内脏神经源自第2腰椎椎旁神经节，走行在肠系膜下丛。第3或第4腰椎椎旁神经节，参与上腹下丛；第4腰内脏神经来自最下腰椎椎旁神经节，走行在上腹下丛的下部。

交感干盆部的第4或5个神经节位于骶骨前方。第1和第2个神经节纤维参与**下腹下丛（盆丛）**。两侧交感干在尾骨处汇合，形成奇神经节。

交感神经节不仅存在于交感干，并且存在于自主神经丛和辅助神经节，其位于腹腔丛以及肠系膜上、下神经丛内。

副交感神经部分

第10对脑神经通过**肾丛**支配肾脏（图4-11，虚线和双线）。那些来自脊髓骶部的节前神经元（S2、S3、S4）与盆腔脏器有关，并且形成**盆内脏神经**，参与**下腹下丛（盆丛）**。节前纤维通过神经丛继续与器官壁内的神经节相毗邻。膀胱受运动神经纤维支配，并且抑制性的神经纤维支配尿道括约肌。阴茎和阴蒂受舒张血管的神经纤维支配，睾丸、卵巢和子宫也同样受其支配。前列腺、结肠下部、直肠和生殖器官同样受副交感神经纤维支配。

表4-2　自主神经丛

解剖特点	神经丛
腹腔神经节	肾上腺丛
腹腔丛	
内脏大神经	
腹腔神经节	肾丛
腹腔丛	
主动脉肾节	
胸内脏最下神经	
第1腰内脏神经	
主动脉丛	
肾丛	睾丸丛
主动脉丛	
上腹下丛	
腹下神经	
腹下丛	
腹下神经	下腹下丛（盆丛）
腹下神经节	
盆丛	膀胱丛
盆丛	前列腺丛
盆丛	子宫阴道丛

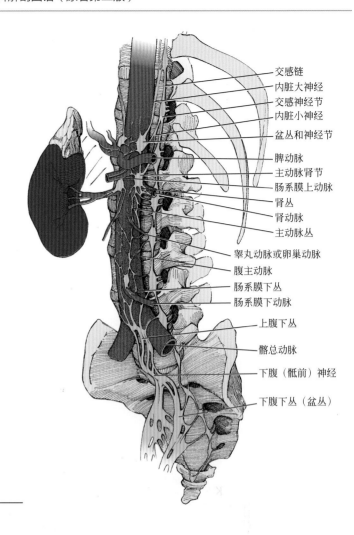

图4-12

右侧标注（自上而下）：
交感链
内脏大神经
交感神经节
内脏小神经
盆丛和神经节
脾动脉
主动脉肾节
肠系膜上动脉
肾丛
肾动脉
主动脉丛
睾丸动脉或卵巢动脉
腹主动脉
肠系膜下丛
肠系膜下动脉
上腹下丛
髂总动脉
下腹（骶前）神经
下腹下丛（盆丛）

自主神经的解剖分布

交感神经和副交感神经的节前和节后神经元之间的相互联系发生在沿主动脉前和骶前区分布的神经丛内（表4-2）。虽然在解剖自主神经和神经丛时，并不像解剖描述的那样分散，但可以识别主动脉丛、肠系膜丛、腹上丛和下腹下丛（盆丛）。否则，仅一些主要的神经丛才有可能被识别。

腹腔神经丛是腹部最大的神经丛，位于第12胸椎椎体下缘水平（图4-12）。连接两个**腹腔神经节**的神经丛，分布于肾上腺和腹腔动脉分叉处之间。这些神经节中的每一个神经节都附于**内脏大神经**的下方，例如**主动脉肾节、内脏小神经**发自T12。这个神经节转而又供应肾动脉底部的**肾丛**。

上腹下丛位于主动脉分叉的下方。它向上与**肠系膜下丛**相连，向下与**下腹下丛（盆丛）**相连，包括腹下神经节。上腹下丛和下腹下丛（盆丛）之间的丛状连接称之为**下腹神经**或**骶前神经**。下腹下丛与膀胱丛、前列腺丛和女性的子宫阴道丛相连。终末神经支配在相关器官章节中描述。

腹部表面的感觉神经支配

皮神经

体壁的神经支配模式见第8章的图8-20。

手术过程可能会损伤周围神经。不同脊髓平面在皮肤上的投射不仅可用于预测损伤的影响或外周神经的节段，还可获得带蒂皮瓣。体表的感觉障碍可反映周围神经的来源和脊髓节段。

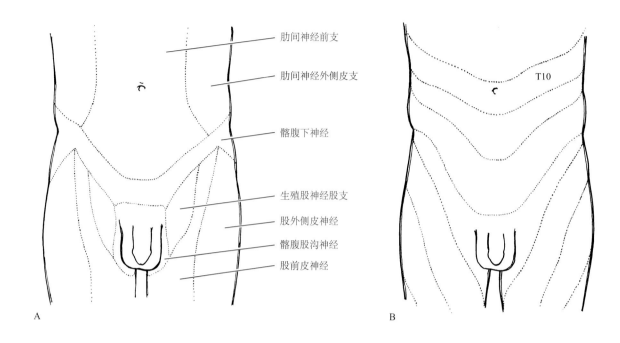

肋间神经前支

肋间神经外侧皮支

髂腹下神经

生殖股神经股支

股外侧皮神经

髂腹股沟神经

股前皮神经

T10

A

B

图4-13 引自 Hansen K.Schliack H: Segmentale Innervation.Stuttart.Thieme.1962.

皮肤的神经支配 由脊神经腹侧支负责，概述见图4-13A。包括第7至第12**肋间神经外侧皮支**，分布于低于第12肋的胸外侧平面，而**前支**分布于一块较小的腹直肌。**髂腹下神经**分为穿过腹横肌和腹内斜肌的外侧皮支，分布于臀部，前皮支分布于耻骨上方的腹部表面。**髂腹股沟神经**分布于大腿皮肤、阴茎根部和阴囊上部皮肤。生殖股神经的生殖支分布于提睾肌和阴囊下部。**生殖股神经**的**股支**分布于股三角的上部皮肤。**股外侧皮神经**分布于大腿前外侧皮肤。股中间皮神经和股内侧皮神经分布于大腿和膝关节前面的皮肤。

皮肤上的*脊髓节段性分布* 与内脏器官的神经支配有直接的关系（图4-13B）。这对于评估膀胱神经支配和电子膀胱起搏器的治疗失败非常重要。刺激、切除或骶脊神经第2、3和4节段的损伤对膀胱

神经支配的影响可以从大腿和肛周皮肤神经支配的变化来确定。

从第10胸神经分布于脐段开始，神经节段呈曲线围绕躯干斜行。

躯干背部表面的神经分布

在躯干的后表面，*皮肤的神经支配* 由**肋间神经的外侧皮支**和胸部**脊神经的背侧支**（图4-14A）负责。**髂腹下神经**负责支配髋关节区域。**腰部、骶部神经的后支**分布于臀部。股外侧皮神经于大腿处向后延伸分布。

骶部神经对会阴区域的支配（图4-14B所示）是*节段性神经支配*的范例。

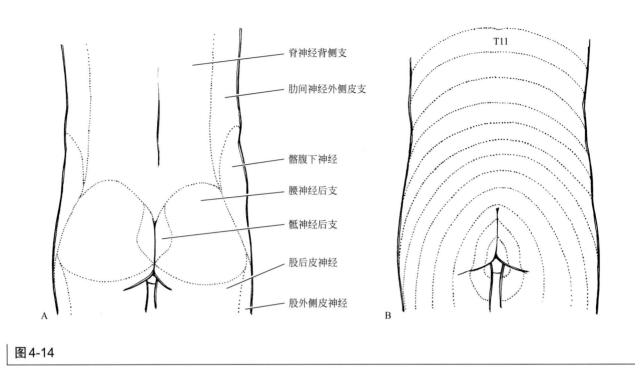

脊神经背侧支

肋间神经外侧皮支

髂腹下神经

腰神经后支

骶神经后支

股后皮神经

股外侧皮神经

图4-14

（张海英 译　张金山 审　姚　林 校）

皮肤

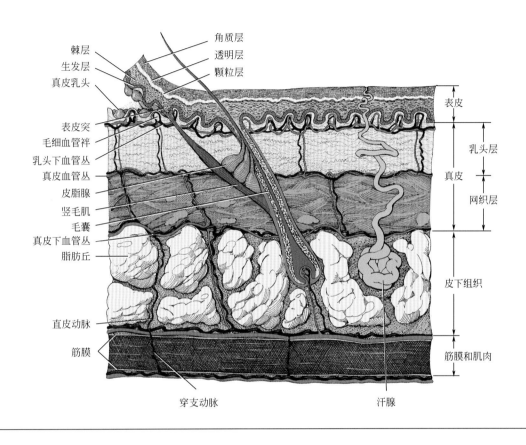

棘层
生发层
真皮乳头
表皮突
毛细血管袢
乳头下血管丛
真皮血管丛
皮脂腺
竖毛肌
毛囊
真皮下血管丛
脂肪丘
直皮动脉
筋膜

角质层
透明层
颗粒层

表皮
乳头层
真皮
网织层
皮下组织
筋膜和肌肉

穿支动脉
汗腺

图 5-1

在筋膜和皮肤之间运行的某些血管称为**皮肤静脉**。

——CROOKE
Body of Man, 118, 1615.

皮肤的发育

皮肤起源于胚胎的外胚层,形成皮肤及其附属物,以及头发、指甲和腺体。真皮具有独立的起源,从中胚层体节侧壁的生皮层发育而来。

胚胎3月后,中胚层聚集在表皮下方,形成真皮。表皮突入真皮,形成毛球和毛乳头,随后,汗腺和皮脂腺以同样的方式形成。

皮肤的结构与功能

上皮组织覆盖机体的内表面和外表面。其通常暴露出特化的表面。未暴露的表面通过基膜黏附在底层的结缔组织上,结缔组织的血管为表皮细胞供血。细胞间质将细胞固定在一起,如果出现损伤,易于新生细胞代替。上皮可能只有一个细胞的厚度(单层上皮)或超过一个细胞的厚度,但所有的细胞都黏附到基底层(假复层),或由许多层细胞组成(复层)。这些细胞可能是扁平(鳞状),或是具有相同的高度和宽度(立方),或高度大于宽度(柱状),或许还可能通过拉伸改变形状(移行)。

皮肤作为与外环境相接触的身体表面,有利于

表5-1　皮肤的功能

优点
人体动力学
提供
触觉
情绪反应（血管、肌肉）
有限的影响
冷和热
创伤
化学品
紫外线辐射（色素沉着）、维生素D代谢
低渗和高渗物质
微生物
调节
热量交换

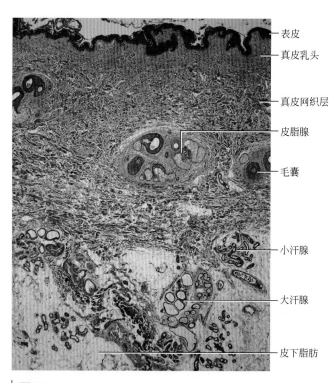

图5-2

身体的运动，并提供触觉感觉和情绪反应。它限制了冷、热、伤害、化学物质和紫外线，以及低渗和高渗物质对机体的影响，皮肤还具有吸收和排泄作用，并且具有很强的抗菌性能。最后，皮肤还可作为热量交换调节器（表5-1）。

皮肤的组成

皮肤有两层：① **表皮**，源自外胚层；② **真皮**，源自中胚层。真皮位于**皮下组织**的脂肪结缔组织之上。（图5-1、图5-2）。

表皮

表皮为覆盖整个身体的一层鳞状上皮。表皮主要构成为表皮生发层，排列为分界不清的3层：① 基底层被称为**生发层**，位于真皮的上方，真皮为表皮提供支持和血液；② **棘层**；③ **颗粒层**。覆盖在生发层上的是角质层，为可脱屑的相对不透水层，其细胞无核。角质层为皮肤提供表面覆盖。在生发层下和靠近真皮的是**透明层**，表皮不含血管，依靠真皮提供营养物质。

据估计，生发层中的每个细胞需要19天的生长，才能到达表面。随着细胞向外生长，它们越来越角质化，角质蛋白要么保持柔软，如在皮肤中；

要么变得坚硬，如在指甲和头发中。在这两种情况下，角质层为一坚韧的层，作为隔离外界环境的屏障。

在表皮和真皮的交界处，**毛细血管**祥血管化的**真皮乳头**中，有基底层细胞形成的**钉突**伸入真皮。

真皮

真皮由充填于无定形基质中的胶原纤维和弹性纤维组成，其中含有神经、血管和腺体。它由两层组成：① 精细纤维的浅层**乳头层**；② 由大部分较粗糙的胶原纤维分支组成的深层**网织层**，与弹性组织的表面大致平行。

在表皮附近，乳头层中的胶原纤维变细，在其下的粗胶原纤维和上皮细胞之间起到缓冲保护作用。穿插的弹性纤维互相连接，并使伸长的胶原纤维返回到静止位置。基质和伴随的体液作为纤维间的润滑剂，每根纤维均处于糖胺聚糖的包裹之中。

在松弛的皮肤中，网织层内的胶原纤维明显卷曲，尤其在年轻人中；在伸展的皮肤中，网织层内的胶原纤维变平行，并且抵抗进一步拉伸。随着年龄的增长，胶原纤维在休息时变直，以前凝胶状的基质被纤维细胞组织所代替，皮肤出现皱纹。在任何特定区域内，网织层的胶原束位于平行束内，伴随张力线（图5-3）。纵向切开胶原束的疤痕比横切小。

3种来源的血管系统通过**穿动脉**将血液运送到皮肤。它们是：①在皮下层和网织层之间的**真皮下血管丛**（皮肤网）；②在真皮血管层与乳头层之间的**真皮下血管丛**；③在乳头层与表皮交界处的乳头下血管丛，出现**毛细血管祥**。这些血管系统通过大小不等的血管网连接在一起。如果真皮过度变形，周围胶原蛋白的硬度可能导致血管腔改变，导致缺血。应该充分认识到，皮肤血管系统的主要功能不是为皮肤提供营养，而是神经控制下的体温调节。

存在于身体大部分部位的**毛囊**刺穿真皮，并且可能限制其移动。**皮脂腺**是毛囊结构的一部分。汗腺位于真皮的基底部。**汗腺**分小汗腺（分泌汗腺）和大汗腺（顶泌汗腺），小汗腺中一些对应激有反应，有些调节体温；大汗腺从腺体顶部释放，产生有特征性气味的分泌物。

皮瓣移植后，皮肤会暂时失去腺体的润滑作用，除非使用温和的护肤霜，直到腺体功能恢复，否则皮肤会变干，易于受损。

皮下组织

皮下组织层为脂肪，主要具有绝缘作用。它包含无髓鞘和有髓的神经末梢形成的不同类型的感受器，并调控血供。皮下组织发出脂肪凸起，为**脂肪丘**或脂肪柱，伸入真皮。当皮肤切至这个平面时，暴露出具有间隙的脂肪突胶原网络。毛囊降入脂肪丘，汗腺位于其中。这些扩展的皮肤要素注入皮下组织，解释了在表皮移植后，厚皮瓣的供皮区或在重度烧伤后的表皮再生。胶原丝穿过皮下层，将真皮贴附在皮下肌肉上。这些细丝大小和长度各不一样，并决定了皮肤的移动性。比如，阴茎上的胶原丝小并且灵活；髂骨上的胶原丝致密而牢固。

移植的皮肤维持了自己的物理特征，使移植区域皮肤与周围皮肤物理特征不一致。

皮肤的物理特性

对于皮肤外科医生而言，皮肤的黏弹性、拉伸性和延伸性是3个最主要的特征。

*黏弹性*来源于胶原蛋白和弹性纤维的两个反应：一个是蠕变，皮肤伸展的持续伸长反应；另一个是应力松弛，减少必要的力以保持皮肤的拉伸。两者都依赖于施加力的时间，因此可能需要重复拉伸才能达到最大的长度。皮肤被拉伸至极限，一段时间后应力松弛可能会变得明显。

皮肤的第二属性就是*拉伸性*，在伤口愈合中发挥重要作用。张力是弹力纤维拉伸的结果，从身体的一个点到另一个点都有变化。折痕线是与折痕垂直的零张力线。

当穿过缝合线的张力超过临界水平时，会形成瘢痕，不同部位张力水平不一样（阴茎和阴囊皮肤张力低）以及不同年龄张力水平也不一样（老年人的皮肤张力低）。组织扩张器持续升高张力可能导致皮肤随时间不断扩大。高张力可能导致真皮断裂，在裂缝处产生细纹。

当张力使胶原蛋白网络充分变形时，真皮血管被堵塞。其结果是使皮肤变白，有时可通过皮肤初步的物理拉伸产生蠕变来缓解。

皮肤上的第三个属性是*延展性*。当皮肤伸展时，它以与力成直角的相似程度收缩。可以通过收聚拇指与食指之间的皮肤皱褶来估计延展性的潜力。张力线代表了最小的延展线。以张力表示，这些线表示沿线的最大张力，因此与皮肤平行的皮肤缺损边缘的张力最小。

皮纹

皮肤对物理力的反应随它的位置而变化，并取决于真皮中胶原纤维的穿行。*皮纹* 表示最大的张力线；最小张力线的方向垂直于皮纹（图5-3A和图5-3B）。

与皮纹平行的切口很容易愈合（图5-3C）。切口横穿过皮纹，关闭后皮肤紧张，将导致更大的瘢痕。

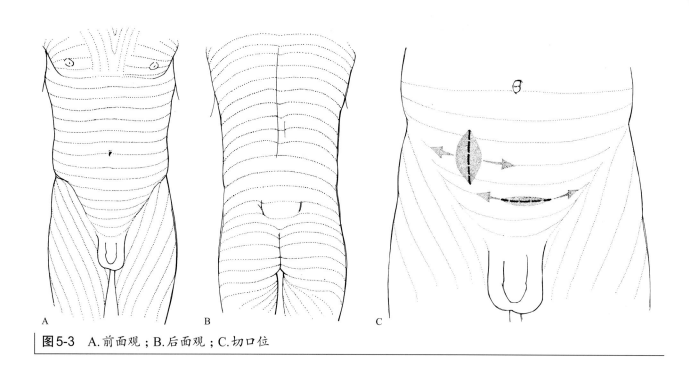

图5-3　A.前面观；B.后面观；C.切口位

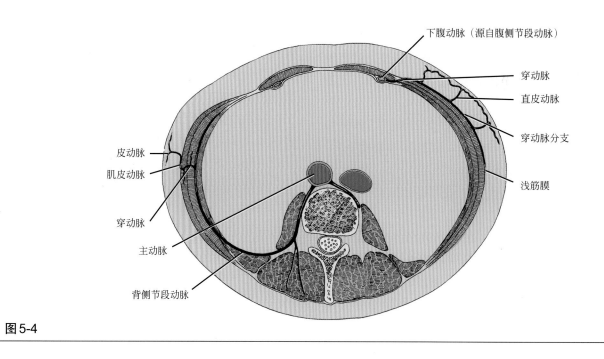

图5-4

皮肤的血供

皮内动脉系统由三级血管供应：节段动脉、穿支和皮动脉。

主动脉发出腹侧和背侧节段动脉（图5-4）。

腹侧节段动脉

来自**腹侧节段动脉**系统（由诸如腹壁下血管组成）的吻合动脉（图1-3）分为多支**穿动脉**（血管）进入**浅筋膜**。穿动脉的分支在平行于皮肤的筋膜上走行，并发出**直皮动脉**到达体壁的皮肤。

表5-2　肌皮动脉和直皮动脉

肌皮动脉	直皮动脉
主要血供	补充血供
数量多	数量少
大小随区域改变	解剖变异
供血区域有限	供血区域大
垂直于皮肤	与皮肤平行
单一静脉	成对静脉，与静脉命名相关

引自 Daniel RK, Williams HB:The free transfer of skin flaps by microvascular anastomosis; an experimental study and a reappraisal.Plast Reconstr Surg 52:1831, 1973.

背侧节段动脉

背侧节段动脉直接由主动脉发出，负责躯干大部分肌肉及部分皮肤的血供。由背侧节段动脉发出的诸多分支，即**穿动脉**，垂直通过肌肉到达皮肤，供应沿途的肌肉。穿浅筋膜为**肌皮动脉**，在皮下脂肪中发出分支为**皮动脉**，供应真皮和表皮。肌皮的分布不同于由腹侧节段动脉直接产生的皮肤类型，因为它包括肌层。

两类动脉，即直皮动脉和肌皮动脉的分布的比较见表5-2。

肌皮动脉通过皮瓣蒂供应*皮瓣*。一个特定的直皮动脉供应一个动脉皮瓣，通过做一个与血管及相应皮下组织的平行切口来实现。基本动、静脉通过狭窄的蒂供应*岛状皮瓣*。躯干皮瓣在深、浅筋膜之间切开，该平面相对血管较少。然而，要注意控制皮瓣中的任何血管，因为血肿的形成会阻止移植物的黏附，并妨碍皮瓣血液循环，促使感染。许多皮瓣需要去除大部分基底部的脂肪，使它们适合受体部位。这可以在不影响轴向皮瓣的血液循环的情况下完成，因为血管位于原点附近的浅筋膜深部，并仅在皮瓣远端到达浅筋膜表浅部。当脂肪从脂肪丘切除时，放大局部，可以保护皮下血管丛。同时，必须注意不要干扰轴向血管的深层血液循环。此外，皮瓣边缘的脂肪肿胀可能会影响缝合线，可通过斜向修整皮瓣边缘来解决这个问题。

泌尿外科所使用的*肌皮瓣*是将皮肤和肌肉，连同其独立的皮肤血管区域，提升到由腹壁下浅动脉、腹壁上动脉，或旋髂浅动脉供应的单蒂上而形成的。

（张海英 译　张金山 审　姚　林 校）

胃肠道

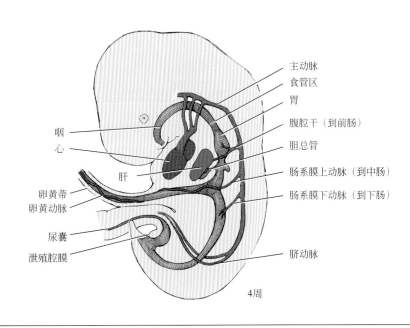

图中标注：
- 咽
- 心
- 肝
- 卵黄蒂
- 卵黄动脉
- 尿囊
- 泄殖腔膜
- 主动脉
- 食管区
- 胃
- 腹腔干（到前肠）
- 胆总管
- 肠系膜上动脉（到中肠）
- 肠系膜下动脉（到下肠）
- 脐动脉
- 4周

图 6-1

肠子通常被称为内脏。

——TREVISA

Barth.De P.R.v.xlii（1492）1398.

胃肠道的发育

胃肠道的上皮和腺体起源于内胚层，而原口和原肛来源于外胚层。

原肠

原肠的3个部分主要是根据背大动脉的3个分支：①前肠在**腹腔动脉上**；②中肠在**肠系膜上动脉**上；③后肠在**肠系膜下动脉上**（图6-1）。

前肠从口腔延伸到**胆总管**开口于十二指肠处。

首先，**咽**先形成，不过随着前肠远端的延伸，在第5周开始的时候**卵黄蒂**的开口近端处扩大形成**胃**。因近端器官的生长分化，胃开始下降。胃的系膜发生，与小肠系膜相连。左侧管状胃发育得比右侧的快，所以胃发生了旋转，使得胃大弯向左侧曲，胃的皱襞出现，接着胃小凹和腺体出现。

中肠和后肠

中肠 位于**肠系膜上动脉**的左侧，在肠系膜上动脉的左侧有几个分支伸向脐环的近侧端和卵黄蒂（图6-2）。中肠进化为**空肠、回肠、盲肠和阑尾、升结肠、横结肠**的绝大部分。中肠由**回结肠动脉、肠系膜上动脉**供血，肠系膜上动脉从胆总管的起点开始到结肠的脾曲，形成一个中心在**末端回肠**的大环。

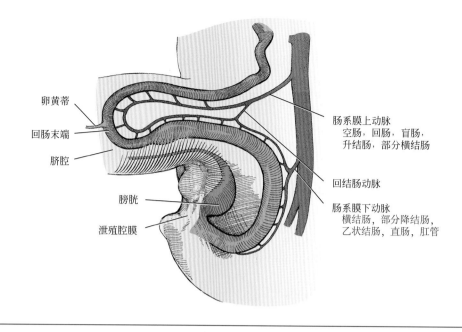

卵黄蒂

回肠末端

脐腔

膀胱

泄殖腔膜

肠系膜上动脉
空肠，回肠，盲肠，
升结肠，部分横结肠

回结肠动脉

肠系膜下动脉
横结肠，部分降结肠，
乙状结肠，直肠，肛管

图6-2

在胚胎第4周，起初与肠连通开放的卵黄囊变成了狭窄的**卵黄蒂**，卵黄蒂的起始部分变成了Meckel憩室（回肠憩室），成人可能发现憩室长在距离回盲瓣约40cm的回肠游离缘。

随着中肠的变长，中肠环扩展到脐带的根部，形成**脐腔**。在第6周，一个憩室在中肠环的远端出现，这个囊腔将变成退化的盲肠和阑尾。在第10周，中肠又重新回到腹腔。

后肠位于**肠系膜下动脉**之上，从横结肠远端1/3的内侧开始，终止于**泄殖腔膜**。后肠将发育成**横结肠、降结肠、乙状结肠、直肠**的一部分，以及从**肛管**的上部直到泄殖腔和原肠交界处的肛瓣水平，以及膀胱和尿道的一部分。

大网膜和小网膜

大网膜和小网膜的形成

作为横膈的一部分，**胃背系膜**把脾和胃系于腹后壁（脾肾韧带和胃脾韧带），而**胃腹系膜**把肝和胃系于腹前壁（**小网膜和镰状韧带**）

（图6-3A）❶。大约在胚胎发育的16周，在原网膜游离缘的远端扩张成**大网膜**。

对胃背系膜而言，其后部发出的皱褶，由两层腹膜及其间的间质发育而来，血供来自胃网膜左动脉。而其前部的皱褶，由胃网膜右动脉供血。这前后两层皱褶及其血供形成了大网膜（图6-3B）。

网膜的形成和腹膜表面的融合

从**胃大弯**向下延伸的**大网膜**的前两层，作为**前叶**从横结肠的前方经过，然后返折到胰腺作为**后叶**，这样在胃后方形成了**小腹膜腔**或者是网膜囊（图6-4A）。

大网膜的前、后叶都包含着两层腹膜，在远端融合在一起。大网膜的后两层与横结肠的系膜和**横结肠**的前面相连。旋转的最终结果是肾及毗邻结构被3层腹膜覆盖，即结肠的两层腹膜和一层原始后腹膜（称原始后腹膜是因为它后来被结肠系膜的次生腹膜所覆盖）（图6-4B）。在右肾的表面，融合的十二指肠系膜位于结肠层和原始腹膜表面之间（图6-6）。

---

❶ 有参考书认为只有腹侧系膜来源于原始横隔——译者注。

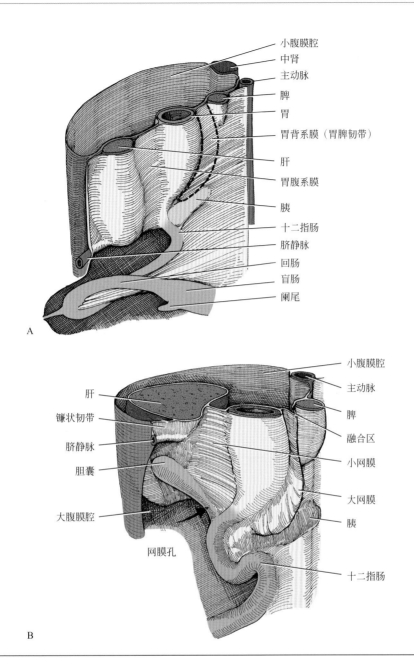

小腹膜腔
中肾
主动脉
脾
胃
胃背系膜（胃脾韧带）
肝
胃腹系膜
胰
十二指肠
脐静脉
回肠
盲肠
阑尾

A

肝
镰状韧带
脐静脉
胆囊
大腹膜腔
网膜孔

小腹膜腔
主动脉
脾
融合区
小网膜
大网膜
胰
十二指肠

B

图6-3

肠的旋转

小肠的旋转

在胚胎第6周，原肠形成一个简单的囊，称**中肠袢**，卵黄蒂位于其尖端（图6-5A）。这时候肠围绕卵黄蒂的轴进行逆时针方向旋转。结果就是调转了肠系膜，把左边的变成朝向后面，右边的转向前面。

回到腹腔的小肠把降结肠挤到被覆在左后体壁的原始腹膜处，即结肠系膜的左侧表面和原始后腹膜融合处。这样，降结肠就失去了它的系膜。旋转使回结肠动脉置于上方，位于肠系膜上动脉的右边，让结肠反向。

在右边，将要发育成**升结肠**的地方，首先在**十二指肠**的表面斜跨过，而**回肠**在其下方和内侧。这时候**回结肠动脉**在**肠系膜上动脉**的外上方（图6-5B）。

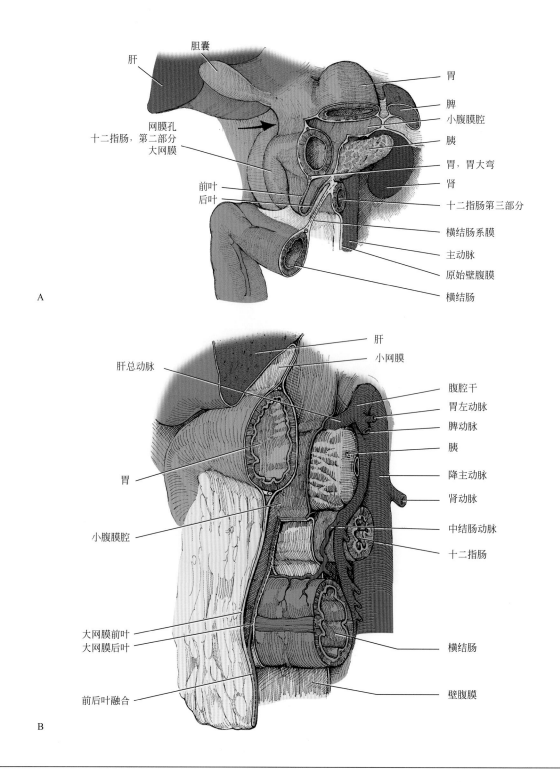

图6-4

　　随着**盲肠**下降，相邻的肠管形成**升结肠**和**横结肠**（图6-5C）。上升部分肠管的肠系膜的左侧系于右侧原始后腹膜，与左侧肠管一样，左侧的系膜缘和原始后腹膜发生了融合。这部分大肠就这样失去了系膜。当结肠在十二指肠的前面经过时，附着于**十二指肠**，不过它的横行部分还保存着系膜，这系膜附着于胰腺。如图6-5A所示，**降结肠**的系膜彼此融合，肠管附着于体壁。

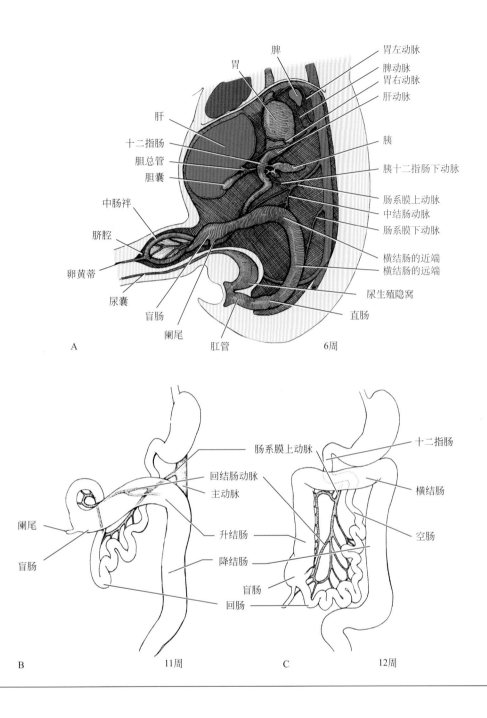

图6-5

盲肠和直肠的发育

盲肠

　　盲肠刚开始是短锥状，发育过程中，其上段开始变长，留下更多的地方给阑尾附着。在前结肠带的两侧通常长有两个小囊，右边的那个比左边的长得快。发育的结果是右侧的小囊延伸为一个新的尖端，把原先的尖端和阑尾推向了左侧。或者，胎儿圆锥形的盲肠（或一些变异）可以保留。总之，由纵行肌组成的结肠带终止于阑尾根部。盲肠憩室远端不如近端发育得快，最后形成了阑尾。

　　在胚胎7月，肠壁上形成了淋巴小结，其数目一直增多直到青春期。

直肠和肛管

后肠的尾端连于尿囊管的部分发育成肠的末端。它的发育与膀胱的发育密切相关（图3-18）。

肛门的低位缺损或者高位肛直肠缺损会引起肛门闭锁。肛管的低位缺损包括肛管狭窄、肛膜闭锁、肛门发育不全（有或者没有瘘管）。肛直肠缺损包括肛直肠发育不全（有或者没有瘘管）、直肠闭锁。另外有可能出现泄殖腔永存。

脾

脾虽然不属于消化管的一部分，不过在肾和肾上腺手术会涉及，所以在此讨论脾的发育。在胚胎第8周，胃系膜左侧的间充质扩大并被覆间皮。间皮变成腹膜，间充质分化成脾组织，开始有窦腔出现，接着有造血组织形成。只有在出生以后，才形成脾小体（脾的淋巴小结）。

有时候会有副脾发生，但是对手术不是很重要。副脾经常出现在脾门附近，也有可能离脾比较远。

肠器官的筋膜

原始腹膜后组织分化成3层：外层紧贴腹壁，中层包绕泌尿道，内层是一薄层结缔组织，该组织发育成间皮的支撑组织（图12-43B）。内层位于腹膜的下方，形成一些器官的外膜。因为系膜被腹膜覆盖，系膜包含的血管和神经也在内层，连同结缔组织包绕脾、胰和肝。

肾筋膜的层次

随着左、右结肠的旋转，它们的系膜与腹后壁平行。当肠系膜左侧的腹膜与腹后壁的腹膜融合（原始腹膜），左侧结肠固定在整个肾的前面，左肾也被融合的十二指肠系膜覆盖。在右侧，结肠系膜附着于右肾的下方。结肠后方固定延伸，向左侧延伸到乙状结肠，向右侧延伸到盲肠的末段。最后，结肠系膜的游离缘终止于原始腹膜，以Toldt白线为标志。在胎儿时期，结肠缘与腹后壁之间的隐窝[1]比较大，延伸至肾的后面；这样的隐窝在成人也有可能存在。

后腹膜的筋膜融合

结肠旋转和固定的结果是肾由多层被膜覆盖（图6-6A）。随着**降结肠**被推向左侧和后方，在结肠旋转之前覆盖着肾的腹膜称为**原始后腹膜**，会与结肠系膜的覆盖层融合。**结肠系膜**原来的**左叶**和**右叶**也融合在一起，与原后腹膜一起形成了3层结构。融合之后，这几层之间不会有潜在的腔隙，因此在术中升结肠和降结肠的内侧的游离，需要进入这些融合的筋膜后面与肾筋膜前层之间的间隙。融合的外侧缘以Toldt白线为标志。

最后覆盖着肾的膜层有腹横筋膜、肾旁后间隙、肾筋膜的后层、肾周间隙和肾筋膜的前层（图6-6B）。

胃肠道的结构

腹膜腔

结肠把腹膜腔分为两部分：结肠上区和结肠下区。结肠下区进一步分为腹部和盆部。腹膜腔也可根据斜行走向的小肠系膜分为右上系膜区和左下系膜区。另外，升结肠和降结肠可以划分左、右结肠旁沟。

脏腹膜

不像壁腹膜的前部分有躯体感觉神经纤维接受

---

[1] 指结肠旁沟——译者注。

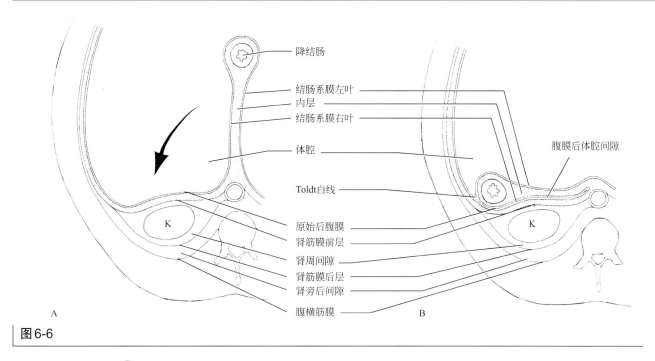

图6-6

A

B

降结肠
结肠系膜左叶
内层
结肠系膜右叶
体腔
Toldt白线
原始后腹膜
肾筋膜前层
肾周间隙
肾筋膜后层
肾旁后间隙
腹横筋膜
腹膜后体腔间隙
K
K

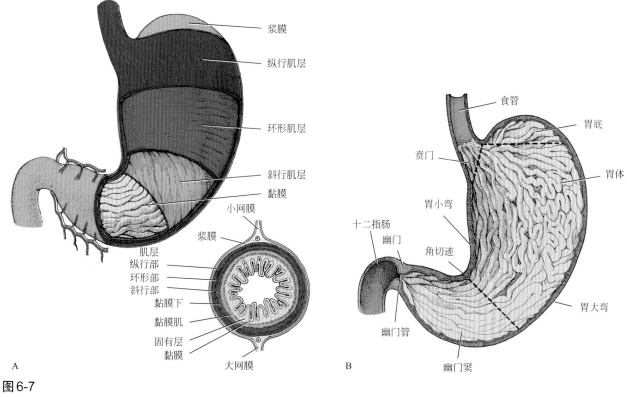

图6-7

A

浆膜
纵行肌层
环形肌层
斜行肌层
黏膜
小网膜
浆膜
肌层
纵行部
环形部
斜行部
黏膜下
黏膜肌
固有层
黏膜
大网膜

B

食管
贲门
胃底
胃体
胃小弯
十二指肠
幽门
角切迹
胃大弯
幽门管
幽门窦

痛觉，脏腹膜只有对牵拉敏感的自主神经。它的血供来源于下端的肠管，通过腹腔干、肠系膜上动脉和肠系膜下动脉供血。

胃

胃壁分4层。除外位于**大、小网膜**的附着区域的血管汇入处，和胃膈皱襞和胃胰皱襞附着处，**浆膜**包裹整个胃表面。**胃壁肌**可分3层：①浅层的**纵行**纤维；②中层**环形**纤维，其环绕整个胃；③胃体和贲门处有一些稀疏的**斜行**纤维（图6-7A）。**黏膜下层**位于黏膜层之下，并覆于纵向走形的胃皱襞，后者是由于肌肉收缩所形成的（图6-8和图6-9）。

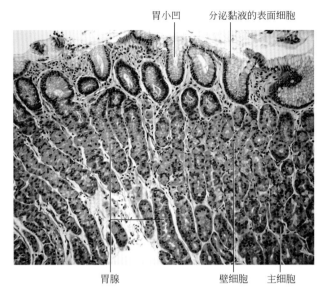

图6-8 胃底黏膜。表面被覆高柱状分泌黏液的上皮细胞，胃小凹（又称为胃隐窝或者胃小窝）伸向内表面，在胃底很浅。腔小且走形较直的胃腺开口于胃小凹。胃腺有分泌胃蛋白酶的主细胞，染成紫色，和分泌胃酸的壁细胞，染成粉红色

贲门是胃与**食管**的连接处，胃终止于**十二指肠**（图6-7B）。胃形态像一个扁平"J"形，胃有两缘：① **胃小弯**朝向内上方；② **胃大弯**朝向外下方。**胃底**是高于贲门的部分，胃体伸向J角，称**角切迹**；**幽门窦**接**幽门管**，幽门管是十二指肠的入口（图6-10、图6-11、图6-12）。

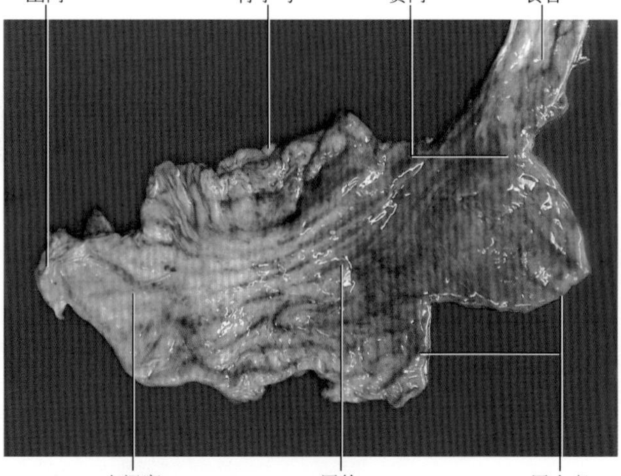

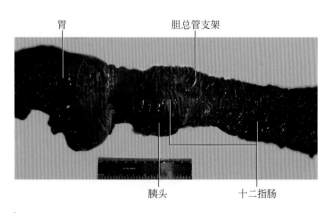

图6-10 食管下段和胃，来源于尸体解剖标本。胃体有高起的黏膜皱襞（图由Dawn Dawson MD提供）

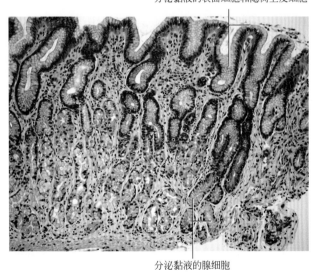

图6-9 胃窦黏膜。胃小凹比胃底部的深。胃腺卷曲，仅分泌黏液，偶尔也会存在壁细胞。此处胃腺（幽门腺）的细胞胞质呈气泡和泡沫状，与胃小凹和表面上皮很不一样

图6-11 从胰腺癌患者切除的胃的远端、部分十二指肠和胰头（来自胰十二指肠切除术）。置于肝胰壶腹的支架标记胆总管和胰管开口（图由Christina Bagby MD提供）

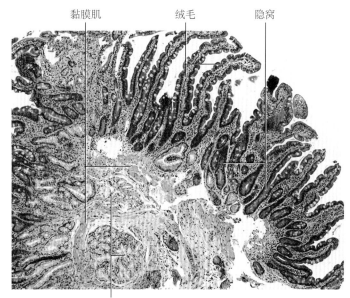

黏膜肌　绒毛　隐窝

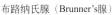

布路纳氏腺（Brunner's腺）

图6-12　十二指肠的黏膜。绒毛的长度不等。固有层的单核细胞较多。管泡状的布路纳氏腺呈小叶样分布，其腺细胞跟胃小凹的细胞非常不一样，出现在黏膜肌层肌束的上、下方，在小肠只有十二指肠有布路纳氏腺

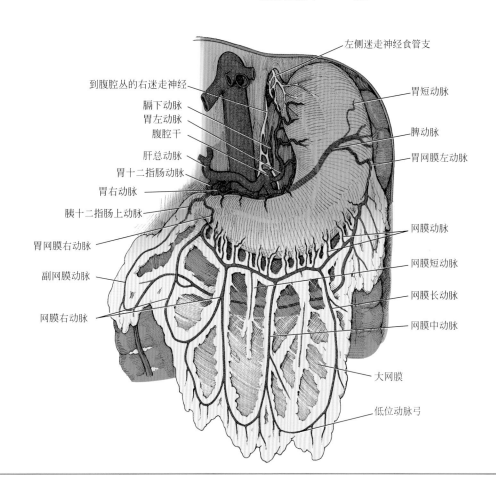

左侧迷走神经食管支

到腹腔丛的右迷走神经

膈下动脉
胃左动脉
腹腔干

肝总动脉

胃十二指肠动脉
胃右动脉

胰十二指肠上动脉

胃网膜右动脉

副网膜动脉

网膜右动脉

胃短动脉

脾动脉

胃网膜左动脉

网膜动脉

网膜短动脉

网膜长动脉

网膜中动脉

大网膜

低位动脉弓

图6-13

胃和大网膜前面的血供

从腹主动脉发出的短的**腹腔干**的分支有胃左动脉、脾动脉和肝总动脉（图6-13）。

小的**胃左动脉**在胃网膜后方行至食管和小网膜内，并沿着胃小弯走。

脾动脉发出**胃网膜左动脉**，在此之前发出数支入脾。

肝总动脉发出**胃右动脉**，胃右动脉在小网膜从十二指肠的上段沿胃小弯从右向左自走行，然后与从左侧过来的**胃左动脉**的分支吻合。肝总动脉的远端分成**胰十二指肠上动脉**和**胃十二指肠动脉**，胃十二指肠动脉发出**胃网膜右动脉**走在大网膜的胃大弯侧。

静脉相伴行于动脉，将静脉血注入到门脉系统。

大网膜

大网膜接收胃网膜左、右动脉的血供。**胃网膜右动脉**来源于**胃十二指肠动脉**（极少情况下来源于肠系膜上动脉），**网膜左动脉**是**脾动脉**的最后分支。绝大多数人的右侧动脉比左侧的动脉位置低、内径粗，占大网膜的供血的2/3到3/4之多。右侧和左侧的动脉组成胃网膜的动脉弓，然而有10%的人的动脉弓在左侧是不完整的。这些动脉依靠无数的侧支和胃壁的毛细血管网联系起来。从动脉弓到网膜比较大的血管有**网膜右动脉**（发自右胃网膜动脉）、**网膜中动脉**（发自两个胃网膜动脉的连接处）、**网膜左动脉**（发自胃网膜左动脉）。另外，一条**副网膜动脉**在自动脉弓发出网膜右动脉和**网膜短动脉**之前发出，填充了大血管之间的缝隙。

右侧和左侧的远端的动脉弓，一起形成了**低位的动脉弓**，这些动脉弓由左、右网膜动脉在朝向大网膜下缘的后方返折连接而成。这些动脉弓并不恒定，如果胃网膜动脉弓被结扎，这些由小血管形成的动脉弓不能独立给网膜供血。

网膜的静脉有瓣膜，内径大于动脉，通常按2∶1的比例与动脉伴行。胃网膜左静脉引流网膜后壁的血液，汇入门静脉；胃网膜右静脉先引流网膜前壁的血液到肠系膜上静脉，继之，汇入门静脉。淋巴的引流网与网膜动脉伴行。

迷走神经前干和后干传递从食管表面的食管神经丛来的副交感神经的刺激，通过**左侧迷走神经的前支**而支配胃的前壁。

胃后面的血供

将**胃**和网膜往上翻可以显露其深面的**胰腺**和血管。在右侧，**胃十二指肠动脉**从**肝总动脉**发出（图6-14）。它的分支有**胃网膜右动脉**，进而分支为**网膜动脉**供应大网膜的右侧。**脾动脉**在发出分支进入**脾**之前发出**胃网膜左动脉**，后者发出网膜动脉供

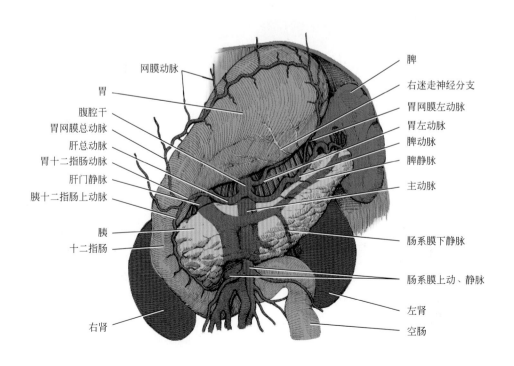

左侧标注（从上到下）：网膜动脉、胃、腹腔干、胃网膜总动脉、肝总动脉、胃十二指肠动脉、肝门静脉、胰十二指肠上动脉、胰、十二指肠、右肾

右侧标注（从上到下）：脾、右迷走神经分支、胃网膜左动脉、胃左动脉、脾动脉、脾静脉、主动脉、肠系膜下静脉、肠系膜上动、静脉、左肾、空肠

图6-14

应大网膜的左侧。胃左动脉从**腹腔干**发出。**肠系膜上静脉**和**脾静脉**在胰的后方流入**肝门静脉**。

　　右迷走神经通过迷走神经后干加入腹腔神经丛，供应胃后壁。

小网膜、大网膜和网膜囊的矢状切面

发育期

　　小网膜和**大网膜**均为双层腹膜包含脂肪组织，该脂肪组织由位于两层腹膜之间的腹膜后结缔组织的内层形成。

　　在胚胎期，**前系膜**会发育成含有双层腹膜的小网膜。它从肝走行至胃小弯侧，包含有胃左、右血管。然后腹膜如同"三明治"样分为两层把胃包裹，在胃下端又融合形成胚胎期的**背系膜**。背系膜

会变成大网膜的前、后层（图6-15A）。两层腹膜上升包裹胰，后层往下形成**横结肠系膜**的前叶。在包裹了**横结肠**后，它往上走行变成横结肠系膜的**后叶**，在其延伸为壁腹膜之前与前叶融合。在这个时期，深在的**网膜囊**，或称**小腹膜腔**，位于小网膜和胃的后方，往下延伸在大网膜的前后层之间。大腹膜腔指的是腹膜腔本身。

　　背系膜跨过**横结肠系膜**，在这个时期，两者都独立悬挂在腹膜腔里。

成人期

　　小网膜的前层位于肝动脉、胆总管、肝门静脉和肝神经丛的表面。小网膜的后层覆盖在这些结构的后面。前后两层融合，在其右侧的边缘有一孔进入网膜囊，称**网膜孔**，其位于十二指肠的上段的上方。

　　小网膜包含**肝胃韧带**，连于**肝左叶**和胃，其延续为连于肝与十二指肠的**肝十二指肠韧带**（图6-15B）。

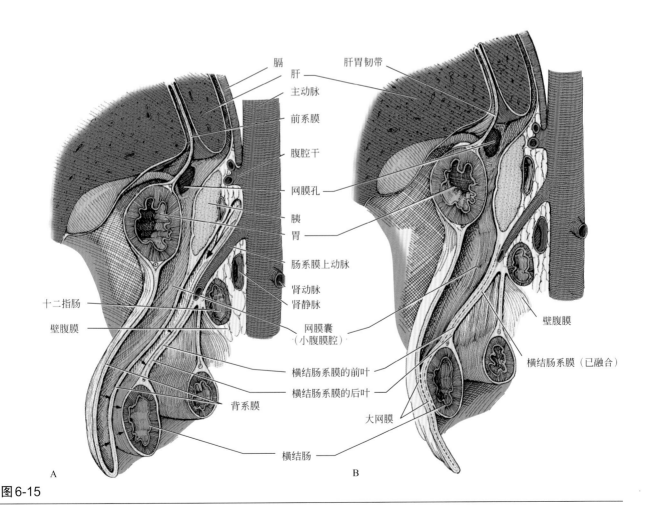

膈
肝
主动脉
前系膜
腹腔干
网膜孔
胰
胃
肠系膜上动脉
肾动脉
肾静脉
网膜囊（小腹膜腔）
横结肠系膜的前叶
横结肠系膜的后叶
背系膜
横结肠
十二指肠
壁腹膜

肝胃韧带
壁腹膜
横结肠系膜（已融合）
大网膜

A　　　　　　　B

图6-15

背系膜的两层融合，这样大网膜的两层折叠里就有4层腹膜。每层折叠由表面的两层腹膜夹中间一层脂肪组织构成。两层折叠之间的间隙可以融合并含有血管。

背系膜和横结肠系膜之间的间隙随着大网膜与横结肠系膜的部分融合而消失。

大网膜附着于胃大弯和十二指肠上部的下方。它在小肠的前面下降不同的距离后返折与本身融合。它与横结肠的上面和横结肠系膜的前层结合得比较疏松。大网膜后叶的其中一层往上覆盖**胰**，其他的往下形成**横结肠系膜**的**前叶**和在变成壁腹膜之前延续为**横结肠**的外膜。

网膜囊（小腹膜腔）与腹膜腔（大腹膜腔）借**网膜孔**相通。网膜囊位于胃和大网膜的后方，后方以**壁腹膜**为界。网膜囊从小网膜后方往下延伸，从**肝胃韧带**、大网膜的前层直至大网膜的后层与横结肠的系膜融合的地方。

腹膜的行程 对了解网膜和横结肠的层次是有帮助的。

从**小网膜**的前面开始，腹膜延续往下盖过大网膜的**前叶**。在其低位终止的地方，腹膜返折往上部分融合，因此闭合了**网膜囊**的下方。腹膜上升覆盖在**大网膜**的**后叶**，接着下降去与横结肠系膜的**前叶**融合。接着腹膜下降形成**横结肠系膜**的**后叶**。在覆盖部分十二指肠后，腹膜下降形成**壁腹膜**。

大网膜常常在上腹部器官的表面形成折叠，但它的游离缘会迁移到炎症区。大网膜组织有丰富的血供，以及发育完善的淋巴引流系统，二者均有利它履行防御的功能。它有丰富的固定的巨噬细胞，在表面看起来像"乳斑"，会输送游离的巨噬细胞到炎症区。另外，大网膜是一个脂肪库。

网膜囊和网膜孔

网膜孔，如大箭头指示（图6-16A），位于从肝走行至十二指肠的上段的肝十二指肠韧带内侧缘，是进入**网膜囊**的入口。**肝管**、**胆囊管**和肝门静脉在**肝十二指肠韧带**的边缘经过网膜孔。

经 X-X' 的横断面（图6-16A），从下方观察，如图6-16B所示。**网膜囊**的前壁是**胃**和**小网膜**，后壁是**壁腹膜**。从**大腹腔**到达网膜囊的入口是**网膜孔**，其位于小网膜右侧的边缘，在**胆总管**、**肝动脉**和**门静脉**的后方。在网膜囊的左侧缘是**胃脾韧带**，其位于**脾肾韧带**旁。

胃肠道器官的腹膜附着

壁腹膜在肠系膜根部离开腹后壁，延续为**脏腹膜**。它覆盖着小肠系膜、升结肠、横结肠、降结肠和乙状结肠。**小网膜**的前叶和后叶包绕着**胆总管**、**肝门静脉**和**肝动脉**，以**网膜孔**与覆盖大血管的壁腹膜分隔开来。网膜孔是网膜囊的入口（图6-17）。**横结肠系膜**与覆盖其表面的双层大网膜区分开来。**十二指肠下隐窝**位于一层腹膜折叠即十二指肠下皱襞的后方，**十二指肠下皱襞**从**十二指肠**的升部延伸至在**肠系膜下静脉**右侧的**降结肠系膜**。在十二指肠下皱襞的上方，有一相似的腹膜折叠形成十二指肠上隐窝的入口，此处标记着十二指肠在空肠的深处。**小肠系膜根**把小肠连于后腹膜，斜行地从盲肠走向十二指肠的升部。

系膜根部形成韧带，以保持肠器官的位置，如同肝的**肝胃韧带**、肝左三角韧带，和脾后方的**胃脾韧带**。

脾

脾在胃的后方，在下部肋的下方，与左肾的上极相邻，尽管脾几乎完全位于腹膜内，但左肾做手术易引起脾损伤。脾的膈面朝向后方，脾的脏面朝向前方，与下方的器官相邻，会形成胃、胰、结肠和肾的压迹。脾动脉和脾静脉进出的地方称为脾门。脾能保持位置依靠脾肾韧带，该韧带位于覆盖于网膜囊的腹膜和大腹膜腔的腹膜之间的连接处，连于左肾和脾之间。胃脾韧带处于相似的连接处，连于胃和脾。胃脾韧带包含有来自脾动脉的胃短动脉和胃网膜左动脉的分支。

脾的血供来自腹腔动脉的**脾动脉**，它走在脾肾韧带里，在进入**脾门**之前发出分支到胰（图6-18）。另外的分支是**胃左动脉**（到胃底），远端有**胃网膜左动脉**（到胃大弯）。脾动脉有5～6支终支从脾

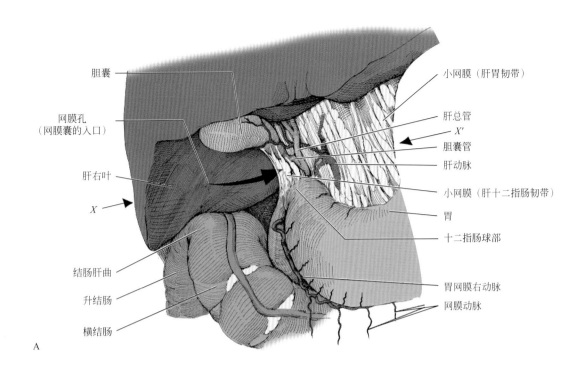

胆囊
网膜孔（网膜囊的入口）
肝右叶
X
结肠肝曲
升结肠
横结肠
A

小网膜（肝胃韧带）
肝总管
X'
胆囊管
肝动脉
小网膜（肝十二指肠韧带）
胃
十二指肠球部
胃网膜右动脉
网膜动脉

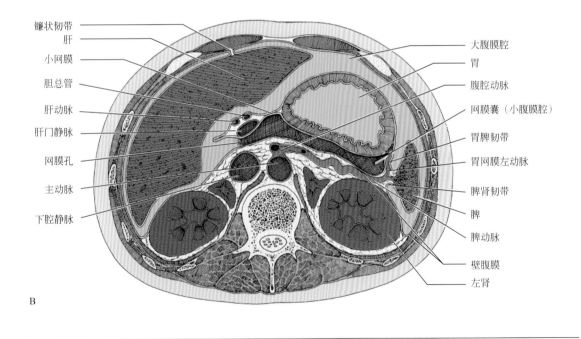

镰状韧带
肝
小网膜
胆总管
肝动脉
肝门静脉
网膜孔
主动脉
下腔静脉
B

大腹膜腔
胃
腹腔动脉
网膜囊（小腹膜腔）
胃脾韧带
胃网膜左动脉
脾肾韧带
脾
脾动脉
壁腹膜
左肾

图6-16

门随着小梁进入脾，把脾分隔成不同部分。因为脾动脉节段性的分布，脾损伤后脾部分切除术是可行的，如同肾的手术一样。5支或者多于5支的静脉，离开脾门，形成**脾静脉**，走在脾肾韧带里，进入**肠系膜上静脉**（不少情况为肠系膜下静脉），进而汇入**肝门静脉**。

脾有两层被膜。外面的浆膜是腹膜，它包裹脾的绝大部分，除了两条韧带处的极小部分（图6-19）。内层被膜由纤维弹性组织组成，伸入实质形成脾的小梁，为脾的支架（图6-20）。被膜里发现有少量的肌细胞。这两层被膜是易碎的，在张力下不适合缝合。

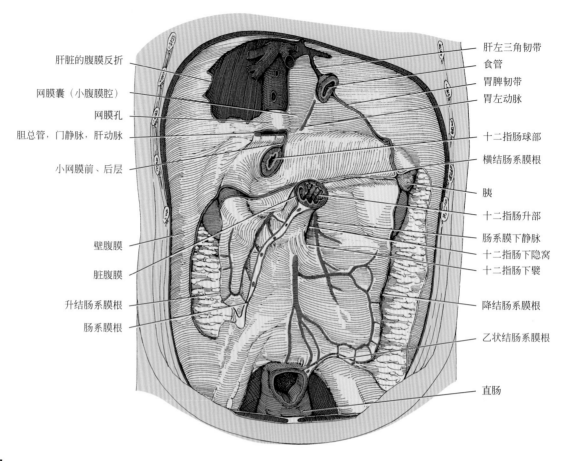

肝脏的腹膜反折
网膜囊（小腹膜腔）
网膜孔
胆总管，门静脉，肝动脉
小网膜前、后层

壁腹膜
脏腹膜
升结肠系膜根
肠系膜根

肝左三角韧带
食管
胃脾韧带
胃左动脉
十二指肠球部
横结肠系膜根
胰
十二指肠升部
肠系膜下静脉
十二指肠下隐窝
十二指肠下襞
降结肠系膜根
乙状结肠系膜根
直肠

图 6-17

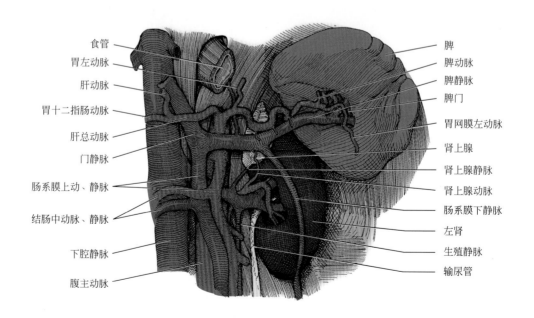

食管
胃左动脉
肝动脉
胃十二指肠动脉
肝总动脉
门静脉
肠系膜上动、静脉
结肠中动脉、静脉
下腔静脉
腹主动脉

脾
脾动脉
脾静脉
脾门
胃网膜左动脉
肾上腺
肾上腺静脉
肾上腺动脉
肠系膜下静脉
左肾
生殖静脉
输尿管

图 6-18

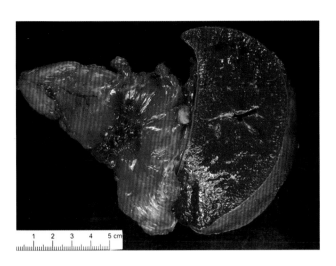

图6-19　胰远端受损后切除的脾和远端胰。脾实质被一层明显但易碎的纤维弹性被膜包裹，其被膜与覆盖其的腹膜融合（图由Nichlas Houska提供）

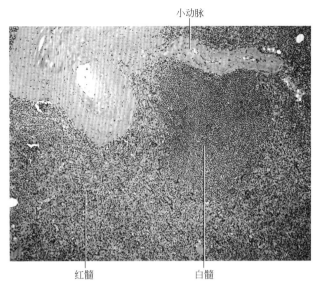

小动脉

红髓　　　　白髓

图6-20　脾。毛细血管分支多呈直角。红髓占了75%的体积，起过滤功能。正常的红细胞能穿过毛细血管末段的巨噬细胞、红髓的脾索，和静脉窦的内皮细胞组成的屏障，重新进入血液循环系统。异常的红细胞滤过后保留下来，或者运输到肝。白髓有B淋巴细胞和T淋巴细胞，它们与毛细血管靠得很近，在脾里起免疫功能

胰

胰有4部分：头、颈、体和尾（图6-21、图6-22）。**胰头**位于下腔静脉和右肾血管的前面，因此肾手术有可能损伤胰。**胰颈**连接胰头和胰体。在胰颈的后方有**肝门静脉**和**肝动脉**。胰体横过腹主动脉和肠系膜上血管的起始部。它位于**左肾静脉**和**左肾**的前方。**胰尾**伴随着位于脾肾韧带的脾血管走行，不是严格的腹膜后位，但是其靠近左肾，可以认为是与泌尿科有关。

主胰管在胰实质里走向胰头，与**胆总管**汇合，二者汇合成**肝胰壶腹**，开口于**十二指肠第二段**的内侧壁的**十二指肠大乳头**。胰的血供来源于腹腔干和肠系膜上动脉，静脉血引流到肝门静脉。

正常胰腺组织的组织学特点如图6-23所示。

回肠和回盲瓣

回肠连于空肠，占小肠长度的3/5。其内腔在远端成圆锥状，末端回肠的肠腔最小。回肠的末端往上返向盲肠的内侧壁。因为**回肠系膜**有16cm长，回肠在腹腔和盆腔里有很大的活动性。

腹膜折叠，像肠系膜一样，可以支持小肠、阑尾、横结肠和乙状结肠。**小肠系膜**在中央有20cm宽，两端较短，在膀胱扩大术中需考虑这一解剖特点。位于腹后壁的**肠系膜根**大约有14cm长。它有两层腹膜组成，在两层腹膜之间有肠系膜上动脉的分支空肠动脉和回肠动脉，还有它们伴行的静脉、淋巴管和脂肪。腹膜的右侧层覆盖升结肠，左侧覆盖降结肠，这些腹膜有助于肠管的配布从而决定其蠕动的方向。

回肠壁有4层（图6-24A）。浆膜层是腹膜。固有肌层由**外纵行肌**和内层增厚的**环形肌**构成。**黏膜下层**的纤维组织里有血管和神经，纤维组织虽然疏松，但是组成了肠壁的最强的部分（在肉品加工中，这层用来作为香肠肠衣）。这在吻合肠管缝合时是很重要的一层。黏膜层本身有3层：黏膜肌层、**固有层**、**黏膜上皮层**（图6-25）。**黏膜肌层**有外侧纵行肌和内层环形肌。肌层覆盖着富含有网状组织

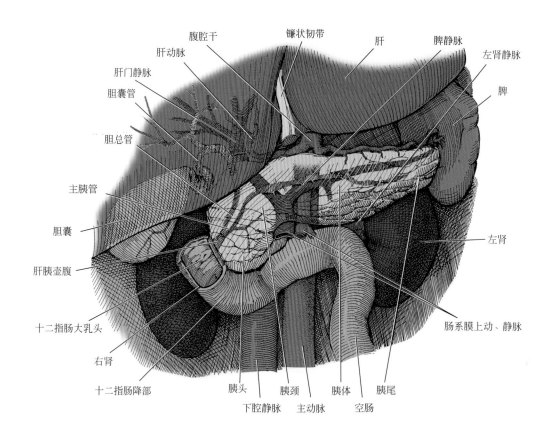

图6-21

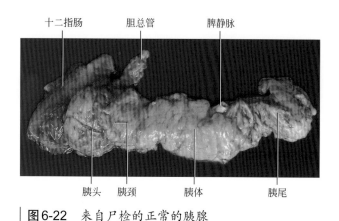

图6-22　来自尸检的正常的胰腺

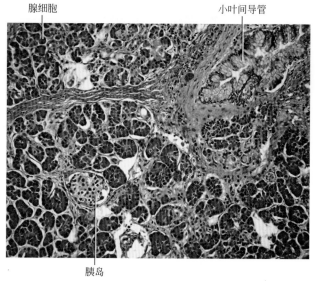

图6-23　胰腺的正常组织。腺细胞围绕微小的中央腺腔排列，含有酶原颗粒。随着导管互相融合，导管逐渐变大，依次为：闰管、小叶内导管、由胶原组织包裹的小叶间导管和主导管。胰岛由内分泌细胞聚集而成，成人的胰岛仅占胰腺的1%～2%。胰岛产生很多物质，如胰岛素，生长抑素和胰高血糖素

的**黏膜固有层**，固有层支撑黏膜层。除非肠管扩张，否则黏膜相对是多的，会形成环状皱襞，皱襞上有小肠绒毛突起。随着黏膜肌层收缩，空肠较回肠黏膜皱襞更明显，特别是在空肠的远端。

　　回盲瓣在回肠和盲肠的连接处，回肠形成斜的"S"形，以直角加入盲肠的内侧壁，在阑尾上方2cm进入盲肠，位于结肠系膜的内侧（图6-24B和图6-26）。回肠的末端向盲肠肠腔突入2～3cm

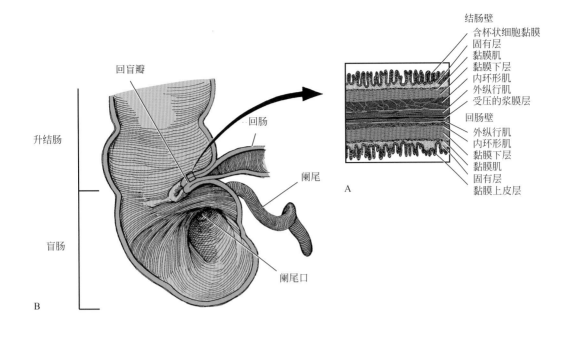

结肠壁
含杯状细胞黏膜
固有层
黏膜肌
黏膜下层
内环形肌
外纵行肌
受压的浆膜层
回肠壁
外纵行肌
内环形肌
黏膜下层
黏膜肌
固有层
黏膜上皮层

A

回盲瓣

回肠

升结肠

盲肠

阑尾

阑尾口

B

图6-24

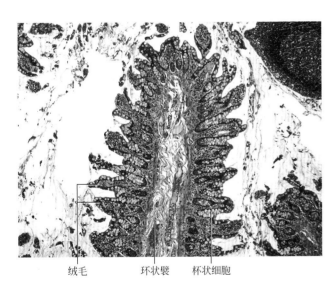

绒毛　　　环状襞　　　杯状细胞

图6-25 回肠的正常组织学。切片显示的是许多环状皱襞中的一个。回肠的绒毛比空肠的绒毛短（图6-35）。相对于空肠绒毛，回肠绒毛被覆大量的杯状细胞和较少的高柱状吸收细胞

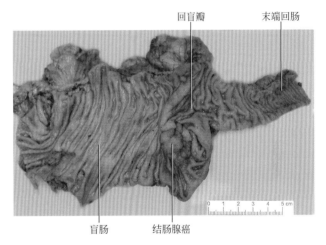

回盲瓣　　　末端回肠

盲肠　　　结肠腺癌

图6-26 末端回肠，回盲瓣和盲肠，因回盲瓣处低级别表浅浸润性腺癌而切除（图由Pedro Ciarlini MD提供）

形成乳头，该处位于前方（游离缘）和后外侧（结肠系膜）之间的肠壁扩张，把瓣膜的尖端和**阑尾**推向左侧。淋巴组织集合成丛状，称Peyer斑（图6-27）。

　　回盲瓣是两层结构，类似肠套叠，由回肠的环

形肌和纵行肌持续通过盲肠更厚的环形肌和纵行肌，在靠近瓣膜尖部时，两段肠管肌叠在一起。在尸体上，表现为上、下扁平状突起突入盲肠腔，边缘融合形成回盲瓣的连接处。这些连合沿着盲肠壁到达两水平襞，水平襞就是回盲瓣的系带。在活体上，扁平物和瓣膜连合是看不见的；反而是经常描述成乳头，结肠黏膜覆盖乳头露出的部分；肠腔衬

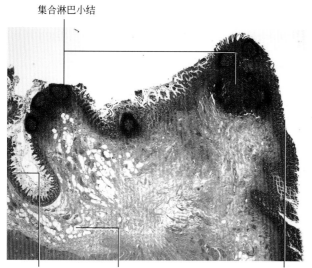

集合淋巴小结

回肠绒毛　　黏膜下脂肪组织　　大肠的扁平黏膜

图6-27　回盲瓣的组织学。回肠瓣的黏膜是逐渐变化的，从回肠典型的绒毛，到大肠扁平的黏膜。黏膜下层的脂肪特别明显。这个切面也显示了Peyer's斑——集合淋巴小结，集合淋巴小结在末端回肠的黏膜和黏膜下层往往比较明显

有回肠的黏膜。

静脉复合体会填充突起的黏膜肌乳头，这些复合体像肛门内括约肌的复合体。在连接处的乳头样结构可能作为压力平衡的瓣膜，防止盲肠的内容物返流到回肠，不过可能它们不能单独作用。尽管环形肌和纵行肌的复合体有可能起到括约肌的作用以阻挡和排放回肠内容物，但是否存在真正的括约肌尚有争论。它通过胃回肠反射起作用，消化食物后随着末端回肠排空，乳头会增大。

阑尾

阑尾是一大约9cm长的狭窄肠管（儿童的相对长），在**回盲连接处**的下方2cm附着于盲肠（图6-28、图6-29、图6-30）。阑尾的根部有3条由盲肠和升结肠的纵行肌形成的**结肠带**汇聚，在阑尾根部盲肠平滑肌延伸为阑尾外纵行肌。末端回肠的系膜形成三角形的**阑尾系膜**以悬挂阑尾。阑尾壁有4层：黏膜、黏膜下层、肌层和浆膜层，与其他肠管相类似。有两层腹膜皱襞伴随阑尾和回盲连接。

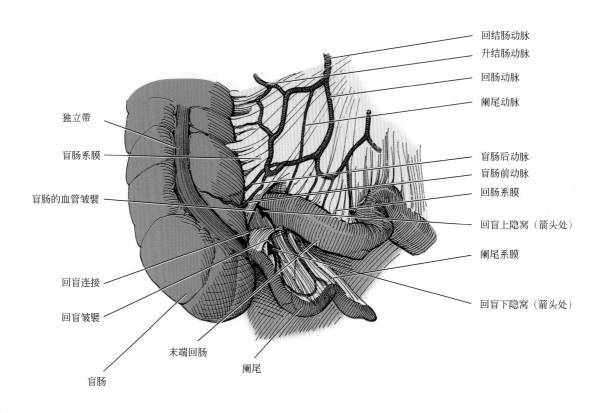

独立带

盲肠系膜

盲肠的血管皱襞

回盲连接

回盲皱襞

盲肠　　　末端回肠　　　阑尾

回结肠动脉
升结肠动脉
回肠动脉
阑尾动脉

盲肠后动脉
盲肠前动脉
回肠系膜
回盲上隐窝（箭头处）
阑尾系膜
回盲下隐窝（箭头处）

图6-28

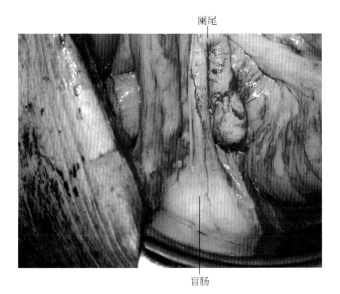

图6-29　盲肠和阑尾术中图片（图由 Martin Resnick MD 提供）

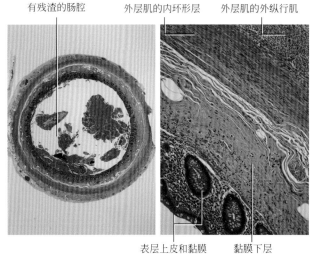

图6-31　阑尾。左侧图肠腔里有残渣。右侧图中，肠腔和小肠腺被覆有杯状细胞和高柱状细胞。黏膜含有丰富的淋巴细胞，黏膜肌往往不明显，黏膜下层含有胶原纤维、弹性纤维、成纤维细胞、散在的炎症细胞、血管、淋巴管和神经结构。外侧肌层由内环肌和外纵肌组成

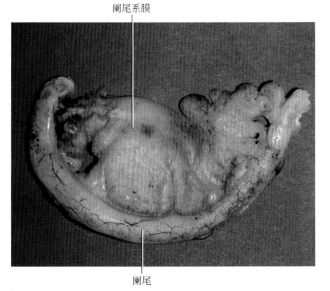

图6-30　正常带有系膜的阑尾（图由 Xueli Hao MD 提供）

盲肠血管皱襞往前从**盲肠**到**盲肠系膜**走向**末端回肠**，形成回盲上隐窝。回盲皱襞，Treves 无血管皱襞，从靠近阑尾的盲肠处或阑尾系膜处越过回肠，覆盖**回盲下隐窝**。阑尾的组织学特点见图6-31。

回盲部和阑尾的血供

回肠的近端由**回肠动脉弓**发出的长的**直血管**供应肠管的圆周。相反，**末端回肠**有明显的变异比较大的血供。**末端回肠**处于肠系膜上动脉供应回肠的**终支**与肠系膜上动脉的最大分支，即**回结肠动脉**形成的血供环的中央（图6-32）。该环的分支形成的血管网有多种形式。回结肠动脉主干的末端发出分支有多种次序，其中一种次序是**升结肠动脉、回肠动脉、阑尾动脉、盲肠前动脉、盲肠后动脉**。有变化的是，回肠动脉先于升结肠动脉发出，或者回结肠动脉在发出其他分支后，其末端分支成盲肠前动脉和盲肠后动脉。

*返动脉*有可能发自位于回盲肠连接处附近的其中一条盲肠动脉，或者从回结肠动脉弓处发出。这些返动脉沿着回肠的游离缘走行，对于末端回肠的3～5cm的血供很重要。因为该处来自回肠动脉弓的直血管有可能较稀疏或者比较短，只能供应回肠的上半圆周。与以前所持有的关于在肠切除手术中回肠最后几厘米乏血管的区域是危险的观点不同，血管末端的吻合类型让远端无乏血管段。末端回肠存在着充足的直血管，这些血管由盲肠循环中的返动脉补充。只有离瓣膜1～2cm的一短段是危险的。

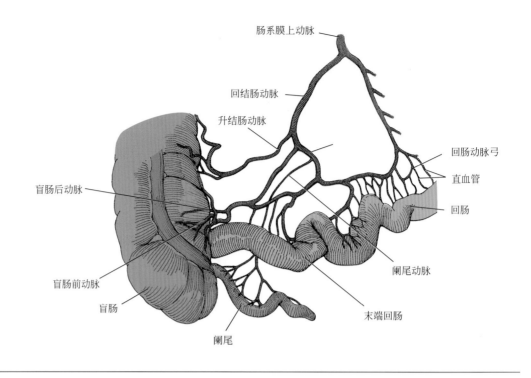

图6-32

血供这些细节的*外科意义* 在于：要首先观察肠系膜的血管环的分支配布。比如回结肠膀胱成形术，寻找回结肠动脉的一条靠近起始部的分支是很重要的，只结扎该动脉就可以，而不用结扎其分支，这样会保持回肠动脉弓和升结肠动脉的完整性。最后，要游离肠系膜，分开靠近回肠的终末动脉分支从而保护小的血管弓。

阑尾动脉直接发自回结肠动脉（或其回肠支）或盲肠动脉。通常只有一条动脉，偶尔会有两条。阑尾根部的血供可能来自前、后盲肠动脉。阑尾静脉与动脉伴行，流入到盲肠静脉，最后回流到回结肠静脉。淋巴管和淋巴结沿着动脉引流到腹腔淋巴结。

升结肠动脉供应升结肠的起始部分。前、后盲肠动脉供应盲肠相应的面。

盲肠

盲肠作为大肠的一部分，在**回盲连接**处的回肠入口的近端（图6-33）。它位于右髂窝，覆盖髂肌和腰大肌，以腹膜将此二肌相隔开。盲肠后隐窝延至其后方。刚出生时，盲肠是圆锥形的，其尖端有阑尾，后来，阑尾占据在内上方。

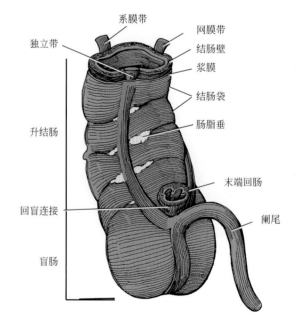

图6-33

盲肠和升结肠的壁与回肠的层次一样（浆膜、纵行肌、环形肌、黏膜下层、黏膜肌层、黏膜固有层和黏膜上皮层），但收缩比较有力。盲肠和结肠的部分纵行肌纤维增厚形成3条**结肠带**：①前面的一条是**游离带**（独立带）；②后内侧的一条**系膜带**（结肠系膜带），有结肠系膜附着；③后外侧是**网膜带**（网膜带）。例外的是，在横结肠，后外侧的网膜带其实在前上方，接受大网膜后层的附着（因此得名网膜带）。3条结肠带在**阑尾**的根部汇合，与阑尾的外层延续。因为结肠带比纵轴的肠外膜短，产生了**结肠袋**。因结肠袋产生了新月形的黏膜皱襞。**肠脂垂**是腹膜形成的装有脂肪的沿着结肠分布的袋子。

升结肠、横结肠、空肠和回肠

升结肠

升结肠开始于回盲肠结合处，延伸至肝右叶，在此它弯曲向前向左形成**肝曲**或**结肠右曲**（如图6-34）。它被腹膜包绕，除了后方以外，以蜂窝组织与腹后壁的筋膜和肾筋膜（Gerota）隔开。

横结肠

横结肠起于肝曲，与升结肠相续。它弯曲地横过腹部，弓的中心有可能位于盆腔。横结肠系膜将横结肠连于胰，从胰头开始。横结肠终止于脾曲或称结肠左曲，比结肠右曲高。隔结肠韧带将结肠连于低于脾外侧端的横膈。

升结肠和横结肠的血供

这段结肠的血供，来源于中肠，起于**肠系膜上动脉**。涉及3个分支：①回结肠动脉，是右侧动脉系统的低位分支；②右结肠动脉；③中结肠动脉，分布直至肝曲。

回结肠动脉有上支和下支。**上支**加入右结肠动脉的**下降支**。**下支**分成**结肠升支**，供应升结肠的下部，**前、后盲肠动脉**供应盲肠、到阑尾的动脉，以及供应**末端回肠**的回肠动脉（图6-28）。

右结肠动脉，来自肠系膜上动脉，位于回结肠动脉的头端，分为一条**下降支**与回结肠动脉吻合，一条**上升支**与中结肠动脉吻合。它们供应结肠肝曲和回结肠动脉，没有供应的升结肠区。

中结肠动脉在胰下方从肠系膜上动脉发出，分成左支和右支。**右支**供应横结肠的右半侧，与右结

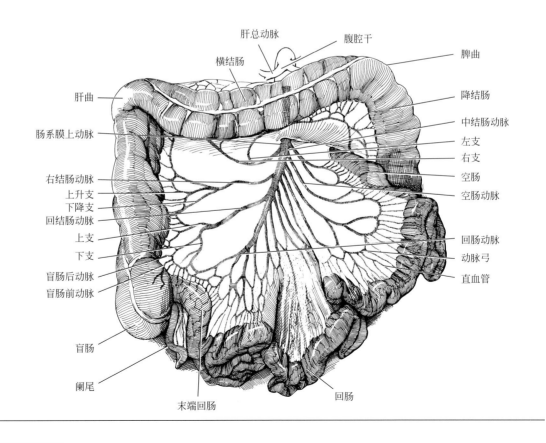

图6-34❶

---

❶ 图中"中结肠动脉"所对应指示线应去除，参考图6-36——译者注。

肠动脉吻合。**左支**供应横结肠的左半侧，通过左结肠动脉与肠系膜下动脉系统相吻合（图6-36）。

静脉血通过肠系膜上静脉引流。

肠管外部游离度可用来判断肠系膜血管的节段性，从而避免损伤肠系膜血管的完整性。

与空肠和回肠相比较，大肠的血供相对贫乏。小的终末动脉间很少有吻合，肠系膜缘的血供比对肠系膜缘的血供丰富得多，这是因为长行程的动脉穿经对肠系膜结肠带时，其内径会变细。

空肠和回肠的血供

从中肠发育而来的**空肠**和**回肠**的血供来自肠系膜上动脉。肠系膜上动脉从**腹腔干**下方约1cm处发自主动脉，经腹侧至左肾静脉，发出12～15支的**空肠动脉**和**回肠动脉**。随着这些血管分支，每条分支与相邻的分支会吻合成**动脉弓**。这些分支继续发出分支，特别在回肠的远端，血管弓有5级。从动脉弓发出的短的终支，称为**直动脉**，进入肠管，在肠系膜缘和游离缘的分布情况相似。它们在浆膜和肌层延伸，发出很多分支到肌层。直血管通常供应肠管的另一侧。经过肌层后，它们加入黏膜下丛，黏膜下丛供应腺体和黏膜绒毛（图6-35）。静脉与

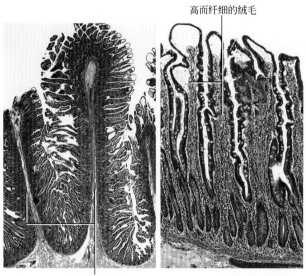

高而纤细的绒毛

永久性环状襞

图6-35 空肠的正常组织。小肠的空肠部分有高而密集的长久性环状襞（环形皱襞）。相对于回肠，空肠的绒毛高、纤细、呈指样，绒毛与小肠腺窝的比率为3：1到5：1。上皮含有杯状细胞和相对多的高柱状吸收细胞

动脉伴行引流入肠系膜上静脉。黏膜淋巴管在黏膜和黏膜下层成丛，引流肠壁上的绒毛和孤立淋巴小结。淋巴管（乳糜管）引流肌层和黏膜的淋巴液。

降结肠、乙状结肠和直肠

降结肠起于左结肠曲，在小骨盆的上方连接**乙状结肠**（图6-36）。其后方没有腹膜，因它与肾筋膜和腹后壁的筋膜相附着。

乙状结肠在小骨盆里形成一个环（图6-37）。有3部分：第一部分在腹后壁的前面；第二部分横跨过骨盆；第三部分转回到中线连接直肠。在乙状结肠系膜的这一段结肠是环中最长的一段。纵行的被膜（结肠带）在乙状结肠分布更稀疏。肌层的内面是黏膜下层和黏膜肌层（图6-38）。

直肠起自第3骶椎的椎体水平的乙状结肠系膜的止点。前后方向上，它有弯曲的**骶曲**，在通过盆底前它在肛直肠连接处与**肛管**相连。在肛直肠连接处，肛管向后弯曲形成会阴曲。直肠上段的形态与乙状结肠相似，除了没有系膜和肠脂垂之外；下段扩大形成直肠壶腹。

直肠上段的前面、侧面和中段的前面与腹膜结合很疏松，形成了直肠膀胱陷凹（在女性是直肠子宫陷凹）。因为直肠曾是腹膜内位器官，剩下的被后腹膜结缔组织的内层覆盖，称直肠筋膜。直肠筋膜与膀胱和前列腺（阴道）的后壁毗邻，以由腹膜的中间层和融合的筋膜组成的Denonvillier's筋膜前层相隔开（男性称直肠膀胱隔，女性称直肠阴道隔）。纵行肌和乙状结肠的结肠带扩展包裹肠管，但前壁和后壁依然较厚。直肠壶腹前壁的一些纤维会参与组成会阴中心腱，形成直肠尿道肌，后方的一些纤维形成直肠尾骨肌，附着于尾骨。直肠的环形肌增厚环绕直肠，特别是肛管处，形成了肛门内括约肌。

一带状筋膜把直肠固定在骶骨上，称骶直肠（Waldeyer）筋膜，其从盆壁的后外侧起，与结缔组织、直肠中动脉形成了直肠外韧带。它前到前列腺和精囊后方，后到直肠膀胱筋膜。

肛管从肠管通过肛提肌的部分开始，被肛门内、外括约肌包绕。肛门内括约肌的功能被一扩大的静脉垫来加强。

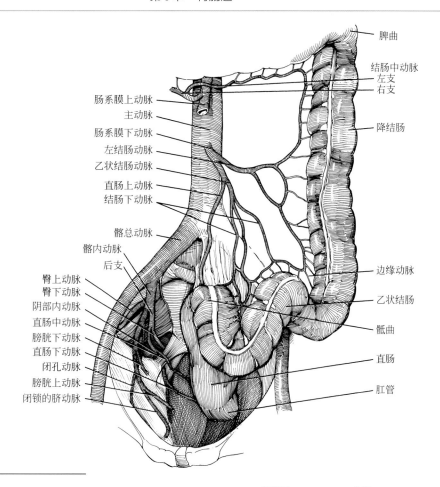

肠系膜上动脉
主动脉
肠系膜下动脉
左结肠动脉
乙状结肠动脉
直肠上动脉
结肠下动脉
髂总动脉
髂内动脉
后支
臀上动脉
臀下动脉
阴部内动脉
直肠中动脉
膀胱下动脉
直肠下动脉
闭孔动脉
膀胱上动脉
闭锁的脐动脉

脾曲
结肠中动脉
左支
右支
降结肠
边缘动脉
乙状结肠
骶曲
直肠
肛管

图6-36

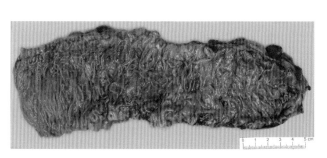

图6-37 新鲜的剖开的乙状结肠。该标本是从有憩室病和反复憩室炎症状患者身上切除的。从肠镜观察乙状结肠，特别是老年人，会见到肠腔变窄，黏膜皱襞变厚和多发的憩室口（图由Huankai Hu MD提供）

降结肠、乙状结肠和直肠的血供
（图6-36）

降结肠和乙状结肠

肠系膜下动脉供应没有被肠系膜上动脉供应的大肠部分。第一条分支为**左结肠动脉**，供应靠近**脾**

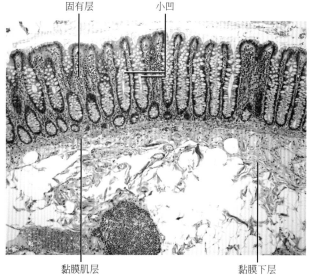

固有层   小凹

黏膜肌层   黏膜下层

图6-38 结肠的正常组织。黏膜小凹互相之间排列平行，像一排试管。上皮覆于黏膜及小凹的表面，其组成是具有吸收能力的高柱状细胞和球状细胞。固有层嵌入小凹内，其间有成纤维细胞、巨噬细胞、神经内分泌细胞、浆细胞、淋巴细胞、嗜酸性粒细胞和肥大细胞。薄层平滑肌（黏膜肌层）分隔黏膜和黏膜下层。黏膜下层含有神经丛、脂肪、血管和淋巴管。外肌层由具有内环肌和外纵肌两层的平滑肌组成

曲的极小部分的横结肠和**降结肠**的第一部分。第二条分支**乙状结肠动脉**，在其发出**直肠上动脉**后，再发出 2～3 支**左结肠下动脉**供应乙状结肠。这些动脉吻合在结肠的系膜缘形成了**"边缘动脉"**。在右结肠切除术中，因为左结肠动脉和中结肠动脉的左支之间的吻合常存在变异，中结肠动脉的主干直到结肠左曲要保留。通过分离血管起源处附近的主支，由边缘动脉围成的血管弓形成的循环可以被剥开。

静脉伴随动脉引流到肠系膜下静脉。

直肠

直肠和肛管的上部的血供来源于肠系膜下动脉的远端的分支——**直肠上动脉**（肛直肠动脉）。**髂内动脉后支**的一个分支**直肠中动脉**和**阴部内动脉**的分支**直肠下动脉**也供应这两部分肠管。静脉伴随着动脉，伴随直肠上动脉引流到肝门静脉。直肠的淋巴管伴随直肠上动脉和肠系膜下动脉输出到主动脉淋巴结，而肛门的淋巴则引流到腹股沟浅淋巴结。

肠管的神经支配
（图 4-11 和图 4-12）

交感神经和副交感神经均支配大、小肠。

空肠、回肠、升结肠和横结肠

来源于中肠的这部分肠管，其血供来源肠系膜上动脉，受来源于腹腔神经节和肠系膜上节的交感神经纤维，以及来源于迷走神经和内脏神经的副交感神经纤维的支配。

神经元调控肌间神经丛，肌间神经丛由神经和位于肠管肌层内层与外层之间的神经节构成。神经从肌间神经丛，传递到黏膜下神经丛，支配黏膜肌和黏膜。交感神经（抑制肠蠕动和刺激括约肌）和副交感神经（相反的作用，切除后会增加刺激）同时存在于回肠壁。

横结肠、降结肠和乙状结肠

从后肠发育过来的，并由肠系膜下动脉供血的这部分肠管，其神经来源于腰交感干和经腹下丛而来的肠系膜下丛的交感神经。也被盆部内脏神经——勃起神经的副交感神经支配，盆部内脏神经从下腹下丛和下腹上丛，沿肠系膜下动脉到达左结肠。

直肠

直肠的神经支配来源于行走于蜂窝组织的无神经节的自主神经丛（直肠神经丛经过肠系膜下神经丛）。它与肌间神经丛联系，肌间神经丛有神经节位于两层肌之间。另外黏膜下丛是存在的。肛门外括约肌由丰富的躯体神经支配。

（劳梅丽 译 张金山 审 程 庆 姚 林 校）

第2部分

体壁

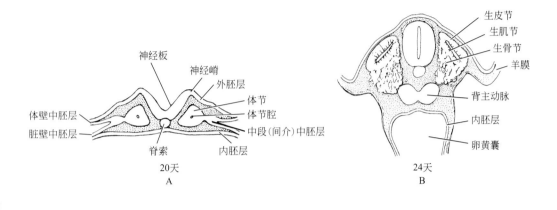

图 7-1

有10块肌肉覆盖腹部，两边各5块，称为腹部肌肉。

——CROOKE
Body of Man, 796, 1615

腹壁肌肉的发育

胚外中胚层纵向分化为轴旁中胚层和侧板中胚层，轴旁中胚层最终发育为背侧肌肉，而侧板中胚层则是腹壁肌肉的前体。

体节

轴旁中胚层横向形成**体节**，均由众多中胚层细胞围绕中央的**体节腔**紧密排列而形成，并与**中段（间介）中胚层**相延续（图7-1A）。

除头颈部外，这些体节分化为3个部分：①体节外壁的**生皮节**形成皮肤；②体节内壁背侧的**生肌节**形成腹壁和肢体肌肉；③体节内壁腹侧的**生骨节**形成中轴骨（图7-1B）。

生肌节

在第5周左右，**生肌节**分化为腹侧柱（轴下部）和相对小的**背侧柱**（轴上部），并由相应脊神经的前支或后支支配（图7-2）。由背侧柱构成的生肌节仍保持节段性分布，而由腹侧柱（在侧面）形成的肌节则在满3周前已失去节段性[1]。

躯干肌

来自前部生肌节的前体细胞，呈散在芽状分布于胸部，并向侧腹部迁移形成大的前肌肉肌群。在这些前肌肉肌群中成肌细胞的原始肌管设定了随后生长肌纤维的方向。随着分化进程，这些前肌肉肌群纵向或横向分裂形成部分肌肉的起源，并与相邻生肌节的中胚层组织融合。

随着肋骨的发育，胸肌节的腹侧生肌节向前伸展，形成前腹壁肌肉。腰肌节分化为协助脊柱弯曲的腰大肌和腰方肌。骶肌节形成盆膈肌群。背侧生肌节发育为背部伸肌群。腰背筋膜则覆盖这些背部

---

[1] 即融合——译者注。

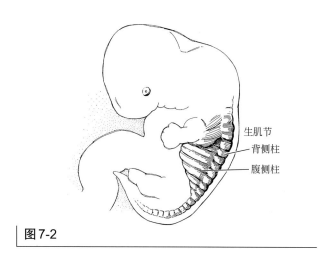

图 7-2

消失，或者作为残留的纤维结构形成前部躯干肌的腱膜，或者作为非肌肉结构的骶结节韧带而存在。相反，肌腱并不来源于肌肉组织，它们由局部的结缔组织发育而来，随后附着于肌肉上。

在新生儿期，肌纤维的数量虽然已经恒定，但它能通过额外增加纤维两端肌节数量或者增大直径的方式进行生长。卫星细胞随着肌纤维生长与肌纤维细胞结合形成合包体。正是这些细胞使肌纤维可以在手术后或者其他外伤后不断修复。

腹直肌和腹横肌下方的间质与肛提肌表面的间充是相连续的。这部分腹膜后组织将发育为腹横筋膜，它是不同于腹壁肌肉肌外腱膜的一层筋膜组织。

肌群，分隔开由腹侧肌群演变而来的**背阔肌**及部分**前锯肌**（图8-2）。

经过分裂、生长，腹壁肌肉发育达到完全分化的状态（图7-3）。**腹直肌**是由腹侧融合的生肌节末端沿身体纵轴分裂形成的。**腹外斜肌**和上、下后锯肌在最外侧横向分裂生长；腹内斜肌和**腹横肌**在中间生长；剩余的生肌过程则形成肋间内外肌。在胚胎期第6周，这些肌肉已经开始分化，只是它们比成人的位置更靠外侧。实际上，腹直肌在第10周时仍是广泛散在分布的，如果这种情况一直持续下去会造成腹直肌分离。一部分生肌节组织退化并完全

先天性异常

梅干腹综合征（梨状腹综合征）

虽然有许多被支持的假说，但是这些胚胎发育异常（例如腹部肌肉的缺失或发育不良，膀胱、输尿管和肾盂扩张以及隐睾）的病因仍不明确。这些病变被认为继发于尿路扩张，可伴或不伴腹水。在该综合征中并没有发现由尿路梗阻引起的损害，而

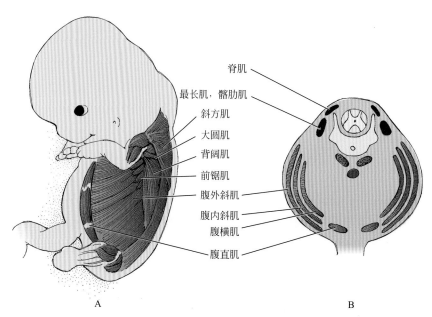

脊肌
最长肌，髂肋肌
斜方肌
大圆肌
背阔肌
前锯肌
腹外斜肌
腹内斜肌
腹横肌
腹直肌

A

B

图7-3　A.斜面观。B.第1腰椎水平面

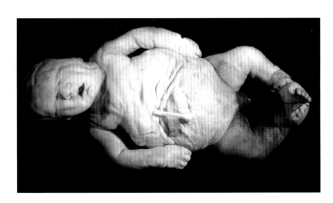

图7-4 梨状腹综合征的特点是腹胀和腹部皮肤皱褶明显。虽然该综合征潜在病理生理机制尚不明确，但在所有的病例中，腹胀总是与膀胱扩大伴发（引自 MacLennan GT, Cheng L: Atlas of Genitourinary Pathology.London, Springer-Verlag, 2011.）

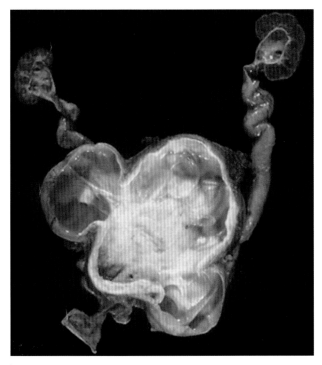

图7-5 典型的梨状腹综合征患者的膀胱容量增大，且合并双侧上尿路积水。目前，尚不清楚膀胱排空功能减弱是该病的发生机制还是生理性问题。机械性的梗阻包括后尿道瓣膜、尿道隔膜、尿道狭窄、尿道闭锁或尿道多发憩室，或者膀胱颈异常，导致尿路活瓣形成。对该类患者尸检时，膀胱容量明显增大及膀胱壁明显变薄的情况并不常见。该类患者在解除梗阻后，其膀胱体积可能变小或正常，但膀胱壁明显增厚；尽管如此，该类患者双侧上尿路积水及肾功能异常已明显（引自 Maclennan GT, Cheng L: Atlas of Genitourinary Pathology.London, Springer-Verlag, 2011.）

已知的可引起梗阻性损害的疾病如尿道瓣膜病并不会导致该综合征。还有学者认为这是原始中胚层缺陷所造成，因为所影响到的两个系统——尿路和腹壁——均来自中胚层的轴旁间介层和侧板层。

这种缺陷出现在胚胎发育第7周之前，此时正是腹壁肌肉从生肌节前部的体壁中胚层分化生长时期（图7-3）。第1腰肌节段的发育不全与之相关，因为正常情况下，大多数的腹部斜肌和横肌均是由该节段发育而来，且此处的发育不全最显著，而其上下节段均不明显。另外，下肢出现的缺陷提示发育不全延伸到下段腰肌节和骶肌节段，上腹部腹直肌的缺失则意味着累及下段胸肌节区域。

这些异常可以造成非常轻微的发育不全，也可以导致腹壁肌纤维完全缺失，但中腹部和下腹部往往一并受累。一层紧贴腹膜的纤维组织取代了缺失的腹部肌肉（图7-4），少数可见先天性巨尿道。膀胱大而壁薄并紧贴于脐部，常于顶壁存在假性憩室（图7-5）。膀胱三角区巨大，膀胱输尿管返流比较常见，膀胱颈可扩张至前列腺部尿道。前列腺亦发育不良，常常只是形成一个轮廓。上尿路扩张、肾发育不良和肾积水都十分常见。另外，普遍合并存在因精索血管较短而导致的隐睾。

前外侧和下腹腹壁：结构与功能

腹部和骨盆部外科手术均需经过腹壁，要求切口能够充分暴露，同时对肌肉和筋膜损伤最小，并最大限度地保留神经和血供。

经腹手术中需要切开的重要结构有——皮肤、肌筋膜和腹膜（表7-1）。

腹外斜肌是腹壁力量最强的肌肉，腹内斜肌稍弱。虽然腹横肌是最薄弱和作用最小的结构，但对于外科手术来说却很重要，因为主要的血管和神经位于其筋膜的表面并沿着其纤维的方向走行。因此，当打开腹横肌和关闭切口缝合时有可能损伤神经。

尽管这些紧密覆盖在每块肌肉外面的固有筋膜并不发达，但是它足够强大到可以支撑针距和深度均为1cm的缝线，即使其中只有少许甚至没有肌肉。

表7-1　腹壁的层次

皮肤和浅筋膜
真皮：支撑表皮 皮下筋膜：浅筋膜（肉膜）；深筋膜（Scarpa's，Buck's，Colles'） 深部肌筋膜：相互交错的外侧腹壁肌肉（腹外斜肌，腹内斜肌，腹横肌）
腹膜后壁肌群
外层：与腹壁肌肉相交错（腹横筋膜及其在盆腔的延伸） 中间层：与泌尿系统器官相交错（Gerota筋膜，前列腺外鞘，膀胱侧韧带，阔韧带） 内层：与肠道相交错（支撑腹膜的结缔组织）
腹膜

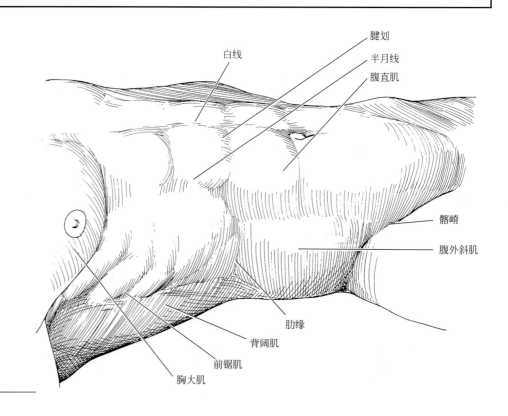

白线　腱划　半月线　腹直肌　髂嵴　腹外斜肌　肋缘　背阔肌　前锯肌　胸大肌

图7-6

首先经过腹壁表面，然后切开连续的肌肉层直到腹壁深面，即到达腹横筋膜和后腹壁的肌肉，就可以清晰地了解这些肌肉之间的结构关系。

体表标志

大部分前外侧腹壁浅层的肌肉从表面就能够看见（图7-6）。**腹外斜肌**的斜行方向也很清晰，特别是在它的上半部分。必须注意到腹外斜肌的一些肌束插入到**前锯肌下方束**中间，同时腹外斜肌的部分肌束分布在**背阔肌**的下方。**胸大肌**深入到前锯肌的上方。反过来，腹外斜肌和其腱膜融入起始于**半月**线的腹直肌鞘前层。上方的**腹直肌**的**腱划**在肌肉的收缩过程中起到固定支点的作用。

*皮肤*的详细内容在第5章描述。

筋膜层

浅筋膜是薄而确切的一层，它位于厚薄不均的浅表脂肪下方，并在大部分腹部结构的上方，大多分布在下腹壁。在腹股沟附近筋膜分为两层：①浅筋膜（Camper's筋膜）；②深筋膜（Scarpa's筋膜）（详见第9章关于腹股沟区域的描述）。在关闭伤口缝合深筋膜时，应该同时带上脂肪层，特别是肥胖病人更应如此。

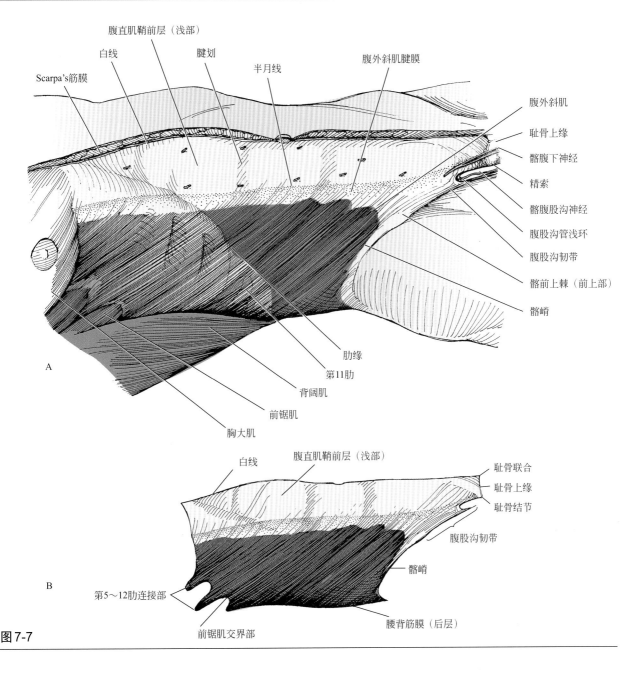

图 7-7

腹外斜肌及其附着物

腹外斜肌是腹前壁肌群的最浅层，起自**第5至第12肋**狭窄的尖部，肌纤维由外上斜向内下（图7-7A）。上方的肌束与**前锯肌**下方束的肌束相交错并附着于上部的肋骨；下方深层的肌束起源自**背阔肌**的肌束并附着于下部的肋骨（图7-7B）。腹外斜肌止于**髂嵴**的前半部分，并形成宽阔的**腹外斜肌腱膜**。该腱膜向前延伸至正中线，参与构成**腹直肌鞘前层**的最表浅部分，并与对侧的腱膜融合形成白线的一部分。该层腹直肌鞘在腹直肌中段通常可与起

自腹内斜肌的下层鞘膜分离开。腹外斜肌游离的下缘形成**腹股沟韧带**，该韧带起自**髂前上棘**至耻骨结节并附着于**耻骨联合**和**耻骨嵴**。其外侧连接到髂腰肌筋膜，内侧则连接到耻骨肌筋膜。在腹股沟韧带的内侧端上方切开，可以见到经过**腹股沟管浅环**的髂腹股沟神经（详见第9章腹股沟区域的细节）。在背侧，腹外斜肌融入腰背筋膜的后层。腹外斜肌由来自下6脊髓神经的腹支（运动支）支配。

覆盖在腹外斜肌上方的深筋膜，即一层无名深筋膜（Gallaudet筋膜），不仅把肌肉而且还把腱膜分隔开。腹股沟韧带下方的无名筋膜延续形成大腿的阔筋膜。

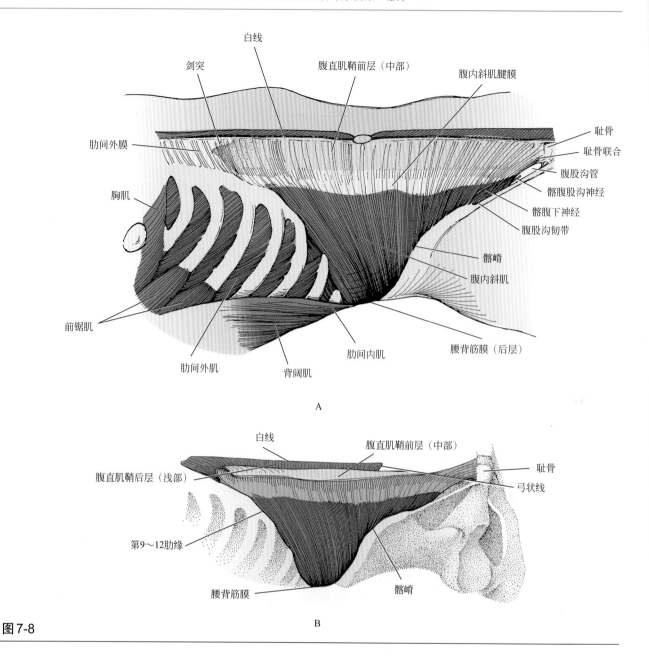

剑突　　白线　　腹直肌鞘前层（中部）　　腹内斜肌腱膜

肋间外膜　　　　　　　　　　　　　　　　　　　耻骨
　　　　　　　　　　　　　　　　　　　　　　　耻骨联合
　　　　　　　　　　　　　　　　　　　　　　　腹股沟管
胸肌　　　　　　　　　　　　　　　　　　　髂腹股沟神经
　　　　　　　　　　　　　　　　　　　　　髂腹下神经
　　　　　　　　　　　　　　　　　　　　　腹股沟韧带

　　　　　　　　　　　　　　　　　　髂嵴
　　　　　　　　　　　　　　　　　　腹内斜肌

前锯肌

　　　　　　　　　　　　　　　　腰背筋膜（后层）

肋间外肌　　　背阔肌　　肋间内肌

A

白线　　腹直肌鞘前层（中部）

腹直肌鞘后层（浅部）　　　　　　　　耻骨
　　　　　　　　　　　　　　　　　弓状线

第9～12肋缘

腰背筋膜　　　　　髂嵴

B

图7-8

腹内斜肌及其附着物

　　与覆盖在其上方的腹外斜肌相比，**腹内斜肌**显得小而薄，它呈扇形展开，并在后方收拢。腹内斜肌起源于3个部位：①**腹股沟韧带**上表面的外侧1/2（或者来自髂腰肌筋膜），并与腹横肌相连；②**髂嵴中间唇**的前2/3；③**腰背筋膜后层**（图7-8A）。反过来，腰背筋膜覆盖在竖脊肌上，与腹内斜肌相连并间接止于腰椎棘突。腹内斜肌上缘附着于第9～12肋形成的**肋弓下缘**。在前方，该肌肉延续形成**腹内斜肌腱膜**。一部分腱膜穿过腹直肌前方形成腹直肌鞘前层的中部（图7-8B）。另外一部

分腱膜穿过腹直肌后方参与形成腹直肌鞘后层。形成腹直肌鞘后，该腱膜附着于**白线**并与对侧的腱膜融合。腹内斜肌最下方的弓状纤维于中间弯曲向内下形成**腹股沟管**的顶部，并与腹横肌的主要纤维合并形成**联合腱**（腹股沟镰），沿耻骨肌线向下走行至**耻骨**。**髂腹下神经**从腹内斜肌近端下方进入腹股沟管；**髂腹股沟神经**从腹股沟管远端的边缘穿出。

　　支配腹内斜肌的神经与腹外斜肌的相同，但还受第1腰神经的神经分支支配。

肋间肌

　　11条**肋间外肌**实际上与腹外斜肌在同一层面，

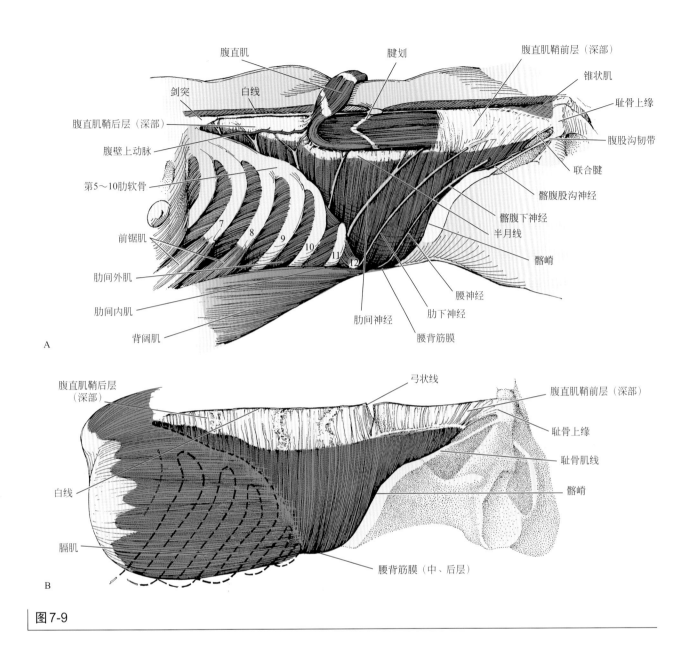

图 7-9

和腹外斜肌的肌纤维走向一样,从后上方走向前下方,并将上一肋骨的下缘与下一肋骨的上缘连接起来。从肋软骨延伸到胸骨的肋间外膜是一层替代肌肉的腱膜。同样,**肋间内肌**和腹内斜肌一样,在肋间外肌下方由后下方走向前上方。在肋骨角后方,肋间内肌移行为肋间内膜。

腹横肌及其附着物

腹横肌在腹内斜肌后方横向走行,正如其名字所蕴含的意思。它来源于 3 个区域,上部起源于下 6 肋软骨的内表面;中间部来源于**腰背筋膜**的中间层和后层的融合;下部来源于**腹股沟韧带**的外1/3 和**髂嵴**内唇的前 2/3(图 7-9A)。膈肌的肌束在肋软骨处交错。肌纤维水平向前移行为**腹直肌**外缘的腹横肌腱膜(图 7-9B)。腹横肌腱膜最下端弯曲向下并和腹内斜肌腱膜的纤维融合后附着于耻骨嵴和**联合腱**(腹股沟镰)的耻骨肌线。上半部分的腹横肌腱膜同腹内斜肌腱膜的后叶融合形成**腹直肌鞘后层**。在弓状线的末端,腹横肌腱膜穿过腹直肌并构成**腹直肌鞘前层**深部。尽管在图例中腹横肌是单独的一层,但实际上腹横肌与位于其上方的由腹内斜肌分化出来的鞘融合。最下方的腱膜纤维附着于腹股沟韧带的外侧部,呈弓状越过腹股沟韧带和腹股沟管，并与腹内斜肌一起构成联合腱的一部分。

联合腱

联合腱由腹内斜肌和腹横肌组成，但主要由后者的腱膜构成，通常附着于耻骨嵴，一般包含**腹直肌鞘**。

前锯肌

前锯肌从**背阔肌**下方发出后附着于第7和第8肋骨。

血供

除了低位的肋间内血管，位于腹直肌鞘后层的**腹壁上动脉**的血供也到达腹直肌和部分腹横肌。

神经支配

最下面的6个胸椎和第1**腰椎神经**的前支（腹侧支）支配整个前腹壁的皮肤、肌肉和腹膜。**第7至第11肋间神经**从肋间隙穿出进入腹内斜肌和腹横肌之间的神经血管平面内。其中第7和第8肋间神经斜向上方，第9肋间神经水平穿出，第10和第11肋间神经斜向下方。它们一般在穿过腹直肌和腹直肌鞘前层后止于走行在皮肤内的前皮支。第12肋间神经或**肋下神经**在第12肋骨下方朝前走行，然后进入腹横肌前方的神经血管平面。最下面的6条肋间神经发出外侧皮神经，它又分出支配腹直肌外缘表面皮肤的前支和支配背阔肌表面皮肤的后支。

第1腰椎神经的前支形成两条分支。上方分支是**髂腹下神经**，在髂嵴上方分为到达臀部的侧皮支和进入耻骨上区的前皮支。下方分支是**髂腹股沟神经**，其在穿过神经血管平面后，经过髂嵴上方的腹内斜肌到达腹股沟管内的精索（或子宫圆韧带），并最终分布于大腿上部内侧、阴茎近端和阴囊上部的皮肤（在女性中则是阴阜和大阴唇前部的皮肤）。

外科医生需注意：肋间神经及伴行血管位于腹横筋膜表面，髂腹下神经和髂腹股沟神经的末梢也如此。这些神经在下腹部斜向下走行，但在上腹部是斜向上走行的。因此，如果使用"人"字形切口可能导致腹直肌失去神经支配。

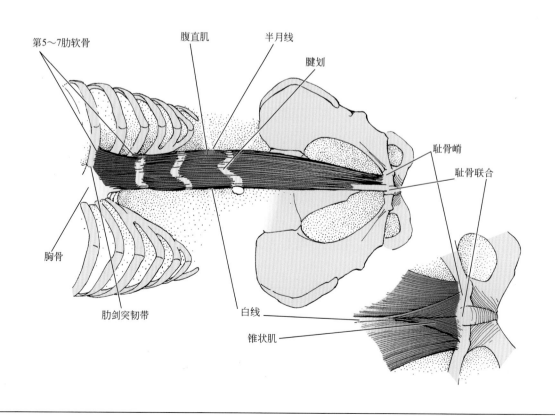

图 7-10

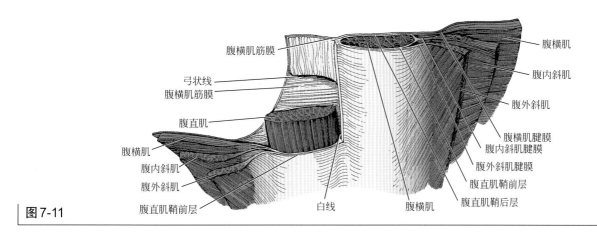

图 7-11

（图中标注）
腹横肌筋膜
弓状线
腹横肌筋膜
腹直肌
腹横肌
腹内斜肌
腹外斜肌
腹直肌鞘前层
白线
腹横肌
腹横肌
腹内斜肌
腹外斜肌
腹横肌腱膜
腹内斜肌腱膜
腹外斜肌腱膜
腹直肌鞘前层
腹直肌鞘后层

腹直肌

　　两条纵行的**腹直肌**垂直走行于白线两侧，而**白线**是由数条腹肌的腱膜交错形成的致密中线，尤其在脐部更明显（图7-10）。腹直肌上缘由3条不规则的肌束分别附着于**第5、第6、第7肋软骨**的前表面，偶尔也会连接于第4或第3肋骨上方和**肋剑突韧带**。腹直肌下缘移行为两条肌腱附着：内侧较小的肌腱附着于耻骨联合的前方；外侧较大的腱膜附着于耻骨且常常到达**耻骨嵴**外侧。腹直肌外侧缘的标志是**半月线**。数个**腱划**以"之"字形不完全穿过腹直肌并将其横向分开，其中一条通常位于脐水平，另一条位于剑突水平，剑突与脐之间有第三条（脐水平下方很少发现腱划），且腱划紧密附着于腹直肌鞘前层。

　　成对的**锥状肌**起于耻骨联合前表面，进入腹直肌鞘内的白线。它们由第12肋间神经支配。

腹直肌鞘

　　腹直肌鞘包裹两侧的**腹直肌**，它由前腹壁肌肉的腱膜融合而成（图7-11）。

　　腹直肌鞘前层覆盖腹直肌的全长，并在腱划处与其紧密连接。在肋缘以上，腹直肌鞘前层仅由腹外斜肌腱膜构成。从肋缘至**弓状线**（又称半环线、道格拉斯线），它由**腹外斜肌腱膜和腹内斜肌腱膜**前层构成。在弓状线以下，**腹横肌腱膜**构成腹直肌鞘前层的深部。但在弓状线水平，构成腹直肌鞘前层的腱膜存在较大的变异。

　　腹直肌鞘后层由腹内斜肌后层和腹横肌腱膜组成。在上方，腹直肌鞘后层止于肋缘，从而让腹直肌直接附着于肋软骨。在下方，腹直肌鞘后层终止于脐水平以下，并形成弓状线，但层面会有所不同。这就导致下三分之一的腹部肌肉的筋膜与腹膜后结缔组织的中间层直接连接。

　　肌肉下方的腹直肌鞘内有腹壁上下血管，以及支配这些肌肉及其表面皮肤的下6肋间神经。在耻骨和脐部中点处，腹壁下动脉的穿支血管进入腹直肌，利用这些血管可以制作腹直肌带蒂皮瓣。

白线

　　白线位于两侧腹直肌之间，从剑突延伸至耻骨。它是由腹壁三层主要的肌肉腱膜的纤维相互交织而成的。它在脐下比脐上窄，由于腹直肌于上腹部分叉，导致存在一个相对薄弱的区域并容易形成中线疝（图7-12）。白线表面的纤维附着于耻骨联合的前方，深部的纤维形成附着于耻骨结节后方的三角形层面。白线在脐部穿过处尤其致密。

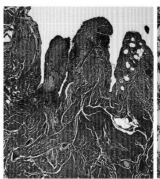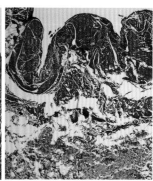

图7-12　图示切片取自一位脐疝患者白线处。图示空白区域为腹膜腔。左图主要取自脐上区域，是由主要的3层腹壁肌腱膜交织形成的致密纤维束。右图所示的致密纤维束相对疏松，该组织可能取自脐下区域，该区域解剖结构相对薄弱，有利于疝的形成。

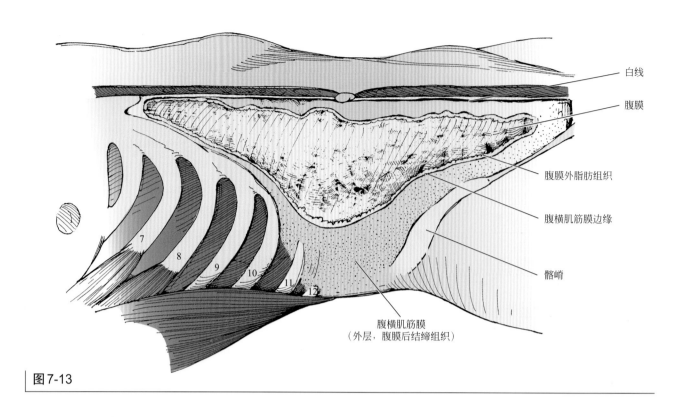

白线

腹膜

腹膜外脂肪组织

腹横肌筋膜边缘

髂嵴

腹横肌筋膜
（外层，腹膜后结缔组织）

图7-13

腹横筋膜，腹膜外组织和腹膜

腹膜后筋膜分为3层：①内层；②中间层；③外层（详见第12章，腹膜后筋膜和腹膜后间隙）。而在前部，只分为内层和外层。

内层

内层起源于肠道，这些筋膜的起源和分布在第12章进行了详细描述。

外层

腹膜后结缔组织的外层就是在体腔内覆盖肌肉表面的**腹横筋膜**（图7-13）。在这层筋膜的深处就是肾周脂肪层，它向前与**腹膜外脂肪**相延续。

一层较薄的腹横筋膜与腹壁肌肉的内表面的深层筋膜（肌外膜）相连。它从髂嵴和盆筋膜的下方延续到后方的腰背筋膜前层。在这一区域外层的下面就是腹膜外结缔组织的中间层。在腹股沟韧带中点上方，腹横筋膜较致密，并与腹横肌腱膜所连接。腹横筋膜有个开口，其形成腹股沟管深环的外侧缘（图9-8）。腹横筋膜在髂肌起点和腹横肌之间紧贴于后方的**髂嵴**，它沿腹股沟韧带后缘继续穿过

股动脉和静脉，并与髂筋膜连续。

疏松纤维组织与腹膜后结缔组织外层一起覆盖腹横筋膜的内侧面，并参与形成位于它和肾筋膜（Gerota）后层之间的肾旁后间隙。在外侧构成有大量脂肪成分的腹膜外脂肪层。与肾筋膜后层和盆腔

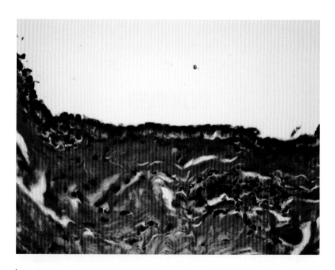

图7-14　该图片截自图7-12所示脐疝患者病例图片。如图所示，覆膜覆盖在致密纤维结缔组织上，单层间皮细胞层是唯一清晰可见的腹膜结构。图中间皮细胞是饱满而清晰可见的，但在大多数情况下，该细胞在组织切片中呈扁平状且不易分辨

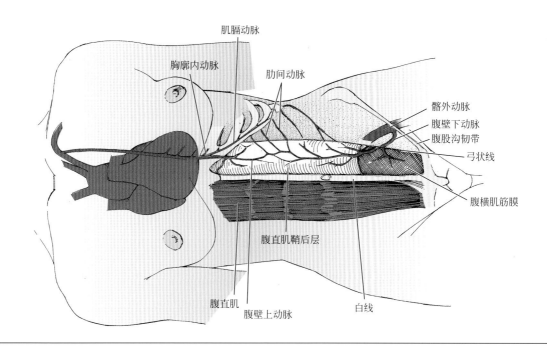

图 7-15

相比，肾脏表面的脂肪最厚，脐上腹横筋膜前层下方的脂肪最薄。在脐部上方，它包绕肝圆韧带（圆韧带）和脐静脉的残端。在脐部下方，脐尿管（脐尿管韧带或脐正中韧带），即残余的尿囊，被它包埋在中线处。无论在哪一边，闭锁的脐动脉（脐正中韧带）均位于其中。

腹膜

腹膜不仅仅是一层间皮细胞。它还包括基底膜和一些紧密附着的结缔组织，这些组织内包含有止于腹膜的血管和神经（图 7-14）。它是腹膜外结缔组织中间层解剖和手术操作的重要标志。它包裹内脏并形成消化道器官的外膜。部分腹膜与腹壁相连形成壁腹膜，覆盖腹膜外脂肪，并通过填充腹盆腔包绕腹腔内容物。在腹膜的前部发现大量的能感知疼痛的躯体感觉神经。它接受腹壁血管的终末分支的血液供应。相反地，脏层腹膜并没有感觉神经；其自主神经能够对膨胀扩张做出应答。脏层腹膜通过其所包绕的器官提供血供，主要来源于腹腔干、上下肠系膜动脉。

前腹壁的血供

起源于**内乳动脉**（胸廓内动脉）的**腹壁上动脉**供应**腹直肌**的上半部分，它从腹横肌上缘前方走行穿过腹直肌后方外侧缘的腹直肌鞘。腹壁上动脉在**腹直肌鞘后层**表面下行，它穿过腹直肌并提供血运，然后穿过腹直肌鞘前层并滋养其表面的皮肤（图 7-15）。**腹壁上动脉**的分支为支撑肝脏的镰状韧带提供血供，并最终与肝动脉相吻合，这就要求分离镰状韧带后要进行结扎。

腹壁下动脉源自**髂外动脉**，其存在于**腹股沟韧带**上方的腹膜下结缔组织内，向内侧的腹股沟管深环走行。它位于精索的深部，受到**腹横筋膜**的影响。在**腹直肌**后方穿过腹横筋膜，在**弓状线**水平进入**腹直肌鞘后层**与腹直肌间的间隙向上潜行。此外，**肋间动脉**从最下方的 2～3 个肋间隙向前进入腹横肌前的神经血管层，为腹直肌提供重要的血供。腹壁下静脉与动脉伴行。

尽管肾脏位于后腹腔，几乎到达胸腔，但它们的血供仍来源于中线附近。如存在肿瘤和创伤时，控制血管是十分重要的，选择前或前外侧入路比较合适。

腹壁肌肉的血管中，管径比较粗的较少；用手术刀切开伤口时需钳夹血管并结扎，用电刀切开时通常不需钳夹血管或结扎。

淋巴回流

在脐上，淋巴从皮肤和浅筋膜回流至腋淋巴结的胸肌组和肩胛下组，而来自腹壁上部肌肉的淋巴液，伴随着腹壁上动脉回流至深部的胸廓内（旁）淋巴结。淋巴管伴随着内乳动脉的腹壁分支，最终汇入内乳淋巴结。在脐下，浅表淋巴液回流至腹股沟浅淋巴结的外上和内上组。深部组织淋巴回流沿腹壁下动脉或旋髂深动脉进入旋髂或腹部下淋巴结，并从该处回流至髂外淋巴结。

　　脐部通过3组淋巴回流。皮肤淋巴管来源于覆盖脐部的皮肤，其走行于皮下表浅位置，汇入腹股沟浅淋巴结的内上组和外上组。来自残余脐尿管的淋巴管穿过腹直肌鞘与腹直肌鞘后层本身的淋巴管一起回流至与腹壁上动脉伴行的管道。从脐附着到腹直肌鞘的区域，前面的淋巴管汇集了来自脐尿管的淋巴液；后面的淋巴管构成了脐周的淋巴管网深达腹直肌鞘，它们随后穿过腹横肌走行至腹横机表面或者向下与腹壁下动脉伴行最终汇入大腿内外侧淋巴结。

　　　　　　　　　　　（王　刚译　卢　剑审　王鹏超　朱　捷校）

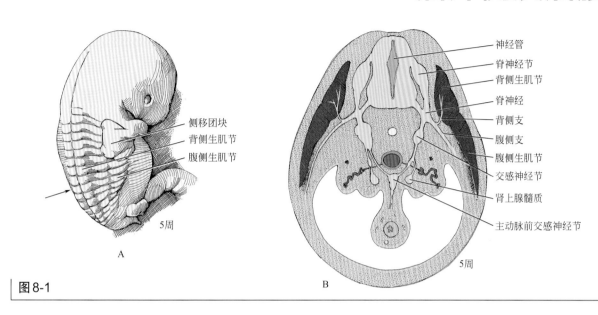

图8-1

神经管
脊神经节
背侧生肌节
脊神经
背侧支
腹侧支
腹侧生肌节
交感神经节
肾上腺髓质
主动脉前交感神经节

侧移团块
背侧生肌节
腹侧生肌节

5周

A

5周

B

后腹壁的发育

原始间质作为中胚层，将分化成机体的3个层面（表8-1）。原始皮下层将发育成皮肤、浅筋膜以及深筋膜；体层将形成骨骼以及其支持结构；腹膜后层将形成3层结构，包含腹膜和肠道、泌尿系统器官及内侧腹壁。

腹壁肌群

生肌节的背侧部及腹侧部

脊柱轴上方的**背侧生肌节**形成一个背侧部，由与其相应的脊神经的一条后支来供应支配（图

8-1A）。独立的生肌节保持着它们的节段位置。它们不移动，并保持于发育中体节的生肌节区域，该体节最终将形成脊柱伸肌及腰椎伸肌肌群。此外，背生肌节融合，因而第6周时，几乎所有节段结构存在的证据都消失了。更远端的脊柱平面与源自邻近椎骨的纤维融合交错并连接，形成更长的肌肉束。在深部区域有个例外，该处肌肉保持它们的节段式排列，连接一个椎骨到邻近椎骨。

脊柱轴下方的**腹侧生肌节**形成一个前侧部，其内部的每个生肌节均由相对应的脊神经的腹侧支来支配，正如图7-2、图7-3中所描述。

侧移团块将形成肩部肌肉群，包括背阔肌。

背侧生肌节位于脊柱的背外侧，其由对应脊神经的背侧支来节段性支配。**腹侧支**则负责腹侧生肌节的神经支配（图8-1B）。**交感神经节**与**肾上腺髓质**以及**主动脉前交感神经节**之间有联系。

腹侧来源的背部肌肉

并非所有位于背侧的肌肉均起自后侧生肌节。在第6周之前，源自前侧生肌节的肌肉向后侧迁移

表8-1　间质的分化

原始间质	胎儿后期	成人
皮下层	皮肤	皮肤
	浅筋膜	腹壁浅筋膜前层
		腹壁浅筋膜深层
	深筋膜	深筋膜
体层	肌肉、韧带和骨骼	肌肉，韧带和骨骼
腹膜后层	外层	腹横筋膜
	中间层（嵌有泌尿生殖系统）	肾筋膜（Gerota）
	内层（嵌有肠道）	肠筋膜

以覆盖背侧肌肉。腹侧的**斜方肌**、**三角肌**、**大圆肌**（图8-2A）以及**下后锯肌**（图8-2B）由脊神经前支来支配，它们附着于脊柱棘突并覆盖背侧的**骶棘肌**。同样的，肌肉可能沿纵轴方向迁移，由颈神经负责支配的**背阔肌**即是一个向尾端迁移的例子。

腰背筋膜

　　腰背筋膜将原始的深层肌肉与迁移而来覆盖于其上的那些肌肉隔开。因其与背部肌肉一同发生发展，腰背筋膜形成鞘覆盖它们。骶棘肌包裹于腰背

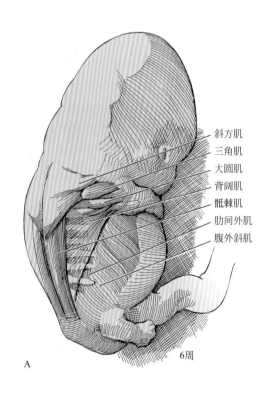

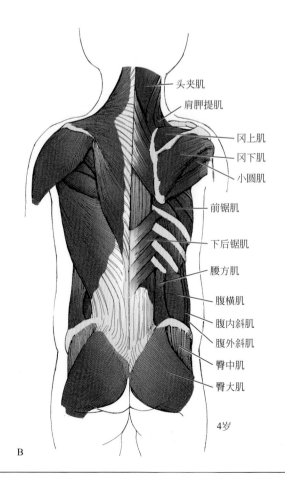

斜方肌
三角肌
大圆肌
背阔肌
骶棘肌
肋间外肌
腹外斜肌

6周

A

头夹肌
肩胛提肌
冈上肌
冈下肌
小圆肌
前锯肌
下后锯肌
腰方肌
腹横肌
腹内斜肌
腹外斜肌
臀中肌
臀大肌

4岁

B

图8-2　A.妊娠6周时；B.4岁时

筋膜的的后层与中间层之间，中间层将竖脊肌与腰方肌隔开，前层覆盖着腰方肌的腹侧面。

腹膜后筋膜

腹膜后筋膜不与背侧生肌节筋膜相关。外层与腹侧生肌节衍生筋膜相联合。背侧及腹侧衍生筋膜在腰大肌的外侧界处汇合，此处有由背侧生肌节发育而来的肌肉（腰大肌和腰方肌），并有由腹侧生肌节发育而来的肌肉（腹横肌）重叠其上并形成紧密连接。

腹膜后筋膜的发生发展

腹盆筋膜由**腹膜后结缔组织**的一个连续层面发展而来。由此组织而来，3个基本的胚胎组织发育出3层。第一层是间质层，它在内侧面发育成**腹壁肌群**固有筋膜（肌外膜），该层作为**外组织层**，形成腹部及骨盆部筋膜，腹横筋膜即是其中代表（图8-3）。第二层是疏松间质层，位于外层与体腔上皮之间，该层将作为**中组织层**，形成包绕泌尿道的筋膜。第三层，即**内组织层**，是与体腔上皮本身（腹膜）相连的结缔组织，它将成为包裹肠道的筋膜。

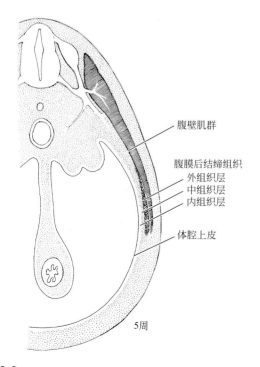

图8-3

腹膜后筋膜的分布

外组织层

外层形成**腹横筋膜**，其位于腹横肌、腰方肌以及腰大肌上方，覆盖它们的固有筋膜（肌外膜）（图8-4）。联结至腹侧生肌节的腹横筋膜与衍生于腰大肌外侧界的腰背筋膜的内层发生融合。上述联结导致游离腹膜后间隙时，不易将腹横筋膜自后外侧腹壁分离。

中组织层

发育早期（4周半），疏松间质于腹膜后组织的浆膜下层发生，是腹膜外结缔组织的前体，将包绕肾脏和肾上腺、腹主动脉、肾血管，并包绕输尿管入骨盆。11周时，间质由中组织层分化成覆盖**肾脏**及肾上腺的薄层组织，并与**腹主动脉**和**腔静脉**周围的结缔组织融合。随着肾脏发育，该筋膜愈发明显并分为两层：背侧层更厚，腹侧层更薄。这些筋膜形成**肾筋膜**（Gerota筋膜）的**后层**与**前层**。**肾周间隙**位于两层之间，该间隙有肾脏、输尿管及肾上腺。若肾脏不发育，则上述过程不会发生。

内组织层

内组织层在**腹膜**下方紧密覆盖着胃肠道。它也构成了**融合筋膜**的一部分，该层筋膜形成于某一腹腔脏器（胰腺、十二指肠、升结肠或降结肠）与原始体腔上皮组织的底面接触之时。

后外侧腹壁：结构与功能

肾脏及毗邻的腹膜后结构距后外侧腹壁较近。相较于经前腹腔入路，自后外侧腹壁的腹膜后入路对神经、血管及腹腔脏器的干扰更少。

根据胚胎学起源，可找到两组肌肉。生肌节的*背侧部*衍生而来的肌肉发育成背部肌肉，即骶棘肌群肌肉。生肌节的*腹侧部*衍生形成前腹壁的肌肉，其中大部分肌肉，如腹内斜肌、腹外斜肌、腹横肌，延伸并围绕躯干后部。因而，腹侧部的肌肉可

图中标注（从上到下）：
腹壁肌群
腹膜后结缔组织
外组织层
中组织层
内组织层
体腔上皮
5周

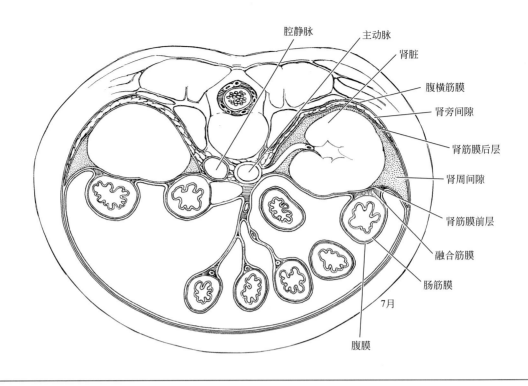

腔静脉　　主动脉　　肾脏　　腹横筋膜　　肾旁间隙　　肾筋膜后层　　肾周间隙　　肾筋膜前层　　融合筋膜　　肠筋膜　　7月　　腹膜

图8-4

在经侧腹部入路的手术中见到。前腹壁的肌肉已在第7章中有所介绍，该节聚焦在腹部后外侧或后侧切口时暴露的前腹壁肌肉后延伸部。

肌肉系统的四层结构

为了方便描述，这些肌肉可被分为4层：①*外层*，由背阔肌、腹外斜肌的后延伸部及下后锯肌组成；②*中层*，由骶棘肌及腹内斜肌的后延伸部组成；③*内层*，由腰方肌和髂肌组成，亦有腹横肌的组分；④*最内层*，由腰肌和膈肌组成。

外层

外层肌肉的构成

外层由背阔肌、腹外斜肌、下后锯肌、肋间外肌以及腰背筋膜的后层构成。图8-5A为后侧观；*X-X'* 线所指为该平面的横断面，如图8-5B中所示。

背阔肌

该扁平的三角形肌，覆盖着躯干腰部的绝大部分表面，是肩部结构的一部分。它由一条肌腱连接至肱骨；胸背神经是它的支配神经，起自于臂神经丛。该肌肉源自**下6胸椎**的棘突及腰背筋膜后层，贯穿该筋膜层后最终附着于腰、骶椎的棘突以及部分**髂嵴**；它也以肌束附着于**下4肋骨**，交错于腹外斜肌的肌束之间。背阔肌的功能为伸展、内收以及内旋上肢，亦负责回缩肩关节。

腹外斜肌

该肌肉以7～8条肌束的形式起自下8肋骨的表面，并与前锯肌和背阔肌的肌束交错。它以肌肉形式附着于髂嵴的前半部分，以腱膜形式为腹直肌鞘前层提供一层组分并附着于白线，且与对侧的腱膜相融合。它也附着于耻骨联合上界及耻骨嵴。向内反折后，该肌肉形成了腹股沟韧带（图9-8A）。

下后锯肌

该肌肉相对较小，部分属于胸部，部分属于腰部，因其起自下位两个胸椎及上位两个腰椎的

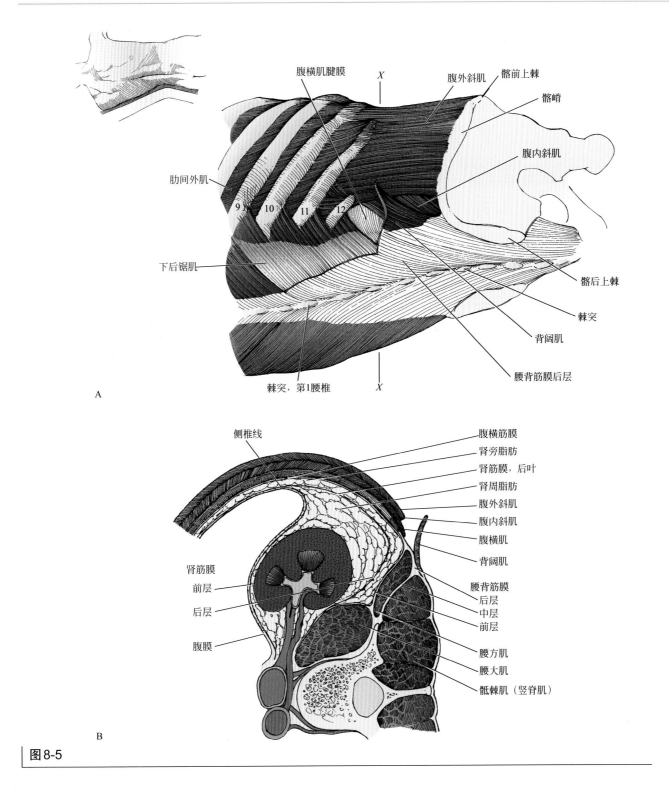

图8-5

棘突，以腱膜形式向斜上方融合于腰背筋膜。此肌肉止于下4肋骨肋角的外面，作用是将上述肋骨向外、向下牵拉。

肋间外肌

这11条肌肉位于12根肋骨间，自一根肋骨的上沿斜行至邻近肋骨的下沿，向下、向侧面走行，它们的附着点较起点更靠前胸。它们自肋骨结节处由上肋横突韧带的后部纤维延伸而来，行至前方的肋软骨（图8-6A），并于此处移行为肋间外膜。它们负责在呼气及咳嗽时牵拉肋骨使其相互靠近。

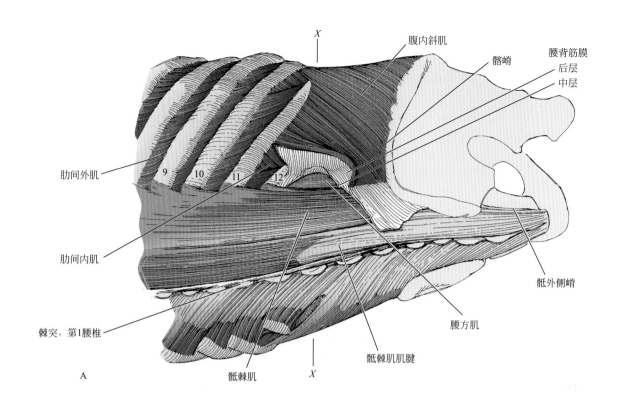

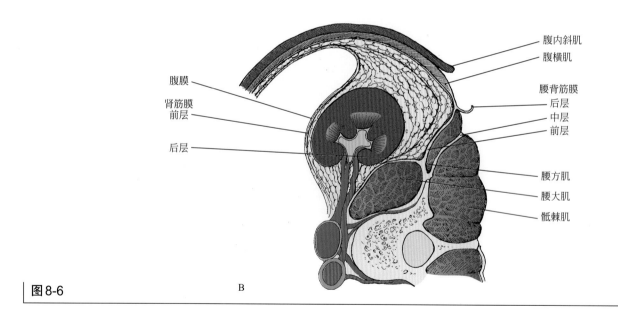

图8-6

中层

腰背筋膜后层

　　腰背筋膜后层是其三层结构中最表浅的一层，位于骶棘肌表面。它附着于**棘突**并为背阔肌提供起始点。

中层肌肉的构成

　　该层由竖脊肌、腹内斜肌、肋间内肌及腰背筋膜中层组成。图8-6A中为后外侧观；**X-X**线所指为该平面的横断面，如图8-6B中所示。

骶棘肌（竖脊肌）

该肌肉呈管状，填充于腰椎、胸椎及颈椎的**棘突**与横突之间的沟内，由**腰背筋膜**的**中层**及**后层**包裹。它以肌肉形式起源于一条强韧肌腱，该肌腱附着于骶嵴的内侧部，并与棘上韧带一道附着于腰椎以及下两个胸椎的**棘突**。此肌腱也附着于髂嵴的后部及骶嵴的外侧部。在腹部后外侧入路手术中，该部位所暴露的肌肉分别形成棘肌（偏内侧）、背最长肌、髂肋肌；髂肋肌部分在肋骨角处附着于最下的6根肋骨。该肌肉集合向脊柱延伸。

腹内斜肌

该肌肉起自髂嵴、**腹股沟韧带**的外侧部以及**腰背筋膜**。自这些附着点起始，肌纤维向前上方呈扇形走行，上方止于下3**肋骨**的**肋缘**（图7-8）。在行腹部后外侧切口时，可见这些与肋骨并行的肌纤维束。

肋间内肌

这11条**肋间内肌**分布于肋骨间，自胸骨延至肋骨角。在肋骨角处，它们成为腱膜并与延续自上肋横突韧带前纤维的肋间内膜融合（图8-6A）。这些肌肉不像肋间外肌群及其肌纤维强韧，其肌纤维垂直于肋间外肌群向前下斜行。肋间内肌与肋间外肌群协同合作。肋间神经与血管走行于肋间内肌下，位于肋间最内肌浅面（图8-8）。

腰背筋膜中层

腰背筋膜中层隔开骶棘肌与腰方肌。它由第12**肋**延至**髂嵴**，并附着于横突尖端内侧。

内层

内层肌肉的构成

该层由腰方肌、腰大肌、腰小肌、肋间最内肌及腹横肌组成。它包括腰背筋膜前层。图8-7A为右肾水平的矢状面观，**X**所示为横断面观，如图

8-7B所示。

腰方肌

该肌肉起自**第12肋**下缘及**第1腰椎**到**第5腰椎**横突，附于**髂嵴、髂腰韧带**。该重要的韧带附于**第5腰椎**前部及尖端，呈两条带状走行。一条是腰骶韧带，附着于骶骨外侧部。另一条为腰方肌的部分起源，于骶髂关节前方附于**髂嵴**，汇入**腰背筋膜**。腰方肌负责将最下肋向骨盆骨牵拉及屈曲腰部的脊柱。

腹横肌

腹部侧切口可见该肌肉的上部，它起自下6肋软骨的内侧面及**腰背筋膜**；向前嵌入腱膜，后部的肌纤维几乎呈横向走行。

肋间最内肌

附于低位肋骨内面，该薄层肌肉位于肋间内肌的深面并成为腹横肌体系的一部分。于内面，它们由胸内筋膜覆盖，该筋膜表面为胸膜。肋间最内肌与其他肋间内肌协同合作。

肋提肌

12条**肋提肌**短头起自除第12胸椎外的胸椎**横突**，附于邻近的下一肋。4条最下位肌肉分别形成一条肋提肌长头，向下、向外走行并在肋骨结节与肋骨后角间附于下两肋的上沿。肋提肌于吸气时拉高、延展肋骨及侧旋胸椎。

腰背筋膜前层

腰背筋膜**前层**覆盖腰方肌及骶棘肌的腹侧面，它附于**横突**前表面的内侧，向下连接至**髂腰韧带**。

肋间肌肉的附件、前面观

低位**肋骨**由背阔肌及下后锯肌覆盖。在下方，**肋间外肌**自肋骨的外缘延伸至下一肋。肋间外肌深面有**肋间内肌**，其附于上一肋**肋沟**底面的外段以及下一肋上缘的中段（图8-8）。肋间最内肌附于肋沟的内缘，肋间神经、动脉及静脉位于肋间最内肌与

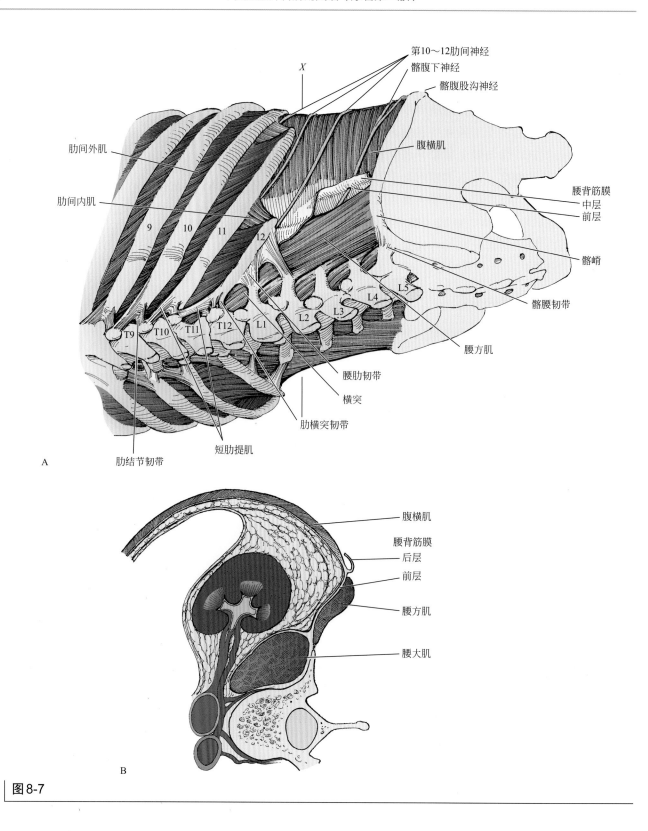

第10～12肋间神经

髂腹下神经

髂腹股沟神经

腹横肌

腰背筋膜

中层

前层

髂嵴

髂腰韧带

腰方肌

肋间外肌

肋间内肌

腰肋韧带

横突

肋横突韧带

短肋提肌

肋结节韧带

A

腹横肌

腰背筋膜

后层

前层

腰方肌

腰大肌

B

图 8-7

肋间内肌间。它们在内面均由胸内筋膜覆盖，其表面为胸膜。

肋间神经

第9至第11肋间神经，是相应胸神经的腹侧

支，位于肋间血管的尾侧，肋间血管位于每一肋下内侧面的肋下沟内，在肋间内肌与肋间最内肌之间（图8-8）。它们于膈肌下走行，在腹横肌与腹内斜肌混入腹内斜肌腱膜前自两者间穿过，其可支配腹直肌及其表面皮肤。粗大的第12肋间神经，即肋下

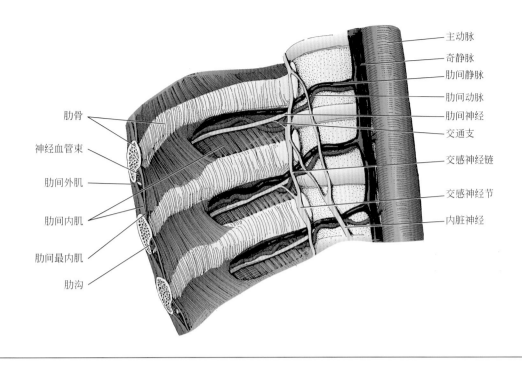

主动脉
奇静脉
肋间静脉
肋间动脉
肋间神经
交通支
交感神经链
交感神经节
内脏神经

肋骨
神经血管束
肋间外肌
肋间内肌
肋间最内肌
肋沟

图 8-8

神经，与第 1 腰神经交通，在外侧弓状韧带后方穿过，它也走行于腹横肌与腹内斜肌之间。

交感神经

交感神经链及其神经节、**内脏神经**位于肋骨与脊柱的连接处（图 8-8）。

最内层

最内层肌肉的构成

该层由腰大肌、腰小肌及膈肌构成。图 8-9A 为后面观；**X-X** 线所示为该平面的横断面，如图 8-9B 所示。

腰大肌

该肌肉起自 5 个**腰椎**的两旁、椎间盘以及其横突。它在腹股沟韧带后方下行，与髂肌一同附于股骨小转子。它背覆**腰大肌筋膜**，该筋膜向上方与**膈肌**下面融合，向侧面与**腹横筋膜**融合。腰大肌与髂肌协同，负责屈曲大腿。

腰小肌

腰小肌位于腰大肌前方，起自第 12 胸椎及第 1 腰椎的侧面。它的长腱附于耻骨线及髂耻隆起，侧方附于髂筋膜。该肌肉负责屈曲及内旋大腿，它也协同腰方肌屈曲腰椎。

影像学上，除消瘦患者外，腰肌因其与浅面脂肪、肾周脂肪与肾旁脂肪的密度不同而区分可见。肾周积液覆盖腰肌上缘而使其消失，而肾旁间隙积液可覆盖下部或整个腰肌边缘而使其消失。

腰小肌的腱性部分位于膀胱顶部后方，从而为腰肌牵拉、延展膀胱壁过程提供锚点。

膈肌

膈肌的向心纤维融合形成**膈肌中心腱**腱膜（图 8-10）。这些纤维呈两束附于剑突，亦呈束状附于下 6 肋及其肋软骨的内面，并与腹横肌纤维交错融合。膈肌附于脊柱并形成两个**膈脚**，两者间有大血管走行（见第 12 章）。两者均附于上两个腰椎椎体，并向前汇入正中弓状韧带。于侧方，膈肌以**内侧弓状韧带**或腰肋弓附于**第 1 腰椎横突**的内沿，并以**外侧弓状韧带**附于**第 12 肋**。膈肌附着胸壁时几乎与

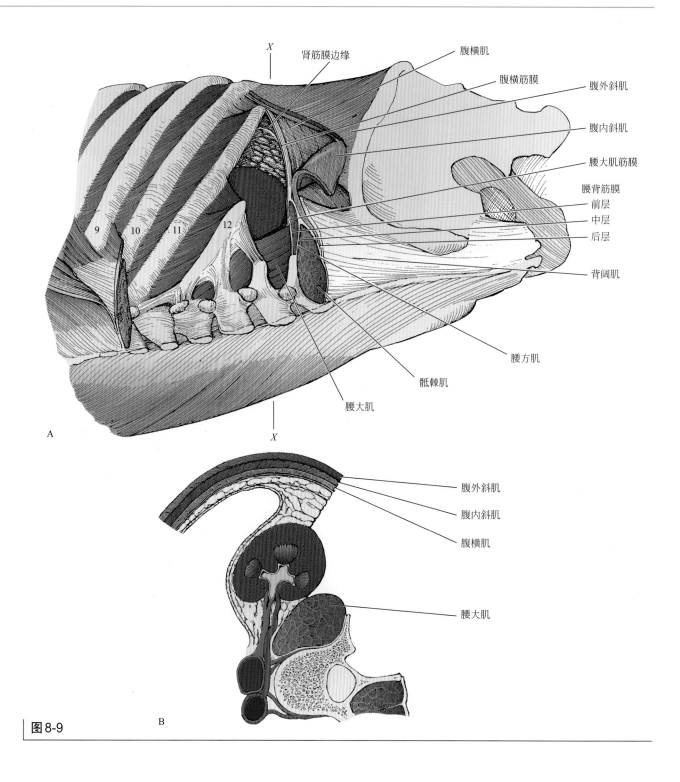

腹横肌
腹横筋膜
腹外斜肌
腹内斜肌
腰大肌筋膜
腰背筋膜
前层
中层
后层
背阔肌
腰方肌
骶棘肌
腰大肌

肾筋膜边缘

腹外斜肌
腹内斜肌
腹横肌
腰大肌

图 8-9

其内界平行，因而形成一条狭窄凹槽——肋膈隐窝——覆盖膈肌的胸膜在此处与覆盖胸壁的胸膜相接触。

侧面观，膈肌附于第12肋及下方胸膜沟形成**胸膜线**；随着胸骨角向头侧弯曲，胸膜线向尾侧斜行。这意味着沿肋骨作的切口越靠背侧，下方的胸膜暴露得越多。

膈神经

两根膈神经在术中十分重要，因为在胸腹入路手术切开膈肌时它们中的一条可能被损伤。左侧膈神经在膈肌中心腱的正前方穿过膈肌，右侧膈神经于下腔静脉一同穿过膈肌中心腱。它们均发出3条分支：①向胸骨走行的前支；②自膈肌中心腱侧叶的外侧穿过的前外侧支；③于膈肌中心腱侧叶及膈

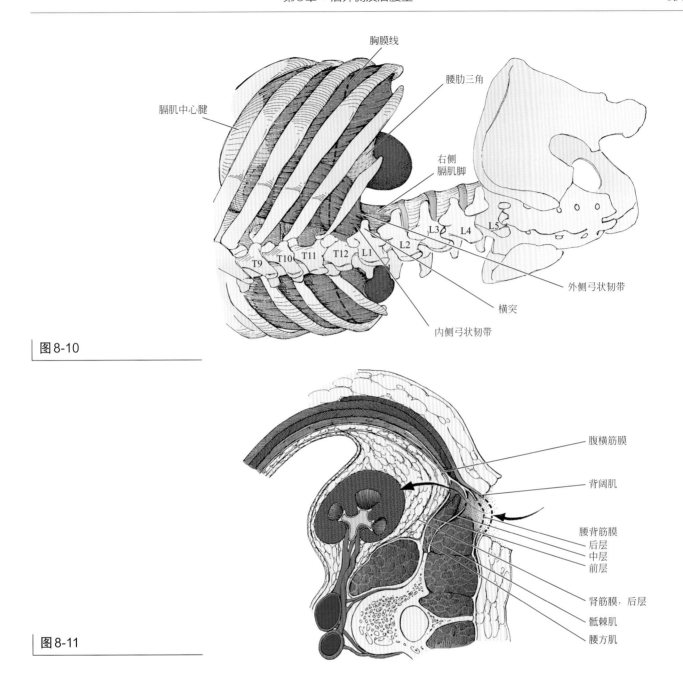

胸膜线

腰肋三角

膈肌中心腱

右侧
膈肌脚

L3　L4　L5

T9　T10　T11　T12　L1　L2

外侧弓状韧带

横突

内侧弓状韧带

图 8-10

腹横筋膜

背阔肌

腰背筋膜
后层
中层
前层

肾筋膜，后层

骶棘肌

腰方肌

图 8-11

肌脚区后方走行的短后支。因为它们均位于膈肌内，因而在胸膜内手术时，它们通常是不可见的。

膈肌的作用是负责呼吸，同时它亦作为胸腔与腹腔的分隔，使两侧体腔维持着适当的压力。

肾脏的后入路经腰背筋膜层面

首先分离**腰背筋膜后层**，以暴露**骶棘肌**。进而打开**腰背筋膜中层**，暴露**腰方肌**，接着打开**腰背筋膜前层**及其下方的**腹横筋膜**。此时即能够进入到**肾筋膜**（Gerota 筋膜）**后层**（图 8-11）。经皮肤穿刺向

肾脏作通道时，套管针（Trocar）通过腰背筋膜时有阻力感。

胸腰部结构

肋椎关节及连接

对肋骨和其与椎体的附着进行描述，有助于理解肋骨的活动，以及相关韧带附着的功能认识。

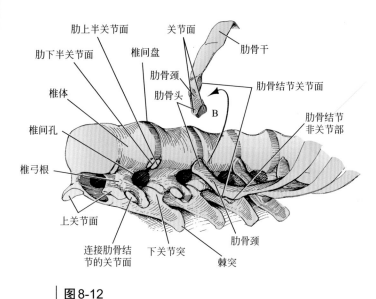

图 8-12

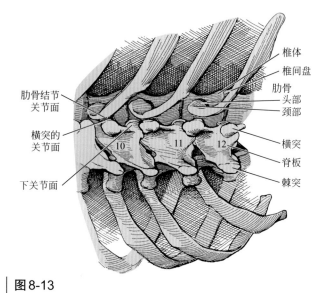

图 8-13

椎体横突有两套成对的关节面，其中，上关节面与上一椎体横突及肋结节关节面连接。与此同时，椎体本身也有两对关节面，分别是肋上与肋下半关节面，分别与肋骨头连接（图 8-12）。

第 10 肋的后部由头部、颈部及结节部组成，如图 8-12 中 B 区域所示。**肋骨头**，通过两个骨面，即肋上半关节面与肋下半关节面，在椎间盘浅面与椎骨体连接。**肋骨颈**连接上述肋骨附着面与**肋骨结节**。在**肋骨结节关节面**处，肋骨与横突连接。肋骨结节的远端为非关节结构。在肋结节的远端，肋骨后表面的弯曲度减少，直至**肋骨后角**，并于此处恢复它的平滑弯曲度以构成胸廓。

椎骨由**上关节面**与**下关节面**连接至对称的**上关节突**与**下关节突**，椎骨之间亦有**椎间盘**连接。

最下 3 根肋骨的连接

最下 3 个胸椎是胸部与腰部的过渡区域。**第 10 胸椎**椎体上只有一套关节面；它并不与下方的肋骨相连接（图 8-13）。此外，第 10 胸椎的横突上可能存在关节面与第 10 肋连接，该关节面亦可能缺如。**第 11 胸椎**的横突小，没有关节面。第 12 胸椎椎体上有低位关节面，其横突更小。**第 11、第 12 肋**没有肋骨颈或肋骨结节；它们的肋骨头由单个的大关节面替代。第 11 肋肋骨角的弯曲度不及前 10 肋的明显，第 12 肋很短且没有肋骨角。

相较于对应的胸椎，腰椎体积更大，没有为肋骨提供的关节面；它们的横突更薄更长。腰椎的棘突也不像胸椎棘突那般斜行，其呈水平位。

肋椎关节韧带

肋骨由数套韧带结构牵拉着（图 8-14）。**上肋横突韧带**（所谓的肋椎关节韧带）有两层，分别对应着肋间外肌与肋间内肌。**后层**更为浅表，其垂直于前层向上、向内侧走行；它连接**肋骨颈**的后表面与其上方的**横突**。该层侧向延续至**肋间外膜**及肋间外肌。**前层**将**肋骨颈**的上缘与其上方**横突**的下缘相连接。此层在肋间内肌平面汇入**肋间内膜**。

第 12 肋缺少上肋横突韧带，取而代之的是一条**腰肋韧带**，将第 12 肋与**第 1 腰椎**的横突相连接。

相对短的韧带在手术中的重要性也相对小，如：位于肋骨颈与横突之间的肋横突韧带。

腹膜及腹膜后层面

后侧壁腹膜

腹膜，正如此处所用术语，由基底膜和其表面的间皮细胞组成，其下方的结缔组织中有腹膜的终

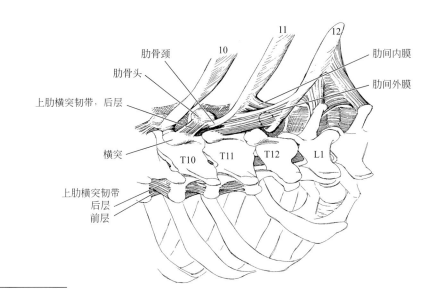

图8-14

末滋养血管及神经。可完全将腹膜自腹膜后结缔组织中分离开来。

　　壁腹膜覆盖着与后腹壁相关的肌肉系统及器官（图8-15）。壁腹膜反折形成了小肠的肠系膜，它起自**肠系膜根**，它亦形成了升结肠、横结肠、降结肠及乙状结肠的结肠系膜。**升结肠**及**降结肠**的游离部很短，以至于肠管与肾脏有实际上的接触，两者间只隔着腹膜后筋膜内层、腹膜成分（融合筋膜）以及肾筋膜（Gerota筋膜）前层。**横结肠**系膜于壁腹膜的附着处更加狭窄，其结肠系膜更加发达，因为该系膜跨过了十二指肠上方的体壁。横结肠系膜根可见，并与大网膜后层相融合。（肠系膜的详细介绍见第6章）。

腹膜后结缔组织

　　尽管腹膜后结缔组织最初只由一个层面组成，它继而分化成3个层面，称组织层。直接位于腹膜下的一层叫内层，覆盖着胃肠道等脏器及其供应血管。中间层包裹着肾上腺、肾脏、输尿管以及大血管和神经。外层形成体壁的筋膜。

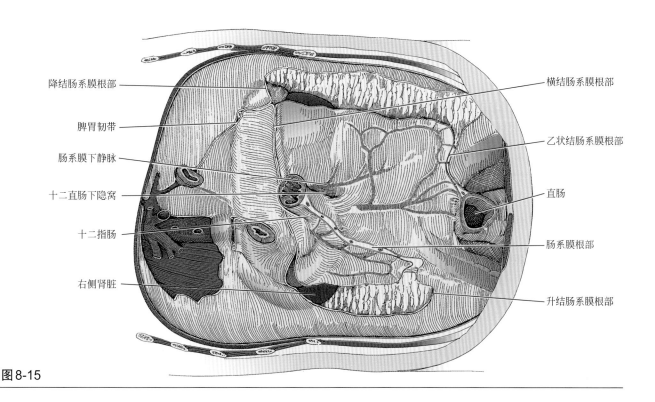

图8-15

内组织层 是一层蜂窝样薄层组织，直接位于腹膜的基底膜之下。它包绕着腹盆部肠道，组成它们的外膜，它亦包裹着肠系膜血管及神经。该组织层是连续的，自上方膈肌的食管裂孔处到盆隔膜，内层于盆隔膜处与外层融合。

中组织层 的构成组分多样，从器官固定区域的纤维到活动性器官周围的脂肪，并伴有大量体脂成分。该组织层跨过后腹壁，包裹着大血管；肠道及腹壁的供应血管穿过中间层时被该层覆盖。在肾脏区域该层分为两个层面。后侧层面构成肾旁脂肪层。前侧层面分割形成肾筋膜（Gerota筋膜）的前层与后层，两者间为肾周间隙（见第12章）。在中线跨大血管处，肾筋膜前层与后层互相融合。它们亦与腹膜后结缔组织内层在膈肌腹侧面部分融合，因而肾周间隙气体可游走至胸腔纵隔。肾筋膜前、后层向尾侧延伸并包裹输尿管，它们的一部分与膀胱结缔组织相续。它们在侧向融合后成为侧锥筋膜的组分（见第12章）。

外组织层 形成腹横筋膜并覆盖腹横肌固有筋膜（肌外膜），它是一层致密的胶原弹性结缔组织。它与膈下筋膜融合。它的外缘与腰大肌筋膜融合；它亦与腰方肌筋膜融合形成腰背筋膜前层。该层附于椎体的侧面及腹侧面，并与髂筋膜及盆膈筋膜相续。筋膜环自泌尿道及消化道出口位置处的腹横筋膜形成，在女性为生殖道出口位置处。以*盆内筋膜*来命名腹横筋膜的这些特殊分布成分是合适的，尽管该术语也被用来指示骨盆内的所有腹横筋膜。

筋膜层与腹膜层

来自腹膜后结缔组织外层的**腹横筋膜**标识出了腹壁肌肉的内侧面（图8-16）。位于其下方的是**肾旁间隙**，它由中间层的两个层面所包绕着，即**肾筋膜**（Gerota筋膜）的**前层**及**后层**。**肾周间隙**位于肾筋膜前、后层之间。**融合筋膜**，由伴有原始后腹膜的结肠系膜上所附着的腹膜衍生而来，它位于肾筋膜前层的前方。

腹膜后结构

下腔静脉自膈肌的下腔静脉裂孔离开后腹腔，该裂孔位于膈肌**右叶**与**膈肌中心腱**的前叶之间（图8-17）。**主动脉**在**正中弓状韧带**下面进入后腹腔，

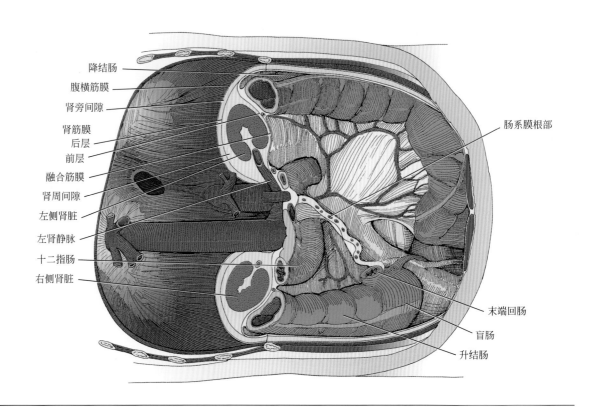

降结肠
腹横筋膜
肾旁间隙
肾筋膜
后层
前层
融合筋膜
肾周间隙
左侧肾脏
左肾静脉
十二指肠
右侧肾脏

肠系膜根部

末端回肠
盲肠
升结肠

图8-16

并发出**腹腔干**及**肠系膜上动脉**。**食管**穿过右侧膈脚的内侧肌纤维进入后腹腔。**胰腺**和**十二指肠**位于**腹主动脉**及**下腔静脉**上面，位于**肾脏**及**肾上腺**侧上面。膈肌与后腹壁的连接处可见**外侧弓状韧带**和**内侧弓状韧带**，两者分别位于**腰方肌**及**腰大肌**的上方。

最内层的前部及膈肌

将位于膈肌及后腹壁肌群表面的腹膜及腹横筋膜剥离，即可暴露后腹壁的内面。

膈肌的后部起自下6肋的一部分及第2、第3腰椎处的两个**膈脚**，两侧的膈脚为主动脉、食管（与迷走神经一道）提供穿过的通道，胸腔内脏神经亦经此处穿过向腹腔神经丛走行（图8-18）。膈肌以增厚的筋膜带附于第1、第2腰椎椎体及第1腰椎横突，以**内侧弓状韧带**附于**腰大肌**。它也横跨腰方肌的**外侧弓状韧带**附于第12肋中点及第1腰椎横突。这些肌肉纤维附着于膈肌中心腱，此处有供给弓下腔静脉及右侧膈神经的通道。腱性结构的右膈脚与左侧膈脚由**正中弓状韧带**在主动脉裂孔处隔开，两者均附于第1、第2腰椎椎体，右侧膈脚亦附着于第3腰椎。

腰方肌，起自第12肋及第1至第4腰椎横突，嵌入髂嵴和髂腰韧带。腰大肌起源自5个腰椎的侧面及表面以及它们的横突，并与髂肌一道附于股骨小转子。**腰小肌**起自第12胸椎及第1腰椎的侧面并附于耻骨线及髂骨的髂耻隆起，外侧附于髂筋膜。它亦附着于股骨。**髂肌**起自髂窝、髂嵴内唇及部分骶骨并嵌入腰大肌肌腱的侧面及股骨小转子。

深层肌群的附着

腰大肌自内侧弓状韧带下方穿过，附于**腰椎横突**的前面及下缘，并以5条肌束附于第12胸椎及所有**腰椎**的**椎体**（图8-19）。它与髂肌一同终止于**股骨小转子**。**腰小肌**，位于腰大肌上方，肌腱狭窄并附于耻骨梳和髂耻隆起。40%的情况下腰小肌可缺如。**腰方肌**在**外侧弓状韧带**下方向头侧延伸至第12肋下缘及上4腰椎横突。它向尾侧附于髂腰韧带及**髂嵴内侧部**。**髂肌**附着于髂骨及骶骨内面，其末端汇入腰大肌于股骨上的肌腱。

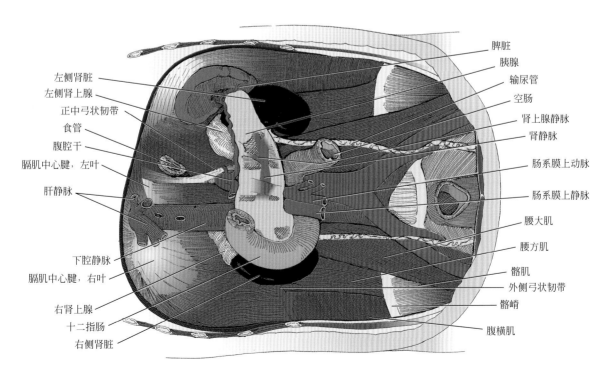

左侧肾脏
左侧肾上腺
正中弓状韧带
食管
腹腔干
膈肌中心腱，左叶
肝静脉
下腔静脉
膈肌中心腱，右叶
右肾上腺
十二指肠
右侧肾脏

脾脏
胰腺
输尿管
空肠
肾上腺静脉
肾静脉
肠系膜上动脉
肠系膜上静脉
腰大肌
腰方肌
髂肌
外侧弓状韧带
髂嵴
腹横肌

图8-17

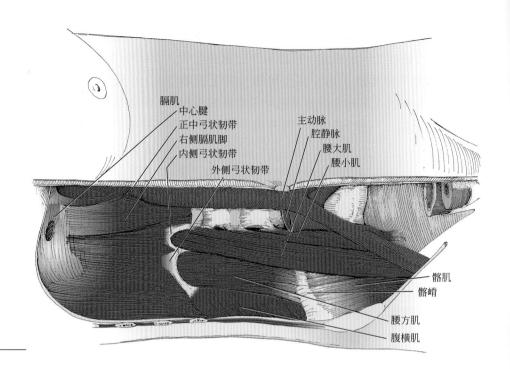

膈肌
中心腱
正中弓状韧带
右侧膈肌脚
内侧弓状韧带
外侧弓状韧带
主动脉
腔静脉
腰大肌
腰小肌
髂肌
髂嵴
腰方肌
腹横肌

图 8-18

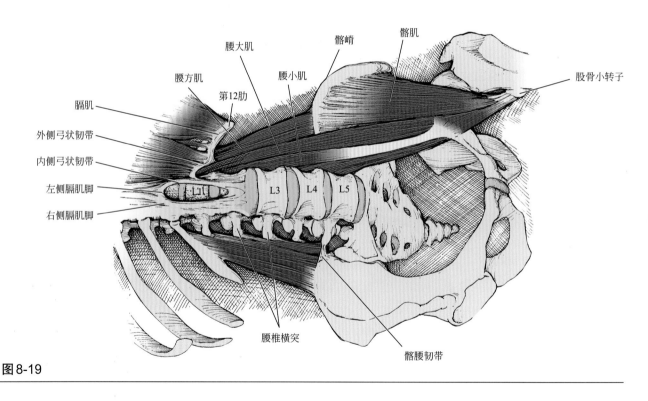

腰大肌
髂嵴
髂肌
股骨小转子
腰方肌
腰小肌
膈肌
第12肋
外侧弓状韧带
内侧弓状韧带
左侧膈肌脚
右侧膈肌脚
L1
L3　L4　L5
腰椎横突
髂腰韧带

图 8-19

淋巴系统

　　后腹壁的浅淋巴管汇入背部及臀部淋巴管并形成数条淋巴导管，跨过髂嵴，终止于腹股沟浅淋巴结的上外侧群。深淋巴管起源于侧腹的肌肉及腱膜，形成淋巴导管并同腰椎血管一同走行至主动脉旁淋巴结。

体壁的神经支配

　　一条**脊神经**由背侧与腹侧神经根联结形成，其分为背侧支与腹侧支来支配体壁肌肉及表面皮肤。

　　背侧支呈节段性分布，于背侧走行，进而分为内支、外支来支配脊柱两侧的肌肉及其表面皮肤。

腹侧支在胸部亦呈节段分布，但在腰部及骶部，它们自脊髓发出后形成神经丛。在胸部，腹侧支较背侧支粗大。第7至第12胸（肋间）神经腹侧支与泌尿系统相关，因它们支配肋下、肋间、腹部肌肉及腹膜；它们以**外侧皮支**及**前侧皮支**来支配皮肤（图8-20）。在**腹内斜肌**与**腹横肌**间可寻得它们绕腹部走行。在胸部，它们在肋下缘的肋间隙中，于肋间后膜及其延续部分、肋间内肌、肋间最内肌之间走行至前腹壁（图8-8）。

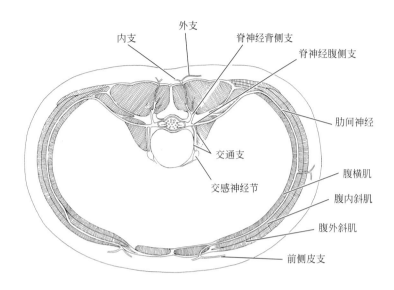

图 8-20

（王国任译　姚　林审　胡　成校）

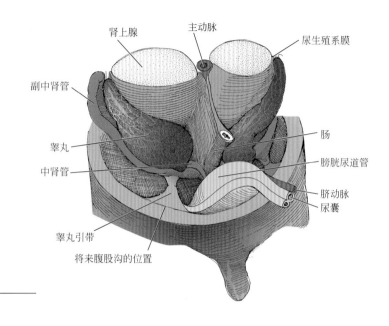

肾上腺　　主动脉　　尿生殖系膜

副中肾管

睾丸　　　　　　　　　　　　　肠

中肾管　　　　　　　　　　　　膀胱尿道管

　　　　　　　　　　　　　　　脐动脉
　　　　　　　　　　　　　　　尿囊

睾丸引带

将来腹股沟的位置

图 9-1

腹股沟，属于腹股沟区。

——WILLIS' REM.MED.WKS.,

Vocab.1681

腹股沟区结构的发育

在人体发育过程中，一些原始肌节并没有继续发育成为肌肉而是退化成纤维结构，形成肌肉的腱膜。这些腱膜附着于腹内斜肌、腹外斜肌和腹横肌这3块肌肉表面筋膜的内下方，形成了腹股沟管的引带。

腹股沟管的分化

腹股沟管的发育并不取决于睾丸的形成，因为腹股沟管的发育过程对于两性来说都是相似的，在胚胎的第22周就已经发育完成了，而这个时候男性的双侧睾丸刚刚开始下降。

睾丸引带的形成

受精大约8周的时候，由尿生殖系膜悬挂在腹腔后壁的睾丸移行至副中肾管（米勒管）内侧（图9-1）。

睾丸引带由睾丸间充质细胞压缩和肠系膜尾端加强形成。这种结构在腹股沟管的位置从睾丸和附睾下极延伸至前腹壁。**中肾管**（Wolffan管）走行于睾丸背侧（参见第17章）。

腹股沟环的开放

胚胎第8到10周之间，**腹膜**部分包绕**睾丸引带**，覆盖在睾丸引带的前方及侧方（图9-2A）。肠管的积聚导致腹腔容量增大，腹前壁向前移位，牵拉睾丸及附睾远离腹后壁。随着睾丸引带的收紧，睾丸旋转到水平位置，附睾位于睾丸下方，与将来

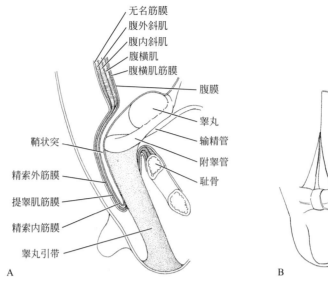

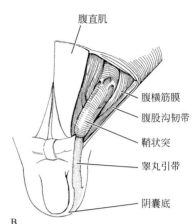

图9-2

A

B

的腹股沟管毗邻。

腹膜呈袋状外翻形成**鞘状突**。

附睾的头部位于睾丸背侧并附着于睾丸引带，所以将来睾丸下降时附睾先于睾丸进入腹股沟管内环口。**附睾**由**睾丸引带**的牵引，沿鞘状突到达阴囊的底部。

腹横筋膜延续成为**精索内筋膜**，**睾丸引带**变厚，形成一个倒置的U形结构，即腹股沟内环。内环在胚胎第28周左右发育成熟，此时睾丸引带的直径大于睾丸自身的直径，睾丸即将开始下降。

腹膜外翻发生于精索的前方和侧方（图9-2B）。当发生腹股沟斜疝的时候，疝囊从精索中腹膜外翻相同的位置通过腹股沟管深环。

睾丸下降

腹膜外翻形成**鞘状突**，走行在**睾丸引带**前外侧，一直到达阴囊的底部（图9-3A）。

睾丸下降到在阴囊之后，腹股沟环内的组织逐渐缩窄，形成成人的倾斜的**腹股沟管**。鞘状突处的腹膜也会逐渐闭合（图9-3B）。

婴幼儿与成人的腹股沟区存在一定程度的差异，而这种差异对于婴幼儿手术非常重要。随着婴幼儿的发育，最初类似于腹外斜肌腱膜作用的肥厚浅筋膜层恢复到了正常的厚度，腹股沟管的走行更加倾斜，之前发达的提睾肌也渐渐变薄。

隐睾是睾丸最常见的先天发育异常。隐睾的患

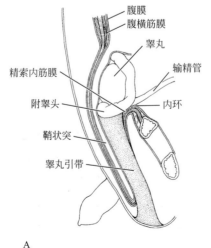

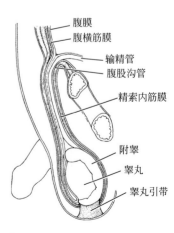

图9-3

A

B

者中，约 1/10 是腹腔内睾丸，1/10 是异位睾丸，1/5 位于阴囊上方，2/5 位于腹股沟管，1/5 的患者是双侧隐睾，有 3% 或 4% 的患者睾丸缺如。

精索的被膜（参见第17章）

精索的4层被膜来源于皮肤上皮细胞和腹膜间皮细胞之间的未分化间充质细胞层。间充质分化发育成3层：① 皮下层；② 中间层，未来发育成体壁；③ 腹膜后层。胚胎末期，皮下层可分化为真皮、浅筋膜（最终成为 Camper 筋膜、Scarpa 筋膜和肉膜），体壁的深筋膜（表8-1）。

在睾丸下降通过腹股沟管的过程中，位于鞘膜内的睾丸受到来自体前壁连续层的牵拉。而可能由局部间充质分化而来的提睾肌则例外。

精索内筋膜由形成腹横筋膜的腹膜后结缔组织发育而来。提睾肌筋膜和提睾肌肌肉是由腹内斜肌和腹横肌延续而来；精索外筋膜由覆盖在腹外斜肌外的无名筋膜延续而来（图9-10）。

腹股沟区和股区：结构与功能

为了适应睾丸下降及直立姿势，腹股沟区的解剖很复杂。外科医生通过从骨盆内部和体表观察腹股沟区的结构，然后将腹股沟区的内外结构整合起来，得到一个立体的结构图应用于外科手术，例如淋巴结清扫术、睾丸固定术和疝修补术。

腹股沟区的外部解剖

皮肤和筋膜

皮肤和两层浅筋膜相连，包含有浅层的血管，神经以及腹股沟浅淋巴结。

腹股沟区的*皮肤* 较厚且弹性较小，因其直接与外部接触且相对无毛，可以在生殖器修复的时候作为移植皮瓣。下腹部的皮肤适用于全皮肤移植或真皮移植，大腿前外侧的皮肤可以展平后切取分层厚皮移植瓣。在婴儿和肥胖成人中，皮肤的褶皱使得大腿弯曲处皮肤有折痕横跨过。这条折痕是腹部脂肪最厚部位下界的标志，在此处做外科切口时也有利于隐藏切口。事实上，此处皮肤的张力是横向的，切口的方向也应沿张力的方向，有利于伤口的愈合。切口周围的皮肤可随牵拉移动，以便手术暴露腹股沟区的所有部位。

腹股沟区的*浅筋膜* 是相邻组织层次的延续。虽然这层浅筋膜也可以分为浅层、深层或者膜层，但是因为一些层次变薄而另一些局部加强的原因，这种延续并不是非常精确。例如阴茎浅筋膜（Buck 筋膜），它虽然是浅筋膜膜质层的一部分，但它被会阴浅筋膜（Colles 筋膜）延续而成的肉膜所覆盖，而肉膜也是浅筋膜膜质层的一部分。表9-1 列出了这些层次。

浅筋膜浅层（Camper 筋膜）是一层包含脂肪的结缔组织（图9-4）。这一层穿过腹股沟韧带后延续为大腿浅筋膜。它同样延续为**阴茎浅筋膜**（常称为肉膜）。肉膜层与精索表面被覆的结缔组织一起

表9-1 筋膜层的连续性

腹股沟区	外阴区	大腿区
Camper 筋膜		皮下脂肪
Scarpa 筋膜	肉膜，Buck 筋膜，Colles 筋膜	筛筋膜
无名筋膜	精索外筋膜	阔筋膜
腹内斜肌	提睾肌筋膜及肌肉	
腹横肌筋膜	精索外筋膜	前壁，内侧壁，股鞘
腹膜	鞘膜	

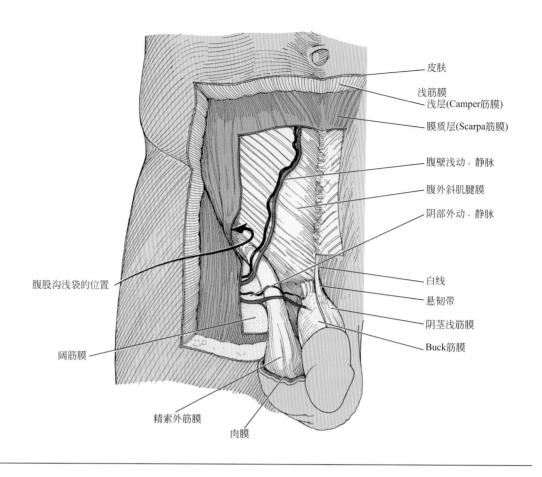

图中标注（从上到下，右侧）：
皮肤
浅筋膜
浅层(Camper筋膜)
膜质层(Scarpa筋膜)
腹壁浅动、静脉
腹外斜肌腱膜
阴部外动、静脉
白线
悬韧带
阴茎浅筋膜
Buck筋膜

左侧标注：
腹股沟浅袋的位置
阔筋膜
精索外筋膜
肉膜

图 9-4

伴行下降进入阴囊，被称为固有肉膜层。固有肉膜层在阴囊融合了非横纹肌纤维形成**肉膜肌**。这层浅筋膜转向后方走行融入会阴浅筋膜的浅层。腹壁浅动静脉从腹股沟韧带下1cm处的股动静脉前表面发出，在脐水平的浅筋膜以下穿行于外科腹股沟切口。阴囊颈部切口可能遇到从卵圆窝穿出供应阴茎和阴囊的阴部外浅血管。

浅筋膜深层或**膜质层**（Scarpa筋膜）在腹股沟区是一层特殊的致密层，但在侧腹部和上腹部Scarpa筋膜不太容易辨认，肥胖的人这层筋膜甚至缺失。Scarpa筋膜不应该误认为腹外斜肌腱膜，因为Scarpa筋膜并没有平行的胶原纤维。此外，牵拉Scarpa筋膜可引起与之附着的皮肤的移动。Scarpa筋膜与会阴深筋膜（Gallaudet筋膜）疏松相连，会阴深筋膜则覆盖在**腹外斜肌腱膜**上方。膜质层与**白线**和耻骨联合紧密连接，参与形成**阴茎悬韧带**。

腹股沟浅袋（superficial inguinal pouch，Denis Browne提出）是一个位于膜质层和无名筋膜之间的潜在间隙，位于腹股沟管外环口的侧方，为隐睾提供空间。

在耻骨联合和耻骨结节之间，浅筋膜膜质层或Scarpa筋膜的膜质层是分离的，留一个开口供精索通过，称为腹部阴囊通道，像套在探查的手指上的戒指。值得注意的是这个开口并非腹股沟管外环口，腹股沟管外环口位置更高，并且在没有疝气的情况下很少能摸到。Scarpa筋膜横跨腹股沟韧带，但只附着在腹股沟韧带的中1/3，然后与大腿浅筋膜（腹股沟浅淋巴结上方）融合，覆盖卵圆窝和**阔筋膜**。Scarpa筋膜继续向下延伸为**阴茎浅筋膜**，即肉膜层，伴随精索进入阴囊形成阴囊浅筋膜的膜质层（肉膜囊）。在会阴处，浅筋膜融入Colles筋膜，成为此处浅筋膜的膜质层。

骨盆

在描述软组织之前，骨盆的骨表面和表面标志物构成了腹股沟管筋膜结构附着的框架。耻骨向下延续成为髋骨的下内侧1/3（图9-5）。

腹股沟结构的附着位置在表9-2中列出。

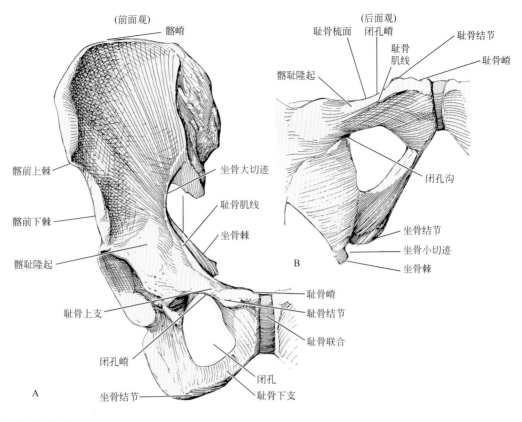

图9-5　A.前面观；B.后面观

位于**耻骨上支**的**耻骨表面**（图9-18和图9-19）上有一块三角形的区域，微微向前向上倾斜。这个表面向**耻骨结节**（图9-9A、图9-10、图9-11A和图9-19）延续，朝向**髂耻隆起**（图9-17、图9-18），是髂骨和耻骨连接处的标志。它的前方是**闭孔嵴**（图9-19），后缘较尖锐，称为**梳线**（耻骨梳）（图9-7、图9-11B和图9-19）。

耻骨嵴（图9-9A和图9-19）位于耻骨体上方的，内侧临近闭孔嵴。腹直肌外侧头起于耻骨嵴的外侧；内侧支穿过耻骨嵴的内侧，附着于耻骨联合和邻近的耻骨。耻骨结节位于耻骨的内侧末端，是腹股沟区手术一个重要的标志，是腹股沟韧带的内侧附着点。耻骨结节是腹股沟管外环口的构成部分。

耻骨之间的关节，即**耻骨联合**，厚度为2～3mm，由透明软骨和纤维软骨构成。它是一个椭圆形结构，通常存在一个原生的腔隙。耻骨联合由一条坚韧的耻骨前韧带以及一条较小的耻骨后韧带连接形成，这种结构使得韧带更容易从耻骨上脱离而非断裂。

腹外斜肌层

两侧腹前壁的3块肌肉都被筋膜所包绕。覆盖腹外斜肌外侧面的筋膜，即深筋膜（Gallaudet筋膜）表面的无名筋膜。这层筋膜最厚，向下延续成股部的阔筋膜。腹外斜肌内侧面的筋膜较薄。内侧面和外侧面的筋膜在下腹部融合，构成腹股沟韧带。

腹外斜肌腱膜的纤维沿肌纤维的方向向内下走行，止于**白线**并参与构成白线（图9-6A）。下方与**耻骨联合**上缘和**耻骨嵴**连接，直至**耻骨结节**。腹外斜肌腱膜构成了腹股沟管的前壁，与腹股沟韧带外侧缘的腹内斜肌腱膜纤维相连，从外加强腹股沟管前壁。

精索外筋膜由无名筋膜与腹外斜肌内侧面及其腱膜融合而来（图9-6B）。它形成了环绕精索和睾丸的外管状鞘。精索外筋膜对于暴露精索的手术有重要意义：若切开精索外筋膜和下方的腹外斜肌腱

表9-2　腹股沟结构的附着点

骨	
耻骨梳	腔隙韧带
	筋膜腔隙韧带
	耻骨梳韧带
	腹股沟镰
	腹内斜肌下端的纤维
	联合腱
	腹横肌的最下端
耻骨结节	腹股沟韧带的内侧端
	腔隙韧带
	提睾肌
耻骨嵴	腹直肌外侧头
	腹外斜肌腱膜
	联合腱
耻骨联合	浅筋膜膜质层
	腹外斜肌腱膜
	腹直肌内侧头
髂前上棘	腹股沟韧带外侧端
	腹横肌筋膜（股深弓）
韧带	
耻骨梳韧带（Cooper韧带）	腹横肌
髂腰肌筋膜	腹内斜肌腹股沟部分
	腹横肌腹股沟部分

膜，打开管状鞘直至睾丸上极时，阴囊内容物甚至周围组织都会被暴露在切口内。精索外筋膜的深处是**提睾肌筋膜**以及**精索内筋膜**。

腱膜、筋膜以及韧带的定义见表9-3。

腹股沟管浅环是3个腹股沟管环（浅环、外环和内环）最内侧的，它为精索提供通道，同时在发生疝气时阻挡腹膜及其内容物（图9-10）。浅环为三角形开口，以耻骨嵴为基底。浅环的两侧为内侧脚和外侧脚，由腹外斜肌腱膜的边缘形成，腹外斜肌腱膜在此处分开附着于耻骨嵴。作为外侧边缘的下脚或**外侧脚**由腹股沟韧带本身和来自无名筋膜的**脚间纤维**加强形成。脚间纤维呈直角汇入腱膜的纤维，弓形覆盖浅环。腹股沟管浅环的内侧缘，即上脚或**内侧脚**，是腹外斜肌腱膜变薄后的延续，附着于耻骨前部，与白线相连，和来自对侧的纤维互相交织。

腹股沟韧带

腹外斜肌腱膜下缘在**髂前上棘**间延伸，与髂腰肌筋膜和耻骨内侧面**耻骨梳**上的耻骨肌筋膜相连（图9-7A）。腹外斜肌腱膜在跨过股神经、血管和股管时变厚，在末端游离之前自身折叠。这种内部的折叠沿其内侧面形成的条索状结构即**腹股沟韧带**（Poupart韧带）。腹股沟韧带外侧圆钝，内侧与**耻骨结节**相连处扁平。腹外斜肌腱膜纤维改变腹外斜肌

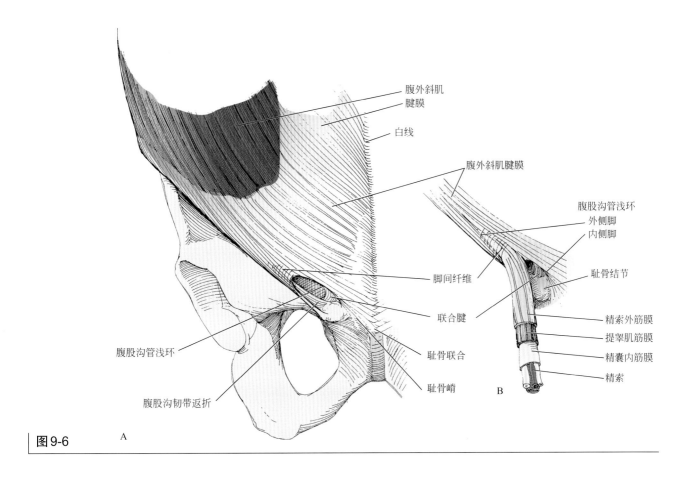

腹外斜肌
腱膜

白线

腹外斜肌腱膜

腹股沟管浅环
外侧脚
内侧脚

脚间纤维

联合腱

耻骨结节

精索外筋膜
提睾肌筋膜
精囊内筋膜
精索

腹股沟管浅环

腹股沟韧带返折

耻骨联合

耻骨嵴

B

图9-6

A

表9-3 腹股沟外科的定义

腱膜：坚韧的胶原平行纤维构成的一层平坦致密的结构，形成了白色的肌腱，将腹外斜肌、腹内斜肌和腹横肌穿插进入腹直肌鞘和耻骨。
筋膜：一种膜性结构，由结缔组织包裹肌肉凝聚形成，或来自腹膜后结缔组织。
韧带：分布在不同结构之间的致密结缔组织。

的走向，使其更多地顺着腹股沟韧带的方向横向走行。韧带后内侧的纤维分散开与耻骨梳相连。腹股沟韧带本身构成了腹股沟管的底部。

　　腹股沟韧带折返（Colles韧带或三角韧带）（图9-7B、图9-11A、图9-16、图9-17和图9-18）从腹股沟韧带外侧脚（下脚）的腱膜纤维发出，在腹股沟管浅环内侧端的后方分散并朝向上内方走形，然后走行在**腹外斜肌腱膜**后方，腹横肌前方，与腹内斜肌纤维一起加入**联合腱**（图9-9A、图9-11A、图9-16和图9-20A）。腹股沟韧带返折处通常发育较差，在疝修补术中基本不采用。左侧和右侧的腹股沟韧带在**白线**处互相交织。

　　腔隙韧带（Gimbernat韧带）（图9-7C）从骨盆内部看（图9-8C、图9-16、图9-17和图9-18）是腹股沟韧带的一部分，构成腹股沟韧带的耻骨部。它是腹外斜肌腱膜的一个三角形延续，从**腹股沟韧带**的延伸至**耻骨梳**的内侧端（图9-11B、图9-19和图9-20B），并在此与耻骨筋膜汇合。腔隙韧带的底部薄且凹陷，通常不参与形成股鞘（图9-8A、B和图9-20）。腔隙韧带的前缘是腹股沟韧带的延续。腔隙韧带扩大腹股沟韧带的附着面积（图9-16和图9-18）。源于这种结构，腹外斜肌腱膜覆盖了精索的前部、下部和部分后部。

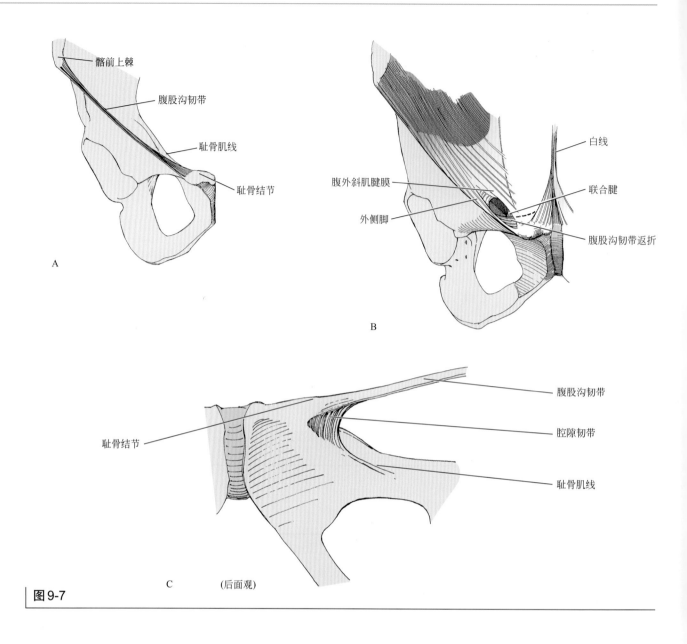

图 9-7

腹股沟管和股管的关系

股三角（Scarpa）外侧界是缝匠肌的内侧缘，内侧界是长收肌，前界是腹股沟韧带。底部由髂肌筋膜的外侧、腰大肌、耻骨梳筋膜内侧和长收肌构成。

通过腹股沟管的中点做矢状切片，腹外斜肌、腹股沟韧带和返折部分，以及它们和股管之间的关系都可以显示出来。

腹外斜肌腱膜下缘向背侧折叠形成**腹股沟韧带**（图 9-8A）。返折的腹股沟韧带与之相续接（图 9-7B、图 9-11B、图 9-16、图 9-17 和图 9-18）。腹股沟管包括精索位于此折叠内。

股鞘在延伸至腹股沟韧带尾部的时候由**腹横筋膜**的前层构成，当其从腹股沟韧带后方穿行时由髂腰肌筋膜和耻骨梳筋膜移行构成（图 9-8B）。股鞘被覆阔筋膜，阔筋膜有一个开口，即卵圆窝，卵圆窝又被筛筋膜覆盖，容纳浅层的血管和大隐静脉。**股管**内容纳包括 Cloquet 淋巴结在内的淋巴管，这些淋巴管从股鞘内侧界穿过。靠外侧是髂动静脉的血管间隔。股鞘最外侧是神经肌肉间隔，容纳股神经和髂腰肌。

腹股沟韧带、髂腰肌筋膜和骨盆之间的空间可看到 3 个间隔（图 9-8C）。最外侧是*神经肌肉间隔*。

它包含了由髂肌和腰肌融合而成的**髂腰肌**，还有**股神经**。**髂耻韧带**将这个间隔与血管间隔分隔开。

神经肌肉间隔的内侧是**股动脉**和**股静脉**通行的*血管间隔*，这个间隔由腹膜后结缔组织外层的疏松纤维脂肪组织环绕延续而成。**生殖股神经**的股支进入垂直的外侧壁，**淋巴管**从内侧壁穿出。

第3个间隔是**股管**，位于髂耻束旁边，在最内

侧。它是腹股沟韧带下隙的一个残留空间。这是一个漏斗状的腔隙，膨大处位于腹股沟韧带，在腹股沟韧带下方约4cm处逐渐变窄，并与包裹股血管的筋膜融合。股管内有股中隔，含有与腹股沟深部淋巴结和髂外淋巴结相通的淋巴管。Cloquet淋巴结通常位于股管上部的末端。

股管的入口是股环，股环以**髂耻束**为内侧界及

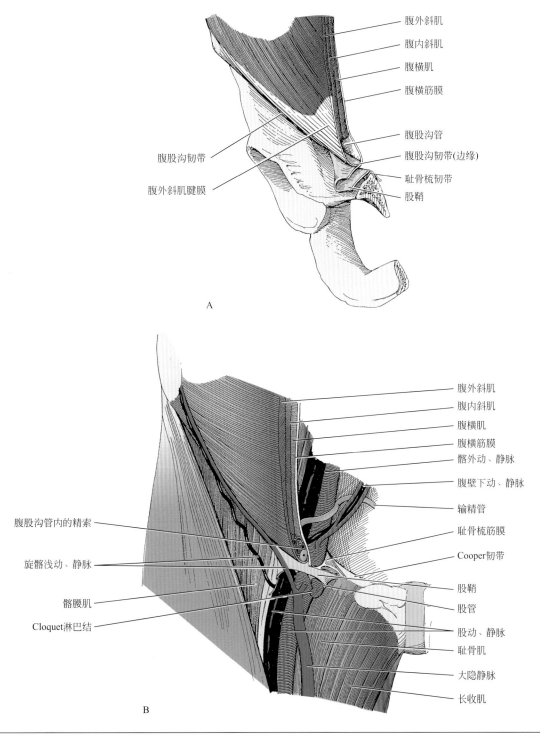

A

腹外斜肌
腹内斜肌
腹横肌
腹横筋膜

腹股沟管
腹股沟韧带(边缘)
耻骨梳韧带
股鞘

腹股沟韧带
腹外斜肌腱膜

腹外斜肌
腹内斜肌
腹横肌
腹横筋膜
髂外动、静脉
腹壁下动、静脉
输精管
耻骨梳筋膜
Cooper韧带
股鞘
股管
股动、静脉
耻骨肌
大隐静脉
长收肌

腹股沟管内的精索
旋髂浅动、静脉
髂腰肌
Cloquet淋巴结

B

图9-8

接下页

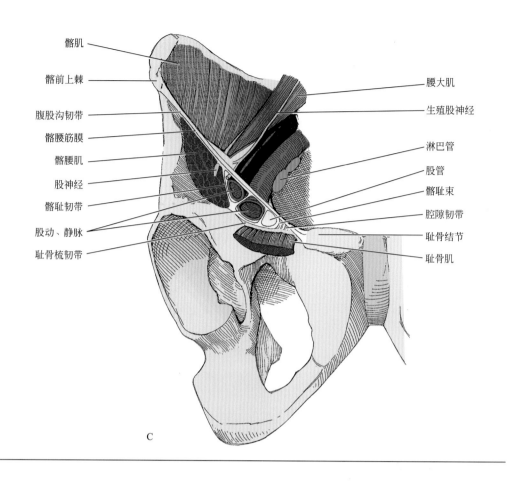

髂肌
髂前上棘
腹股沟韧带
髂腰筋膜
髂腰肌
股神经
髂耻韧带
股动、静脉
耻骨梳韧带

腰大肌
生殖股神经
淋巴管
股管
髂耻束
腔隙韧带
耻骨结节
耻骨肌

C

图9-8（续上页）

前界，**耻骨梳韧带**为后界，髂耻弓为外侧界。股管则以**腹股沟韧带**为前界，**耻骨肌**及其筋膜为后界，髂耻束的边缘或腹横肌腱膜为内侧界，股静脉为外侧界。股疝通常发生于股管内。

腹内斜肌和联合腱

虽然**腹内斜肌**起自腹股沟韧带的外侧部，其腹股沟部更多地牢固附着于下方的腹横肌腱膜（图9-9A）。腹内斜肌和腹横肌下缘融合形成**联合腱**（实际上是腱膜）（图9-7B、图9-9A、图9-11A、图9-16和图9-20A）。联合腱主要是腹横肌腱膜的弓部，即**腹横弓**，虽然腹内斜肌的最下方的纤维也参与联合腱的形成。因此，*联合、肌腱*两个术语都容易引起误解。虽然形成联合腱的部分腹横肌看上去起自**腹股沟韧带**的外侧部，但精确来讲起源于邻近的髂腰肌筋膜。腹横肌腱与腹股沟韧带本身只有疏松的连接。腹横肌纤维绕过腹股沟管构成腹股沟管

的顶部，止于**耻骨嵴**和耻骨梳，并在此处形成股环的内侧缘。

联合腱作为一个保护性结构防止疝气的发生。联合腱的边缘称为腹横弓，是疝修复中最重要的结构。因为联合腱的弧度由腹横肌和白线之间的融合维持，而竖直走形的腹直肌鞘缺少让肌腱和腹股沟韧带平行的弧度来修补疝气。

提睾肌是腹内斜肌在**精索**前上方的一个延续，它的纤维绕过精索。上方的纤维来自联合腱、耻骨肌线和耻骨结节，下方的纤维则来自腹股沟韧带的内表面（图9-9B）。这些纤维分散绕过精索加入前面的纤维，有效地包裹精索和睾丸，游离精索时需要分离上方和下方的纤维。

提睾肌筋膜和提睾肌

提睾肌筋膜是附着在髂腰肌筋膜上的**腹内斜肌腱膜**的延续。将疏松排列的束状横纹肌纤维及疏松

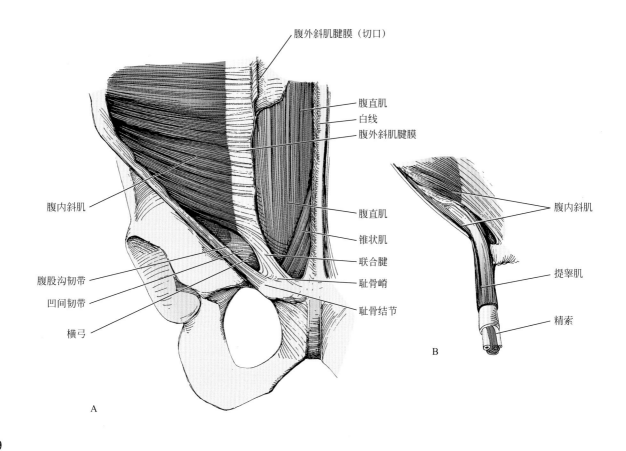

图 9-9

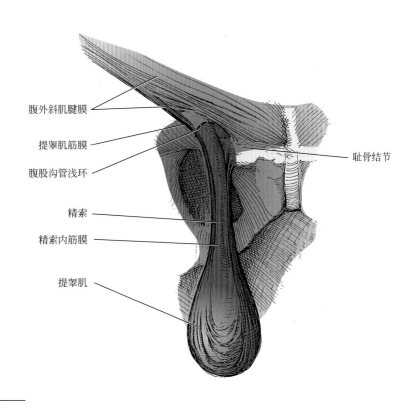

图 9-10

结缔组织包绕起来，形成**提睾肌**（图9-10）。提睾肌筋膜的纤维发自精索前外侧面的腹股沟韧带中部，穿过腹股沟管浅环，走行在精索的后外侧，到达起自**耻骨结节**的提睾肌内侧部。提睾肌层筋膜覆盖**精索内筋膜**（图9-6B），同样覆盖在精索及鞘膜上方。提睾肌受反射控制，在受到攻击或者在进行性行为的时候保护性提起睾丸，还受到睾丸温度的调控。提睾肌由生殖股神经的生殖支支配。

在腹股沟疝修补术中牵开或切除提睾肌筋膜，可以暴露腹股沟管的底部，方便辨认内环，方便下一步修补。

腹横肌及腹横筋膜

腹横肌

腹横肌在腹股沟区主要是腱膜。它的纤维与腹内斜肌的纤维都源于近侧的髂腰肌筋膜。它们向远端延续跨过腹股沟韧带并加入股鞘。腹横肌从**耻骨联合**到**耻骨结节**之间嵌于耻骨，沿着耻骨梳附着，紧贴股环。

腹横筋膜

腹横筋膜在腹股沟区，位于腹膜后结缔组织的外层。它位于腹横肌下方并且被腹膜前脂肪层覆盖。它与闭孔筋膜、髂腰肌筋膜、盆腔器官出口部位的盆内筋膜和腰筋膜前层相延续。在腹股沟区，它由**腹横肌腱膜**增厚加强（图9-11A）。腹横筋膜形成腹股沟管的后壁，内侧方由**腹股沟镰**加强。它附着于腹横肌和髂肌的起始之间的**髂嵴**，同样附着于**髂前上棘**和股血管之间的腹股沟韧带后缘，和髂筋膜相延续。尽管在腹股沟区由其他筋膜增强，腹横筋膜仍然相对薄弱，在疝修补术中不能作为修补物进行缝合。

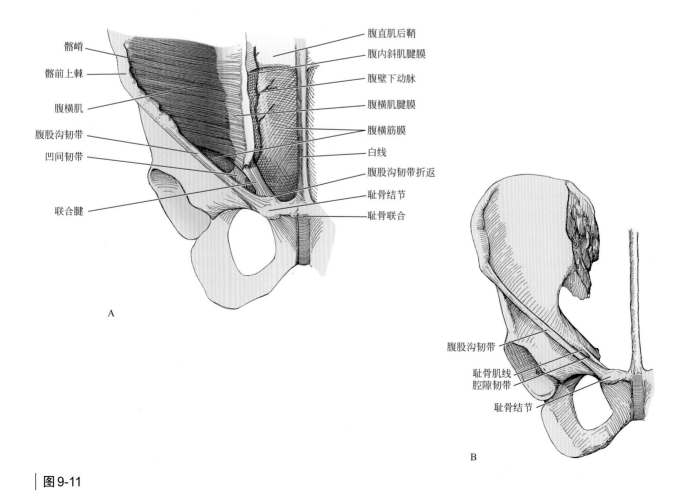

图9-11

髂血管内侧的腹横筋膜较薄，附着于耻骨梳（图9-5、图9-7，图9-11B，图9-19和图9-20B）和腹股沟镰（图9-16和图9-17）。腹横筋膜沿股血管前下行，构成股鞘的前壁。精索内筋膜（图9-6B和图9-10）是腹横筋膜的延续，包绕精索形成，其内有肌纤维及包绕鞘膜壁层的疏松组织。

腹横筋膜向下延续，包绕股区的血管形成腹侧鞘和背侧鞘，腹侧鞘的边缘有股深弓，背侧鞘附着于耻骨上支和耻骨嵴。

在腹股沟区腹膜通过脂肪组织与腹横筋膜分离，缺少肌肉的支撑。在疝修补术中，必须切除多余的腹膜，只留下足够无张力缝合的部分腹膜（图9-12）。

腹股沟管内环口

腹股沟韧带中部上方的腹横筋膜比较致密并且由腹横肌腱膜支持，在此处腹股沟管内环口形成一个开口，构成了腹股沟管的外侧缘。内环从外部不可见，因为它被腹横筋膜形成的精索内筋膜隐藏。在内环的内侧，腹横筋膜形成腹横筋膜悬带。腹横筋膜悬带分为两个脚：较长的上脚和跟随髂耻束的较短的下脚。两侧的内环都有这种结构，使得腹肌紧张时内环可以迅速关闭。

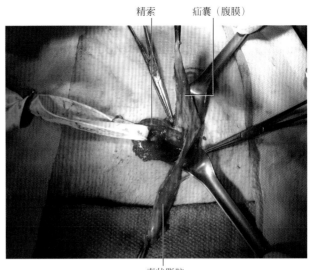

图9-12　一例成人左侧腹股沟斜疝修补手术图。部分腹膜已从精索上分离出来，需切除多余的腹膜，并在疝囊底部关闭腹膜。图片中还可见到一个小的脂肪瘤。（图由Raymond Onders MD提供）

凹间（海氏）韧带不是一个真正的韧带，它是腹横筋膜在腹股沟管内环口的内侧增厚形成的（图9-13）。凹间韧带像腹股沟镰在内环的内侧方凝结聚集（图9-16），其加强了内环的内侧缘。

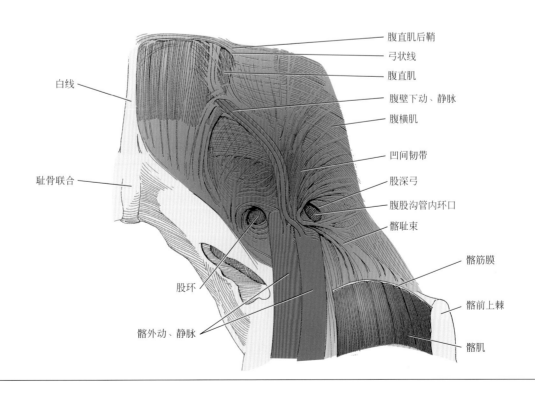

图9-13

女性*腹股沟区* 的结构比男性简单，只有子宫圆韧带穿出前腹壁。圆韧带的外层结构类似精索：精索外筋膜、提睾肌筋膜和肌肉、精索内筋膜等。

腹股沟区的内部结构

同样的组织结构从体内和体外观察是不一样的。这个章节首先会展示更多的浅层结构，逐步显露到骨盆，也会重复描述许多前面提到过的结构。可以通过图9-5复习不同结构在骨盆的附着点。

腹横筋膜及其韧带

去除腹膜和腹膜前脂肪即可暴露**腹横筋膜**。它牢固地附着于**腹直肌**上的**白线**。在盆腔中腹横筋膜和盆内筋膜相连续，部分和**髂筋膜**一起围绕在盆腔脏器的盆腔出口，覆盖深方肌肉的外膜（图9-13）。腹横筋膜附着在后方的髂嵴的部位位于**髂肌和腹横肌**的起始部之间，在髂前上棘和髂血管上方之间附着于腹股沟韧带的后方。腹横筋膜在这些血管的内侧附着于耻骨梳（图9-5、图9-7、图9-19和图9-20B）。腹横筋膜向下方延续，附着于腹股沟镰（图9-16和图9-17）。**腹直肌鞘后层**止于**弓状线**，所以腹直肌下方只有腹横筋膜覆盖。**髂外动、静脉**从腹股沟韧带下方的**股鞘**出盆腔之前（图9-8B和C、图9-16、图9-20B），发出**腹壁下动、静脉**，进入腹横筋膜，向头侧走形，之后沿腹直肌鞘后层的深处走形。（图9-14和图9-15）。

腹横筋膜由下方腹横肌腱膜加强增厚，这种复合结构形成了腹股沟管后壁。

腹股沟内管环口（深）开口于腹横筋膜，内环的内侧由横向的腹横肌弓状纤维加强，弓状纤维向侧方的髂前上棘方向走行，形成**股深弓**的前脚。后脚由**髂耻束**（图9-8C、图9-16和图9-20B）和腹横筋膜组成。

凹间（海氏）韧带（图9-9A和图9-11A）是腹横筋膜局部的增厚致密，内侧是腹股沟管内环口的内侧缘，外侧是联合腱的内侧部。

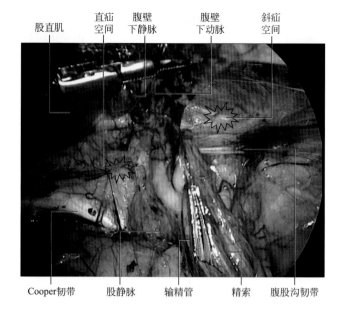

图9-14　一名腹股沟斜疝患者的腹腔镜下腹部视野。脱垂入疝囊的肠道已缩回腹腔。在特定的"直疝空间"区域，在腹壁下血管内侧的疝称为腹股沟直疝在"斜疝空间"区域，腹壁下血管外侧的疝称为腹股沟斜疝。（图由Raymond Onders MD提供）

图中标注：股直肌　直疝空间　腹壁下静脉　腹壁下动脉　斜疝空间　Cooper韧带　股静脉　输精管　精索　腹股沟韧带

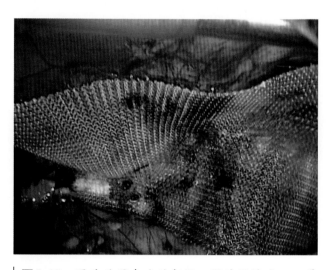

图9-15　图片放置在疝的部位。图片设计为可以覆盖直疝，斜疝和股疝发生的部位。（图由Raymond Onders MD提供）

腹横肌和腹内斜肌

去除腹横筋膜暴露腹直肌和腹横肌，有几条支撑腹股沟管和股管的重要韧带（图9-16）。腹横肌

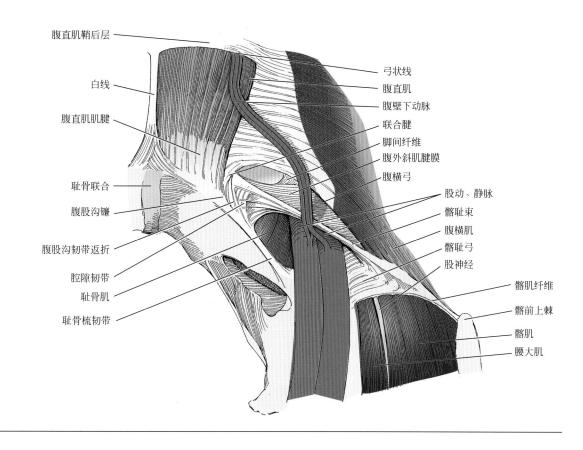

腹直肌鞘后层

白线

腹直肌肌腱

耻骨联合

腹股沟镰

腹股沟韧带返折

腔隙韧带

耻骨肌

耻骨梳韧带

弓状线

腹直肌

腹壁下动脉

联合腱

脚间纤维

腹外斜肌腱膜

腹横弓

股动、静脉

髂耻束

腹横肌

髂耻弓

股神经

髂肌纤维

髂前上棘

髂肌

腰大肌

图9-16

与腹股沟疝的形成和修复密切相关。

　　腹股沟区手术中最重要的结构是**联合腱**（图9-7A、图9-9A，图9-11A、图9-20A），它由腹横肌腱膜最下方的纤维与一部分腹内斜肌融合形成。联合腱发自腹股沟韧带侧方，组成腹股沟管的顶部，作为**腹横肌的弓状缘**附着于耻骨嵴和**耻骨梳**。腹股沟区域的内下方，在腹股沟管的后壁，腹横肌腱膜纤维分散开，露出腹横肌之间腹横筋膜的薄弱处。这样的解剖结构是形成直疝的基础（图9-14）。

　　腹直肌肌腱沿着它附着的耻骨嵴和耻骨结节延长了2cm，筋膜围绕耻骨梳形成**腹股沟镰**（Henle）。还有一种观点认为腹股沟镰是联合腱的一部分，作为腹横肌腱膜致密的部分附着于耻骨上支。它更像来自联合腱的纤维加入腹股沟镰，因此腹股沟镰的这两种起源都是合理的。

海氏三角

　　腹股沟三角形是形成疝的重要区域，它以腹直肌鞘和腹股沟镰、腹壁下血管、耻骨梳韧带为界；腹股沟韧带也常被认为是边界之一。

腔隙韧带

　　腔隙韧带（图9-8B和C、图9-17、图9-18）来自阔筋膜，加入腹股沟韧带的后缘，来自腹外斜肌的筋膜予以支持加强。到达耻骨梳之前，腔隙韧带与耻骨筋膜融合。外侧面沿股鞘内侧壁到其下方1cm。前面紧邻耻骨梳。

耻骨梳韧带

　　耻骨梳韧带（Cooper）（图9-8A和B、图9-17、图9-18、图9-20B）是一种沿耻骨梳到耻骨上支包含骨膜在内几毫米厚的纤维增生。它从腔隙韧带的基底横向延伸到耻骨筋膜。腹横肌腱膜和髂耻束沿耻骨肌线插入临近耻骨梳韧带内侧部分；腹横筋膜通过耻骨梳韧带提供进入耻骨上支的附着线。耻骨梳韧带在侧方分出比腹壁肌肉附着更多的韧带尾端。

髂耻束

　　髂耻束（有时称为前股鞘）表现为腹横筋膜

增厚的纤维下缘，平行于腹股沟韧带并向腹股沟韧带尾端走形（图9-8C、图9-13、图9-16、图9-20B）。髂耻束是腹横筋膜腹部和股部的交界处。前腹壁深层筋膜的外层和髂腰肌（肌筋膜）来源于同一层次。它是否包含腹横肌腱的纤维目前尚无定论。

髂耻束虽临近腹股沟韧带中部，但它是一个独立的结构。腹股沟韧带是腹股沟区腹外斜肌的浅层结构，而髂耻束是深部腹横筋膜层次的结构。在骨盆内部只能看到髂耻束。

髂耻束沿髂嵴的侧面附着于**髂前上棘**，接受髂肌和**腹横肌**最底部的纤维加入。之后绕过**腰大肌**和**股动、静脉**，形成前股鞘的一部分。腹横筋膜由横向的拱形纤维支持，这些纤维朝向髂前上棘的前上方和**腹直肌**的后内侧走行，从内侧插入耻骨上支和耻骨梳韧带。下方的纤维向下插入耻骨梳韧带的外侧部分，构成股管的内侧界。它们加强了腹股沟管内环口边缘内下方部分，同时也是疝修补术的一个重要结构。

有称为腹壁间筋膜的双层筋膜，将腹横肌从腹内斜肌上分开。但在腹股沟管和联合腱附近，腹横肌和腹内斜肌之间紧密地连接在一起。

腹内斜肌

移开腹横肌，暴露**联合腱**的浅表部分，可显示**腹外斜肌腱膜**与**腹股沟韧带**的关系（图9-17）。双层的腹壁间筋膜将腹外斜肌和腹内斜肌分开。该区域腹内斜肌主要为肌肉成分，肌纤维横向走形。腹内斜肌下方起源于髂筋膜侧面，在内环和外环之间覆盖精索。如果腹内斜肌止于白线或腹直肌鞘，而没有和腹横肌一起弧形向下到耻骨嵴，就不会形成真正的联合腱。

腹外斜肌

腹外斜肌腱膜构成腹股沟管的前壁，其纤维附

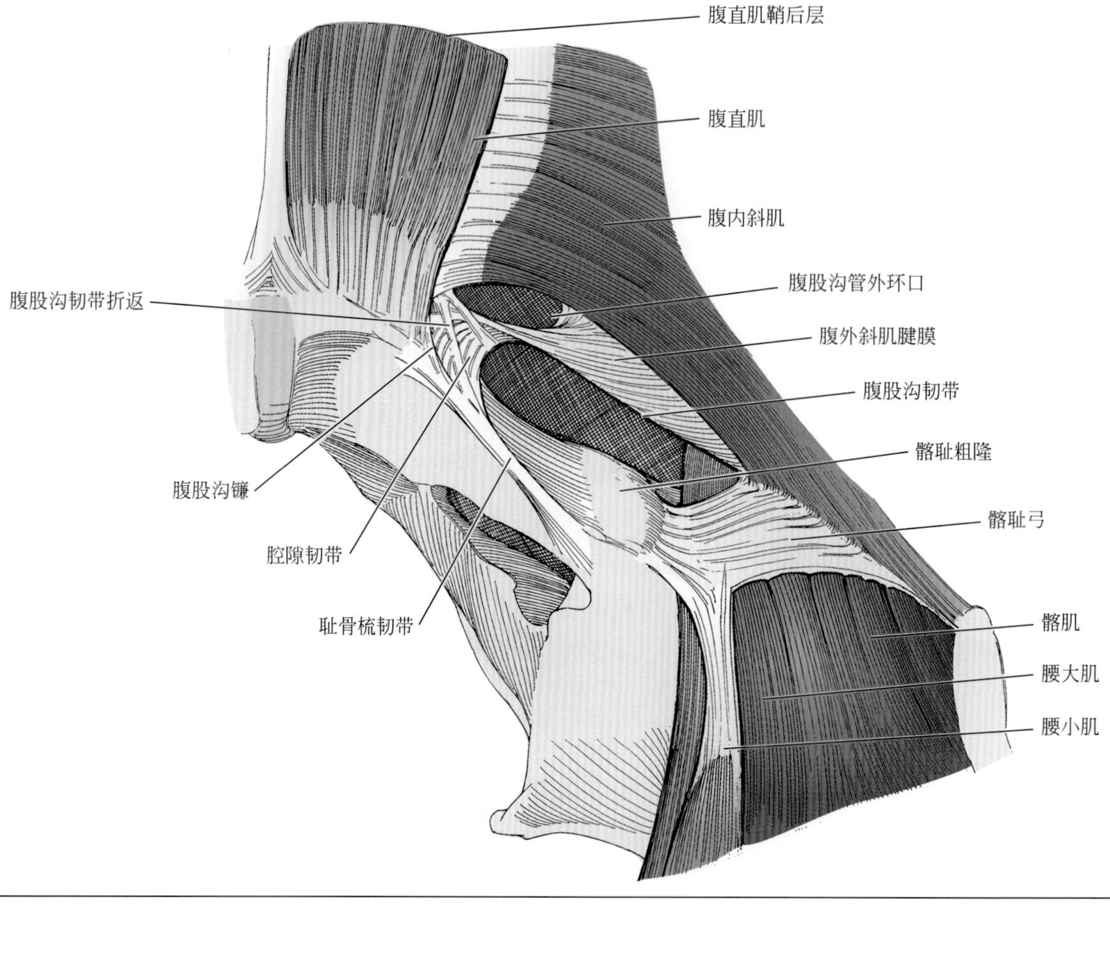
腹直肌鞘后层
腹直肌
腹内斜肌
腹股沟管外环口
腹股沟韧带折返
腹外斜肌腱膜
腹股沟韧带
髂耻粗隆
髂耻弓
腹股沟镰
腔隙韧带
耻骨梳韧带
髂肌
腰大肌
腰小肌

图9-17

着于耻骨联合上缘和耻骨嵴，远至耻骨结节（图9-18）。腹外斜肌腱膜也构成**腹股沟韧带**（图9-8A和B、图9-9A、图9-11A和B、图9-17、图9-18、图9-19），包括部分腹股沟管的底部。

腹股沟韧带折返是一个薄弱的纤维束，来自腹股沟韧带外支的延展，从腹股沟管外环口后内侧穿行（图9-7B、图9-11A、图9-16、图9-17、图9-18）。在疝修补术中作用不大。

腔隙韧带是腹股沟韧带的一部分（图9-8B和C、图9-16、图9-17、图9-18），前方附着于腹股沟韧带内侧终点和耻骨结节，远至耻骨梳内侧终点。这个韧带在前路手术中观察不到，可能会与耻骨梳处腹直肌与腹横肌的插入点混淆。腔隙韧带有3个侧面：①它的基底附着于耻骨；②它的下凹部分为股管的内侧；③它的深缘与耻骨筋膜相连。

耻骨的标志

耻骨肌线（图9-19）是耻骨梳韧带（Cooper）

（图9-5、图9-7、图9-11B、图9-19、图9-20）和腔隙韧带（图9-8C、图9-16、图9-18）的交界点。它标记着耻骨表面尖锐的后缘，位于耻骨上支从**耻骨结节**到**髂耻隆起**的三角形表面（图9-5、图9-17、图9-18）。骨质包绕前方形成**闭孔嵴**（图9-5A，图9-18）。**腹股沟韧带**附着于**髂嵴**前缘的**髂前上棘**。

腹股沟管的边界

前后位相上，腹股沟管作为腹外斜肌和腹横肌腱膜的下缘之间潜在的三角形开口，长约4cm，始于腹股沟管内环口外侧缘（图9-13），止于腹股沟管外环口的内侧缘（图9-18）。精索穿过腹股沟管从腹膜前到达皮下，被覆腹壁的部分层次（图9-20A）。

腹股沟韧带的侧折返的纤维从内侧汇入腔隙韧带，构成**腹股沟管下壁**（底部）（图9-8C、图9-16、图9-17、图9-18）。**腹内斜肌**最下方的肌纤维和**腹横肌**融合成**联合腱**，呈弓状跨过腹股沟管，构成其顶壁（图9-7B、图9-9、图9-11A、图9-16、

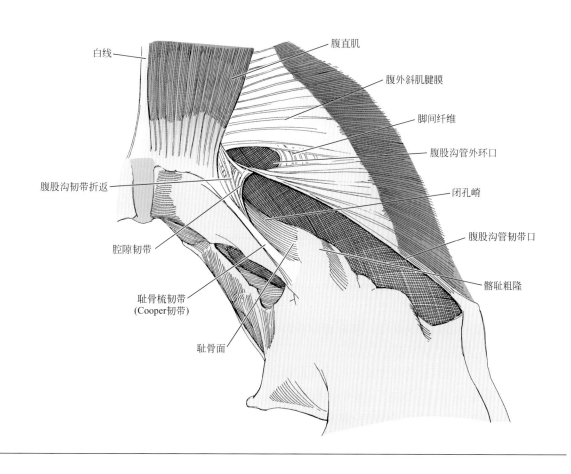

白线
腹直肌
腹外斜肌腱膜
脚间纤维
腹股沟管外环口
腹股沟韧带折返
闭孔嵴
腹股沟管韧带口
腔隙韧带
耻骨梳韧带（Cooper韧带）
髂耻粗隆
耻骨面

图9-18

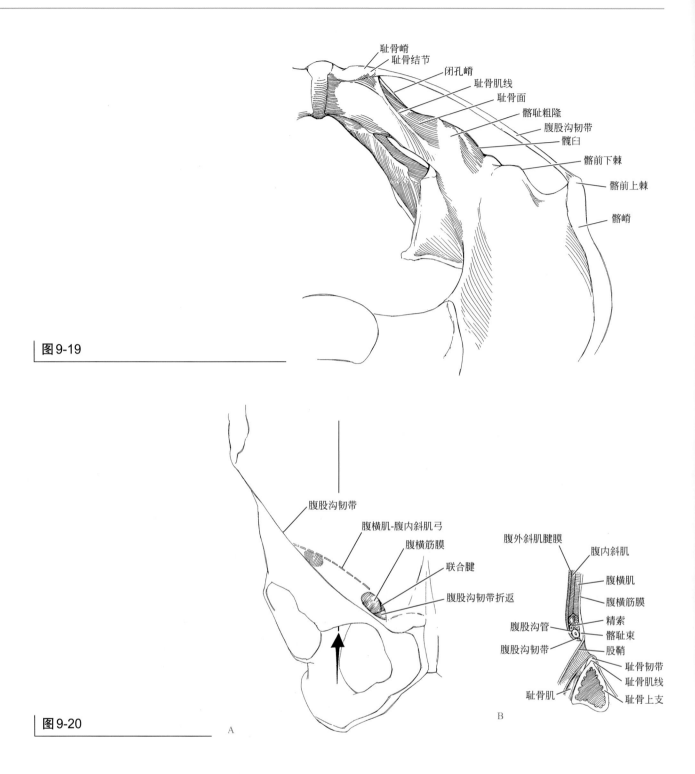

图9-19

图9-20

图9-20A）。前壁由腹外斜肌腱膜和部分腹内斜肌纤维组成，它们附着于腹股沟韧带的外侧部分。后壁主要由**腹横筋膜**构成，内侧例外，**联合腱**源自腹横肌的纤维下延，参与构成后壁。

矢状断面上，增厚的腹横筋膜在延续为**股鞘**前部之前构成**髂耻束**（图9-20B）。**腹外斜肌腱膜**形成的**腹股沟韧带**转向内方，形成了**腹股沟管**的底部。耻骨梳韧带（Cooper）（图9-8A和B、图9-16、

图9-17、图9-18、图9-20B）骑跨在**耻骨上支**（图9-5A）的**耻骨梳**上（图9-5、图9-7、图9-11B、图9-19、图9-20B）。

腹股沟管的内容物 男性为**精索**，女性为圆韧带。髂腹股沟神经走行于腹股沟管前壁的内侧和精索的下方，从浅环穿出。生殖股神经的生殖支、精索外（提睾肌）动静脉、交感神经丛和一些盆腔神经丛的纤维伴随输精管动脉和精索进入阴囊。

血供、淋巴回流和神经支配

动脉和静脉血供

前下腹壁部的浅层由3个源于卵圆窝的血管供应：①旋髂浅；②腹壁浅；③浅表的阴部内血管。

腹股沟管 的结构由髂外动脉远端支、腹壁下动脉和旋髂深动脉供应（图10-14）。

腹壁下动脉向上走行于腹横筋膜（腹膜外结缔组织的外层）、盆腔器官周围的中间层和腹膜周围的内层之间的腹膜前间隙，供应腹直肌（图9-14）。通常，腹壁下静脉被动脉分成两支，在汇入髂外静脉前融合成一支。

腹壁下动脉有两个小的分支。第一支是小的耻骨支，起源于近腹壁下动脉的起始部，沿髂耻束穿过耻骨梳韧带走行，分出一个伴随耻骨梳韧带内侧走行的小分支。主干汇入闭孔动脉。如果发育成较大的动脉，它会被认为是副闭孔动脉。伴随动脉走形的静脉更宽大，是腹股沟区手术时出血的主要原因。腹壁下动脉的第二个分支是精索外（提睾肌）动脉，在穿过腹横筋膜并成为精索的内容物之前走行于深环内。

髂外动脉的另一分支是旋髂深动脉。它穿过腹横筋膜，沿髂耻弓侧方走行到达髂前上棘区域，分出上升支穿过腹横肌并终止于腹内斜肌内侧的髂嵴。

淋巴回流

腹股沟区的淋巴结包括浅表淋巴结和深筋膜下深部淋巴结。**腹股沟浅淋巴结**分为上、下两组。上组内侧的淋巴结位于大隐静脉旁，在泌尿外科尤为重要。因为它们是外生殖器和肛周的淋巴引流区域，而下组淋巴结是腿部的淋巴引流区域。

腹股沟深淋巴结位于髂动静脉旁。无论是浅表还是深部淋巴结都可以通过低位腹股沟切口探及。

浅淋巴引流系统

皮肤的淋巴管引流进入腹股沟浅表淋巴结，无论在数量和位置上都是可变的。它们位于大腿的浅筋膜层，在**阔筋膜**表面**浅筋膜**的**膜质层**中的脂肪组织内（图9-21）。这些淋巴结是阴茎头和阴茎尿道主要的淋巴引流系统。它们位于略高于**腹股沟韧带**的区域，沿大腿内上方延续。这个区域的边界是耻骨结节下方15cm、侧方10cm、上方20cm并加入腹股沟韧带外侧末端。该区域包含4～25个淋巴结，平均8个。Rouviere将整个区域分为5个分区，其中两个是阴茎的淋巴引流区。在**腹壁浅静脉**和**阴部外浅静脉**周围的上内侧区是阴茎皮肤的淋巴引流区。中心区位于**大隐静脉**与**股静脉**交界处，引流包括阴茎头在内的阴茎淋巴结。

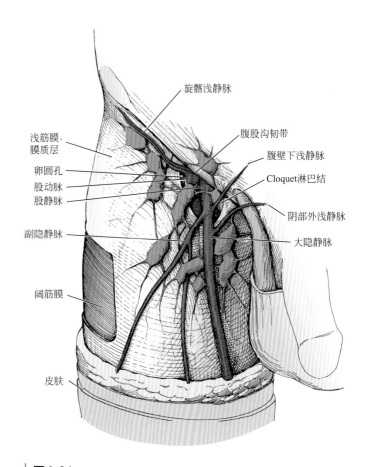

图9-21

腹股沟深部引流系统

阔筋膜是腹股沟区深部淋巴结和浅表淋巴结的分界。

腹股沟深部淋巴结位于浅淋巴结深面，并接受浅表淋巴结的引流。深部淋巴结在**阔筋膜**深面的股三角沿**股动、静脉**形成淋巴链，在**腹股沟韧带**下方走行并通过股管穿过**股间隔**加入**髂外动脉**旁淋巴结（图9-22）。淋巴引流继续经腹膜后间隙进入**盆腔淋巴结**。盆腔淋巴结位于盆底肌肉上方的腹膜和腹横（盆内）筋膜之间的浆膜下组织。这些淋巴结位于**髂外血管、髂内血管**和**髂总血管**的周围，并延续至主动脉周围。

神经分布

腹股沟区的神经分布

腹股沟的结构主要受来自腰丛神经**L1**的**髂腹下神经**和**髂腹股沟神经**支配（图9-23）。这两根神经和肋下神经一样斜向走行约8～10cm后，穿过**腰大肌**走行于盆内筋膜和腹膜下方的**腰方肌**表面。在**髂嵴**中部上方，穿过**腹横肌**并走行于腹横肌和**腹内斜肌**之间。在这个区域这两根神经都可能在切开肌肉时受到损伤，导致腹部肌肉无力和腹股沟直疝。

髂腹下神经穿过腹横肌后分为髂支和腹下支。

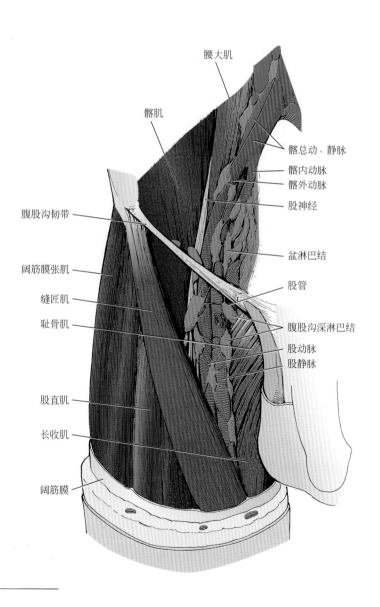

腰大肌

髂肌

腹股沟韧带

阔筋膜张肌

缝匠肌

耻骨肌

股直肌

长收肌

阔筋膜

髂总动、静脉

髂内动脉

髂外动脉

股神经

盆淋巴结

股管

腹股沟深淋巴结

股动脉

股静脉

图9-22

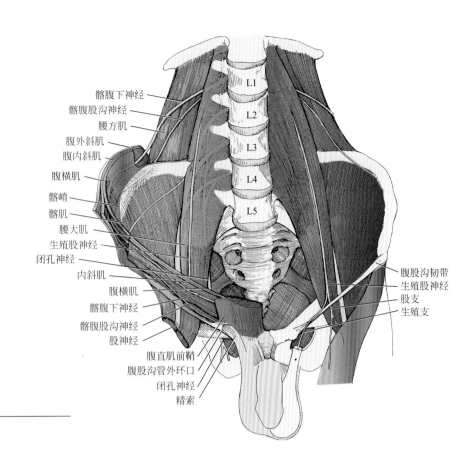

髂腹下神经
髂腹股沟神经
腰方肌
腹外斜肌
腹内斜肌
腹横肌
髂嵴
髂肌
腰大肌
生殖股神经
闭孔神经
内斜肌
腹横肌
髂腹下神经
髂腹股沟神经
股神经
腹直肌前鞘
腹股沟管外环口
闭孔神经
精索

L1
L2
L3
L4
L5

腹股沟韧带
生殖股神经
股支
生殖支

图9-23

腹下支向前、向下走行，支配腹部肌肉。在髂前上棘的上内侧，腹下支走行于**腹外斜肌**腱膜下方到达**腹直肌鞘前层**深面，之后穿过腹直肌鞘前层支配下腹部的皮肤。

髂腹股沟神经与髂腹下神经走行相似，但更靠内，位于腹外斜肌腱膜下方，髂前上棘内侧约2cm。它在**精索**前方通过**腹股沟管**，在腹股沟管浅环处分支支配阴部、上部阴囊或阴唇的皮肤。小的运动支分散支配腹部肌肉。髂腹股沟神经比髂腹下神经细小，事实上，它可能会缺失，而被髂腹下神经的一个分支取代。

生殖股神经（腰神经丛L1的生殖支和L2的股支）穿过**腰大肌**，沿腰大肌表面走行至腹股沟管内环，之后分为生殖支和股支。**生殖支**跨越髂动脉并穿过髂耻束进入腹股沟管内环口的侧方。加入精索并在后方走行，穿过外环，支配提睾肌的运动，以及部分阴囊和大腿内侧皮肤的感觉。**股支**沿腹股沟韧带下方的腰大肌走行进入大腿，供应支配前股区。

大腿外侧皮神经来自脊神经L2和L3的腹支。从腰大肌后方穿出，在腹股沟韧带后方斜行跨过髂肌，在大腿处分成前支和后支，支配大腿前方和侧方的皮肤。在手术过程中它可能被牵开腹股沟韧带的拉钩挤压，造成支配区域的疼痛。

（孟步亮 译　张金山　孟一森 审　刘振湘 校）

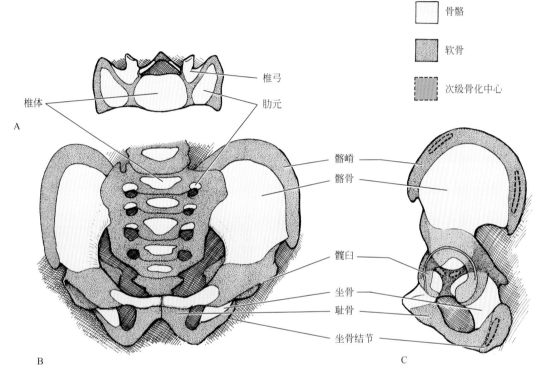

图中标注（从上到下、从左到右）：

椎弓
椎体
肋元
A

骨骼
软骨
次级骨化中心

髂嵴
髂骨
髋臼
坐骨
耻骨
坐骨结节

B   C

图10-1 髋骨和骶骨的发育：A.横断面；B.前面；C.侧面

这些骨头，连同尾骨，形成内含膀胱、子宫和部分肠道的骨盆或盆腔。

——CROOKE
Body of Man, 118, 1615

骨盆的发育

骨性骨盆

无名骨及骶骨的发育

无名骨

透明软骨率先下降，并作为骨盆其他组成部分

髂骨、坐骨及耻骨（图10-1B和C）形成的模板。髂骨作为第一骨化中心出现于胎儿的第2个月；耻骨作为最后骨化中心出现在胎儿的第4或第5个月。最终，整块软骨将发育成骨。除性别差异外，骨化中心的出现及融合的进程亦存在个体差异。上述进程女性较男性发生早，尤其在刚进入青春期时。例如，7岁到8岁时，坐骨及耻骨融合形成耻骨支，然而，**髂嵴、髋臼**及**坐骨结节**的次级骨化中心直至青春期才出现，并在15岁到25岁之间与其他骨化部分融合。出生时，每个部分都有大的软骨成分残留。虚线标出的是骨化的次级位点，这些将在青春期出现，并在25岁时愈合。

骶骨

妊娠第5周，神经管及消化道延伸进入尾芽，发育形成骶骨和尾骨；但第8周时，尾芽、神经管

及消化道将退回，留下骨性结构。

骶骨由与其他椎体组分类似的5节骶椎组成。**椎体**的骨化中心及双侧**椎弓**出现在第10周到第20周，然而，上述的**肋骨组分**出现的时间要晚得多，在妊娠第6个月到第8个月之间（图10-1A）。骶骨体的融合发生于第6周，中部的椎间盘先融合，第一、二骶骨间的椎间盘最后融合。

性别差异

骨盆原始软骨的形状存在性别的差异。即使在胎儿期，女性的耻骨下角或耻骨弓的角度也较男性的要宽大。出生后，男性婴儿骨盆的总体外形较大，但女性婴儿的盆腔体积更大，这种差异在第22周达到最大，然后两者的差异在数年间逐渐缩小。

成人骨盆的性别差异受男性的运动量及女性分娩的影响。通常，男性骨盆呈圆锥状，而女性的呈圆柱状。男性骨性骨盆的腔更宽大，但骨盆的肌肉更发达，因而骨盆的净空间更小。供其肌肉附着的各个区域都易于区分。此外，男性骨盆骨本身的重量较重，尤其是髂嵴，导致其向前的投射角度更向内侧弯曲。在女性，髂骨缘的方向更趋向垂直走行，但较短，因而其髂窝更小。

盆腔

盆底的肌肉和筋膜源自腰椎体壁组织，其支配神经来自腰段脊髓。肛提肌起源于原始的胚胎尾部肌肉组织，因此受骶神经支配。

盆腔脏器的发育见各器官系统章节。

先天发育异常

骨盆形态的个体变异有一定规律，发育过程中异常的激素环境起到部分影响。一些研究者认为骶骨发育异常可分为3类：①脊椎缺失（属于"发育不全"组，又称"尾部退化综合征"）（图10-2和图10-3）；②半脊椎（遗传异常组）；③神经弓缺失（闭合不全组）（图10-4）。第一类患者有相应的神经保留，内脏先天发育异常发病率相对较低。第二

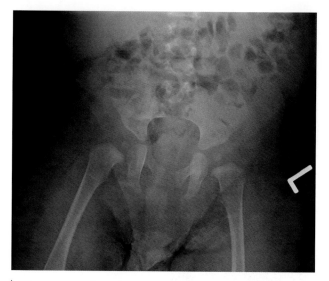

图10-2　骶骨发育不全。X线平片显示骶骨完全性发育不全（图由 Vikram Dogra MD 提供）

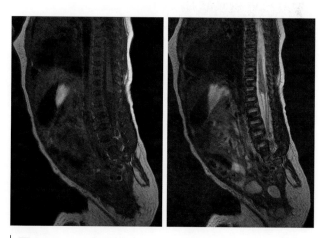

图10-3　骶骨发育不全。核磁共振扫描T1和T2加权相证实S1节段以下骶骨完全性发育不全。脊髓缩短并呈圆锥形，伴有增厚的终丝以及膀胱后方异常的囊肿（图由 Vikram Dogra MD 提供）

类患者内脏畸形的发病率高，但其神经系统缺陷最小，通常只有膀胱缺失神经支配。第三类患者易形成骶骨脊柱裂，常伴有骶椎水平的脊膜膨出或脊髓脊膜膨出，导致下尿路失去神经支配。骶、尾骨发育异常通常伴随着末段腰椎的畸形。尾芽的不对称退化导致骨盆倾斜，第5腰椎逐渐与骶骨融合，导致较高水平的骶骨岬。膀胱外翻通常伴有各种缺陷，如伴骨盆环外旋的耻骨联合分离（图10-5）。

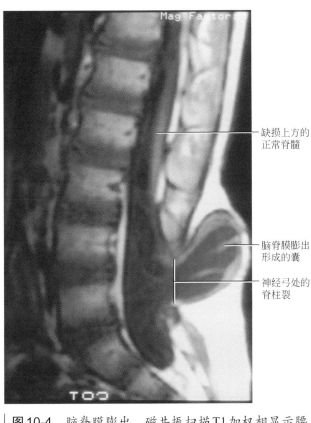

缺损上方的
正常脊髓

脑脊膜膨出
形成的囊

神经弓处的
脊柱裂

图 10-4　脑脊膜膨出。磁共振扫描 T1 加权相显示腰段神经弓处存在缺损，形成硬膜囊疝，疝囊内并没有神经组织。正常的脊髓终止于骨质缺损上方（图由 Raj Paspulati MD 提供）

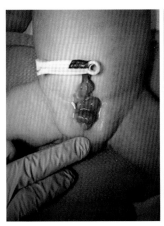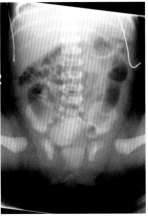

图 10-5　膀胱外翻，合并尿道上裂。X 线平片显示耻骨联合缺失，骨盆带外旋（临床病例照片由 Jonathan Ross MD 提供；放射图像由 Raj Paspulati MD 提供）

骨盆的结构

盆腔的手术入路与会阴的手术入路完全不同，尽管两者在空间上是连续的，但它们被认为是相互独立的。

盆腔

盆腔手术是指在由呈圆柱状空腔的小骨盆（真骨盆）内进行的手术操作。小骨盆与碗状的大骨盆（假骨盆）有显著差别，后者实际上是腹腔的一部分（髂窝部）。

盆腔始于小骨盆的入口，其界线由前方的耻骨联合和耻骨肌线（耻骨梳）的上缘、外侧的髂骨弓状线和后方的骶骨岬组成。下方边界为骨盆出口（骨盆下口），其周界由坐骨结节、坐骨切迹和坐骨大小孔等组成。

骨性骨盆

成对的髋骨构成骨性骨盆的前部和外侧部，骶骨为骨性骨盆后壁。一块髋骨由 3 部分组成：①髂骨；②坐骨；③耻骨（图 10-6）。

髂骨呈楔形，其宽大部分起始于近**髂前下棘**处，先向前、向上延伸至**髂前上棘**，接着滑过**髂嵴**，随后逐渐减小为髂后上棘、髂后下棘及坐骨大切迹。

坐骨和**耻骨**，作为髋骨一部分，分别构成腹股沟区（图 9-5）和会阴（图 11-3）。这些沉重的骨头为身体支撑提供框架，为肌肉运动提供基础。

女性骨盆

女性髂骨在脊柱前上方向扩大，因而其假骨盆比男性的更宽大。由于骨盆出口受坐骨结节和坐骨棘的影响较小，女性骨盆出口也更宽、更圆。

骨盆，后面观

骨盆后部解剖对于理解背侧和腹侧脊髓神经根的手术入路非常重要。

骶正中嵴从骶骨中间向下延续，其表面有 4 个

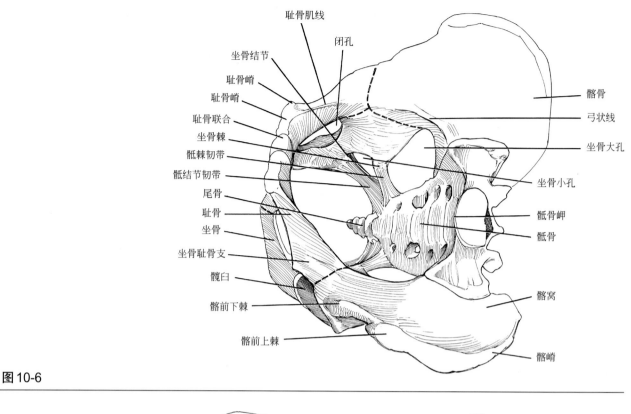

耻骨肌线
闭孔
坐骨结节
耻骨嵴
耻骨嵴
耻骨联合
坐骨棘
骶棘韧带
骶结节韧带
尾骨
耻骨
坐骨
坐骨耻骨支
髋臼
髂前下棘
髂前上棘

髂骨
弓状线
坐骨大孔
坐骨小孔
骶骨岬
骶骨
髂窝
髂嵴

图 10-6

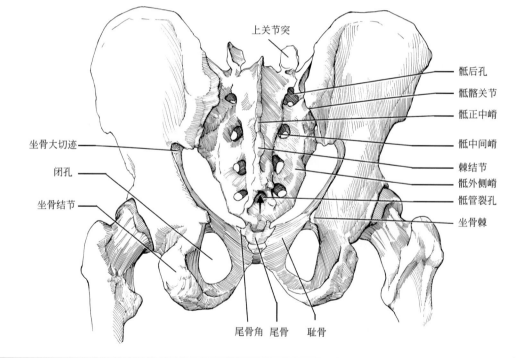

上关节突
坐骨大切迹
闭孔
坐骨结节

骶后孔
骶髂关节
骶正中嵴
骶中间嵴
棘结节
骶外侧嵴
骶管裂孔
坐骨棘

尾骨角　尾骨　耻骨

图 10-7

拱形的**棘结节**。4个**骶后孔**分别排列于正中嵴两侧，脊神经后支从该孔穿出（图10-7）。**骶中间嵴**由骶后孔内侧的4个退化的关节结节组成。骶后孔外侧的**骶外侧嵴**由骶椎的横突融合而成。**骶管裂孔**开口于棘结节的最下端并与椎管相通。尾骨角由第5关

节结节退化而来。

马尾和终丝位于骶管内（图4-4）。被硬脊膜分隔开的硬膜外腔和蛛网膜下腔在骶骨中段融合，以至于低位的骶神经根（马尾）和终丝须横穿该脊膜到达骶孔。第5骶神经根和终丝经由骶管裂孔

离开椎管。

骨盆韧带，后面观

由于和盆腔手术中经常需要处理的结构密切相关，泌尿外科医师很关注下面两条韧带。较长的是附着于髂骨到骶骨之间的**骶结节韧带**，将骶骨连接于坐骨，它厚而窄，起于**髂后上棘**延伸到下方的骶结节，沿着骶骨外侧缘走行，止于**坐骨结节**的内侧缘（图 10-8）。部分分支沿着坐骨支形成**镰状突**。较细的是起始于**坐骨棘**延伸到骶骨外侧缘的**骶棘韧带**，它在骶结节韧带前方穿过。在这两条韧带的交叉位置，上方为**坐骨大孔**，下方为**坐骨小孔**。

髂腰韧带将髂骨和第 5 腰椎相连接。**骶髂后短韧带**斜向上将骶骨上半部分与髂骨连接在一起；而**骶髂后长韧带**则将骶骨下半部分与髂骨连接在一起。**骶棘韧带**连接骶骨外缘与**髂骨棘结节**，覆盖骶骨内侧棘突并与**骶尾韧带**相延续。

骨盆最上部的韧带是骶髂腹侧韧带，大部分在弓状线和髂后上棘水平演变成较厚的骶髂关节纤维囊。当然，骶髂关节最主要的韧带还是骶髂骨间韧带，它连接骶骨和髂骨并维持骶髂关节稳定。

男性盆腔的腹膜毗邻

盆腔器官的顶部表面被腹膜覆盖，在**膀胱**与**精囊**及**直肠**上端之间形成直肠膀胱陷凹（图 10-9）。从直肠膀胱陷凹延伸出的腹膜尾侧形成一个融合的双层的反折，它是覆盖的腹膜消失后遗留下来的腹膜外结缔组织层，并最终形成**狄氏筋膜**的前层（图 14-19）。

膀胱韧带

膀胱和前列腺依靠一些疏松纤维状的韧带支撑（表 10-1），它们被称为真韧带。与之相反，腹膜反折亦将膀胱连接于盆壁上。膀胱侧韧带源于覆盖肛提肌的腹横筋膜（盆内筋膜）（图 10-12），与盆内筋膜腱弓连接（勿与肛提肌附着点的腱弓混淆）。耻骨前列腺韧带的外侧支亦如此。耻骨前列腺韧带的内侧支（通常的耻骨前列腺韧带）附着于前列腺与耻骨后部，构成耻骨后间隙的底部。膀胱后韧带内包含有回流到后侧方的髂内静脉的膀胱静脉丛。

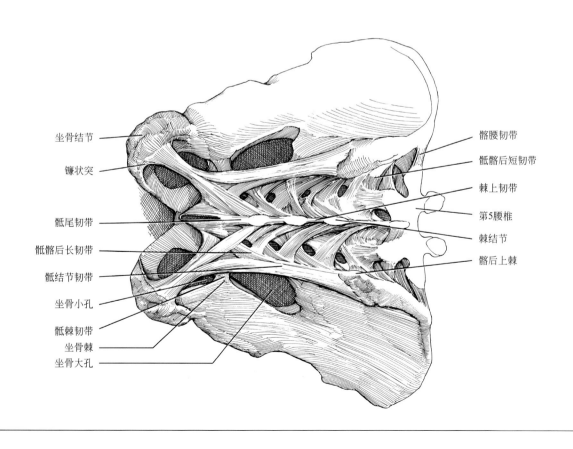

坐骨结节　　　　　　　　　　　　　　　　　　　　髂腰韧带
镰状突　　　　　　　　　　　　　　　　　　　　　骶髂后短韧带
　　　　　　　　　　　　　　　　　　　　　　　　棘上韧带
骶尾韧带　　　　　　　　　　　　　　　　　　　　第5腰椎
骶髂后长韧带　　　　　　　　　　　　　　　　　　棘结节
骶结节韧带　　　　　　　　　　　　　　　　　　　髂后上棘
坐骨小孔
骶棘韧带
坐骨棘
坐骨大孔

图 10-8

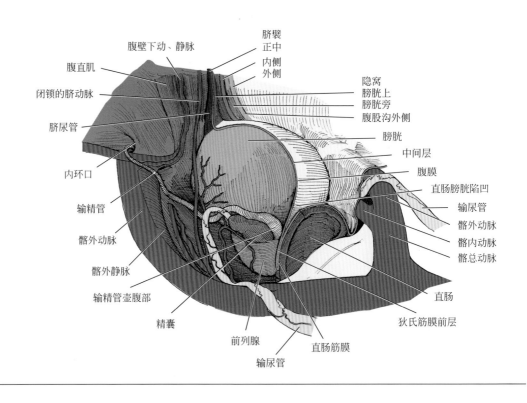

图 10-9

表 10-1　盆部韧带

韧带	起点	止点	形成的解剖特征
疏松纤维（真性）韧带			
膀胱外侧真性韧带	膀胱	盆筋膜腱弓	—
耻骨前列腺外侧韧带	前列腺外鞘	肛提肌腱弓	腹股沟外侧隐窝
耻骨前列腺内侧韧带（耻骨膀胱韧带）	前列腺外鞘	耻骨后部	耻骨后间隙底部
膀胱后韧带	膀胱底膀胱静脉丛外缘	髂内静脉	—
腹膜襞			
脐正中襞（含脐尿管）	膀胱	脐部	膀胱上隐窝
脐内侧襞（含闭锁的脐动脉）	膀胱	脐部	膀胱旁隐窝
脐外侧襞（含腹壁下动脉）	膀胱	盆腔侧壁	腹股沟外侧隐窝
骶生殖襞	膀胱	骶骨	直肠旁隐窝

腹襞

　　腹膜延伸覆盖于精囊尖部和膀胱顶部。在前腹壁，腹膜形成了在腹腔镜下清晰可见的三道皱襞。在正中线覆盖**脐尿管**的**脐正中襞**，其内是腹膜后中胚层结缔组织形成的脐正中韧带。**膀胱上隐窝**位于脐正中襞两旁，其稍外侧是覆盖闭锁的**脐动脉**的**脐内侧襞**。脐动脉从髂内动脉发出，走向脐部，是**膀胱旁**或**脐内侧隐窝**内侧缘的标志，隐窝的后界是因

下方的输精管走行而形成的腹膜的山脊状隆起。靠近脐内侧襞的是**脐外侧襞**，其下覆盖的是尚未进入腹直肌鞘的**腹壁下血管**。**腹股沟外侧隐窝**位于脐外侧襞和骶生殖襞之间，它限定了直肠膀胱陷凹的边界。

直肠膀胱陷凹和直肠旁隐窝

　　从膀胱延续到骶骨的腹膜皱襞称之为骶生殖襞，将直肠膀胱陷凹外侧闭合。骶生殖襞后方、直肠外侧形成的腹膜低陷区域即是直肠旁隐窝。

女性盆腔与腹膜的比邻

子宫介于**直肠**和**膀胱**之间，导致腹膜在子宫后面形成了一个深邃的**直肠子宫陷凹**（道格拉斯窝），几乎延伸到肛门（图10-10）。在子宫的前方，膀胱和子宫体之间较浅的低陷区域形成了**膀胱子宫陷凹**，其终止于**子宫体**和**子宫颈**的连接部。子宫前后表面的腹膜向外侧延伸形成**子宫阔韧带**，并将以上两个陷凹分隔开，子宫阔韧带上缘包绕**输卵管**。**卵巢**位于阔韧带后方表面。**子宫圆韧带**横过**髂外动脉**后穿出腹股沟管**内环口**。直肠旁和膀胱旁隐窝结构和男性相似，腹膜形成**子宫骶襞**（图15-12）。盆筋膜延伸形成的耻骨膀胱韧带从耻骨后部延伸到膀胱尿道连接部，与男性的耻骨前列腺韧带相似。

盆筋膜

骨盆部的筋膜延续于图12-44中描述的位于腹腔的筋膜。这些筋膜来源于位于腹壁的腹膜后疏松脂肪结缔组织，影响包绕其中的内脏器官。随着结缔组织的成熟，它将或多或少地分成3层：① *内层*，是消化道器官的腹膜下层；② *中间层*，从肾脏和输尿管向下延续，覆盖部分膀胱和前列腺［该层在肾周被称作**肾筋膜**（Gerata筋膜）］；③ *外层*，分布覆盖于腹壁的肌层，最突出的部分是**腹横筋膜**，其末端向下延续形成**精索内筋膜**（图10-11）。

这些腹膜后结缔组织分化出来的筋膜的名称见表10-2。

内层

直肠筋膜是泌尿系统重要的**盆部筋膜内层**的一

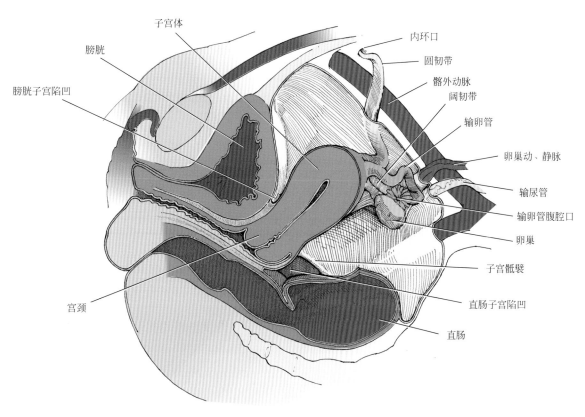

图10-10

（图中标注：子宫体、膀胱、膀胱子宫陷凹、宫颈、内环口、圆韧带、髂外动脉、阔韧带、输卵管、卵巢动、静脉、输尿管、输卵管腹腔口、卵巢、子宫骶襞、直肠子宫陷凹、直肠）

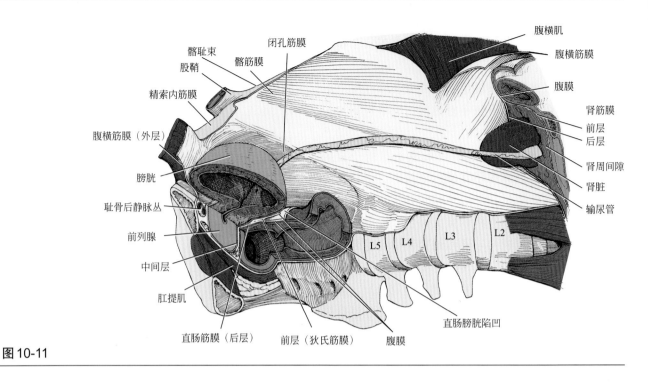

图 10-11

表 10-2 腹膜后结缔组织衍生而来的筋膜

内层	直肠筋膜
中间层	前层、肾筋膜、肾周脂肪
	后层、肾筋膜、肾旁脂肪
	输尿管鞘
	膀胱、前列腺筋膜
外层	腹横筋膜
	髂筋膜
	腰大肌
	闭孔筋膜
	盆膈上筋膜
	盆内（侧盆）筋膜
	腰肋拱
	膈肌筋膜

部分，形成**狄氏筋膜**的后层，覆盖于直肠的前外侧壁，包含直肠的血管和神经。而狄氏筋膜的前层由来源于腹膜外结缔组织融合的中胚层、**直肠膀胱陷凹**的前壁和后壁。

中间层

该层包绕前列腺（即前列腺鞘）和膀胱。在女性，它覆盖子宫和供应女性生殖结构的血管。中间层位于腹膜反折的下方并沿着血管走行，它常和外层结合在一起，对盆腔脏器提供支持作用。

外层

腹横筋膜是盆筋膜外层的代表，与髂筋膜和闭孔筋膜相延续。盆内筋膜和侧盆筋膜通常用于描述耻骨后前列腺切除术和膀胱悬吊术，但严格来说，它们仅仅是腹横筋膜的一部分。盆筋膜外层通过与内层和中间层的延续相融合，在现有结构的周围形成封闭的盆内筋膜的颈圈。

盆筋膜外层根据腹横肌分部可细分成几个特定区域。**髂筋膜**是覆盖在髂窝部的髂肌和腰大肌部分，它薄薄地黏附于髂嵴和真骨盆的边缘，向下走行至由闭孔筋膜、肛提肌筋膜和肛提肌腱膜的残留部分汇合形成的**肛提肌腱弓**（白线）处则逐渐增厚。盆筋膜外层与腹股沟韧带的后缘相连续，在该处合并为腹横筋膜的一部分。盆筋膜外层形成耻骨筋膜，该筋膜跨过股血管后方形成股鞘的后壁。它还与覆盖在闭孔内肌和梨状肌的骨盆部表面的**闭孔筋膜**相连续（图10-12）。它的末端形成坐骨直肠隐窝的外侧壁。盆膈上筋膜覆盖于肛提肌的上部表面。

从耻骨联合发出到坐骨棘的一条束状筋膜形成了盆筋膜腱弓。普遍认为该腱弓就是膀胱真性韧带外侧所附着的白色条索。不应和肛提肌腱弓相混淆，该腱弓是由增厚的闭孔筋膜形成的。

盆腔和会阴的肌肉和筋膜前面观

骨盆壁两边排列着髂肌、腰大肌和腰小肌、梨状肌、闭孔内肌、属于肛提肌的髂尾肌和耻尾肌以及尾骨肌（图10-12）。肛提肌和尾骨肌形成的盆膈将盆腔和会阴分隔，然而，盆腔和会阴仍有一些共同的肌肉和肌肉附件。盆膈将盆腔关闭，保留了直肠和尿道外口，和女性的阴道外口。

盆膈的肌肉

构成盆膈最大部分的肛提肌是相互附着的宽大、扁平的四边形肌肉，它们附着于骨盆出口的内缘肌和肛提肌腱弓。分成两个部分：①前方是**耻尾肌**，包括耻骨前列腺肌和耻骨直肠肌；②后方是**髂尾肌**。此外另两个成对的排列于骨盆两侧位于盆膈深部的肌肉是**梨状肌**和**闭孔内肌**，这两个肌肉均参与下肢的运动。梨状肌与肛提肌一同闭合盆腔出口的后部，其前方被骶丛覆盖。

盆膈的筋膜

覆盖在肛提肌上面和下面的筋膜构成了盆筋膜上层和盆筋膜下层。

盆筋膜上层（外层）来源于**闭孔筋膜**，附着于

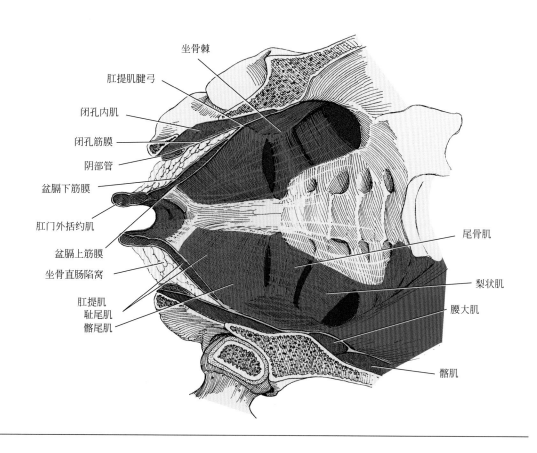

图 10-12

坐骨棘
肛提肌腱弓
闭孔内肌
闭孔筋膜
阴部管
盆膈下筋膜
肛门外括约肌
盆膈上筋膜
坐骨直肠陷窝
肛提肌
耻尾肌
髂尾肌
尾骨肌
梨状肌
腰大肌
髂肌

耻骨联合的后方，转向外侧附着于**坐骨棘**。侧面的膀胱真性韧带和耻骨前列腺韧带由盆膈上筋膜发出，在前方形成膀胱侧韧带和耻骨前列腺韧带（女性为耻骨膀胱韧带）（图10-9和图13-52）。

盆筋膜上层比覆盖在骨盆侧壁的其他筋膜更薄，也比包裹肌肉外膜的疏松结缔组织更少。这个特点赋予了肛提肌机动性，因为附着在肌肉或器官上的筋膜的厚度与该结构的自由活动度成反比。不但盆膈覆盖一层很薄的筋膜，而且膀胱和直肠也附着很薄的筋膜，而较固定的前列腺却有较厚的筋膜。

肛提肌腱弓是由从**坐骨棘**一直延续到耻骨中后面的盆筋膜前层增厚形成的白色组织。它形成部分**肛提肌**和**尾骨肌**，并标志着**闭孔筋膜**在此分为上、下盆膈筋膜。

盆筋膜下层是覆盖在肛提肌下表面的一层薄薄的筋膜。它的延续部分在肛提肌的连接部形成**阴部管**的筋膜和**闭孔筋膜**，并形成**坐骨直肠窝**的边缘。

支持韧带在可扩张的器官周围，这些器官被疏松结缔组织包绕以利于提供它们活动的空间。一些骨盆韧带以中间层结缔组织聚缩的形式，沿着髂血管的分支和支配膀胱、子宫的神经，形成侧韧带。

其他的韧带独立地从盆膈上筋膜（外层）形成；耻骨前列腺韧带、耻骨膀胱韧带和子宫耻骨韧带由中间层分化而来。平滑肌与这些韧带共同协作为这些悬吊的器官提供张力、弹性，以提供可扩张性并保持其位置。

那些大血管沿着泌尿系器官，深入到腹膜后筋膜的中间层。但在靠近盆壁的位置，它们失去中间层包绕，只被外层的腹横筋膜（盆筋膜）覆盖。

盆底的肌肉，斜面观

整个盆底主要由3块肌肉构成。其中两块是形成肛提肌的耻尾肌和髂尾肌；第三块是尾骨肌。梨状肌也参与构成一部分盆底（图10-13）。

耻尾肌

耻尾肌起源于耻骨下支的后表面，从**肛提肌腱弓**（白线）的前面延伸至外侧的**闭孔管**。其纤维向后、向下走行，转角到前列腺或女性尿道和阴道末端，形成类似于吊带的耻骨前列腺肌或耻骨阴道

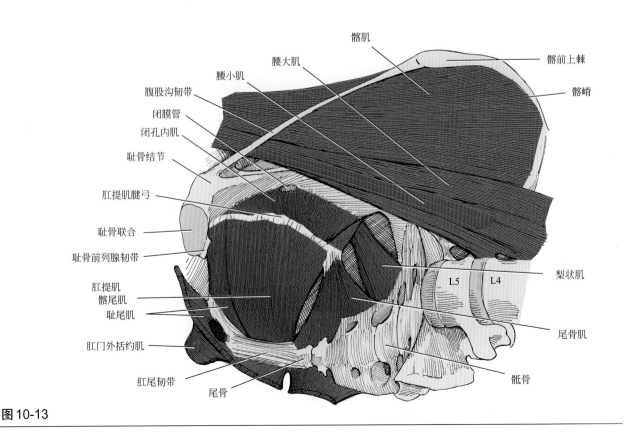

图 10-13

肌，以及保持直肠向前的耻骨直肠肌。而耻尾肌前部的大部分纤维进入前列腺鞘并深入会阴体部。一些耻尾肌的非横纹肌纤维则与**外括约肌**上方的直肠肌融合，并深入最后两段**尾骨**中。在两侧肛提肌之间的前间隙被**耻骨前列腺韧带**（男性）和耻骨膀胱韧带（女性）占据。

前列腺提肌是肛提肌群的一部分，它从前列腺旁通过，将前列腺附着于会阴体。

髂尾肌

属于肛提肌一部分的**髂尾肌**起于缩聚的闭孔筋膜和坐骨棘。双侧的髂尾肌汇合于直肠尾骨肌的深部中线，并形成**肛尾韧带肌腱**（或中缝），耻尾肌也参与它的构成。成对的髂尾肌作为肛门外括约肌的附着物，通过并插入尾骨参与构成直肠肌肉。*直肠尿道肌*是直肠纵向肌肉的延伸，位于肛提肌的上表面，并附着于男性的会阴体或女性的阴道壁。

尾骨肌

尾骨肌并不是肛提肌系统的一部分，但它位于肛提肌尾部。它起于坐骨棘，参与肛尾韧带并插入到尾骨和骶骨。

髂尾肌和尾骨肌由来自于第2到第4骶神经的阴部神经的分支支配，主要是由直肠下神经的分支和更前方的会阴神经的深支。

部分**梨状肌**位于骨盆内，起自骶骨，位于直肠和骶丛深面。

*盆膈*的功能是静息状态时对盆腔脏器的支持。随着腹腔压力的增加，比如咳嗽和用力时，盆膈反射性地收缩以增加这几个括约肌的控制能力。此外，盆膈可选择性收缩或放松盆膈肌群，配合会阴肌，协调排便或排尿。

骨盆的动脉

除了额外单独的骶正中动脉外，还有3对动脉为骨盆结构提供血供：①髂总动脉；②肠系膜下动脉；③性腺动脉（图10-14）。

髂总动脉

髂总动脉在髂嵴水平第4腰椎左缘分支于腹主

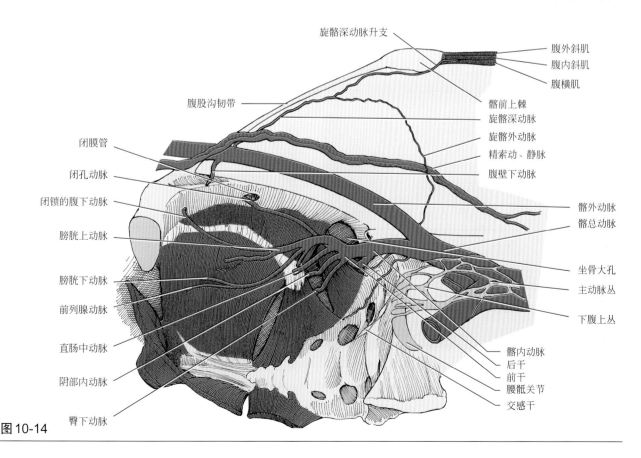

图 10-14

动脉。**右髂总动脉**长约5cm，于第5腰椎水平从下方横穿**下腹上丛**和右输尿管。**交感干**位于其后面，邻近髂总静脉的近端和下腔静脉的第一部分。**左髂总动脉**比右侧短1cm，走行于下腹上丛支配的交感神经和左侧输尿管下方，而覆于交感神经腰骶干和闭孔神经的浅面。

髂外动脉

两侧**髂外动脉**均在腰骶关节水平由髂总动脉主干发出，然后沿着腰大肌的内侧缘走行到**腹股沟韧带**下缘并形成股动脉（图10-15）。在其远端，横穿精索动静脉、生殖股神经生殖支、旋髂深静脉以及输精管。

髂外动脉在盆腔的两个分支是腹壁下动脉和旋髂深动脉。

发自髂外动脉的**腹壁下动脉**在腹股沟韧带上方沿腹股沟管内环口内侧穿过腹横筋膜，随后在弓状线水平潜行进入腹直肌鞘后层。腹腔镜下观，它位于腹外侧襞内，发出耻骨支和提睾肌支。

当髂外动脉或髂总动脉起始段闭塞时，腹壁下动脉是胸内动脉和髂动脉的重要侧支，而且在涉及腹直肌皮瓣、阴茎或睾丸血管重建的手术中，腹壁下动脉也非常有用。

旋髂深动脉在与腹壁下动脉差不多相反的位置自髂外动脉的外侧发出。它在近**髂前上棘**处分为**旋髂深动脉升支**与**旋髂外动脉**，升支进入**腹内斜肌**和**腹横肌**之间，旋髂外动脉和发自髂内动脉后支的髂腰动脉形成吻合支，主干继续朝后中走行并加入髂腰动脉和臀上动脉。

髂内动脉

髂内动脉（又称下腹动脉）在**坐骨大孔**处分为前后干，而将近一半的人在髂总动脉分叉后即形成分支。**后干**走行成臀上动脉，为臀部肌肉提供血运，并且有分支形成髂腰动脉和骶外侧动脉。当控制盆腔出血时，应在髂内动脉后干起始部的远端结扎，以保留此部分血运。

前干有7条分支，它们的关系多变。

第一条分支是**膀胱上动脉**，它通过膀胱旁筋膜为膀胱上部提供血运（图10-16）。其分支输精管动脉延伸至输精管并与精索动脉连接，它还为腹股沟管及远端输尿管提供部分血运。膀胱上动脉的第一条分支是脐动脉，它是胎儿时期脐循环特有的脐动脉闭锁后的残留，其远端形成**闭锁的下腹动脉**，它是外科手术时定位膀胱上蒂的重要标志（图13-66）。这个结构形成了包裹于脐内侧襞、终止于脐的

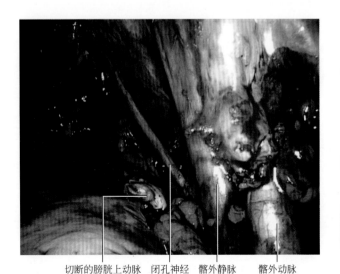

切断的膀胱上动脉　　闭孔神经　　髂外静脉　　髂外动脉

图10-15 术中盆腔结构。该图为腹腔镜膀胱前列腺切除术中展示出的髂外动、静脉，闭孔神经和切断残留的膀胱上动脉（图由Lee Ponsky MD提供）

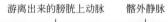

游离出来的膀胱上动脉　　髂外静脉

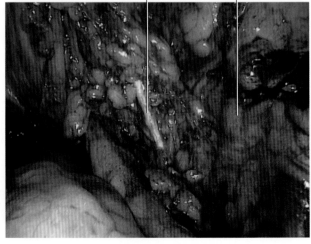

图10-16 术中盆腔结构。髂静脉在视野的右侧，膀胱上动脉已被暴露出来，即将要切断（如图10-15所示）（图由Lee Ponsky MD提供）

脐内侧韧带。

膀胱下动脉发出于**直肠中动脉**的稍远端或由其发出，为膀胱下部、前列腺和精囊提供血运，部分分支可至输尿管。

在女性，子宫动脉进入子宫阔韧带基底部，经子宫主韧带进入子宫颈，它发出的降支供应子宫颈和阴道，升支与卵巢和输卵管的动脉相连接（图15-13）。

闭孔动脉发出位置有相当大的变异。它可能直接从后干或腹壁下动脉发出，甚至可以从次一级的臀下动脉发出。它位于闭孔内肌表面的闭孔筋膜之上，前方是闭孔神经，后方是闭孔静脉，它向**闭孔**走行，首先发出髂嵴支，随后发出供应部分膀胱血运的膀胱支，最后发出的耻骨支走行于耻骨后方，并与腹壁下动脉的耻骨支汇合。

膀胱下动脉的远端，分支形成臀下动脉和阴部内动脉。**阴部内动脉**供应外生殖器。阴部内动脉一条分支直肠下动脉进入直肠和肛管，并与直肠上、中动脉吻合连接。阴部内动脉依次分支成会阴动脉、尿道球动脉、尿道动脉和阴茎背深动脉（图16-30和图16-31）。臀下动脉也有可能由后干分支形成，其分支进入骨盆深部肌群、臀部和大腿上部肌群。

女性盆腔的静脉

盆腔静脉多与同名动脉伴行。但是与动脉不同的是，静脉属支多重多样，常互相联通形成静脉丛：如子宫和阴道、耻骨后、膀胱以及直肠的静脉（图10-17）。

髂总静脉

两侧的**髂总静脉**来源于髂外和髂内静脉的融合，其末端位于第5腰椎右侧并汇入腹主动脉右侧的**下腔静脉**。另外，**骶正中静脉**通常汇入左侧髂总静脉。

髂外静脉

髂外静脉是股静脉在腹股沟韧带处的延续，越过骶髂关节后汇入髂总静脉。它有3条属支：①腹壁下静脉；②旋髂深静脉；③耻骨静脉。**腹壁下静脉**从距腹股沟韧带1cm处汇入，收集伴行动脉供应区域的回流。**旋髂深静脉**在腹壁下静脉近端1cm处汇入髂外静脉。耻骨静脉与闭孔静脉形成交通支，在耻骨后方与腹壁下动脉的耻骨支伴行向上。

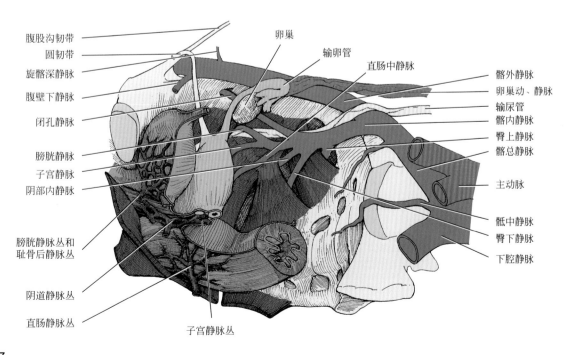

图 10-17

髂内静脉

髂内静脉是盆腔静脉回流的主干。它走行于伴行动脉后面稍内侧。以下这些属支静脉与来自髂内动脉的分支相匹配，汇入髂内静脉。

臀上、下静脉回流来自臀部和大腿背侧的静脉血。

阴部内静脉回流阴部内动脉供血区域的静脉血，并作为单独的静脉回流至髂内静脉。

闭孔静脉在骶髂关节前方从股内收肌通过闭孔窝，并在闭孔动脉和输尿管下方继续走行汇入髂内静脉。

其他回流至髂内静脉的属支分别是骶外侧静脉、直肠中静脉和直肠静脉丛。

静脉丛

站立状态时，静脉丛由于高压和低流导致血液淤滞，增加血栓形成的风险。

子宫静脉丛和**阴道静脉丛**存在相互交通，并与其他静脉丛互通，回流至髂内静脉。从外生殖器和直肠回流的血液通过球部尿道静脉、外阴和直肠下静脉以及阴蒂背深静脉回流形成**耻骨后静脉丛**。阴蒂背静脉是从**膀胱静脉丛**分出的小静脉，它回流至阴部内静脉。膀胱静脉丛覆盖在膀胱的下前方，与子宫静脉丛相连续，并回流至髂内静脉，而**直肠静脉丛**亦相同。耻骨后静脉丛汇集阴蒂的血液，它比位于前列腺前方和两侧收集阴茎背深静脉的前列腺静脉丛（Santorini 静脉丛）小。耻骨后静脉丛的血液汇入膀胱静脉丛并回流至髂内静脉。

男性静脉回流

男性静脉的描述和图示详见图14-42。从尿道球部、阴囊、直肠下静脉和阴茎背深静脉汇集形成前列腺静脉丛。这些静脉伴随阴部内动脉的走行，最终形成一条单独的静脉汇入髂内静脉。前列腺静脉丛覆盖于前列腺和耻骨联合下方后部的部分膀胱（图14-21）。阴茎背静脉是从前列腺和膀胱回流的小静脉（图16-35）。它和膀胱静脉丛及阴部内静脉相通并汇入髂内静脉。

盆腔淋巴管

一般来说，盆腔器官的淋巴管围绕在动脉的周

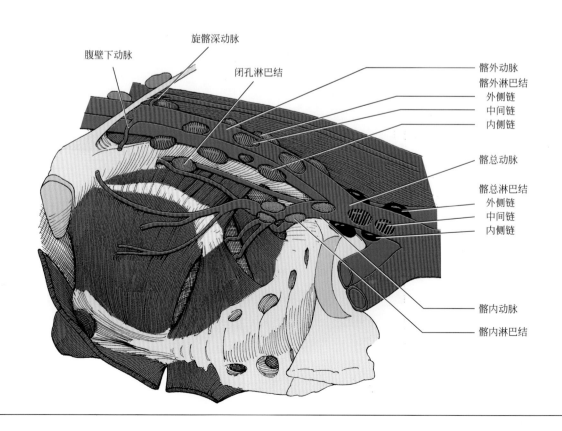

图 10-18

围，群组淋巴结的命名依据其伴行的动脉：髂内动脉、髂外动脉和髂总动脉（图 10-18）。

髂内淋巴结

髂内淋巴结位于**髂内动脉**众多分支的起始部周围：如前列腺或子宫动脉、阴部动脉和直肠中动脉。在男性，髂内淋巴结收纳前列腺、精囊、尿道膜部、膀胱和直肠的淋巴，以及部分会阴和阴茎部尿道的淋巴。在女性，这些淋巴结收集膀胱、阴道、子宫和直肠，还有部分会阴的淋巴。这些淋巴结回流至腰骶神经窝内血管下的**髂总淋巴结**的**中链**。

髂外淋巴结

这些淋巴结被认为由 3 组链组成：①外侧链；②中链；③内侧链。

来自腹股沟深、浅淋巴结、阴茎头或阴蒂淋巴结、下腹壁（非盆腔器官）的淋巴回流至**外侧链**。外侧链位于**髂外动脉**、腰大肌内缘间，有 3 ～ 4 个淋巴结。最低位淋巴结的大部分传入淋巴管终止于**旋髂深动脉**起始部，邻近生殖股神经分支的起始部。这些淋巴结的传出淋巴管注入下一级淋巴结。

膀胱和前列腺或部分子宫和阴道的淋巴液回流至**中链**，构成 2 ～ 3 个淋巴结覆盖于髂外动脉上，它的传出淋巴管汇入外侧或内侧链。

内侧链通过深部回流系统收集腹股沟浅深淋巴结、阴茎头或阴蒂淋巴结、部分下腹壁、膀胱颈、前列腺和尿道膜部的淋巴液。该组链由 3 ～ 4 个淋巴结组成，位于髂外静脉下方、闭孔神经上方的盆壁。该链中间的淋巴结常称为**闭孔淋巴结**。其传出淋巴管汇聚髂内系统淋巴液，注入髂总淋巴结的中链。

髂总淋巴结

髂总淋巴结由 3 条链组成。**外侧链**通常由 2 个淋巴结构成，位于髂总动脉的表面，是髂外淋巴结外侧链的远端延续（传入淋巴管），且与主动脉旁近端淋巴结相延续（传出淋巴管）。**中链**位于髂总血管的深部。位于骶骨岬的**内侧链**则更为重要，因为它接收前列腺、膀胱颈或子宫、阴道回流的淋巴液。所有这些系统的淋巴液都流入自侧的主动脉旁淋巴结（图 3-5）。

盆腔的躯体神经

骶丛位于梨状肌，由 L4、L5、S1、S2 和 S3 脊髓神经的腹侧支构成。其尾部为 S4 脊髓神经的前支。

支配盆底肌的神经来自 S2、S3 和 S4 骶神经。**肛提肌**由第 4 骶神经的分支和阴部神经支配。**尾骨肌**由第 4 和第 5 骶神经的分支形成的尾神经支配。其他重要的分支，如**阴部神经**、骨后皮神经、直肠下神经、会阴神经与阴茎背神经等将在相关章节介绍。

自主神经

自主神经源自**主动脉丛**和 S2、S3、S4 骶神经腹侧支（图 4-11 和图 4-12）。交感神经**下腹上丛**（骶前神经丛）位于腹主动脉分叉下方，L5 腹膜外结缔组织和**骶骨岬**的外层。

从单侧下腹上丛的中心发出，左右**腹下神经**向下走行在骨盆侧壁髂内动脉内侧缘。在进入各自的神经丛之前，**盆内脏神经**加入，在靠近膀胱底、前列腺和精囊的位置形成双侧下腹下丛（**盆丛**）。下腹下丛的前部构成**膀胱丛**，发出神经与动脉伴行至膀胱的基底部。它的更远端构成**前列腺丛**，这些神经分布在前列腺、射精管、精囊、膜部和阴茎部尿道、球部尿道。多支分支形成输尿管和睾丸丛，以及直肠下丛。在女性中，子宫阴道丛替代前列腺丛，并发出神经纤维穿过子宫阔韧带。

盆腔自主神经。腰、骶丛位于腹膜后结缔组织（腹横筋膜或盆内筋膜）外层的下方。侧壁的神经也走行在这个深层筋膜内，发出更加浅表的膀胱分支。膀胱、前列腺和直肠神经丛位于中间层，在伴随输精管和输尿管的疏松结缔组织中。一般来说，副交感神经纤维在结缔组织中间层的深部穿行，而交感神经纤维位于腹膜表面的下方。

神经丛可能位于支配的器官的远处，向其发送节后支。自主神经的分布使得在膀胱或前列腺的手术中，对它们的损伤有限。但盆腔淋巴结清扫术可导致在腹膜和淋巴结之间的疏松组织内的神经受到损伤。

（王　刚译　朱　捷审　任善成校）

会阴

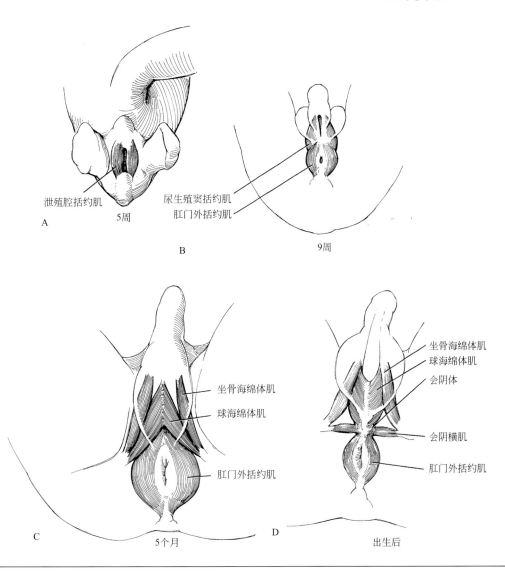

泄殖腔括约肌

尿生殖窦括约肌
肛门外括约肌

A　　　　　5周

B　　　　　9周

坐骨海绵体肌
球海绵体肌

肛门外括约肌

C　　　　　5个月

坐骨海绵体肌
球海绵体肌
会阴体

会阴横肌

肛门外括约肌

D　　　　　出生后

图 11-1

会阴，位于阴囊与肛门之间的韧带层。

——Blancard's
Phys.Dic.（ed.2），1693

会阴的发育

在胚胎发育第3周末，泄殖腔膜周围的中胚层膨大，启动*原始会阴* 的发育（图16-1），随后，膨大的中胚层被会阴嵴横断为前部生殖区膨大和后部肛区膨大，原始泄殖腔括约肌便在泄殖腔膜周围形成。

次级会阴 发育较晚，并伴随尾部的退化。次级会阴是尿直肠隔远端部分，将泄殖腔横隔为泌尿生殖区和直肠区（图13-8），其与泄殖腔膜的连接点则形成会阴中心腱。

前部会阴分化取决于外生殖器的发育（图16-3、图16-4）。简言之，泄殖腔膜头端的生殖结节从其原始状态发育为交接器原基，内胚层尿道板与外胚层原始尿道沟共覆于其下表面，并延伸至交接器原基表面。尿道沟边界抬高形成生殖褶，生殖褶绕过尿生殖膜远达肛门。尿生殖膜断裂后，尿道和生殖道都会开口于交接器原基的底部，随后，尿道沟加深并开始性别分化，在男性，生殖褶汇入尿道沟形成尿道。

会阴肌肉系统发育

会阴本身的肌肉系统发源于**泄殖腔括约肌**，而非盆底的内部肌肉系统。胚胎第8周，泄殖腔括约肌在泄殖腔膜周围发育，并受阴部神经支配，图11-1A描述了其之后的分化过程。该肌在分化过程中分为两层，其深层形成肛门外括约肌、尿道横纹肌系统和会阴深横肌，其浅层形成球海绵体肌以及肛门外括约肌浅部。

在第12周左右，正常的泄殖腔孔分开，与此同时，泄殖腔括约肌分化为**肛门外括约肌**和**尿生殖窦括约肌**（图11-1B）。

对于男性而言，尿生殖窦括约肌在第20周形成**坐骨海绵体肌、球海绵体肌**和**尿道横纹括约肌**（图11-1C）。最后，会阴横纹肌形成，并与球海绵体肌相连。

出生后，**球海绵体肌、坐骨海绵体肌**以及**会阴横肌**与尿道横纹括约肌分离（图11-1D）。肛提肌属于骨盆的肌肉系统，该肌来源于位置更高的中胚层，并与尾骨肌相连，在发育过程中，该肌降至膀胱和前列腺平面，与会阴肌肉系统形成次要联系。

会阴结构

会阴分界

会阴呈菱形，封闭骨盆下口，经盆膈与骨盆分开。会阴前界由耻骨弓和耻骨联合下缘的耻骨弓状韧带围成，后界由尾骨尖、耻骨下支、坐骨支、坐骨结节及骶结节韧带围成。会阴包括将消化道下部、生殖道下部、尿道下部连接至真骨盆壁的所有软组织。两侧坐骨结节间连线将会阴分为前部的尿生殖三角和后部的肛门三角。尿生殖三角的解剖结构具有性别差异，而肛门三角则没有。

目前，对会阴解剖结构的描述仍有缺陷，这是因为，解剖学家习惯根据各自的解剖观念来划分肌肉和腱膜层次，并自行对各层次结构进行命名。尿生殖膈的准确定义仍不明确，可能主要归因于尿道括约肌穿过了其所在层面。本章节所示图解虽在引用经典描述的基础上整合了最近的发现，但并没有把所有解剖学家做的每个改动都整合在内。

需要注意的是，经典的双层尿生殖膈概念是Henle在138年前提出的，但这个定义并未得到后续解剖学家的一致认可，其中最大争议在于，后续的解剖学家无法找到所谓的尿生殖膈上筋膜，但考虑到该层并非特殊的解剖三明治样结构，而是由盆底深部肌肉及相应筋膜组成，所以，我们还是可以对该层的会阴解剖关系进行描述。

男性会阴

会阴分区及筋膜

会阴可分为会阴浅隙及会阴深隙。*会阴浅隙*内有浅部泌尿生殖道肌群：球海绵体肌、一对坐骨海绵体肌以及一对会阴浅横肌；*会阴深隙*内有深部泌尿生殖道肌群：尿道括约肌和会阴深横肌。所谓的尿生殖膈应为由深部泌尿生殖道肌群及其相应筋膜所构成的解剖结构。

会阴浅隙和会阴深隙由3层筋膜围成。第一层是*浅筋膜膜质层*（Colles筋膜），该筋膜形成了会阴浅隙的顶部；中间层是会阴膜，或称尿生殖膈下筋膜，该筋膜是会阴浅隙的底部和会阴深隙的顶部；最深的一层是尿生殖膈上筋膜[1]，该筋膜是会阴深隙的底部。这是种为解剖学便利而设立的分层方法，

---

[1] 原文是 the inferior fascia of the urogenital diaphragm，可能是这段原文有错误，根据表格的意思应该是尿生殖膈上筋膜——译者注。

但在实际解剖或手术过程中，由于膈膜结构的脆弱性和解剖变异，所见的许多解剖结构并不完全遵循这种分层方式。

表11-1列出了会阴的大致层次。

表11-1　男性会阴层次

会阴浅筋膜（网状层和膜状层）
会阴浅隙
会阴浅横肌
球海绵体肌
坐骨海绵体肌
尿生殖膈下筋膜
会阴深隙
会阴深横肌
尿道膜部括约肌
尿生殖膈上筋膜

会阴浅筋膜

斜矢状面观

会阴浅筋膜（Colles筋膜）膜状层结构与腱膜类似，该筋膜从会阴膜（**尿生殖膈下筋膜**）背缘和**会阴体**向前延伸形成会阴浅隙顶部。Colles筋膜的**主叶**分隔了阴囊与会阴浅隙（图11-2A），并向前延续为**阴囊肉膜**，形成阴囊中隔。在阴茎上，该筋膜延续为**阴茎浅筋膜**（阴茎肉膜），覆盖**阴茎海绵体**和**尿道海绵体**上的阴茎筋膜（Buck筋膜），阴茎浅筋膜和Buck筋膜之间依靠薄层的Eberth筋膜下组织❶相连。阴茎浅筋膜将**坐骨海绵体肌**和**球海绵体肌**包裹于各自筋膜结构之内，该筋膜继续向前与下腹壁浅筋膜的膜质层（Scarpa筋膜）相延续。会阴浅筋膜两侧附于**耻骨支**与**坐骨**。这样的连接限制了尿外渗的范围。

冠状面观

Colles筋膜覆盖会阴浅隙，该间隙内有**坐骨海**

---

❶ 原文为the tela subfascialis of Eberth——译者注。

绵体肌和**球海绵体肌**，为主导射精的肌肉，这些肌肉包裹Buck筋膜，Buck筋膜则包裹**尿道海绵体**和两侧的**阴茎海绵体脚**（图11-2B）。阴茎肉膜、阴囊肉膜和阴囊中隔都是Colles筋膜的延续部分。

会阴膜（或称尿生殖膈下筋膜）由Colles筋膜延伸而来，它覆盖**会阴深横肌**，并构成会阴深隙顶部。**尿道膜部**穿过会阴深隙，**阴部动、静脉**走行于会阴深隙，该间隙深部是**尿生殖膈上筋膜**和**肛提肌肌群**。

会阴浅隙

剥离浅筋膜膜质层（Colles筋膜）即可暴露会阴浅隙。会阴膜（或称尿生殖膈下筋膜）是会阴浅隙底部，该筋膜从闭孔筋膜延伸至尿道和肛门括约肌附近，有效形成了坐骨直肠窝内侧壁。会阴膜与闭孔内肌筋膜相连，向前与尿生殖膈上筋膜汇合，向后与肛门外括约肌筋膜和肛尾韧带相续，由此构成了坐骨直肠窝上界。

会阴膜向后止于会阴体，在此与会阴浅横肌下的尿生殖膈上筋膜和Colles筋膜相融合。会阴膜前部增厚形成会阴横韧带，并在末端形成通道允许阴茎背深静脉和背深神经通过。直肠壶腹前纵层一些肌束形成直肠尿道肌。肛提肌经过前列腺的部分称为前列腺提肌，该肌将前列腺固定于会阴体上。

会阴浅隙中有浅部泌尿生殖道肌群，即球海绵体肌和一对**坐骨海绵体肌**（图11-3），该间隙内还有一对会**阴浅横肌**，会阴浅横肌跨过**坐骨结节**的前部及内侧部，在中线处加入**会阴体**，并与**肛门外括约肌**浅部和球海绵体肌的肌纤维相连。

会阴浅隙有会阴横动脉通过，该动脉是**阴部内动脉**的一支，走行于会阴浅横肌下，与**会阴神经**伴行。此外，在会阴浅隙内，股后皮神经的会阴支、**阴囊动静脉**和**阴囊神经**沿着球海绵体肌向前走行。

会阴体

会阴体由纤维肌性组织构成，是重要的解剖标志。它位于盆底中央浅表部位，居于肛区和尿生殖区之间，是会阴分部的标志，并为会阴肌肉组织提供了中心附着点。

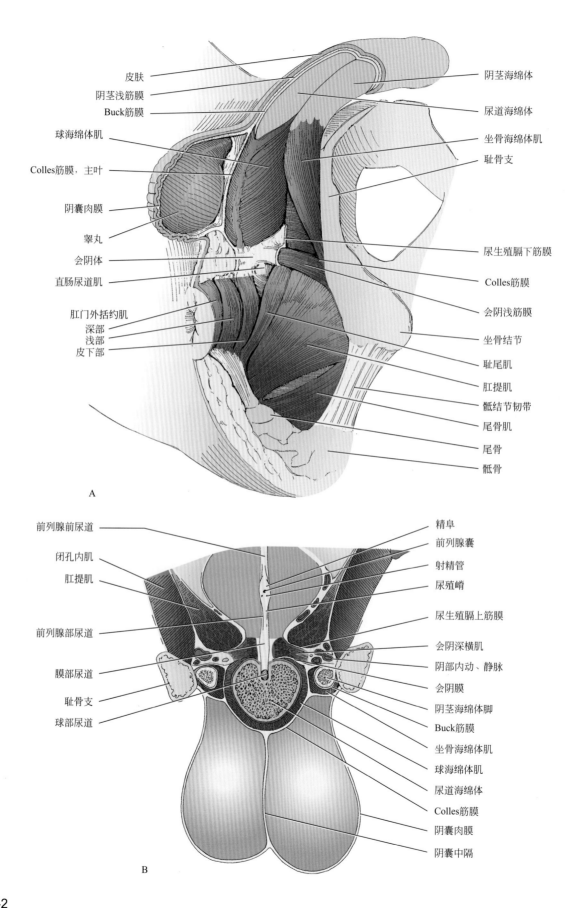

皮肤

阴茎浅筋膜

Buck筋膜

球海绵体肌

Colles筋膜，主叶

阴囊肉膜

睾丸

会阴体

直肠尿道肌

肛门外括约肌
深部
浅部
皮下部

阴茎海绵体

尿道海绵体

坐骨海绵体肌

耻骨支

尿生殖膈下筋膜

Colles筋膜

会阴浅筋膜

坐骨结节

耻尾肌

肛提肌

骶结节韧带

尾骨肌

尾骨

骶骨

A

前列腺前尿道

闭孔内肌

肛提肌

前列腺部尿道

膜部尿道

耻骨支

球部尿道

精阜

前列腺囊

射精管

尿殖嵴

尿生殖膈上筋膜

会阴深横肌

阴部内动、静脉

会阴膜

阴茎海绵体脚

Buck筋膜

坐骨海绵体肌

球海绵体肌

尿道海绵体

Colles筋膜

阴囊肉膜

阴囊中隔

B

图 11-2

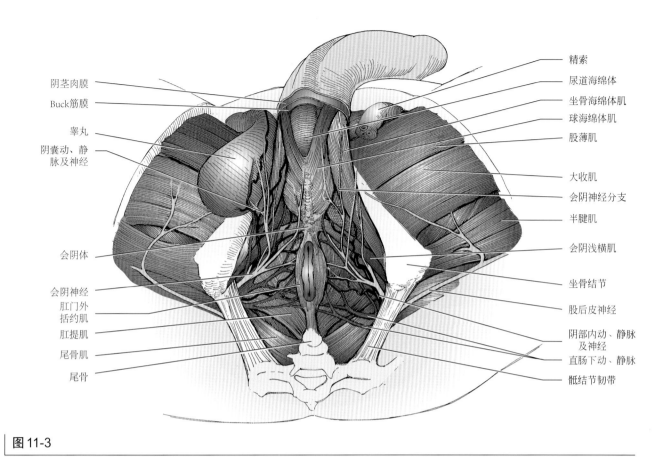

阴茎肉膜
Buck筋膜
睾丸
阴囊动、静脉及神经
会阴体
会阴神经
肛门外括约肌
肛提肌
尾骨肌
尾骨

精索
尿道海绵体
坐骨海绵体肌
球海绵体肌
股薄肌
大收肌
会阴神经分支
半腱肌
会阴浅横肌
坐骨结节
股后皮神经
阴部内动、静脉及神经
直肠下动、静脉
骶结节韧带

图 11-3

会阴体由直肠筋膜（腹膜后连接组织的内组织层）、前列腺筋膜（腹膜后连接组织的中组织层）、尿道横纹肌固有筋膜和肛门外括约肌固有筋膜汇合而成。在盆底上方，直肠膀胱隔与会阴体相连；在盆底下方，会阴体前方与起于耻骨的两层肌纤维相连，两侧与起于坐骨的肌纤维相连，后方与起于尾骨的肌纤维相连。会阴体浅部与球海绵体肌、**会阴浅横肌**的连接越多，其与**肛门外括约肌**连接就越多。会阴体深部与肛门外括约肌深部、前列腺提肌和会阴深横肌相连（图 11-4）。

肛门外括约肌 包绕直肠，属于横纹肌，大致由 3 个独立部分（皮下部、浅部和深部）组成。在会阴体深部，肛门外括约肌与会阴深横肌相连，并经耻骨直肠肌与会阴体相连。如图 11-8、图 11-15 和图 11-16 所示，在暴露前列腺括约肌下入路时需牵开一些括约肌组织，其中就包含了肛门外括约肌。

尿道横纹括约肌结构详见图 14-52，尿道周围横纹括约肌结构详见图 14-54。

会阴深隙和尿生殖膈

为了更好地暴露深部结构，阴茎脚和尿道球部已被牵开，**坐骨海绵体肌**和**尿道**已经被分离（图 11-4）。

会阴深隙 位于会阴膜（或称尿生殖膈下筋膜）和定义不明确的尿生殖膈上筋膜之间，图中会阴膜已被剥离，而尿生殖膈是指会阴深隙内的肌肉筋膜组织，即会阴深横肌、尿道膜部括约肌以及这两种肌肉相关的筋膜。

会阴深横肌起止与会阴浅横肌类似，二者都起于坐骨支，止于**会阴体**，并在会阴体处与**肛门外括约肌**深部以及**尿道膜部括约肌**相连。尿道膜部括约肌（肛门外括约肌尾部）起于会阴韧带，包绕大部分尿道并插入会阴体（图 14-52）。

直肠尿道肌 起于走向会阴体的直肠前纵层肌纤维，在会阴手术中很重要。*直肠尾骨肌* 起于直肠后

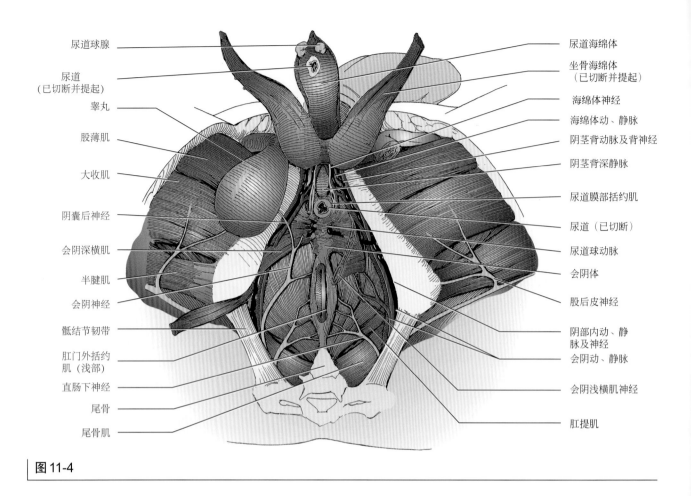

尿道球腺

尿道
（已切断并提起）

睾丸

股薄肌

大收肌

阴囊后神经

会阴深横肌

半腱肌

会阴神经

骶结节韧带

肛门外括约
肌（浅部）

直肠下神经

尾骨

尾骨肌

尿道海绵体

坐骨海绵体
（已切断并提起）

海绵体神经

海绵体动、静脉

阴茎背动脉及背神经

阴茎背深静脉

尿道膜部括约肌

尿道（已切断）

尿道球动脉

会阴体

股后皮神经

阴部内动、静
脉及神经

会阴动、静脉

会阴浅横肌神经

肛提肌

图 11-4

纵层肌纤维，止于尾骨。

　　除肌肉外，*会阴深隙* 中还有**尿道球腺**（Cowper 腺）、**阴部内动静脉、阴茎背神经**及**尿道球动静脉**通过。

　　所谓的*尿生殖膈上筋膜* 比尿生殖膈下筋膜脆弱得多，该筋膜横跨两侧耻骨弓，向后与会阴膜、会阴体融合，并与Colles筋膜相连。尿生殖膈上筋膜位于肛门括约肌深处，向后与肛门括约肌融合。尿生殖膈上筋膜与肛提肌相连，并与以盆内筋膜和闭孔筋膜为代表的腹膜后连接组织外基层相续，而盆内筋膜和闭孔筋膜是腹横筋膜的组成部分。虽然没有明确的解剖标志，但按定义来说，尿生殖膈上筋膜是会阴的上界。

　　肛提肌和骨盆结构位于会阴深隙之上，这些结构已在第10章详述过。

动脉血供

　　阴部内动脉离开阴部管后分支为**阴茎动脉**和**会阴动脉**。阴部内动脉跨过会阴浅横肌进入**会阴浅**隙，途中发出分支营养该肌肉，随后，阴部内动脉在球海绵体肌和坐骨海绵体肌之间穿过，到达阴囊后成为**阴囊后动脉**。

　　阴部内动脉具有一定的变异性，阴部内副动脉较常见，该动脉可来自闭孔动脉、膀胱内动脉或对侧膀胱上动脉。阴部内副动脉常为阴茎海绵体供血，前列腺癌根治术和膀胱切除术都可能损伤该动脉影响阴茎海绵体血供，导致血管源性勃起功能障碍。

　　尿道球动脉在起源上存在一些变异，有时可发自海绵体动脉、阴茎背动脉或者阴部副动脉，该动脉供应尿道球部、尿道海绵体部、阴茎头部以及那些解剖上不依赖阴茎海绵体且有独立动脉血供的解剖结构。阴部内动脉第一个分支粗短，该支一般横穿会阴膜后进入尿道球部，通过后组分支供应尿道球部，通过前组分支供应前1/4尿道海绵体。阴部内动脉的第二个分支是**尿道动脉**，不常见，该支可发自尿道球部供血的动脉，但在多数情况下，该支直接发自阴部内动脉、海绵体动脉或阴茎背动脉，

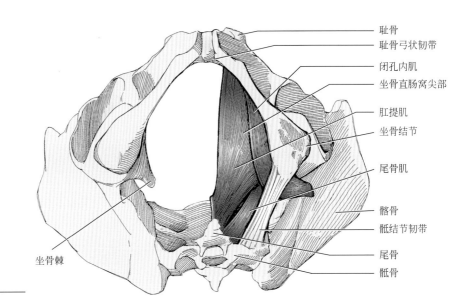

耻骨
耻骨弓状韧带
闭孔内肌
坐骨直肠窝尖部
肛提肌
坐骨结节
尾骨肌
髂骨
骶结节韧带
尾骨
骶骨
坐骨棘

图 11-5

并在白膜下走行于尿道海绵体腹侧。通常，阴部内动脉在移行为**阴茎背动脉**前发出**海绵体动脉**，但海绵体动脉也可发自阴部副动脉，有时，海绵体动脉也可能以两支并行的形式出现。阴茎动脉动脉血供、静脉回流和神经支配将在第16章详述。

会阴-骨盆的过渡：下面观

在该视角的最深处，**闭孔内肌**位于**骶结节韧带**之下。**肛提肌**位于其上方，附于弓状韧带（肛提肌腱弓），**尾骨肌**位于同一平面上，居于其后（图11-5）。**坐骨直肠窝**位于闭孔筋膜和尿生殖膈下筋膜之间。

会阴肌群：骨盆观

会阴体是会阴横肌和**肛门外括约肌**的附着点（图11-6）。直肠尿道肌源于直肠前纵层肌纤维，与会阴体相连。**耻骨直肠肌**横跨**会阴深横肌**和**会阴浅**

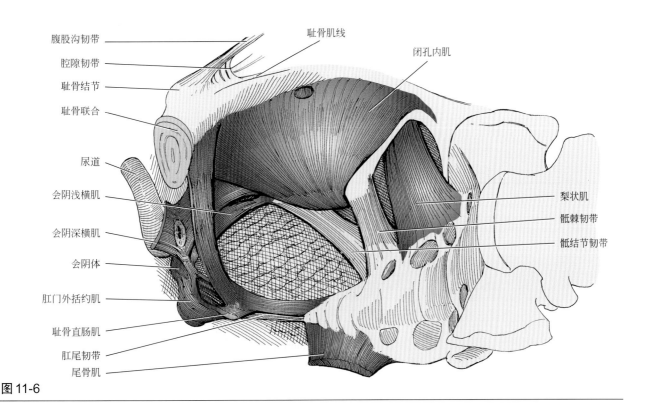

腹股沟韧带
腔隙韧带
耻骨结节
耻骨联合
尿道
会阴浅横肌
会阴深横肌
会阴体
肛门外括约肌
耻骨直肠肌
肛尾韧带
尾骨肌
耻骨肌线
闭孔内肌
梨状肌
骶棘韧带
骶结节韧带

图 11-6

横肌。在肛提肌深处，**闭孔内肌**在**骶结节**和**骶结节韧带**之间穿出骨盆。**肛尾韧带**将肛门肌群与尾骨相连。图中右侧**尾骨肌**已移除，但左侧尾骨肌可见。

　　腹股沟韧带和相关腔隙韧带附于**耻骨结节**和**耻骨肌线**上。

阴部动脉在男性会阴区的走行

　　阴部内动脉是髂内动脉前干的终支，供应会阴及外生殖器。髂内动脉前干是已发出过上下膀胱动脉、直肠中动脉及闭孔动脉的一段（图16-30）。

　　阴部内动脉在骶结节韧带和骶棘韧带之间穿过，走行于**肛提肌**外侧的**阴部管**内（图11-7），并在阴部管内发出**直肠下动脉**供应直肠和肛管。离开阴部管后，阴部内动脉分支为**阴茎动脉**和**会阴动脉**，会阴动脉越过会阴浅横肌以供应会阴浅隙中的肌群。会阴动脉在球海绵体肌和坐骨海绵体肌之间穿过后，进入阴囊成为**阴囊后动脉**。

　　阴部内动脉的另一分支是**阴茎动脉**，它是阴部内动脉的终末支。阴茎动脉沿坐骨下支内侧缘走行，穿过尿生殖膈上筋膜，在近尿道球部的会阴浅横肌后面，阴茎动脉逐渐分为3支（图16-30）。首

先发出至**尿道球动脉**（尿道球部和尿道的动脉），随后发出海绵体动脉（阴茎深动脉），最后终于**阴茎背动脉**。

女性会阴

　　男女会阴解剖结构大体一致，但在发育程度及肌肉的排布上有所不同，二者的会阴浅部筋膜和会阴浅横肌结构是一致的。

会阴浅隙

Colles 筋膜

　　在腹股沟区附近，腹壁浅筋膜浅层移行为Colles 筋膜并覆盖女性会阴前半部，在覆盖**大阴唇**的 Colles 筋膜中，有与男性阴囊肉膜同源的平滑肌纤维存在。Colles 筋膜两侧附于耻骨支、坐骨支和**坐骨结节**，向后与会阴膜（尿生殖膈下筋膜）相连，封闭会阴浅隙，Colles 筋膜前部与阴茎肉膜同源，覆盖**阴蒂**。

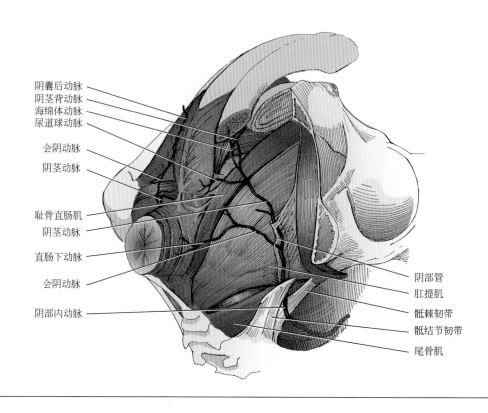

阴囊后动脉
阴茎背动脉
海绵体动脉
尿道球动脉
会阴动脉
阴茎动脉
耻骨直肠肌
阴茎动脉
直肠下动脉
会阴动脉
阴部内动脉

阴部管
肛提肌
骶棘韧带
骶结节韧带
尾骨肌

图 11-7

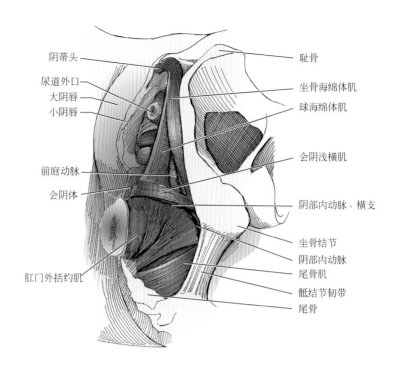

阴蒂头
尿道外口
大阴唇
小阴唇
前庭动脉
会阴体
肛门外括约肌

耻骨
坐骨海绵体肌
球海绵体肌
会阴浅横肌
阴部内动脉、横支
坐骨结节
阴部内动脉
尾骨肌
骶结节韧带
尾骨

图 11-8

会阴浅隙内的结构

女性**球海绵体肌**从中分开包绕阴道口，并覆盖前庭球（图11-8），该肌向前附着于阴蒂海绵体，向后与**会阴体**相连，这一点与男性一致。女性**坐骨海绵体肌**较小，覆盖阴蒂脚游离面，其附着点与男性相似。与男性相比，女性尿生殖膈下筋膜（图中该筋膜已剥离）发育不完全，中间被阴道穿过。**会阴浅横肌**位于会阴浅隙后界。后唇神经从**坐骨结节**下方穿过，分布于**大阴唇**。阴蒂体续于阴蒂脚，向下弯曲，随后向后止于**阴蒂头**。前庭大腺（Bartholin腺）位于会阴浅隙内，该腺虽与尿道球腺同源，但位置更为表浅，使得该腺输出管不穿过会阴膜。

女性会阴的深层结构

会阴深横肌起于两侧**坐骨支**内面，止于阴道后方的**会阴体**（图11-9），并为构成尿生殖膈下筋膜的会阴膜所覆盖。两侧尿道外括约肌下部起于会阴膜，在尿道与阴道之间相互交错，该肌上部包绕尿道下部。

Colles筋膜覆盖了**坐骨海绵体肌**及**球海绵体肌**，在女性，球海绵体肌被称为**前庭球**。

血供

女性**阴部内动脉**为会阴供血，该动脉在会阴浅横肌后面，沿坐骨下支内侧缘走行并穿过**会阴膜**，随后发出后阴唇支供给阴唇，发出球支供给前庭球勃起组织，发出阴蒂深支供给阴蒂海绵体，发出背支供给阴蒂体及阴蒂头。阴蒂背静脉汇入膀胱静脉丛。

直肠下静脉丛和**直肠下神经**穿过**肛提肌**，分别负责直肠、肛门的血供并提供神经支配。

神经分布

会阴神经是阴部神经的终末支，与会阴动脉伴行，途中可分支为**后阴唇支**和数条肌支，后阴唇支支配大阴唇，肌支则支配**会阴浅横肌、会阴深横肌、肛门外括约肌**腹侧和**肛提肌**腹侧等。分布于尿道球部的神经支配女性**球海绵体肌，阴蒂背神经**较细，在尿生殖膈深筋膜下，沿着坐骨支以及耻骨下支走行于阴部内动脉上方，该神经向前穿过膈膜，与阴蒂背动脉伴行于阴蒂背面。

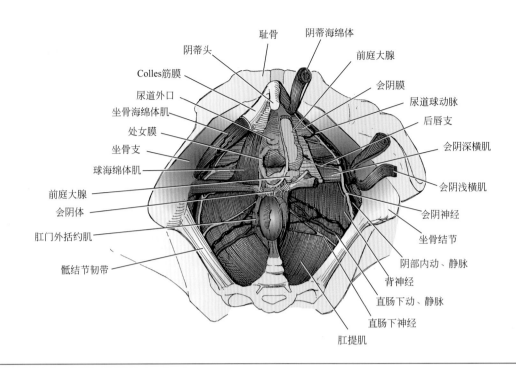

图 11-9

肛区

肛门三角和坐骨直肠窝

肛区浅筋膜较厚且富含脂肪组织，这和尿生殖区的筋膜相似。

括约肌

肛门括约肌包括肛门内括约肌和肛门外括约肌。直肛门内括约肌实际上是肛管表面平滑肌增厚形成的；**肛门外括约肌**属于横纹肌，从浅至深由3部分组成：① 肛门外括约肌**皮下部**；② 肛门外括约肌**浅部**；③ 肛门外括约肌**深部**（图11-10）。

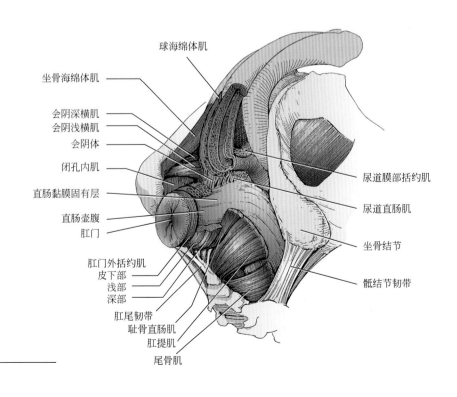

图 11-10

将肛区两侧会阴浅筋膜锐性切开，进入坐骨肛门窝，在直肠与肛门外括约肌（浅部和深部）之间插入两指即可分离正中缝，该法也可在暴露前列腺前，暴露**直肠黏膜固有层**（图11-15）。

肛门外括约肌深部与毗邻的肌性结构是相续的，如位于会阴深隙的泌尿生殖肌（**会阴深横肌**和尿道膜部外括约肌），这些肌性结构最终归入会阴体和会阴浅隙肌群（球海绵体肌和会阴浅横肌）。

筋膜

直肠旁筋膜为直肠提供了支撑，其中最重要的是Waldeyer筋膜，该筋膜将肛直肠交界处肠壁与骶骨相连。直肠后外侧筋膜与直肠中动脉伴行，并与骨盆的后外侧壁相连，形成直肠外侧韧带。在直肠前面，直肠膀胱韧带将直肠与前列腺、精囊相连。

肛门括约肌与盆底：冠状面观

肛门括约肌群

肛管是肠道终末段，长约4cm，共被两组括约肌包绕，一组属于平滑肌，一组属于横纹肌。**肛门内括约肌**属于平滑肌，是**直肠内静脉丛**包被组织增厚形成的，它在非排便时协助肛管排空。

肛门外括约肌属于横纹肌，由3部分组成：①皮下部；②浅部；③深部（图11-11）。**肛门外括约肌皮下部**与肛管-皮肤连接部在同一平面上；**肛门外括约肌浅部**较大，位于皮下部上方，该部通过纤维性肛尾韧带附着于尾骨，向前则与会阴体相连；**肛门外括约肌深部**相对较窄，与耻尾肌及髂尾肌尾部相邻，该肌向前与会阴浅横肌紧密相连，向后与耻骨直肠肌紧密相连，并在此与肛提肌相互交错，实际上，肛提肌在到达皮肤前，其肌纤维总是与肛门外括约肌外层相互交错。

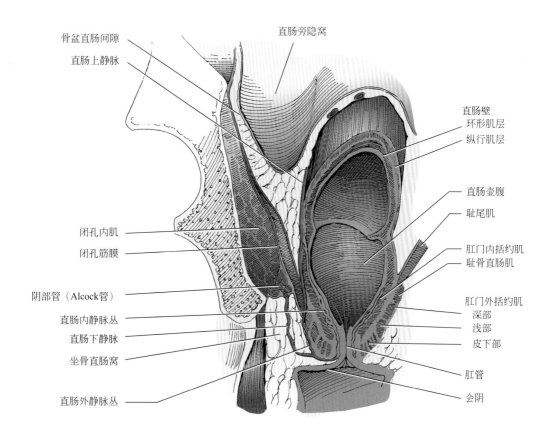

骨盆直肠间隙
直肠上静脉
直肠旁隐窝
直肠壁
　环形肌层
　纵行肌层
直肠壶腹
耻尾肌
肛门内括约肌
耻骨直肠肌
肛门外括约肌
　深部
　浅部
　皮下部
肛管
会阴
闭孔内肌
闭孔筋膜
阴部管（Alcock管）
直肠内静脉丛
直肠下静脉
坐骨直肠窝
直肠外静脉丛

图 11-11

坐骨直肠窝

坐骨直肠窝呈楔形，由会阴浅筋膜（Colles筋膜）延伸而来的脂肪组织填充。坐骨直肠窝尖部位于**闭孔内肌**筋膜与**耻尾肌**筋膜交接处，内侧界是肛门外括约肌，外侧界是坐骨结节与闭孔筋膜，前界是尿生殖膈上筋膜，后界是臀大肌。

血管与神经

阴部内血管与神经走行于坐骨直肠窝后壁的一个筋膜鞘内，该筋膜鞘被称为**阴部管**（Alcocks管）。

直肠内静脉丛位于**直肠壶腹**、耻尾肌及肛提肌之间，该静脉丛曲张可导致痔疮发生。**直肠外静脉丛**位于直肠括约肌深部，两静脉丛都通过直肠中静脉汇入髂内静脉，而**直肠上静脉**则汇入肠系膜下静脉，直肠下静脉则在阴部管附近汇入阴部静脉。

会阴浅部：后面观

在**坐骨直肠窝**内，将阴部血管和神经周围的脂肪组织剥离，即可显露**肛提肌**及**闭孔内肌**（图11-12）。**肛尾韧带**对肛管有一定的支撑作用。

会阴深部：后面观

会阴浅横肌在**球海绵体肌**后与**会阴体**相连。**尿道膜部括约肌**（图11-13）位于**肛提肌**深面（图中

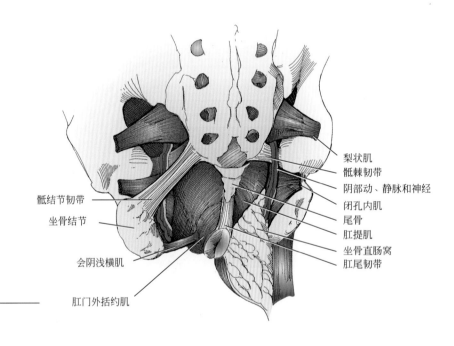

图 11-12

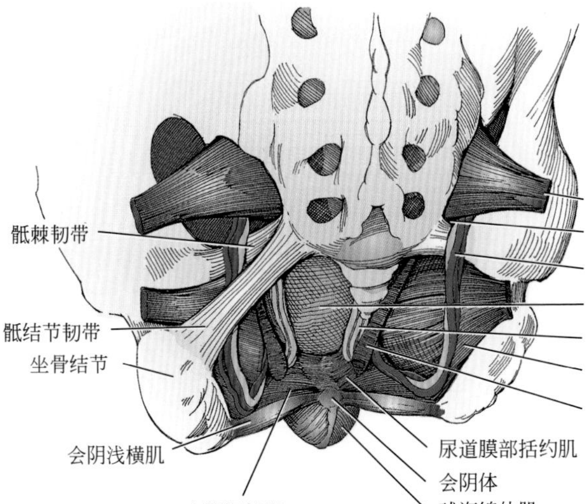

骶结节韧带
坐骨结节
会阴浅横肌
肛门外括约肌

梨状肌
骶棘韧带
阴部动、静脉和神经
闭孔内肌
尾骨
肛提肌
坐骨直肠窝
肛尾韧带

图 11-13

骶棘韧带
骶结节韧带
坐骨结节
会阴浅横肌
会阴深横肌

梨状肌
Alcock管
阴部动、静脉和神经
前列腺
神经血管束
闭孔内肌
肛提肌（已切断）
尿道膜部括约肌
会阴体
球海绵体肌

已切断）。阴部管由闭孔内肌筋膜构成，**阴部血管和神经**通过阴部管。阴茎的血管神经束从后外侧通过**前列腺**。

前列腺手术入路：下面观

这里简述前列腺手术*Belt入路* 及相关的区域

解剖结构（图11-14）。首先在会阴部做弧形皮肤切口，暴露直肠尿道肌（直肠肌肉系统的合称），并依次经过**肛门外括约肌**浅部和深部下方的**直肠黏膜固有层**（图11-15），随后，牵开肛门外括约肌，以使解剖术区远离会阴体及位于前方的**会阴浅横肌**（图11-16）。

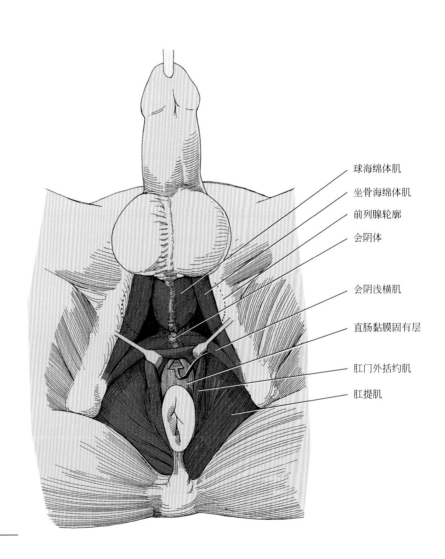

球海绵体肌
坐骨海绵体肌
前列腺轮廓
会阴体

会阴浅横肌

直肠黏膜固有层

肛门外括约肌

肛提肌

图 11-14

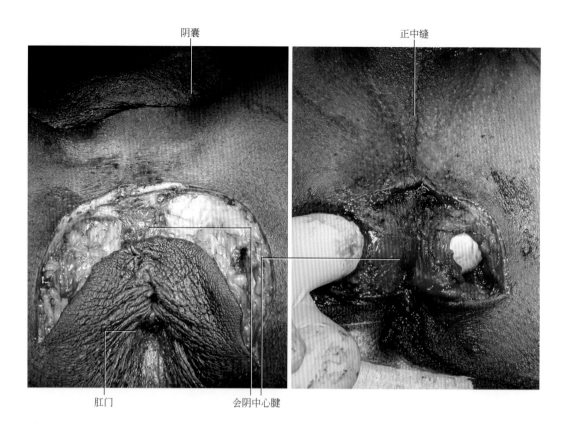

阴囊　　　　　　　　　　　　正中缝

肛门　　　　　会阴中心腱

图11-15　左图中，会阴皮肤已切开，会阴中心腱已暴露；右图中，会阴中心腱已与下面的直肠分开，即将在远离肛门外括约肌的部位离断，操作时注意不要损伤肛门外括约肌（左图由 Nehemia Hampel, MD 提供；右图由 Martin Resnick, MD 提供）

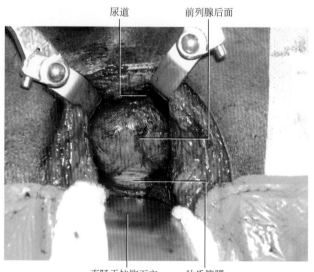

尿道　　　前列腺后面

直肠于拉钩下方　　　狄氏筋膜

图11-16　前列腺后面已与直肠分离，下方的拉钩已将直肠拉至术野外。前列腺与尿道连接部已暴露，即将离断。上方的牵开器已将直肠外括约肌从术野牵开（图由 Nehemia Hampel MD 提供）

（禹　刚译　姚海军审　白志明校）

器官

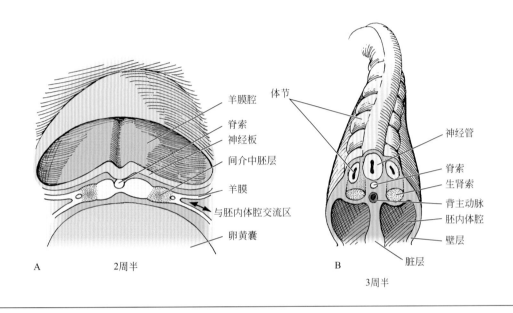

图 12-1

我的肾脏把我化为黑夜。

——*MORE*

Picus Wks.20/1,1510.

为了将水从血液中分离出来，大自然把肾脏加入了其余的肠道。

——*N.CULPERER*

Culpeper's Last Legacy.London,N.Brook,1661

肾脏、输尿管和肾上腺的发育

生肾索和前肾的发育

2.5周

体节是位于中胚层中央的细胞团，**间介中胚层**是由**羊膜**和**卵黄囊**连接部分发育形成的，同时间介中胚层还是胚内体腔和胚外体腔**交流**的中介区域（图 12-1A）。

3.5周

位于**胚内体腔**尾部的间介中胚层形成**生肾索**（尿生殖嵴），生肾索是人胚肾、生殖腺和中肾管发生的原基。

前肾

在人胚发育过程中，从间介中胚层起始发育的肾脏需要经历3个阶段。前肾是发育的初始阶段，中肾是临时阶段，而后肾将发育为终肾（图12-1B）。

人胚初始阶段的前肾与中肾之间分界不清晰，因为前肾主要是由小的细胞团组成的，称为生肾节，生肾节是由7个颈部体节对应的生肾索的茎部形成的。

生肾节被卷入中空的管状结构形成突起，它

将依次与初级导管相交通。尽管前肾无功能并且将退化，但是前肾管将形成部分初级导管（中肾管或称午菲氏管），然后将向尾部延伸，开口于泄殖腔。

中肾

与前肾相似，中肾来源于间介中胚层的生肾索。由于中肾的发育，中肾逐渐突入体腔形成**尿生殖嵴**。随后尿生殖嵴将含有米勒管和生殖腺（图12-2）。尿生殖嵴纵向分化成生殖嵴和中肾嵴，并且部分与体壁分离形成系膜。生殖部分随后将获得自己的系膜，分别是卵巢系膜和睾丸系膜。中肾嵴头段的中胚层细胞聚集形成囊样结构，然后囊样结构延伸形成40个或更多的**中肾小管**。每一个小管的末端都与**中肾管**相通，小管的其余部分将内陷形成

肾小囊（Bowman囊）。中肾单位从头端开始退化，在男性仅保留尾端的中肾部分。

背主动脉为中肾小管供血，而中肾小管、尾侧体壁和神经管的静脉血均流入后主静脉（图1-2和图2-6）。

中肾管和输尿管芽

第4周末，**中肾管**（午菲氏管）尾端将开口于泄殖腔。

尿生殖窦与原始直肠分离后，中肾管将形成膀胱三角的表浅部分。在男性生殖系统发育过程中，中肾管将参与形成附睾、输精管、射精管和精囊。而在女性生殖系统发育过程中，中肾管将退化，仅残留有遗迹。泌尿生殖器官的衍生和同源性见表12-1。

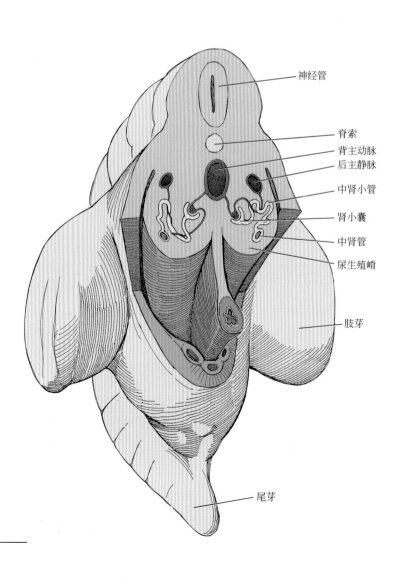

神经管
脊索
背主动脉
后主静脉
中肾小管
肾小囊
中肾管
尿生殖嵴
肢芽
尾芽

图12-2

表12-1　泌尿生殖的同源性

起源	男性器官	女性器官
未分化的性腺	睾丸	卵巢
原始生殖细胞	精子	卵细胞
性索	生精小管	卵泡细胞
中肾小管	输出小管、附睾、附睾附件	卵巢冠
午菲氏管（中肾管）	输精管、精囊	卵巢冠纵管
米勒管（副中肾管）	附睾、前列腺囊	输卵管、阴道
生殖窦上部	膀胱、尿道前列腺部	膀胱、阴道
生殖窦下部	尿道	阴道前庭
生殖结节	阴茎	阴蒂
生殖嵴	尿道海绵体部	小阴唇
生殖隆起	阴囊	大阴唇

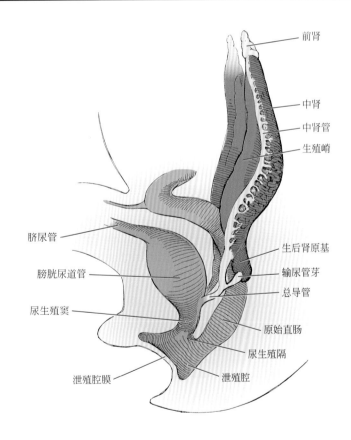

图 12-3

妊娠第5周中，中肾管末端在通入泄殖腔前发出一个盲管，称为**输尿管芽**。在此处，中肾管与总导管近侧末端至与泄殖腔连接部这一段总导管形成直角（图12-3）。起初，输尿管芽向胚体的背外侧生长，然后转向头部生长，一直长入到生肾嵴尾部的间充质，并诱导其形成**生后肾原基**。在第2腰椎水平，输尿管芽的生长将受到间充质的抑制，但是随着胚体的发育，输尿管芽（后期发育为输尿管）将与胚体的增长和肾的上升保持同步。随着输尿管芽的反复分支，这些分支将形成终肾的肾盂、肾盏和集合小管。终肾发育的各个阶段见表12-2。

表12-2 肾脏正常发育的过程

孕龄 /d	胚胎发育的事件
22	泄殖腔和前肾管
24	中肾管（午菲氏管）和中肾小管发育
28	菲氏管进入泄殖腔；输尿管芽在此出现
32	输尿管芽进入后肾间质；总导管（午菲氏管和输尿管）开口于泄殖腔
37	肾盂和原始肾盏形成
44	泄殖腔分部后，午菲氏管和输尿管分别进入到尿生殖窦
48	肾单位和集合小管形成，尿生殖膜开放
52	肾小囊形成
63	肾脏功能开启
70	午菲氏管和米勒管退化
84	男性泌尿器官与生殖器接合
110	中肾消失
150	肾盂输尿管连接部出现

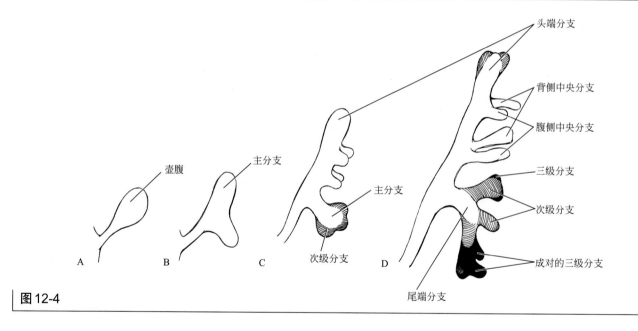

图 12-4

此时，**尿直肠隔**开始将泄殖腔分隔为背侧的**原始直肠**和腹侧的**尿生殖窦**两部分，其终止于泄殖腔膜。

输尿管芽的分区

人胚第6周，在生后肾组织帽区的诱导下，输尿管芽的尖端向头尾方向延展形成中空的**壶腹**，为肾盂原基（图12-4A）。随着输尿管向头端生长，生后肾原基的周边部将远离生肾索末端，未来该部位将形成肾的实质。神经元随着输尿管芽进入生后肾原基的周边部也对肾脏的形态发生起到了非常重要的作用。

输尿管芽分别分化形成两侧**主分支**，主分支将形成肾大盏（图12-4B）。

每一个主分支将分化形成若干**次级分支**，同时，生后肾原基增殖覆盖这些分支（图12-4C）。

输尿管芽最终形成15级分支，早期的4～6级分支合并形成肾盂。接下来的3～5级分支形成主分支：**头端分支**、**背侧**和**腹侧中央分支**、**尾侧分支**，它们将合并形成2个或者3个肾大盏（图12-4D）。由于多数分支不能得到生肾组织的支持，因此随着尿液的形成，这些分支将扩张形成肾盂和肾盏。分支在肾极频繁发生，因此器官得以延展并且重新整合。紧接着的3～5级的**次级分支**和**三级分支**形成乳头管，以便于最后剩余的5～7级分支形成集合管。

肾小盏

胚胎期肾小盏的数量最多可以达到14个。起始，肾小盏成对排列，每一对的方向为一个向前，另一个向后。然而上端的三对向上，下端的两对朝向尾部。每一个肾小盏均拥有一个肾乳头开口。前后朝向的成对肾小盏分别延展形成由集合小管构成的成对的肾锥体，肾脏表面纵行的沟代表每一对肾锥体之间的界线。接下来肾盏会进入融合期：上下两极向前、向后的肾盏通过肾脏的额状面相互融合；中间部分向前、向后的肾盏各自相互融合，融合后平均剩余8或9个肾盏，可在5～20个范围内。肾乳头也会发生融合，特别是两极的肾乳头，在每个肾盏中保留2个或更多的肾乳头。通常融合的结果是上端有3个肾盏，通过肾乳头与1个肾大盏互通；或者2个肾小盏通过3个肾乳头互通。中间两

对向前、向后的肾盏融合后形成一条主干。下极的肾盏很少发生融合，通常只有两对肾小盏。因此对于成人来说，肾盂一般有两种形式，一种是上极的肾盏细长，下极的肾盏短宽，这是Sykes的"双盏排列"的标志；另外一种形式，肾小盏在无阻碍的情况下，常常排空直接进入肾盂。

融合的肾锥体形成复合的、联结的肾盏，在这种肾盏内锥体形的乳头形状会发生改变；这种肾盏常常在肾极被发现，这很可能与肾内返流相关。

肾叶和肾锥体的发育

输尿管芽分支形成肾盏导致了**肾叶**的发育，每个肾叶都是由一个中央的肾盏和周边的小管构成的。在胚胎第10周，仅见两叶，随着胎龄的增加肾叶也逐渐增加。包绕输尿管芽的生后肾原基分隔形成若干小的细胞团，每个小的细胞团及由输尿管芽分出的第一阶段的4～6级分支形成的若干**集合管**就组成了单个的**肾锥体**。肾叶被**贝丹叶间隔**（interlobar septa of Bertin）所分隔，胚胎期肾叶形成后，在表面形成的凹陷是由贝丹叶间隔构成的。2级和3级肾锥体也以同样的方式形成的（图12-5）。输尿管芽经过6级分支以后，集合管的顶端将与肾小管相连。肾小管是由邻近生肾组织的间质分

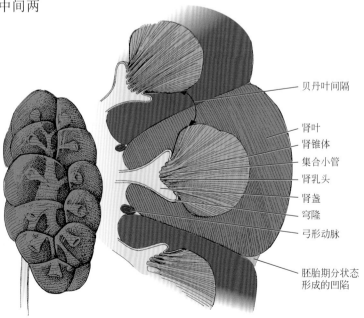

贝丹叶间隔
肾叶
肾锥体
集合小管
肾乳头
肾盏
穹隆
弓形动脉
胚胎期分状态形成的凹陷

图12-5

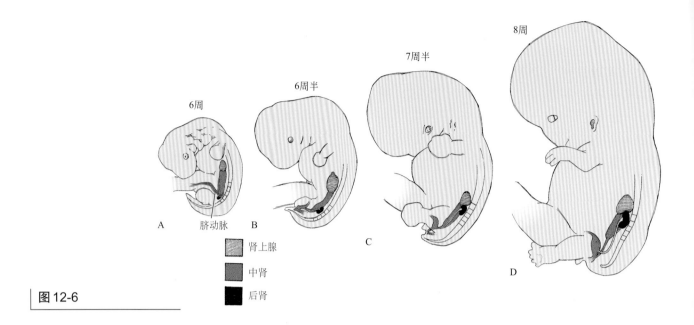

6周

6周半

7周半

8周

A

脐动脉

B

C

D

▨ 肾上腺

▨ 中肾

■ 后肾

图 12-6

化形成的管道，一端与集合管相连，另一端与肾小囊相连。在胚胎第28周，分支将达到最多的14级，随后若干分支将退化。每一个胚胎时期的肾叶都看起来像是一个独立的肾脏，这种结构形式与海洋哺乳动物相似。

叶间隔

双层的结缔组织和一层未分化皮质位于每个肾叶的椎体之间，形成了叶间隔，或者称之为贝丹肾柱。习惯上，还是称这些结构为*肾柱*，尽管它们的形状看起来不像柱状。因此"*隔*"被认为是比较恰当的词。

胚胎时期可见的浅表的分叶状态一直持续到出生后4岁左右。这种分叶状态是由于肾锥体生长而形成的皱褶，肾锥体随着肾皮质的生长而生长，但是叶间隔相对固定，这样就形成了皱褶。它经常与肾外的动脉分支和异常肾盂相关联。通常情况下，随着肾皮质的生长，分叶状态会逐渐消失。但是在半数成年人的肾脏的前部浅层还是可以发现残余的分叶状态。这种残余的分叶状态维持基本的肾叶分布，但是血管的分布已发生明显变化。

发育中肾乳头的数量取决于尿液形成开始的阶段以及肾盏和集合管分化的阶段。成年肾乳头的确切数量取决于肾锥体融合的程度。

肾脏的上升

在胚胎第6周，当输尿管芽向上生长与生肾嵴相遇时，生肾嵴较低的边缘位于第2骶椎的对面，而尾部处于较低的腰椎水平。此时的**后肾**才可称之为肾脏，其周围被很大的**肾上腺**所包裹，后肾在**中肾**的后面向头侧生长，到达并从腹侧经过脐动脉（图12-6A）。此时，肾脏的上、下两极就被确定了。

在胚胎第6周，随着脊柱尾侧末端变直和胚体生长，肾脏迅速增大，但结构紧凑，趋向于远离脐动脉三角（图12-6B）。肾脏开始上升，到第6周末，已达到第3腰椎水平。

到第8周，肾脏应该到达与成人肾脏水平相当的第2腰椎水平（图12-6C和D）。之后肾脏的上升是其自身生长以及骨骼生长的结果。

起初由于输尿管芽的生长方向是向后，所以肾盂刚开始的方向是向前的。但是在肾脏上升的过程中，随着肾脏的旋转，肾盂移动到中间位置。上极向侧方偏移而下极向中间偏移，这样就使肾脏更接近垂直位了。

肾脏血管的发育

因为肾脏的上升主要是由于胚体各部分生长的

差异所引起，随着肾脏向头侧移动到相关的大动脉，它获得了节段性的中肾动脉为其进行连续性的供血。肾脏血管的发育与中肾及其邻近结构密切相关。进入肾脏的动脉来源于一些连续的血管，而肾脏的静脉血将回流至附近以及远端腹腔脏层、壁层的血管。在这其中有很多变异，很容易想到，这些变异是来源于发育中的胚胎系统的血管。

动脉

胚胎4.5周时，来源于**背主动脉**的**肾段动脉**大约形成30个侧支，这些侧支的分布从第6颈椎到第3腰椎。这些分支中，接近头部的分支将会逐渐退化，而接近尾部的分支将会为**泌尿生殖器官的动脉网**供血。这些泌尿生殖系的器官包括**中肾、性腺、肾上腺**和**输尿管**。在**中肾管**发出的输尿管芽的影响下形成的**后肾**，并发育成肾脏，肾脏随着胚体的生长而不断上升，此时它获得肾段动脉的连续性供血，这些肾段动脉连接动脉网和主动脉（图12-7）。大多数的分支形成血管网后就退化了，仅留下唯一的一支增大的血管即肾动脉供应肾脏。副肾动脉不罕见。因为动脉退化时是从后肾的头侧末端开始的，因此下极的肾段动脉分支最有可能形成副血管。

尽管在肾脏内，肾段动脉与肾的分段有固定的关系，但是在起始处以及分支进入肾门的位置还是会有很多变异发生（图12-8和图12-9）。上、下段的动脉可能单独地直接起源于背主动脉，在这种情况下，肾段动脉可能会比单一肾动脉为更大的肾段提供血液供应（图12-10）。

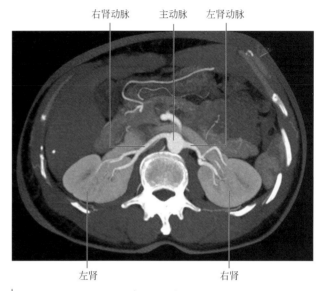

图12-8 磁共振血管造影横断面显示：由主动脉发出的左、右侧肾动脉，分别提供相对应肾脏的血液供应（图由Raj Paspulati MD提供）

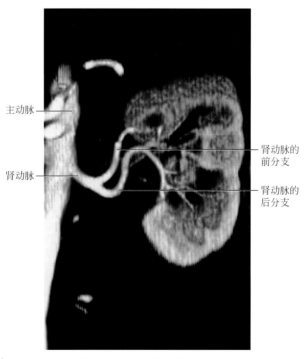

图12-9 三维磁共振血管造影显示肾动脉的分支（图由Raj Paspulati MD提供）

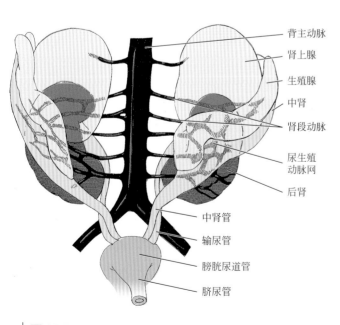

图12-7

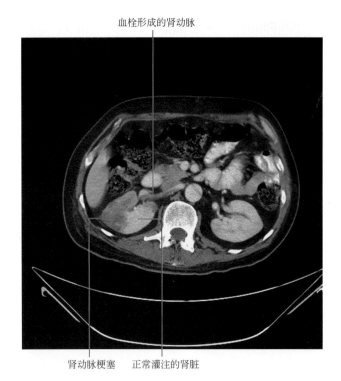

图 12-10　对比增强CT横断面显示肾动脉血栓形成引起的肾段动脉的梗塞（图由 Vikram Dogra MD 提供）

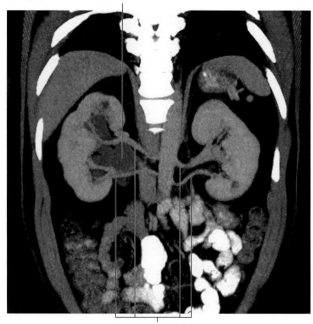

图 12-12　对比增强CT冠状切面显示肾固有动脉的存在，分别提供上、下极的血液供应。同时表明患者由于先天性的肾盂输尿管连接处梗阻引起右侧肾盂的扩张（图由 Raj Paspulati MD 提供）

多发的肾动脉

尽管副肾动脉是异常的，但是它们是一条或更多节段性的中肾分支存在的证据，从第6颈椎一直延伸到第3腰椎。靠近尾部的分支曾经为肾动脉网供血。正常肾脏的5个节段均有各自相应的动脉供血，因此副肾动脉可能是一种正常起始于头部或尾部的血管。它主要为肾脏的两极提供血液供应（图12-11和图12-12）。

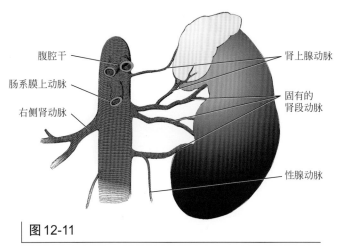

图 12-11

在右侧，固有动脉可能位于腔静脉的前方或者后方，而在左侧，它们可能围绕在肾静脉的周围。这些血管有部分起始于肾动脉的根部或者主动脉。10%～40%的尸检病例中可发现额外的血管，其供应下极的概率为供应上极的两倍。

若供应下极的**肾段动脉**持续存在，则可能发展成为**性腺动脉**，而供应上级的肾段动脉可能发展成一支**肾上腺动脉**。除肾段动脉意外，常出现多条小的副肾动脉，可能来自膈下或肾上腺动脉。

静脉异常

肾静脉是由静脉丛经过复杂演进过程发育而来的，这个过程包括了后主静脉、上主静脉和下主静脉的形成和吸收，而这些静脉与下腔静脉的形成密切相关。静脉发育不良是介于大体正常结构与发育异常的中间状态。如果肾静脉或者腔静脉闭塞，这些固有的胚胎期的变异途径可能会提供一条迂回的通路。

静脉不与动脉一起走行。事实上，构成静脉复合体的这些血管比对应的动脉位置更深，尽管在腔静脉附近，肾静脉还是位于肾动脉的前面。

除去在 1/5 的病例中有性腺静脉汇入的情况外，右侧的肾静脉很少有分支；但是左侧的肾静脉（在胚胎学中，肾静脉被认为是左侧腔静脉的一段）一直接受同侧肾上腺静脉和性腺静脉血液的汇入，并且还与腰静脉、腰升静脉或者半奇静脉形成交通。这种左右肾静脉的不同可能是下腔静脉发育的结果。

为了理解肾脏和输尿管静脉的变异，读者有必要回顾第 2 章的发育部分章节。从肾门到肾上腺和性腺静脉的末端左肾静脉是由下后静脉形成的，不包括左肾静脉与下后静脉间残留相互交通的分支。并且当肾静脉通过中线时，它将与邻近器官以及腰静脉形成静脉吻合。这种复杂的起始说明了左肾静脉比右肾静脉更长，并且形成了数量更多的吻合支，这些分支将直接汇入腔静脉。

肾脏静脉的变异是由于胚胎期通路的遗留导致的，如图 2-9 和图 2-10 所示。最显著的临床表现是左侧的腔静脉与环主动脉静脉环持续存在，和主动脉后肾静脉形成。

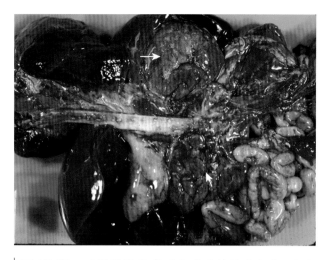

图 12-13　双侧肾脏发育不全（波特综合征）。出生后不久死亡的胎儿尸检显示，在腹膜后腔没有肾脏的存在。白色箭头所指为肾上腺，刚出生时肾上腺为正常大小，但出生后第 9 周到 14 周，肾上腺已经缩小为正常大小的 50%（图由 Gretta Jacobs MD 提供）

肾脏发育异常

肾缺如

后肾的缺如一般认为可能是由于生肾嵴发育缺失引起的，但是从临床实践来看后肾的缺如主要是由于中肾管和输尿管芽发育缺失引起的。因此，男性的肾脏缺如与其他管性结构缺失密切相关。统计发现有 12% 的男性有单肾畸形，这些畸形包括发育缺如、发育不良，或者是精囊、输精管和射精管囊肿的形成。剩余肾脏是否正常发育，对外科手术有重要意义。

在女性，生殖器畸形与肾缺如（44%）是紧密相关的，因为在尿生殖窦水平，米勒管的发育与中肾管的发育紧密相连。子宫发育异常包括单角子宫，双角子宫或者发育不全。阴道发育不良包括阴道不能形成，或者形成隔膜，甚至于被完全堵塞，

并且最终导致阴道积血。继发于中肾管生长中断的综合征包括单侧肾脏发育不良、输卵管缺如以及一半子宫缺如。如果双侧中肾管缺如，会导致肾脏缺如。另与羊水过少相关的发育不良包括肺发育不良，在婴儿期出现"波特脸"（图 12-13）。

重复肾、异位肾和马蹄肾

重复肾 是最常见的畸形，重复肾是由于输尿管芽形成两个分支分别进入后肾原基发育形成的（图 12-14 和图 12-15）。这样形成的肾脏有正常血管系统，因为动脉的分布并没有显著地受到发育不良的肾盂肾盏系统的影响。与之相反的是，*额外肾*（supernumerary kidney）是由于后肾原基分支形成的，它通常会产生异常的血管。

肾脏融合 和异位畸形 分为 5 种类型：交叉融合、交叉不融合、未交叉融合、未交叉不融合以及尾部融合形成的马蹄肾。

异位肾 的发生是由于当肾脏上升到第 3 骶椎和第 2 腰椎之间时，上升受到抑制而引起的。因此根据位置不同会有骨盆异位、髂骨盆异位、髂骨异位或者腰椎异位（图 12-16）。因为上升停滞主要发生在胚胎发育的早期阶段，因此异位肾主要与肾脏的

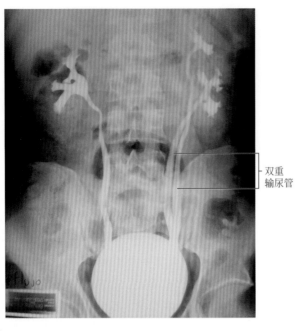

图 12-14 静脉肾盂造影显示，在左侧有双重集合系统，但并未表明双重输尿管是完全的还是部分的（图由 Vikram Dogra MD 提供）

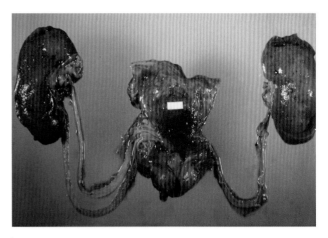

图 12-15 双重输尿管。在右侧有两条完全重复的输尿管，每一条都单独进入肾脏，并且在膀胱上均有各自的输尿管口。对于完全重复的输尿管，靠近上端的输尿管口常常发生变异，靠近膀胱颈或者膀胱的外侧（例如，在尿道或者在女性的阴道）；这常常导致由异常输尿管引流的肾段出现梗阻性改变（图经允许，引自 MacLennan GT, Cheng L: Atlas of Genitourinary Pathology.Springer-Verlag London Limited, 2011.）

不完全旋转、输尿管过短和局部侧面节段血管血供问题密切相关，这些复杂关系导致异位肾的具体位置需要通过手术来确定。另外，内、外生殖器的异常和泄殖腔结构相关的异常也很常见。典型的**盆腔异位肾**通常比较小，有分叶，形状不规则。然而**肾上腺**通常在正常的位置上。对于任何阶段的生长停滞，肾脏、尿道和相关血管都被包裹在肾筋膜内。

肾脏生长错位可能与生长停滞的任何因素相关联，包括输尿管芽畸形、中肾组织畸形，或者动脉系统的原始节段结构持续存在，尽管这个因素通常

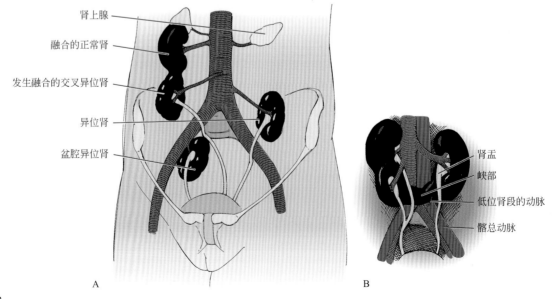

肾上腺
融合的正常肾
发生融合的交叉异位肾
异位肾
盆腔异位肾

肾盂
峡部
低位肾段的动脉
髂总动脉

A   B

图 12-16

是次要的。另外，实验显示脊柱畸形也可引起肾脏的异位；与临床上发现的先天性脊柱侧凸引起泌尿管畸形相似。

　　异位肾一般在同侧较低的位置，或者在对侧形成交叉异位，再或者在对侧形成**交叉异位后融合**。它有可能全部位于盆腔形成**盆腔异位**。有半数情况是相反的，通常位置的肾脏是不正常的，并且有1/10的情况，肾脏是缺失的。

　　随着异位和马蹄肾的形成，肾脏上升发生停滞。提供局部血供的血管包括肠系膜动脉、髂总动脉、肠系膜下动脉、骶正中动脉，甚至位于肠系膜下动脉以下的主动脉分支形成的节段血管。

　　还有不到5%的异位肾是由于向头端过度生长引起的，所以称这样形成的异位肾为**高位异位肾**。大多数的高位异位肾位于隔膜以下，但也有异位肾部分或者全部上升到隔膜以上，所以这样的异位肾也被称之为**胸内肾**（图12-17、图12-18和图12-19）。

　　顾名思义，*融合肾* 是一个凝集在一起的肾组织团块，它有两条输尿管从两侧分别进入膀胱（图12-20）。尽管融合肾可能有多种变异存在，但是主要有两种类型：① 交叉异位后融合；② 马蹄肾。

　　交叉异位后融合肾脏位于脊柱的一侧，从其发出的输尿管从另一侧进入了膀胱（图12-21～图12-24）。这种畸形形成是由于胚体尾部的腰骶椎在发育过程发生了侧向弯曲，这种侧向弯曲代替生肾索的尾部经过中线交叉到了另一侧，因此同侧的输尿管芽发出的输尿管也需要跨过中线到另一侧进入另一侧的生后肾原基，结果导致只有一个生后肾原基发育，形成了交叉异位后融合的异位肾。脊柱和高位的肛门直肠畸形据推测也可能是融合失调导致的。

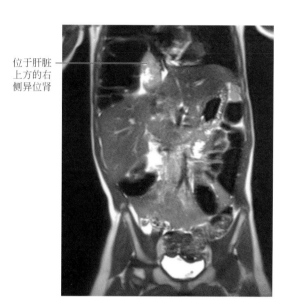

图12-18　核磁共振显像T2加权相冠状面显示。同图12-17展示的病例一样，右侧肾脏位于肝脏的上方（图由Nami Azar MD提供）

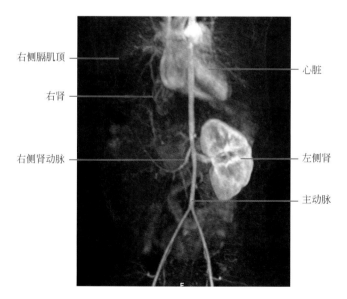

图12-17　三维核磁共振对比增强血管造影显示，左侧肾脏在正常的位置并且大小正常；但右侧肾脏位于心脏阴影的后方（图由Nami Azar MD提供）

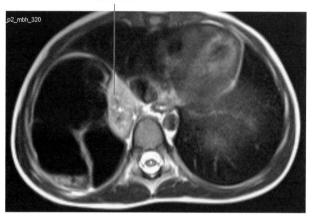

图12-19　核磁共振现象T2加权相轴位显示。同图12-17展示病例一样，右侧肾脏位于靠上的部位，但其具体位置并未确定。手术探查确定膈肌是完整的，右侧肾脏尽管位置靠上，但并不在胸腔内。（图由Nami Azar MD提供）

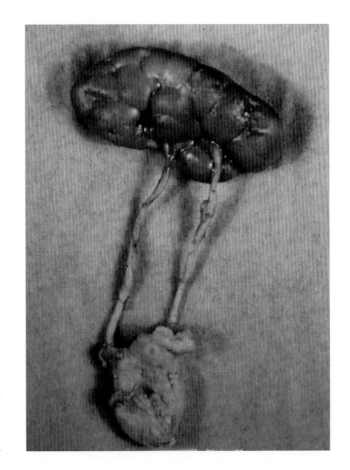

图12-20 团块状或蛋糕肾。这是一种与马蹄肾类似的肾脏异常融合，但这种融合范围更加弥散，而且它的位置更靠近上极，两侧输尿管都能正常进入膀胱（图经允许，引自 MacLennan GT, Cheng L: Atlas of Genitourinary Pathology.Springer-Verlag London Limited, 2011.）

左侧肾脏

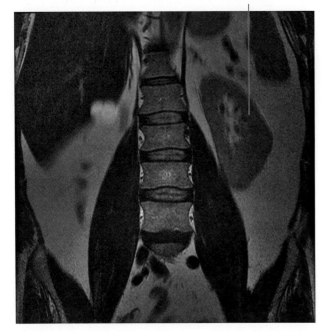

正常位置的左肾

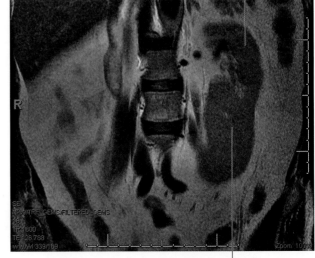

交叉异位的右肾，与左肾下极融合

图12-21 交叉融合的异位肾，正如核磁共振显像前后方向连续成像T2加权相冠状面显示（图12-22～图12-24）。该图中显示的右侧肾窝是空虚的。（图由 Vikram Dogra MD 提供）

图12-22 可于左侧明显发现部分交叉融合的异位右肾。（图由 Vikram Dogra MD 提供）

左侧肾脏

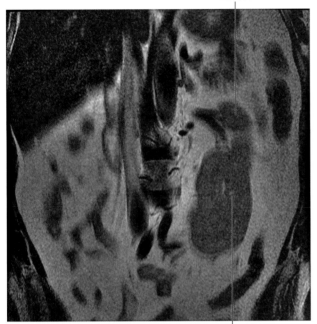

交叉融合的异位右肾

图12-23　交叉融合的异位右肾显而易见（图由Vikram Dogra MD 提供）

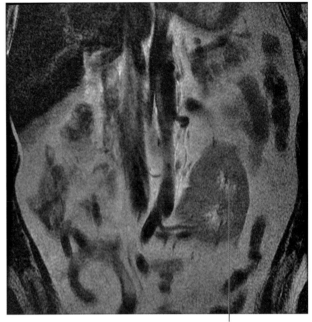

交叉融合的异位右肾，左肾未见

图12-24　左侧肾脏未见（图由 Vikram Dogra MD 提供）

膀胱的输尿管口也常会发生变异，也可能是一种异位畸形。

　　胚胎第6周前，当两侧正常发育的生后肾原基距离比较近时，在中线位置一侧生后肾原基的一部分与另一侧的生后肾原基融合就形成了**马蹄肾**。此时的肾脏已经离开骨盆，血液供应也应转变成由节段的主动脉分支完成。同时肾脏也应该居中地按照长轴进行旋转。可能由于生后肾原基的尾部接触进而发生融合，导致正常的旋转和上升都发生了停滞，最终结果是肾盂位于前方，输尿管在融合部前方走行，并且血液仍然由骨盆动脉供应（图12-25 ～图12-28）。推测这种融合是由于当生后肾原基通过脐动脉时，自身开始正常分叉，但是由于大的脐动脉的存在，造成骨盆内的拥挤，导致融合的发生。

　　马蹄肾是最常见的融合畸形，它的发生率为1/500，男性发生率是女性发生率的2倍。马蹄肾与交叉异位肾的发生比率可能超过6：1。还有很多很常见的与畸形相关的变异，但是它们中的一些是致命的。

扩张的肾盂

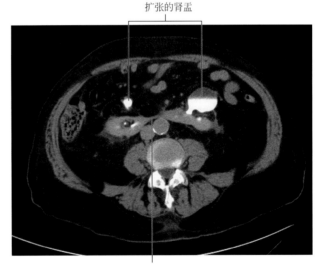

左、右肾上极之间形成的峡部

图12-25　马蹄肾。CT对比增强尿路造影轴位相的延迟期可见马足肾肾盂因造影剂存在而扩张，峡部连接着双肾的下极（图由Vikram Dogra MD 提供）

　　马蹄肾两侧血液供应的模式与正常肾脏是相同的。每个肾脏都有呈一定角度向尾侧走行的一支到两支动脉负责血供，肾脏的各节段都有相应的肾动

右侧肾盂　下极融合的部位　左侧肾盂

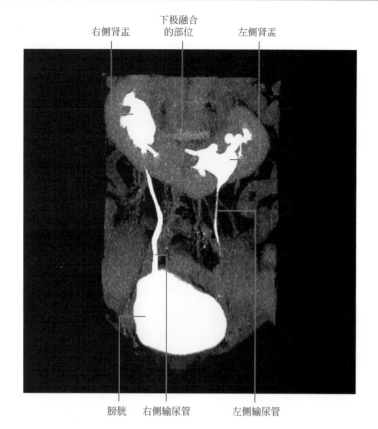

膀胱　右侧输尿管　左侧输尿管

图12-26　马蹄肾。CT尿路造影三维重建显示，左、右两侧肾脏的下极发生融合。两侧肾脏均可见扩张的肾盂以及扩张一定程度的肾盏，提示尿路排泄受阻（图由Raj Paspulati MD提供）

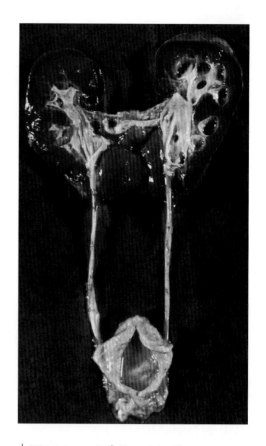

图12-27　马蹄肾。两侧肾脏的下极发生融合。一侧肾脏由于引流受阻表现出明显的肾积水改变（引自MacLennan GT, Resnick MI, Bostwick D: Pathology for Urologist.Philadelphia, Saunders, 2003.）

脉分支负责血供，并且各分支彼此之间没有侧支循环形成。因此，马蹄肾的血液供应分布特点和正常的肾脏无异。

　　马蹄肾与正常肾脏血供的唯一区别是存在一支**供应下段的动脉**。该动脉通常来源异常，常在低于肾动脉的水平从主动脉发出，或者是从髂总动脉甚至髂内动脉发出。因此，副肾动脉进入肾脏的部位可能在融合部形成峡部的上方或者下方。一旦**峡部**形成了实质部分，它的血液供应可能由一条新的血管来完成，这条新的血管有可能是主动脉尾端的分支也可能是**髂总动脉**形成的分支。

　　旋转不良　本质上是旋转停滞的结果。肾脏上升之前，肾盂的定位仍然是向前的。然而，肾脏可能偶然性发生了过度的旋转，因此肾盂的位置就变为向后了。

　　对于这几类肾脏畸形在胚胎学上的解释尚不统一。然而，生殖器和脊柱发生这种畸形较为常见，提示可能在胚胎发育时存在共同的干扰因素。

位于左半部分上极的肿瘤

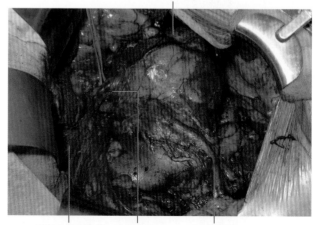

下极之间的峡部　左肾静脉　左侧输尿管

图12-28　马蹄肾。在左半部分的上极伴随有肾细胞癌，血管和输尿管已游离完毕。蓝色线圈缠绕的是肾动脉（图由Rabii Madi MD提供）

囊性疾病

髓质囊性疾病的发生取决于集合管是否与肾小管接通，这种接通被阻断后在不同时期就会导致各种形式的囊性病的发生（图12-29～图12-32）。

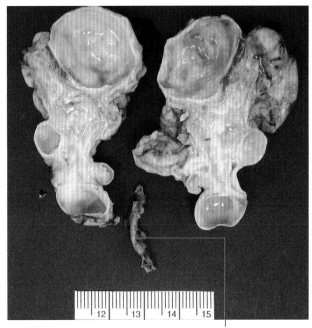

近端输尿管的盲端

图12-31 肾脏发育不全：多囊肾。发育不良意味着器官发育停滞，同时固有发育的结构亦未发育完全。肾发育不良和多囊性肾发育不全是疾病谱的两种不同疾病，不同的是囊肿生成的程度。相较于此图所示的多囊性肾，发育不良的肾脏体积十分小，囊肿形成很少或没有。在所有病例中，同侧输尿管常闭锁或在肾盂输尿管连接部水平梗阻（图由Paul Grabenstetter MD提供）

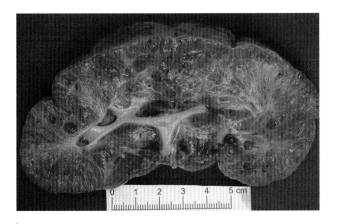

图12-29 小儿常染色体隐性多囊肾疾病。该情况下，双肾体积增大，可导致肺的发育受阻，引起呼吸衰竭致死胎或者新生儿早期死亡。肾脏仍保留其外形，且集合系统也正常。它们的切面表现出海绵样外观，这是由于大量小体积的、囊性扩张结构存在引起的（图由Pedro Ciarlini MD提供）

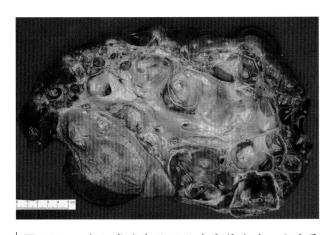

图12-30 成人常染色体显性多囊肾疾病。这是最常见的遗传性疾病，也是最常见的囊性肾疾病。若切除该类患者的双侧肾脏，可见肾脏体积增大，如图中所示。肾脏的切面存在大量的大小不一的囊肿，集合系统则正常。尽管由于囊肿导致变形，但肾脏仍基本保留了原有的形状（图由Pedro Ciarlini MD提供）

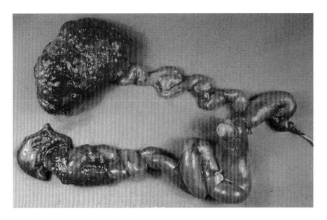

图12-32 双侧肾脏发育不良。由于低位的输尿管梗阻导致双侧肾脏发育不全，例如：先天性的膀胱颈梗阻、后尿道瓣膜、尿道狭窄和梅干腹综合征（此图所示双肾发育不良病例的病因即为梅干腹综合征）（图经允许，引自MacLennan GT, Cheng L: Atlas of Genitourinary Pathology.Springer-Verlag London Limited, 2011.）

输尿管的发育

肌组织和管腔的发育

胚胎10周左右，输尿管外膜在纵轴方向形成弹性纤维，与尿液形成的时间相一致。接着出现的随机方向分布的肌纤维形成了肌层。弹性纤维的数量与输尿管壁的厚薄成正比。相对于肌层纤维的杂乱，黏膜下层的纤维呈放射状分布。输尿管下段的纤维少于中段，这也说明了为什么远端的输尿管弹力较弱。

胚胎16周时，肌纤维已延伸到整个输尿管外壁；胚胎36周时，肌纤维延展到整个输尿管，包括输尿管口。12岁左右，现有细胞的增殖或间充质分化增加，均导致肌细胞和弹性纤维的数量进行性增加约2倍。细胞大小也会增加，但是增加的幅度不会太大。

出生后的早期，肌纤维以环形走行为主。随着时间推移，斜行的肌纤维也逐渐增加。到成年时期，肌纤维就形成了螺旋形的走行。

起初，输尿管是有管腔的。大约在5周半开始，管腔开始堵塞，堵塞首先从中段开始；大约到7周时，近端和远端都被堵塞，这些变化与中肾功能的停止是一致的。到8周左右，输尿管开始再通，再通从中间开始向两侧延伸，这样一周后，整个通道就开放了。后肾的功能不参与其中，因为它是从第10周开始发育的，但是在清除堵塞的过程中输尿管的长度可能会成为一个因素。这些发现解释了为什么输尿管瓣膜容易出现在近端和远端，这些部位比较容易出现发育停滞。

输尿管畸形

输尿管畸形好发于输尿管肾盂部或者输尿管膀胱部。较少见的情况发生在输尿管芽的盲端，盲端的中空结构与正常的输尿管形成一个锐角，且宽度是长度的2倍。它的管壁结构与正常的输尿管壁相似（图12-33）。发生于输尿管膀胱部的畸形将在第13章中讲述。

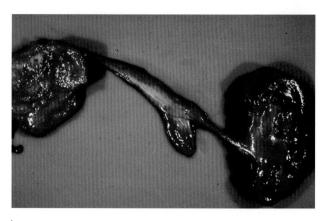

图12-33 不完全分叉的输尿管带有盲端。输尿管外翻可能就是由于部分分叉的输尿管未能连接至肾实质；亦有可能为先天性的输尿管憩室。二者均可有完整的管壁结构，包括输尿管上皮层、固有层和肌层（引自 MacLennan GT, Resnick MI, Bostwick D: Pathology for Urologist, Philadelphia, Saunders, 2003）

先天性的输尿管肾盂连接部梗阻

梗阻常发生在肾脏与输尿管连接部，可能是由外部因素导致，但较常见的是发育异常。

由于肌纤维螺旋式的排列方式是尿液在转运过程逐渐发育形成的，这个过程的停滞将使得连接处仅留下环形的肌纤维，导致尿液通过受阻。另一方面，此时输尿管的延长主要影响纵行分布的肌纤维，使得尿液通过性下降。其他因素如发育不良或肌纤维数量减少都会使输尿管内尿液通过性下降。目前明确可能有数个因素参与这个过程。在输尿管芽发育过程中的原发缺陷可能导致内源性、局限性伤害如输尿管肾盂连接部的梗阻或者输尿管瓣膜（图12-34～图12-36）。

致输尿管肾盂连接部梗阻的外源性因素通常是异位血管或者纤维条带通过其前方造成压迫，而这些可能是在内源性因素基础上起作用的（图12-37）。另一种原因是尿液返流导致尚未完全发育的连接部负载过重。

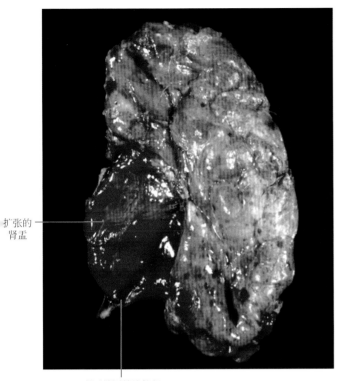

图12-34 肾盂输尿管连接部梗阻。肾盂扩张，但肾盂输尿管连接部以下的输尿管管径大小正常。肾皮质可见瘢痕（引自 MacLennan GT, Resnick MI, Bostwick D: Pathology for Urologist.Philadelphia, Saunders, 2003）

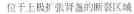
位于上极扩张肾盏的断裂区域

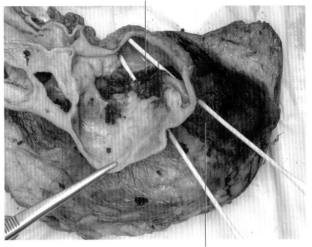
残留的较大范围的肾周血肿

图12-36 先天性肾盂输尿管连接部梗阻。患者表现为腰腹部疼痛，伴有腹膜后大量出血。该患者被发现患有肾盂输尿管连接部梗阻，有典型的半个马蹄肾的肾盂积水。通过切除梗阻的半个马蹄肾进行治疗。腹膜后血肿可能与上极较薄的肾盏发生断裂相关联（小竹签穿过的区域即缺损区）。患者近期无外伤史（图由 Lisa Sternpak MD 提供）

扩张的肾盂

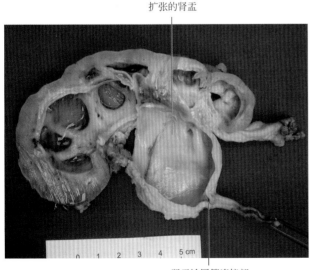

肾盂输尿管连接部

图12-35 先天性的肾盂输尿管连接部梗阻。肾盂发生明显的扩张。慢性梗阻的肾脏显示肾盏扩张，肾锥体丢失和肾皮质变薄

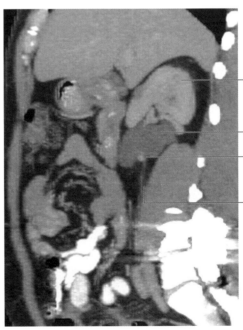
肾脏
扩张的肾盂
肾盂输尿管连接部的肾血管
输尿管

图12-37 先天性肾盂输尿管连接部梗阻。对比增强CT三维重建的矢状面。这张影像图片显示血管与肾盂输尿管连接部临近，这些血管是否会显著导致肾盂输尿管连接部梗阻的过程尚存在争论（图由 Raj Paspulati MD 提供）

腔静脉后输尿管

后主静脉并没有代替上主静脉成为占主导优势的血管，或者输尿管周围环依然存在都是导致腔静脉后输尿管的原因。当终肾上升时，后心静脉刚开始在肾的侧方走行然后走行到肾脏的中部。结果导致了静脉的异位，输尿管就位于腔静脉的背侧。

输尿管瓣膜

已有几种理论提及输尿管瓣膜发生的原因，如第6周时该正常闭合的管道未闭合。该现象的发生可能是由于输尿管局部管腔偏离轴心导致它在阻塞部位形成套叠，最终形成共用管壁；或是由于当输尿管延长时形成的皱褶遗留后形成黏膜固有折叠。当输尿管延长快于肾脏上升时，都可致输尿管瓣膜形成。

肾上腺的发育

胚胎期间的肾上腺是非常大的，特别是孕中期的肾上腺，主要是皮质细胞增生的结果。刚出生时它也相对比较大，但是出生后3周，肾上腺就迅速发生退化（图12-13）。在妊娠第8个月的时候，皮质球状带开始出现，紧接着束状带出现；在接下来的3~6个月期间，皮质网状带形成，整个皮质需要2年时间才能完成整体的分化。

出生时，巨大的肾上腺血管非常丰富，因此分娩时，特别容易发生损伤。

肾上腺皮质和髓质的起源

肾上腺的形成是由两种不同来源的组织分化形成的，所形成的层次结构会一直维持到成年时期（表12-3）。

肾上腺**皮质**来源于**中肾**上端第三段表面间皮的芽，中肾和**性腺**一起突入**原始体腔**。间皮的芽在双侧**主动脉**表面由细胞聚集形成。一部分细胞并不参

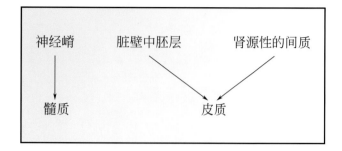

表 12-3　肾上腺的发育

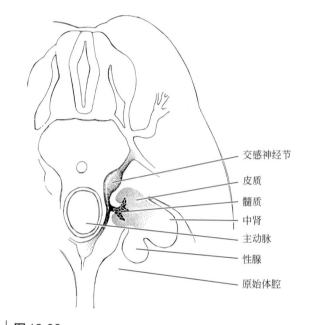

图 12-38

| | 交感神经节 |
| 皮质 |
| 髓质 |
| 中肾 |
| 主动脉 |
| 性腺 |
| 原始体腔 |

与聚集，这部分细胞为肾上腺和肾脏存在副肾上腺皮质组织提供了依据，同时在男性的精囊和睾丸以及女性的阔韧带和子宫内也发现了少量的副肾上腺皮质组织。

肾上腺**髓质**源于神经嵴的原始外胚层细胞，这部分神经嵴会发育成交感神经系统。这些交感神经元正常情况下会分化为交感神经细胞，最终分化为**交感神经节**内的神经节细胞。肾上腺髓质发育的另一个重要因素是它们经过肾上腺皮质原基迁移到髓质形成部位，分化形成嗜铬内分泌细胞、成嗜铬细胞，最终分化为成熟的嗜铬细胞（表12-4）。

胚胎嗜铬小体的分布

在胚胎时期，成嗜铬细胞形成嗜铬小体，这些小体沿**主动脉**分布，成为儿茶酚胺的主要来源（图12-

表12-4 肾上腺的交感神经的分化

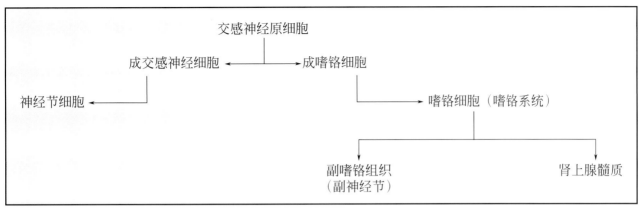

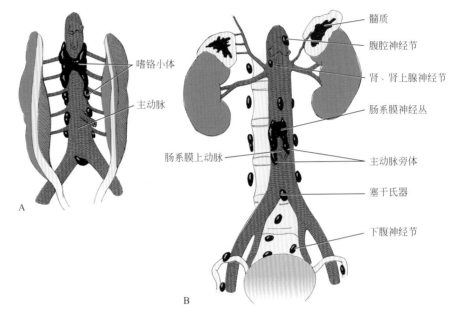

图12-39

39A)。这些细胞穿过肾上腺皮质形成肾上腺髓质。

出生以后，部分嗜铬小体会退化，剩余的分布于副交感神经系统内，与椎骨前交感神经节相毗邻的位置，还有的分布于若干交感神经丛和神经节内（**腹腔神经节、肠系膜神经节、肾脏和肾上腺的神经节以及下腹神经节**），另外还有的分布于主动脉分叉处的交感神经丛**主动脉旁体**内（图12-39B）。这个系统既是儿茶酚胺的第二来源，也是嗜铬细胞瘤的起源。大约有30%的儿童嗜铬细胞瘤位于肾上腺外，并且大多数均为恶性的。

两个较大的嗜铬组织分别与上腹下丛、主动脉旁体相关，它们位于主动脉两侧，以倒"U"形环跨在肠系膜下动脉上面。这些组织在出生后早期会扩大，到青春期消失。

肾上腺的血液供应

动脉

肾上腺的血液来源于中肾节段的头顶段，这些节段也是供应泌尿生殖器的动脉网。特别是位于右侧的较小的副动脉，通常多发，主要来源于膈下动脉或肾动脉。

静脉

位于右侧的肾静脉丛退化，仅留短的静脉斜行与腔静脉后段相连。在左侧残留有左侧下主静脉，下主静脉走行也比较单一，但是通常都是接受膈上静脉以及肾囊静脉的血液。左侧静脉较长，且垂直下降加入肾静脉。

肾上腺畸形

胚胎8周时，肾上腺已经迁移到与肾脏毗邻的位置，并且将会随着肾脏的上升而上升。但是肾上腺的位置并不取决于肾脏的位置，因为即使有异位肾的发生，肾上腺也会发育到正常的位置。

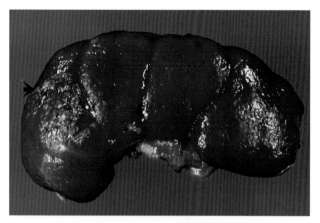

图12-40　位于肾脏的异位肾上腺。异位肾上腺通常位于被膜下且靠近上极。它看起来像是菌斑形，但有时也呈楔形或者球形。这种大体表现可能与肿瘤形成相关（引自 MacLennan GT, Resnick MI, Bostwick D: Pathology for Urologist.Philadelphia, Saunders, 2003）

在肾实质的异位肾上腺皮质细胞

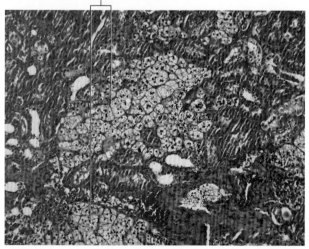

图12-41　在肾脏的异位肾上腺。肾上腺皮质组织与正常的肾组织掺杂在一起。边界的缺乏导致浸润现象。正常的肾上腺皮质组织与透明细胞癌组织的相似性增加了术中冷冻切片诊断的难度

生精小管

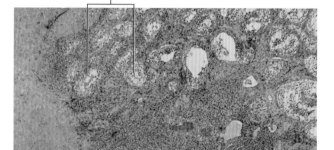

位于睾丸实质的异位肾上腺皮质组织

图12-42　位于睾丸的异位肾上腺组织。睾丸内异位的肾上腺组织形成的结节通常小于0.5cm。在非相关原因致切除的睾丸上偶然于此部位发现少量异位的肾上腺细胞。诊断经由适当的免疫染色法确认

肾上腺发育不全与继发于肾原基衰竭的肾脏发育不全密切相关。肾上腺异位也可能发生。当对孤立肾进行外科手术时，在肾被膜下很少发现单独的肾上腺（图12-40和图12-41）。在腹腔内和腹膜外位的腹腔脏器和性器官内，都可发现副肾上腺残留皮质组织（图12-42）。上文也提到过，髓外的嗜铬组织十分常见，可能转化为嗜铬细胞瘤。

肾筋膜的发育

腹膜后筋膜的层状发育

起初，连续的片状的间充质位于皮肤的上皮组织和被覆于体腔的间皮之间，但是随着肌肉和骨骼在这个空间中的发育，剩余的间充质分成了皮下层和腹膜后层。皮下层分化形成真皮以及体壁的浅筋膜和深筋膜。腹膜后层分化成腹膜后结缔组织，

表12-5　间质的分化

起源	胎儿晚期	成人
皮下组织层	真皮	真皮
	浅筋膜	Camper筋膜、Scarpa筋膜
	深筋膜	深筋膜
体层	肌肉、韧带、骨	肌肉、韧带、骨
腹膜后层	外层	腹横筋膜
	中间层（泌尿生殖器埋入）	肾筋膜
	内层（肠埋入）	肠内筋膜

分布于体壁，围绕在胃肠和泌尿器官的周围（表12-5、图8-4）。

随着发育的成熟，在腹膜后结缔组织内可以分为3层结构。一层是包埋在胃肠消化器官的*内基层*。内层以下为*中间基层*，它包裹泌尿系统，在肾区分为背腹两层。

局部的环境在筋膜的发育中起着重要的作用。中间层在器官可活动的区域形成不同的筋膜层次，这可能是因为器官的活动造成了剪切力；如果肾脏缺如，它们将不会形成。

外层作为腹横筋膜覆盖在体壁和骨盆的内层，腹横筋膜延伸形成的骨盆内筋膜的末端将与精索内筋膜相延续。

结肠系膜的融合

除了后腹膜的包被以外，肾脏还有第二个被膜，这个被膜就是当肠旋转到最终位置时，融合的结肠系膜（左侧即十二指肠系膜）。小肠旋转的结果见图6-5。起初，当背肠系膜延展进腹膜腔时，它就形成了左右两侧的屏障。小肠环以逆时针方向旋转。将来升结肠旋转绕过系膜的基部，就会使系膜的右侧暴露出来。同时，降结肠带着系膜仅仅只能上升到左上腹部，因此原始的结肠系膜的表面可一直维持最原始的向左和向右的方位。

随着左侧系膜与同侧的原始腹膜相遇，左侧系膜就会与之融合，以下的间皮也随着消失。位于系膜内层和原始腹膜之间的结缔组织相互联系，形成了三明治式的结构（图6-6）。一层被称之为融合筋膜（*融合筋膜*是一层薄的膜样结构，由腹膜的间皮覆盖面贴附以及随后的间皮成分丢失形成。从定义上来说，它与腹膜两面的固有层相续。它与*迁移筋膜*不同，后者源于原始组织的迁移且迁移显像形成了结缔组织纤维的线性方向，并反过来被进一步的生长发育而压缩）。在右侧，系膜的左侧与右侧的原始腹膜后腔融合，因为肠已经进行了180°的旋转。另外十二指肠系膜也与部分原始腹膜后腔发生融合。结果就是系膜的两层与原始腹膜后腔的表面及内层形成融合。

腹横筋膜覆盖于腹膜后腔结缔组织的中间层之上，这种叠加形成了肾筋膜。肾筋膜覆盖在两侧肾的大部分和输尿管的表面。

到妊娠第7个月，中间基层发育良好并且形成了肾筋膜，此时腹层被分为两层，含有肾周脂肪的前基层和后基层。这些基层在升、降结肠的后方会相互融合为一层，称之为结肠后筋膜（图12-43）。

因此，在所有的腹膜后腔的结缔组织中，腹膜仅与内层相关联，有两个区域除外：①十二指肠系膜和升、降结肠系膜与原始腹膜后腔融合的区域；②前列腺后窝内系膜。

（崔志刚 译　张金山 审　任善成 校）

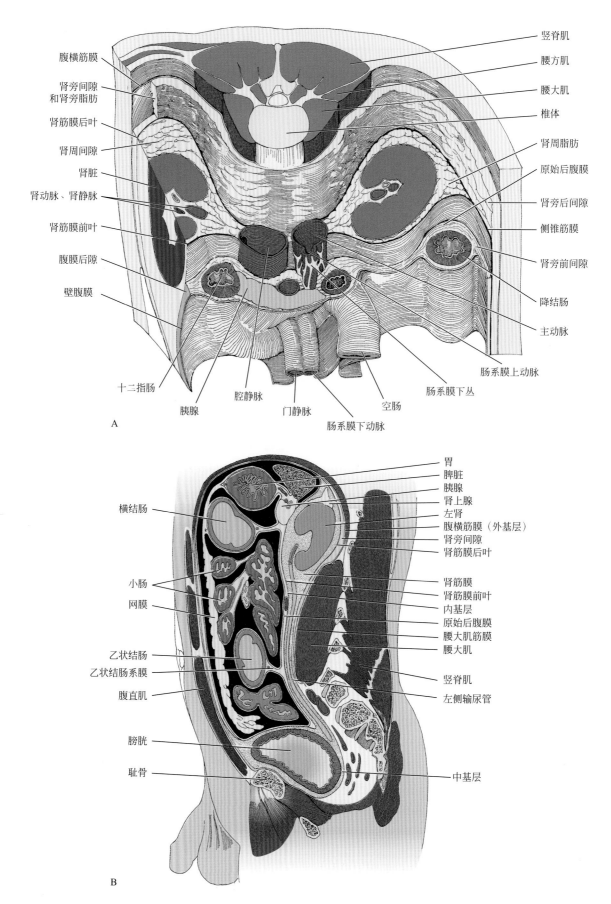

竖脊肌

腹横筋膜

腰方肌

肾旁间隙
和肾旁脂肪

腰大肌

肾筋膜后叶

椎体

肾周间隙

肾周脂肪

肾脏

原始后腹膜

肾动脉、肾静脉

肾旁后间隙

肾筋膜前叶

侧锥筋膜

腹膜后隙

肾旁前间隙

壁腹膜

降结肠

主动脉

十二指肠

肠系膜上动脉

胰腺

腔静脉

门静脉

空肠

肠系膜下丛

肠系膜下动脉

A

胃

脾脏

横结肠

胰腺

肾上腺

左肾

腹横筋膜（外基层）

小肠

肾旁间隙

网膜

肾筋膜后叶

肾筋膜

肾筋膜前叶

内基层

乙状结肠

原始后腹膜

乙状结肠系膜

腰大肌筋膜

腹直肌

腰大肌

竖脊肌

膀胱

左侧输尿管

耻骨

中基层

B

图 12-43　A.横断-斜位；B.矢状位

肾脏、输尿管和肾上腺：结构与功能

后腹腔筋膜后腹腔筋膜的层次

体壁和腹膜间的结缔组织可以分为 3 个层次：紧贴腹膜下并与肠管及其血管神经相关联的*内基层*（inner stratum）；覆盖和包绕肾脏、肾上腺、输尿管及其血管神经的*中间基层*（intermediate stratum）；以及覆盖于体壁肌肉肌膜表面的*外基层*（outer stratum）（表 12-6）。

表 12-7 列出了本书对这些筋膜层的习惯命名。

筋膜结构的复杂性与器官的活动性相关，比如肾脏、盆腔脏器和阴囊具有多层筋膜，而脐部筋膜结构缺失。

后腹腔筋膜及其间隙

后腹腔*筋膜* 形成了各种后腹腔*间隙* 的边界（图 12-43A）。

筋膜

在肾区，肾筋膜及其延续、侧锥筋膜，以及位于结肠下方的融合筋膜，均具有重要的外科意义。

肾筋膜

肾筋膜（Gerota 筋膜），来源于腹膜后结缔组织的中基层，该中基层与泌尿系器官相关。肾筋膜具有前后两叶，而肾脏及其临近结构位于其构成的**肾周间隙**内。

肾筋膜前叶

肾筋膜前叶（Toldt 筋膜）及黏附于其上的**肾周脂肪**，是由中基层在局部增厚形成的。肾筋膜内的

表 12-6 筋膜层次

解剖层次	结构	功能
腹膜		
	原始后腹膜	体腔分界
	继发后腹膜（肠系膜）	
腹膜后结缔组织		
内层	肠筋膜、融合筋膜	固定肠道
中间层	肾筋膜	固定泌尿生殖器官
外层	腹膜筋膜（盆内筋膜、盆侧筋膜、闭孔筋膜）	体壁分界
体壁		
	肌外膜，肌肉	

表 12-7 腹膜后筋膜层次

筋膜层（Lamella）	腰背筋膜	后层、中层及前层
	狄氏筋膜	前层及后层
筋膜叶（Lamina）	肾筋膜（Gerota 筋膜）	前叶及后叶
基层（Stratum）	腹膜后 CT[1]	内层、中间层及外层

---

[1] 原文为 Retroperitoneal computed tomography，应有错漏——译者注。

肾周脂肪和肾筋膜外的肾旁脂肪特点不同，前者颜色较苍白且质地较细密。肾周脂肪内混有结缔组织纤维，尤其在肾上极处尤为致密。肾周脂肪易堆积于肾筋膜的外侧与后方。男性的肾周脂肪含量多于女性，因此位于肾周脂肪前方的结肠由于脂肪的推挤，位置偏前，而由于女性肾周脂肪含量较少，因此结肠的位置偏向外侧。肾筋膜前叶覆盖于肾脏和肾上腺的前表面。

在供应消化系统的血管穿出腹主动脉与下腔静脉的部位，肾筋膜前叶和内基层（肠层）融合为一层，该层很难单独描绘，因为它与覆盖其上的**原始后腹膜**关系紧密。

肾筋膜后叶

肾筋膜后叶（也称Zuckerkandl筋膜）和前叶一样，均起源于中基层，但比前叶更厚。其形成的**肾旁脂肪**被覆于该筋膜的背侧。

在腰大肌和腰方肌表面，肾筋膜后叶与外基层筋膜融合，后者的代表是**腹横筋膜**。在中线处，肾筋膜的前、后叶融合，同时还有包裹于**腹主动脉、下腔静脉、肾动静脉**以及**肠系膜上丛**的自主神经等结构周围的结缔组织混合汇入该融合处，一并附着于**椎体**腹侧。因为肾筋膜前叶同时也汇入大血管周围的致密结缔组织，因此，两侧的肾旁间隙实际上并不相通。

侧锥筋膜

升、降结肠的后方，肾筋膜的前、后两叶在外侧融合为一层。该融合线大多数情况下恰好位于肾盂平面的侧方，但还是有明显的变异。影像学家根据CT中的表现将这一融合的单层筋膜命名为**侧锥筋膜**，它是**肾旁前间隙**和**肾旁后间隙**的分界线（图12-53）。

侧锥筋膜在**Toldt白线**处汇入腹膜前筋膜（来自内基层），并形成肾旁前间隙的侧方边界。

因为侧锥筋膜并不与腹横筋膜融合，而是位于体壁的前侧方，在腹横筋膜与腹膜之间延续，所以肾旁后间隙及其内的脂肪持续地沿着腹膜前间隙向前扩展。正是这一脂肪的延伸，形成了放射学上可见的腹膜外脂肪条带。再往前方，侧锥筋膜在两侧肾旁间隙汇合处消失，两间隙合二为一。

结肠-腹膜融合筋膜

随着结肠及其系膜向内侧旋转，结肠系膜两侧的腹膜与单层的原始后腹膜融合为一层筋膜，称融合筋膜（图6-15）。融合筋膜和壁腹膜侧方相交的边缘，以及肾筋膜前后层（侧锥筋膜）的融合筋膜，均以一个增厚的线形结构为标志，这就是Toldt白线。

钝性分离可使三层融合筋膜结构融合形成的单层结构与其下的肾筋膜前叶分开，使升、降结肠易分离至内侧，而肾脏仍保留肾前筋膜的被覆。

在右侧，融合筋膜覆盖右肾腹侧的下半部分，而它的尾侧界限取决于盲肠在原始后腹膜上的固定范围。在左侧，融合筋膜覆盖肾脏的下1/3，固定于乙状结肠。

间隙

这些筋膜的各层之间形成了3个重要间隙，这些间隙不仅可在术中识别利用，在X线摄影和CT中也能显示。它们分别是：① *肾旁前间隙*；② *肾周间隙*；③ *肾旁后间隙*。

肾旁前间隙

该间隙位于内基层（肠层）后方、背侧**壁腹膜**的前内侧与**肾筋膜前叶**的前方之间。上方止于肾筋膜在结肠旁沟处和内基层的附着，但在侧方继续延展，和腹膜前间隙相续。由于结肠系膜的折叠和肠系膜多层次结构的形成，影像学家通过研究病理状态下腹水和胰液的弥散，认为**升结肠、降结肠、十二指肠**和**胰腺**以及它们的系膜均位于肾旁前间隙内。然而，随着认识逐渐发展，目前认为这些放射影像上的间隙是位于肠系膜间（图6-16B）。由此，肾旁前间隙恰好位于融合筋膜（结肠固定于其后的原始后腹膜所形成）后方，且在肾筋膜前叶的前方。它实际上是个潜在间隙，生理状态下无内容物。而在外科角度，该间隙具有重要价值，因为这是向内侧游离结肠、显露肾脏时经过的平面。

肾周间隙

肾周间隙位于肾筋膜前后层间，容纳肾脏、肾上腺、被细密蜂窝组织包裹的输尿管及肾周脂肪。该空间的中线侧、外侧和上方均受限于其筋膜的融合。

肾旁后间隙

该间隙居于肾筋膜后叶与腹横筋膜（源于外基层）间，它在腰部与腹膜前间隙相续。该间隙内的**肾旁脂肪**是纹理较粗的蜂窝脂肪组织，发自于肾筋膜后层（中基层来源），外观呈橘黄色，而肾周脂肪是浅黄色。

肾筋膜后叶与腹横筋膜在内侧融合，并在腰大肌和腰方肌表面闭合肾旁后间隙，虽连接位置明确，但融合线位置变异导致肾旁间隙后内侧的延续界有约10cm的差异。术中见该融合线呈致密条带，通常需锐性分离。

横结肠表面的腹膜与壁腹膜相续，形成由两层结肠系膜和一层原始后腹膜组成的融合筋膜（图12-43B）。在腹膜深面，来源于**内基层**的后腹膜结缔组织覆于**肾旁前间隙**，肾筋膜前、后叶组成的空间内容纳埋于肾周脂肪内的肾脏和输尿管。

后腹腔筋膜及间隙的冠状位特点

肾脏手术中需关注两层筋膜。一是肾筋膜，上

文已从横-斜位角度描述，本节将从冠状位进行讲述（图12-44）。另外则是腹横筋膜。

肾筋膜

在**肾上腺**上缘，**肾筋膜**前后层与**横膈**内筋膜融合，闭合了**肾周间隙**的头侧端。但关闭并不完全，因为已见肾周的气体扩散至纵隔内。

在肾脏上方，肾上腺被包裹于一个由不完整的筋膜层分隔出来的间隙内，但无论是解剖分离，或术中所见，或观察气体在肾周的扩散形态，该间隙都并不经常被观察到。

肾筋膜前后叶均延续至盆腔，可将它视为一个巨大、牢固、有弹性的"袋子"。称其有弹性，是因为在肾损伤并受到压迫时，肾筋膜内依然可容纳大量血液。这个"袋子"倒扣于肾脏和肾上腺，其前方和后方在中线处彼此融合。由于"袋子"的上方和侧方均因筋膜融合而受限，因此，肾脏的出血只能向张力较小的下侧扩散。当出血扩散到肾筋膜前层时，由于前层延展度受限，出血速度会减慢甚至停止。

在盆腔，肾筋膜后叶与来自外基层的**腹横筋膜**

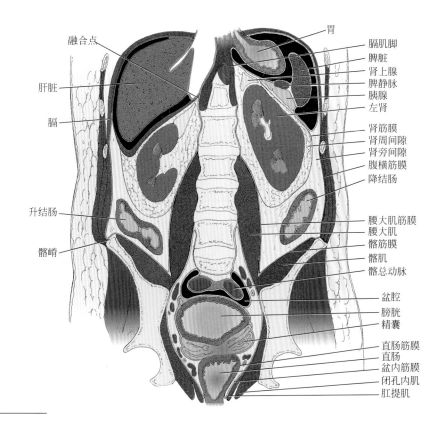

图12-44

（标注）
融合点
肝脏
膈
升结肠
髂嵴
胃
膈肌脚
脾脏
肾上腺
脾静脉
胰腺
左肾
肾筋膜
肾周间隙
肾旁间隙
腹横筋膜
降结肠
腰大肌筋膜
腰大肌
髂筋膜
髂肌
髂总动脉
盆腔
膀胱
精囊
直肠筋膜
直肠
盆内筋膜
闭孔内肌
肛提肌

融合，而前层继续向下延续，包裹输尿管鞘，一直达到膀胱区域。

输尿管周围纤维化仅涉及肾筋膜内的中基层的后腹膜结缔组织。两层筋膜的尾侧端并非完全融合，因为充入直肠周围的气体可进入肾脏间隙。类似地，注射入肾周的钡剂，可以逸散至膀胱和直肠周围区域。

腹横筋膜

腹横筋膜，以及与之相续的盆腔筋膜，是由外基层来源的后腹腔结缔组织衍生而来的。腹横筋膜被称为体壁筋膜，与"壁腹膜"的命名类似，以区分移行筋膜和融合筋膜，同时也提示了它作为腹盆壁内衬的特点。这是一层重要的筋膜，和其浅面的肌外膜密切相关，但却并不是其一部分。之所以称之为腹横筋膜，是因为其在腹横肌深面的广泛分布，但由于该筋膜分布于腹盆壁内衬的所有肌肉深面，因此，腹横筋膜被当作是包括盆壁筋膜在内的延展筋膜的一部分。因此，它与闭孔筋膜和**髂筋**膜、盆膈、股鞘、股管的表面筋膜以及精索内筋膜相连续。它可以和腰大肌内筋膜（肌外膜）融合，也和所谓的"**盆内筋膜**"相续，尽管准确地说，*盆内筋膜*这个词更适合指腹横筋膜围绕盆腔外器官形成的衣领样反折，这些器官包括男性的前列腺（前列腺周边的筋膜称为盆侧筋膜）、女性的尿道和阴道以及低位直肠和肛管。

肾筋膜与邻近体壁

筋膜和间隙

肾脏表面的筋膜剖视图见图 12-45。从后向前分别是：**腰大肌筋膜、肾旁间隙、肾筋膜后叶、肾周间隙、肾筋膜前叶、肾旁前间隙**，以及融合筋膜（图中未标示升、降结肠和腹膜的后方）。

横膈和体后壁韧带（图 8-10）

*横膈*通过两侧的膈脚附着于椎体上，**膈脚**之间

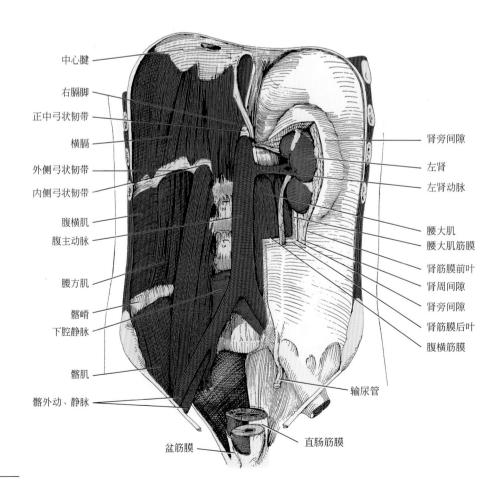

中心腱
右膈脚
正中弓状韧带
横膈
外侧弓状韧带
内侧弓状韧带
腹横肌
腹主动脉
腰方肌
髂嵴
下腔静脉
髂肌
髂外动、静脉
盆筋膜

肾旁间隙
左肾
左肾动脉
腰大肌
腰大肌筋膜
肾筋膜前叶
肾周间隙
肾旁间隙
肾筋膜后叶
腹横筋膜
输尿管
直肠筋膜

图 12-45

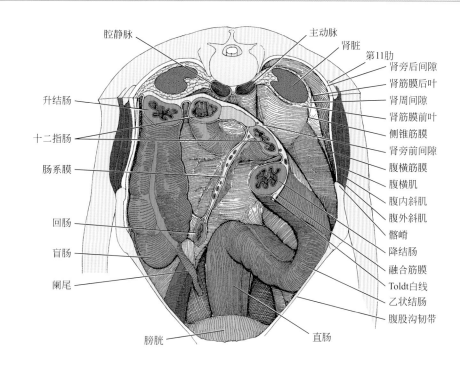

图中标注（顺时针方向）：腔静脉、主动脉、肾脏、第11肋、肾旁后间隙、肾筋膜后叶、肾周间隙、肾筋膜前叶、侧锥筋膜、肾旁前间隙、腹横筋膜、腹横肌、腹内斜肌、腹外斜肌、髂嵴、降结肠、融合筋膜、Toldt白线、乙状结肠、腹股沟韧带、直肠、膀胱、阑尾、盲肠、回肠、肠系膜、十二指肠、升结肠

图 12-46

有大血管（腹主动脉、下腔静脉）走行。这些膈脚附着于上两个腰椎的椎体之上，在大血管前方形成**内侧弓状韧带**。

腰肋弓，又称弓状韧带，发自于腹横筋膜。**内侧弓状韧带**是腹横筋膜的条带状增厚，该条带从第1腰椎椎体横突发出，横跨腰大肌，再附着于第1、第2腰椎椎间盘处和邻近的膈脚的肌腱部分。类似地，**外侧弓状韧带**也是一个腹横筋膜增厚形成的结构，它发自于第1腰椎椎体横突，跨过该侧的**腰方肌**，附着于邻近的第12肋。这也是横膈的部分发起点，肾筋膜的上缘止于该韧带的部分位置。

外科平面

术中显露肾脏而不打开肾筋膜的外科平面有两个，第一个平面是通过肾旁后间隙，另一个平面则是通过肾旁前间隙（图12-46）。

通过**肾旁后间隙**可以显露肾脏*后方*，分离层面位于**肾筋膜后叶**和**腹横筋膜**之间，两层筋膜之间肾旁脂肪可以帮助显露。

通过**肾旁前间隙**可以显露肾脏*腹侧*及其血管。这一操作是从两侧的**Toldt白线**开始，将升、降结肠的融合筋膜（包括**壁腹膜**）从其深面的**肾筋膜前**

叶浅面向内侧游离完成的（图12-45）。

当游离至横膈处❶，肾筋膜和腹横筋膜的层次就几乎消失了，而只有横膈的固有膜（肌外膜）紧贴于腹膜。

为避免损伤腹膜❷，游离需在横膈固有膜的深面进行。

体后壁

前侧观

移除腹横筋膜，可显露体后壁及大血管内表面的组织结构（图12-47）。

横膈

膈肌上总共有3个裂孔。最上面的是**腔静脉裂孔**，它位于**膈肌右叶**和中心部连接的**中心腱**处，该裂孔容纳**下腔静脉**和右侧膈神经。**食管裂孔**更靠近中线处，并沿**右膈脚**肌纤维走行，后者则与第10肋

❶ 指经两侧结肠旁沟向头端游离时——译者注。

❷ 应指腹腔内脏器——译者注。

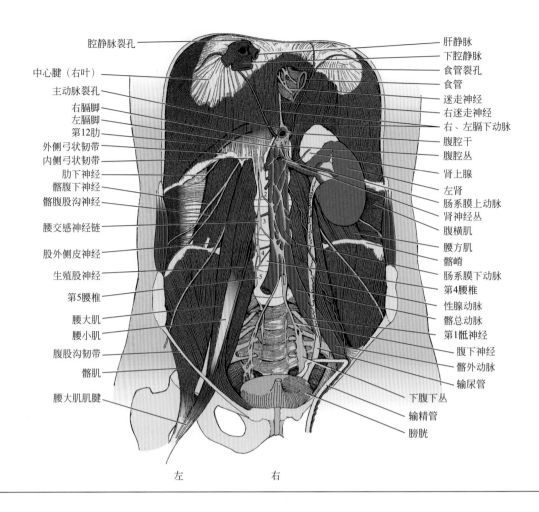

左腔静脉裂孔 —— 肝静脉
中心腱（右叶） —— 下腔静脉
主动脉裂孔 —— 食管裂孔
右膈脚 —— 食管
左膈脚 —— 迷走神经
第12肋 —— 右迷走神经
外侧弓状韧带 —— 右、左膈下动脉
内侧弓状韧带 —— 腹腔干
肋下神经 —— 腹腔丛
髂腹下神经 —— 肾上腺
髂腹股沟神经 —— 左肾
腰交感神经链 —— 肠系膜上动脉
股外侧皮神经 —— 肾神经丛
生殖股神经 —— 腹横肌
第5腰椎 —— 腰方肌
腰大肌 —— 髂嵴
腰小肌 —— 肠系膜下动脉
腹股沟韧带 —— 第4腰椎
髂肌 —— 性腺动脉
腰大肌肌腱 —— 髂总动脉
第1骶神经
腹下神经
髂外动脉
输尿管
下腹下丛
输精管
膀胱

图 12-47　　　　左　　　　右

走行相对。膈肌的筋膜与腹横筋膜相续，像衣领一样环绕食管的横膈走行部分，并随之进入腹部，形成膈-食管韧带。最低的裂孔是**主动脉裂孔**。右、**左膈脚**分别附着于第2、第3腰椎侧方，形成了**主动脉**的走行通道。该处的膈肌组织位于主动脉的前方，而主动脉的后方为椎体。一同通过主动脉裂孔的还有胸导管和通往**腹腔丛**的胸内脏神经。

膈肌通过**内侧弓状韧带**附着于第1腰椎椎体，通过**外侧弓状韧带**附着于第12肋。

肌肉组织

腰方肌从外侧弓状韧带深面发出后，头侧附着于**第12肋**下缘及上4腰椎的横突，向尾侧，它汇入髂腰韧带和**髂棘**内侧。**髂肌**附着于**髂骨**和**骶骨**的内侧面，终止于**腰大肌腱**深面。**腰大肌**穿过内侧弓状韧带下方，附着于第12胸椎椎体和全部**腰椎**的前表面，终于股骨小转子。**腰小肌**覆于腰大肌浅面，其细窄的肌腱附着于髂耻隆起。

神经

临近肾脏的重要神经有4条。**肋下神经**（第12胸椎）跨过**腰方肌**表面后，分布与腰上三角侧方的腹膜后。**髂腹下神经和髂腹股沟神经**从腰大肌后方穿过，横跨**腰方肌**后，进入腹膜后。**生殖股神经**在**肾**下极水平穿过**腰大肌**，从**输尿管**后方穿行后再发出分支。

腹部最大的神经丛是**腹腔丛**，位于第12胸椎椎体下缘水平。在肾上腺和腹腔干发出点之间，可见腹腔丛汇入两个腹腔神经节。每一个腹腔神经节向上和内脏大神经相连，向下和自第12胸椎处发出的内脏小神经相连。主动脉-肾脏神经节支配位于肾动脉发出处的**肾丛**（图4-12）。

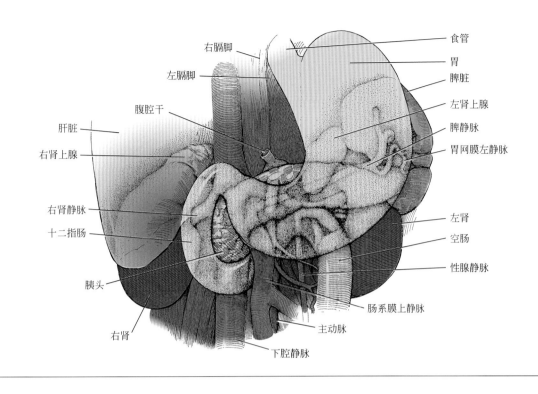

图 12-48

肾脏

肾脏的毗邻

肝脏位于**右肾**前上方（图12-48），两者的相互关系对于采用胸腹联合入路处理肾脏病变以及两器官的外伤都非常重要。对于采用经皮穿刺处理右肾上极病变，需注意肝脏后缘从后方延伸、包绕肾脏，避免损伤。肝脏通过右三角韧带附着于膈肌，这一结构在处理下腔静脉癌栓时必须先行离断。升、降结肠分别覆盖右侧与左侧肾脏的下部。**十二指肠**位于右肾肾门和肾盂的内侧，它有可能在经皮肾穿刺操作或其他处理肾盂的手术中被伤及。

从上至下，临近左肾的器官有：脾、胃、胰腺和空肠。**脾**自外向内走行，易于和肾脏同时出现损伤，无论是因为闭合性外伤还是在肾脏手术时损伤。**胃**位于左肾的上半部。左肾手术时，需要从肾筋膜前叶将胰体、胰尾游离开。空肠则临近肾下极。

左肾上腺呈帽状扣于左肾上极，左肾上腺肿块会将左肾压向下方。**右肾上腺**覆于右肾上极偏内侧，此处的肿块将使右肾上极向外侧旋转。

肾脏与胸腔的毗邻关系

左肾的上半部分和右肾的上1/3在第12肋以上，因此也位于胸腔内（图12-49）。双侧肾脏上极之后都有**胸膜反折**，其边缘沿着**第12肋**的骨膜呈横向走行，并在第12肋中点与其相交，交点距离**胸肋关节**4cm。估算胸膜反折线和肋间沟时，必须通过影像学或者体检计数确定第12肋的有无。

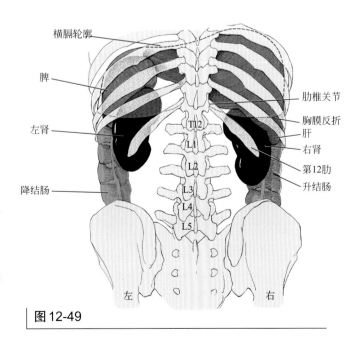

图 12-49

由于存在显著的血胸、气胸危险，经皮肾操作最好在第12肋以下进行。如果内镜器械过于靠近肋骨，手术操作将受限。

第12胸椎椎体横断面，自下而上观

右侧（R）

肾筋膜前、后叶围成的肾周间隙内，右肾上极被肾周脂肪所包绕（图12-50）。肾上腺在该间隙的前部，腹横筋膜和膈脚位于背侧，肋间肌的前方，第11肋肋间动脉和神经沿其下的肋间沟走行，肝右叶以及肝右静脉、肝中静脉，于肾筋膜前方的腹膜腔内走行，下腔静脉则位于右膈脚的前方。

左侧（L）

该横断面通过左肾上极和左肾上腺下部。肾筋膜前后两层将之包绕，并向侧方延续形成侧锥筋膜。肾旁后间隙位于这些筋膜的背侧，胃和脾被覆脏层腹膜，被胃脾韧带悬于体壁。膈肌前方可见一部分胸膜腔。胸主动脉位于左膈脚后方，和胸导管相邻。

第1腰椎椎体横断面

该平面肾动脉进入肾门并发出节段动脉（图12-51）。右侧肾上腺的最低点在该平面可见。该平面，主动脉穿出膈肌后，前方无膈脚附着。腹腔神经节位于双侧膈脚前方，并覆于腹主动脉表面。腰升静脉倚于第1腰椎椎体，网膜孔是进入网膜囊的解剖标记，并将之与腹腔分开。门静脉和胆总管在该孔的前方，脾静脉则由左侧汇入。

在第12肋和左、右侧肾脏的后方，是髂肋肌，与之相邻的是最长肌。

第2腰椎椎体横断面

右侧输尿管位于右肾下极的前内侧。肝右叶覆于右肾上方。

左侧可见左肾静脉汇入下腔静脉，左肾动脉自

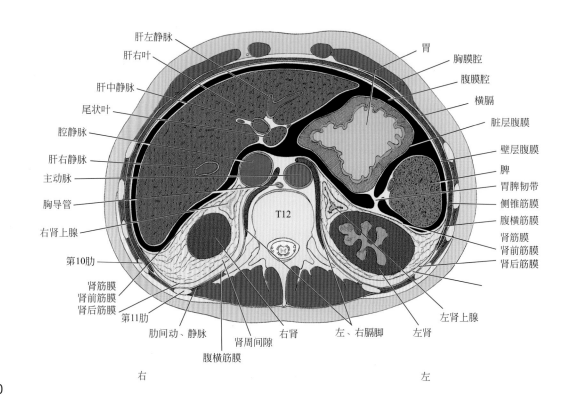

图12-50

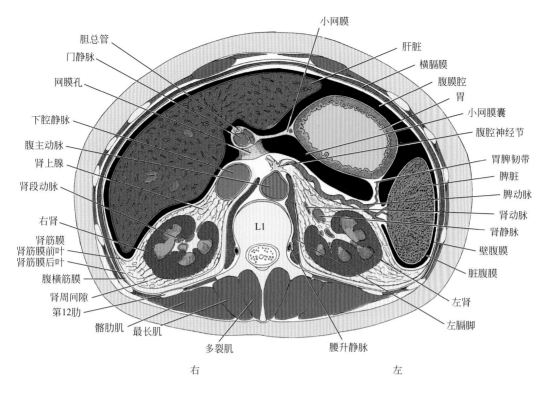

图 12-51

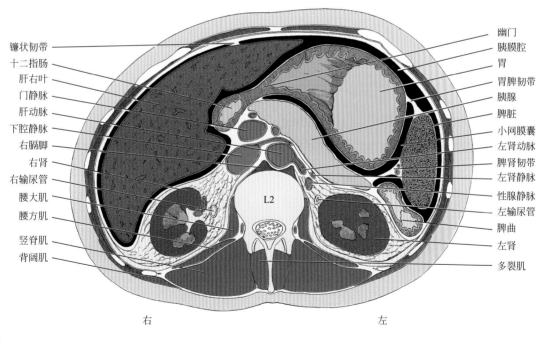

图 12-52

腹主动脉发出（图 12-52）。**左性腺静脉**位于左肾静脉一个主要属支❶的侧方。**门静脉**位于**下腔静脉**的

前方。**结肠脾曲**位于肾筋膜的前方，并居于**脾**和**左肾**之间，胰尾覆于左肾上方。

　　肾脏的背侧肌群包括**腰方肌**和其后方的**竖脊肌**、内侧的**背阔肌**。

---

❶ 指肾静脉的二级属支——译者注。

第2-3腰椎椎体横断面

空肠位于左肾的前方、胰体的后方。升结肠位于右肾的前方、肝右叶的后方（图12-53）。输尿管大致依腰椎椎体侧方连线走行。左性腺静脉走行于左输尿管的前、内侧。腹主动脉位于中线，该平面已看不到膈肌，两层肾筋膜融合后，形成侧锥筋膜，并向前方延伸。

左肾背靠腰方肌以及其后方的竖脊肌（包括髂肋肌、最长肌和多裂肌）。

右侧上部躯干的矢状位观，经过右肾门

十二指肠降部和结肠肝曲位于空肠的上方。胆囊、门静脉、胆总管、肝右叶以及肝圆韧带位于该平面稍偏向头侧。

右肾位于背阔肌等肌群的深部，该肌群还包括：竖脊肌的髂肋肌部分、腰方肌、第12肋，以及腰大肌（图12-54）。肾窦包含肾动、静脉的分支。

肾筋膜前、后叶围成肾周间隙，而其和腹横筋膜之间为肾旁后间隙。

经过右肾上腺的矢状位观

右肾上腺位于第11肋和第12肋之间的水平，位于肝尾状叶下方，临近下腔静脉（图12-55）。十二指肠球部、降部位于其稍下方。右肾动脉穿行于肾周间隙内。

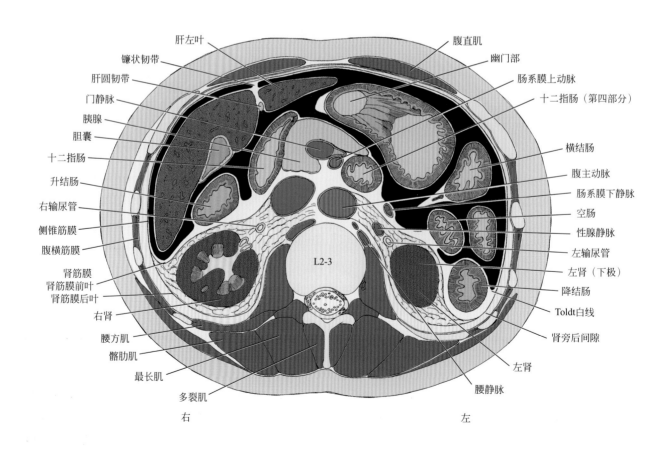

图12-53

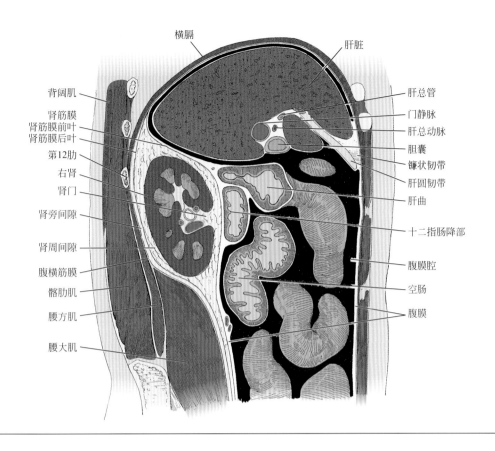

横膈
肝脏
背阔肌
肾筋膜
肾筋膜前叶
肾筋膜后叶
第12肋
右肾
肾门
肾旁间隙
肾周间隙
腹横筋膜
髂肋肌
腰方肌
腰大肌
肝总管
门静脉
肝总动脉
胆囊
镰状韧带
肝圆韧带
肝曲
十二指肠降部
腹膜腔
空肠
腹膜

图 12-54

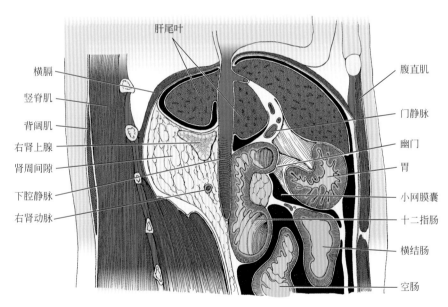

肝尾叶
横膈
竖脊肌
背阔肌
右肾上腺
肾周间隙
下腔静脉
右肾动脉
腹直肌
门静脉
幽门
胃
小网膜囊
十二指肠
横结肠
空肠

图 12-55

经过左侧肾脏的矢状面

　　胰体和**脾动、静脉**位于**左肾**上极的前方，在该平面内，**脾**居上方，而**胃体**位于前方（图12-56）。**胃短动脉**在脾和胰腺之间走行。**大网膜**把胃和横结肠连接起来，而后者是由**横结肠系膜**支撑。降结肠位于肾下极的前方。肾动静脉的分支位于肾窦内，而输尿管则在肾脏之外。**腰方肌**和**髂肋肌**位于肾脏的背侧。

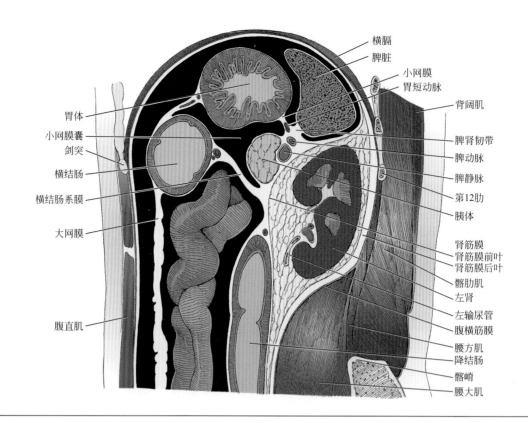

胃体
小网膜囊
剑突
横结肠
横结肠系膜
大网膜
腹直肌

横膈
脾脏
小网膜
胃短动脉
背阔肌
脾肾韧带
脾动脉
脾静脉
第12肋
胰体
肾筋膜
肾筋膜前叶
肾筋膜后叶
髂肋肌
左肾
左输尿管
腹横筋膜
腰方肌
降结肠
髂嵴
腰大肌

图 12-56

经过肾门的冠状面

在右侧，**右肾**位于**第2、第3腰椎椎体**水平，包裹在**肾周间隙**内，并和**腰大肌**相邻（图 12-57）。**右肾上腺**位于其上，临近**膈肌**的腰部。

在左侧，**左肾**位于**第1、第2腰椎椎体**水平，**胰体** ❶ 和**脾动、静脉**在其上方。**左肾上腺**在肾脏上方。**结肠脾曲**位于左肾外侧。

肾脏结构

从胚胎发育和解剖学角度，肾脏组织可以分为两部分：分泌部和引流部。分泌部包括肾小球、近曲小管、髓袢（Henle 袢），以及远曲小管。引流部包括集合管、肾小盏、肾大盏，以及肾盂。

---

❶ 原文 head of the pancreas 表述有误——译者注。

大体结构

肾脏的大小倾向于和身体呈一相对固定的比例，新生儿是个例外，其肾脏大小相对于体重的比例是成人的3倍。成年男性肾脏大小约是长12cm，宽6cm，厚4cm，重量大约为150克；女性的肾脏稍小，重约135克。

侧面观

肾脏前表面弧度较大，而后表面略平（图12-58A 和图12-59）。

小儿肾脏表面的压迹和分叶是**小叶间分隔**或肾柱结构的外在表现。4岁以前，这些压迹是凸起于肾脏表面的，但随着肾脏皮质逐渐增厚，这些压迹逐渐消失。而压迹遗存则提示肾血管的异常分布，且该动脉不是在肾窦内，而是在肾外即发出分支供应该部。

在肾脏曲度最大平面之前，可见一较深在的**纵向凹沟**，这就是 Brödel 线。这是前后组肾锥体和相

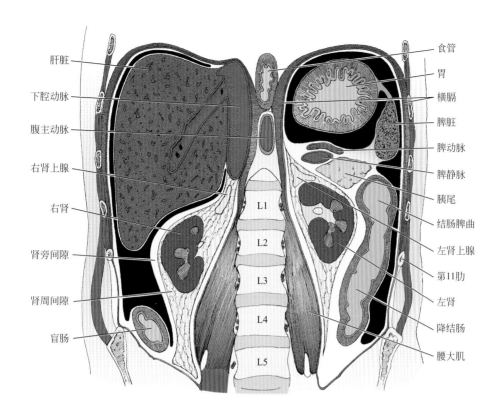

肝脏
下腔动脉
腹主动脉
右肾上腺
右肾
肾旁间隙
肾周间隙
盲肠

食管
胃
横膈
脾脏
脾动脉
脾静脉
胰尾
结肠脾曲
左肾上腺
第11肋
左肾
降结肠
腰大肌

L1
L2
L3
L4
L5

图 12-57

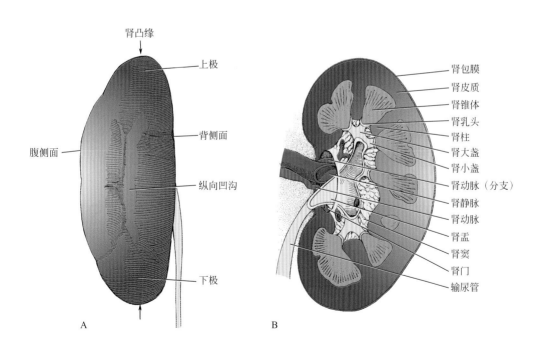

肾凸缘
上极
背侧面
腹侧面
纵向凹沟
下极
A

肾包膜
肾皮质
肾锥体
肾乳头
肾柱
肾大盏
肾小盏
肾动脉（分支）
肾静脉
肾动脉
肾盂
肾窦
肾门
输尿管
B

图 12-58

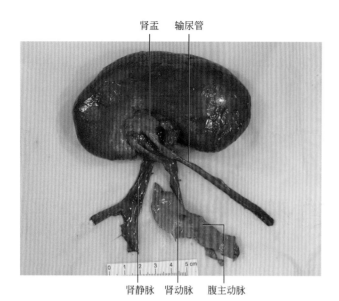

肾盂　输尿管

肾静脉　肾动脉　腹主动脉

图 12-59　正常肾脏，展示剖开前的大体结构

应肾盏的大体分界线。因为动脉的走行和集合系统并不平行，因此该线并非所谓的无血管平面。实际上，供应肾脏前部的主要血管都穿过该平面。

冠状面

肾脏内侧的凹陷处的开放边缘，称之为肾门。肾盂、肾动静脉、淋巴管和神经由此进入肾窦（图12-58B和图12-60）。肾窦内填充的脂肪和肾周脂肪相续。虽然早期的解剖学家认为肾窦在肾门处关

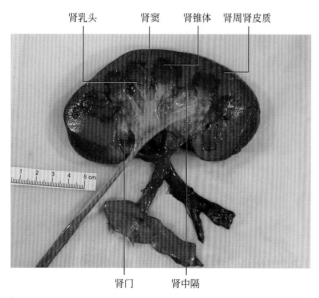

肾乳头　　肾窦　肾锥体　肾周肾皮质

肾门　　肾中隔

图 12-60　正常肾脏剖面，沿正中冠状位切开

闭，但是肾盂周围的渗出提示它是开放的。

肾脏表面由一层纤维**膜**包裹，除非是有炎症粘连，通常这一层次很容易从肾脏表面剥离。

纤维膜的抗张力强度并不大，但也足够承受褥式缝合，特别是在使用衬垫的情况下。它也具有充分的实质感，使得它在经皮肾造瘘的穿刺鞘置入时有突破感。

肾盂引流**肾大、小盏**，而各小盏容有**肾锥体**的**肾乳头**。

肾盏及其分支

肾脏的引流部、输尿管、肾盂和肾盏都是互相连通的整体，从胚胎学上说，它们最初都是午菲氏管的分支。在这些结构中，外膜和螺旋形排列的平滑肌层都和输尿管类似，但输尿管的肌组织更厚。

肾锥体中的集合管经过**肾乳头**，通过被**穹窿**包裹的**筛板**，将尿液从肾脏的某一叶引流至**小盏**内。一个**肾小盏**引流的可能是单个肾乳头、复合乳头或者联合乳头。一个**肾大盏**可以引流两个或者更多个小盏（图 12-61A 和图 12-61B）。

肾乳头分单个乳头和复合乳头。**单个乳头**引流单个**肾锥体**。两个或多个乳头融合或聚拢到一起，成为一个整体，为**复合乳头**。随着乳头的融合，肾盏杯口内侧缘消失，融合成为复合乳头，通向**复合乳头杯口**。如果肾锥体融合的程度较小，乳头则保留了一定的原有外形，称为**联合乳头**。相应的杯口也保留原有外形特点，它们的盏颈并未分离，称为**联合杯口**或**复合杯口**。

盏包含3层含义：一是杯子形状的容器，二是指连接的颈部，三是指开口于肾盂的漏斗形管道。该词也可指孤立的杯状和颈状结构。狭义地说，*盏*的意思是杯，因此肾盏指的是乳头突入的杯形部分。因为"盏"这个词用于命名整个引流部的结构，如*肾小盏、肾大盏*，所以在代指引流部的不同部分时会出现混淆。本书采用*肾盏杯口*（calyx cup）来替代狭义的*肾盏*（calyx），尽管可能因此带来不便。漏斗的定义是解剖学上的。由此，*盏* 一词的含义包含杯口、盏颈和漏斗（图12-61C、D、E 和图12-62）。

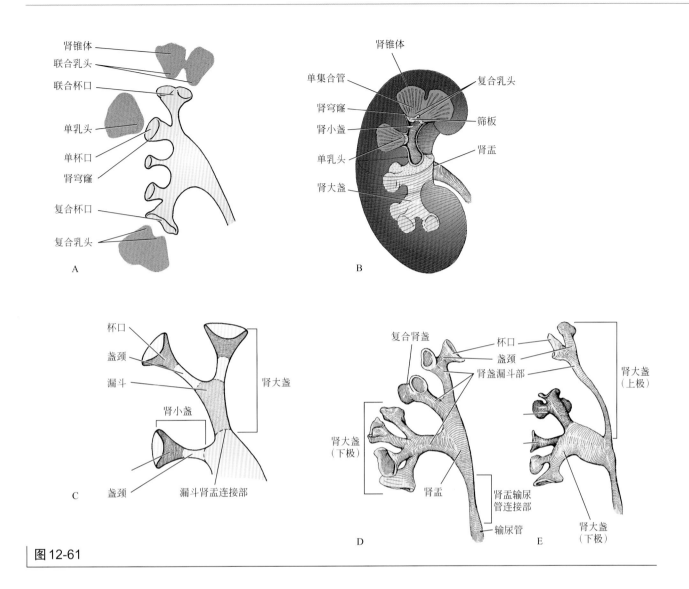

图12-61

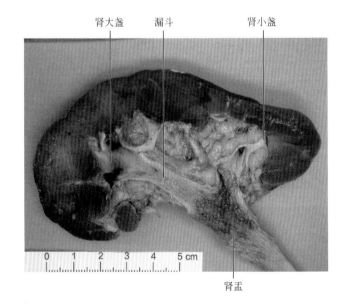

图12-62 正常肾脏解剖结构，沿冠状位切开后，暴露上尿路集合系统（图由 Pedro Ciarlini MD 提供）

杯口是盏的半球形部分，它是凹陷的，以和乳头的外形相适应。杯口的近段有一逐渐变细的、圆锥形的部分，连接集合系统近段与杯口，称为**盏颈**（图12-61C）。在**肾小盏**，盏颈是杯口较细部分与肾盂宽大部之间的过渡。在**肾大盏**，盏颈是小盏与下一个管腔更宽大的**漏斗部**之间的连接。漏斗是两个或多个盏颈共同汇入肾盂之前的过渡部分。该词意达其形，因为结构与功能均类似于一般的漏斗，它收集盏颈引流来的尿液，并在**漏斗肾盂连接部**排空。由此，从定义上来看，肾小盏只有一个盏颈和杯口。而肾大盏有至少两个盏颈以及两个或更多个杯口，并通过漏斗引流入肾盂。

概括来说，*肾小盏*含*杯口*和*盏颈*两部分。*肾大盏*引流两个或更多*杯口*及相应*盏颈*内的尿液，使之通过漏斗进入肾盂。

肾盂可认为是**输尿管**的膨大部，**肾盏**则为其分支。

肾大盏具有一个漏斗及两个或更多的盏颈与杯口；肾盂通常分支形成2～3个肾大盏（图12-61D）。肾大盏再次分支形成7～8个没有分支的**肾小盏**。典型的解剖特点是，这些小盏排布成纵向的两排，后排的盏颈偏细长，而前排盏颈短粗。肾脏两极的肾盏出现复合肾盏或联合肾盏的频率较高。

肾盂包括两种主要类型，常见的是漏斗形的，保持开放状态，在输尿管蠕动前就可接纳尿液。另外一种外形更圆，出口处表面上呈闭合状态，称为壶腹形肾盂。从外科角度看，根据肾盂与肾门的关系，可将肾盂分为肾内型和肾外型两种，也有居于两者之间的各种变异。肾内型肾盂可被认为是输尿管芽分叉过迟形成的，和肾外型肾盂相较，其肾盏更短。肾内形肾盂在术中更难显露，也使肾内的操作难度更大。肾盂的容量大概是6mL，超过15mL被认为是异常的。

肾大盏可以从单一肾盂（真正的Brodel肾盂）发出，或从肾盂漏斗移行部发出，或从分支肾盂发出，该分支肾盂引流的第2、第3，或第4、第5独立肾盏间需有皮质成分。

分支肾盂**上极肾盏**细小，**下极肾盏**较大，而在肾脏中部没有分支；分叉型肾盂是其中最极端的一种情况，如图所示（图12-61E）。在分支肾盂中，肾小盏的分布很少遵从通常的前后排列模式，由此为肾盏穿刺带来了困难，并且术中需要拍摄斜位片。

影像学定位

肾脏通常位于第12胸椎到第3腰椎水平，女性稍低。右肾比左肾稍低1～2cm。肾脏在冠状面、横切面和矢状面3个平面均有沿垂直轴的轻度旋转。

冠状面投影

上极比下极更偏向中线，角度约为13°（图12-63A）。

横切面投影

肾盂、肾门与皮质凸面切线间的角度为30°（图12-63B）。

矢状面投影

肾脏长轴向后偏约10°（图12-63C）。

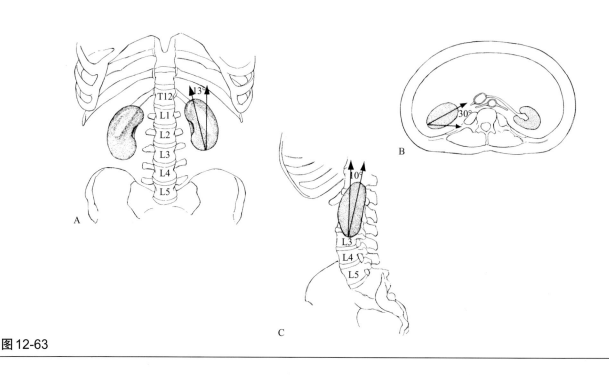

图 12-63

内镜术中右肾的影像学定位

在影像学的横切面上，准备穿刺后组肾盏时，可将身体取斜位。

经皮穿刺前需要了解肾盏与躯体冠状面所成的各个角度（图 12-64）。术中的侧位、斜位和前后位影像可以帮助术者在脑海里构建一个肾盂的三维定位。CT 肾盂造影重建得到的影像对此有帮助。

肾盏的方向是有差异的。在两极，复合肾盏或联合肾盏的盏颈角度并不固定，但在肾脏中部，前后两排肾盏是对齐的，两者间的角度大约为 70°（右侧为 60°+16°=76°，左侧为 63°）。

躯体冠状面角度

右肾**前组肾盏轴线**在躯体冠状面前方，所成角度平均为 16°。**后组肾盏**轴线则在其后方，所成角度平均为 60°。

肾脏额（冠）状面角度

前组肾盏轴线位于**肾脏额状面**前方，成 46°角；**后组肾盏**位于其后方，成 30°角。

内镜术中左肾的放射学定位

躯体冠状面角度

前组肾盏轴线位于**躯体冠状面**前方，角度为 3°。最常见的情况下，前组肾盏很接近躯体冠状面。由此，仰卧的尿路造影片中，前组肾盏大部分可见，而后组肾盏只能显示其末端。**后组肾盏**居于冠状面后方，角度为 60°（图 12-65）。

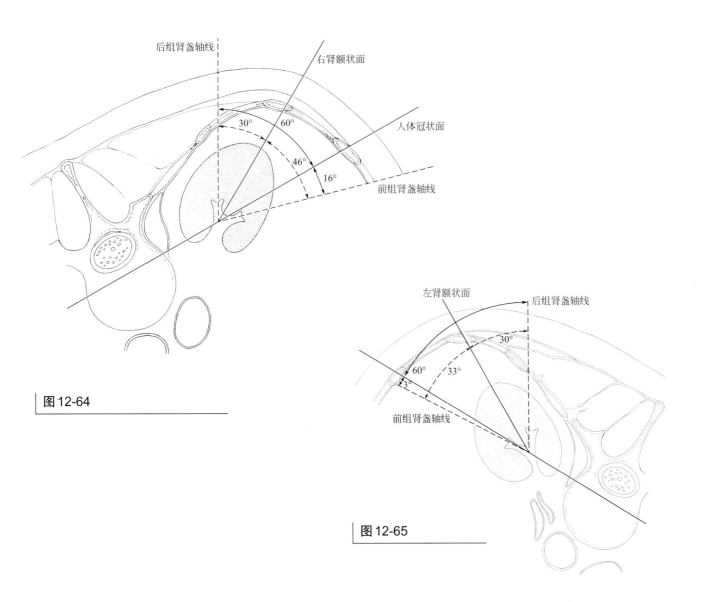

图 12-64

图 12-65

肾脏额（冠）状面角度

前组肾盏位于**肾脏额状面**前方，成33°，**后组肾盏**则在肾脏冠状面后方，成30°。然而，肾盏的形态和分布有较多变异。

若要估测肾脏的大小，测量前组肾盏的肾乳头尖部到肾脏表面的距离，同时测量肾脏整体长度，是可靠的方法。

肾内结构

穹窿和乳头

肾锥体的**乳头**突入肾小盏的**杯口**内（图12-66）。**穹窿**是肾盏壁与肾实质连接部的位置，外观像是围绕乳头的一圈圆边，在肾盏壁处为厚而白的上皮层，到覆盖于肾乳头上时，颜色变得更深、更透明，这是穹窿在乳头边缘的标志。显微镜下可见在肾盏汇入乳头的穹窿处，肾盏的移行上皮突然转变为单层柱状上皮（图12-67）。

穹窿深面是广泛的**血管床**，汇入小叶间动静脉、淋巴管。另外，当尿路梗阻时，因为穹窿可以扩张膨胀，其边缘如同门的铰链，使得肾盏杯口壁能以其为轴活动，这也使得杯口在肾盂造影时外观更近似球形。随着梗阻压力的进一步加大，杯口与乳头间的连接发生断裂，尿液可以流入静脉（肾盂静脉返流），或进入淋巴管（肾盂淋巴返流），或进

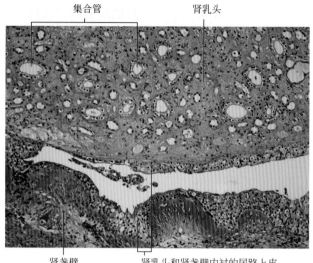

图12-67　正常肾脏病理图片。图上半部分显示的是肾乳头尖部，以及集合管横切面观；图下半部分显示的是小肾盏，内衬尿路上皮（引自MacLennan GT. Resnick MI, Bostwick D: Pathology for Urologist, Philadelphia, Saunder, 2003.）

入**肾盏壁**与**肾包膜**之间的**肾窦**（肾盂周围渗出）。有研究使用印度墨水注入以观察急性尿路梗阻时尿液的引流路径，显示其从穹窿通过肾窦，渗入肾周间隙。

肾乳头末端是一层**筛板**，其间孔即是Bellini**集合管**的开口。

肾盂和肾盏壁的结构

引流部走行于**肾窦**内，从穹窿延伸至肾门。肾门处，蜂窝组织包绕肾盂与肾血管，连同神经、淋巴管与肾周脂肪组织相延续。

肾盂、肾盏壁有3层结构。最内层是内衬移行上皮的黏膜层，其深部有黏膜下层。肌纤维呈不同程度的螺旋形走行，其间穿插有弹性组织，并最终形成包含三层结构的肌层（图12-83）。肌肉表面外覆一结缔组织鞘。

肾盂、肾盏肌肉组织有两种类型。第一种类型是所谓的典型的平滑肌，走行于肾盂内，和输尿管肌肉组织类似。第二种类型是非典型的平滑肌，从肾小盏延伸至穹窿部，将临近肾盏相连。这些非典

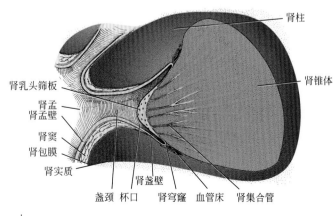

图12-66

型的肌细胞向远端一直延伸到肾盂输尿管连接部，形成一薄层覆盖于前述的典型平滑肌组织表面。它们被认为对肾盂肾盏的肌组织活动有影响，而这种活动是由位于肾小盏末端处的自发起搏器所激发的。基本的收缩节律从该处发出，并沿肾盏壁传导至肾盂以及肾盂输尿管连接部。尿液产生的速率决定了冲动产生的频率，冲动通过肾盂输尿管连接部传导至输尿管，引发输尿管的蠕动。各个肾盏间收缩节律可以是互相协调的，此时可引起肾盂的收缩；如果彼此节律相位不同，那么最高频的节律将主导收缩。发生梗阻时，各部位的协调性被破坏。虽然神经冲动起到一定作用，但是引发输尿管蠕动的主要因素仍然是肾盏、肾盂、输尿管等内的尿液量所引发的肌活动；去神经支配的肾脏中，这种肌活动依然存在，故支持这一理论。

研究发现，肾盂输尿管连接部也具有起搏功能，该区域在尿流量增加后，蠕动增强，并将肌活动逐渐向下传递。

肾实质的组织

分叶。解剖上，肾脏分为两部：一是外侧的**肾皮质**，位于**肾包膜**以下；二是中心的**髓质**，由**肾锥体**构成（图12-68A）。

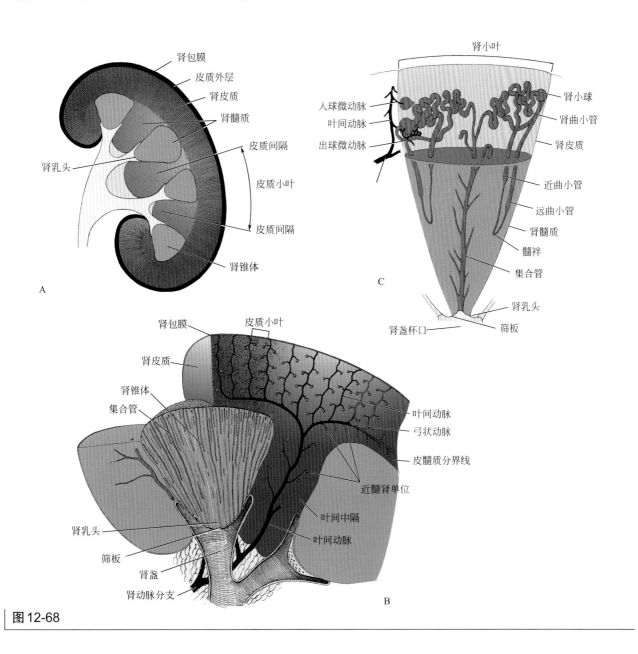

图 12-68

皮质的外部，也可称为**外层皮质**（cortex cortices），由近曲小管和远曲小管组成，其内没有肾小球。**皮质叶**（cortical lobes）构成了肾皮质的主要部分，覆于**肾锥体**的基底，或插入锥体之间，形成**叶间隔**（Bertin肾柱）。肾两极和肾窦附近的皮质较厚，其中肾窦处皮质折向内，形成肾门唇部。

叶间隔（即肾柱）将肾脏分割成数个部分，称为**皮质叶**（cortical lobes, ranunculi）。它们通常分成前后两排，前后各有7个肾叶。每个肾叶均有一个**肾锥体**，其中包含**集合管、髓袢和肾小盏**（图12-61）。

肾叶的脉管系统

叶间动脉穿行于肾柱当中，在皮髓质交界处分为弓状动脉（图12-68B）。

皮质恰从肾锥体基底部发出，延至**肾包膜**下。它可进一步细分为**肾小叶❶**，而**小叶间动脉**是其供应血管，后者是叶间动脉的分支。皮髓质交界处，是**近髓肾小球**。

肾小叶

肾小叶是肾脏的结构单元，是由数套**肾小球、近曲小管、远曲小管**及**髓袢**组成的圆柱状的聚合结构，其引流进入**集合管**（Bellini管）（图12-68C和图12-69）。肾小叶的血供来自**小叶间动脉**发出的**入球小动脉**，后者**出肾小球**后即为**出球小动脉**（图12-70）。髓质内除了集合管，还有部分**近曲小管、远曲小管**和**髓袢**（Henle loops）。

返流性肾盂肾炎或肾乳头坏死时，部分肾乳头的多个肾小叶受损的情况下，肾脏瘢痕可能仅累及单个肾小叶。而复杂病例，整个肾叶受累，则瘢痕可能扩展到肾叶。

肾脏的血液供应

肾脏动脉

肾动脉主干是由腹主动脉发出，在3/4的病例中，双侧都是单支。双支动脉的情况出现在右侧更

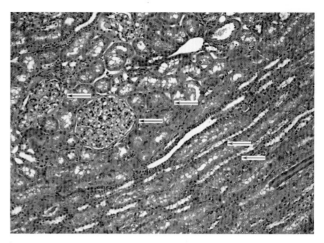

图12-69 正常肾脏。图示皮髓质交界处，肾小球（黑色箭头）由肾曲小管（蓝色箭头）包绕，周围为费兰氏髓质小管（绿色箭头）（引自MacLennan GT, Resnick MI, Bostwick D: Pathology for Urologist. Philadelphia, Saunders, 2003.）

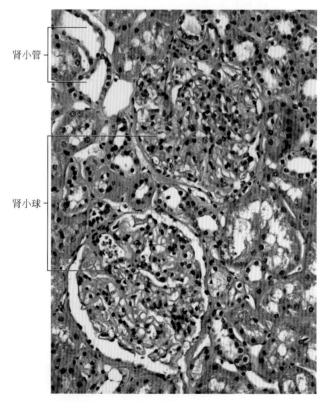

肾小管

肾小球

图12-70 正常肾小球，周围由肾曲小管包绕（引自MacLennan GT, Resnick MI, Bostwick D: Pathology for Urologist. Philadelphia, Saunders, 2003.）

---

❶ 指小叶间动脉之间的肾皮质——译者注。

多，在这种情况下，双支直径相近。动脉主干几乎都位于第1腰椎至第3腰椎椎体上缘，虽然右肾位置略低于左侧，右肾动脉通常却略高于左侧。在1/4的病例中，会有额外的一些小动脉从主动脉发出，供应肾脏的一极。如果这些副肾动脉直径较大，往往是有序地从主动脉上发出，因为它们是由胚胎期节段动脉发育而来。多数供应下极的副肾动脉直接进入皮质内。典型的供应上极的副肾动脉较细小，多由肾动脉主干发出，并经过肾上腺，因此肾上腺与肾脏血供关系密切。有多支肾动脉时，其他异位动脉也可以从性腺动脉或肠系膜上动脉发出。

右肾动脉供应

肾动脉分前、后两支，**前支**通常供应3/4的肾脏，剩下的肾组织血供由**后支**肾动脉供应。两支血管之间的无血管平面位于后组肾盏的轴线上（图12-71A、图12-71B和图12-71C）。

肾段动脉

肾动脉前后支发出5支重要的肾段动脉为：尖段（又称肾门上段）、上段、中段、下段及后段动

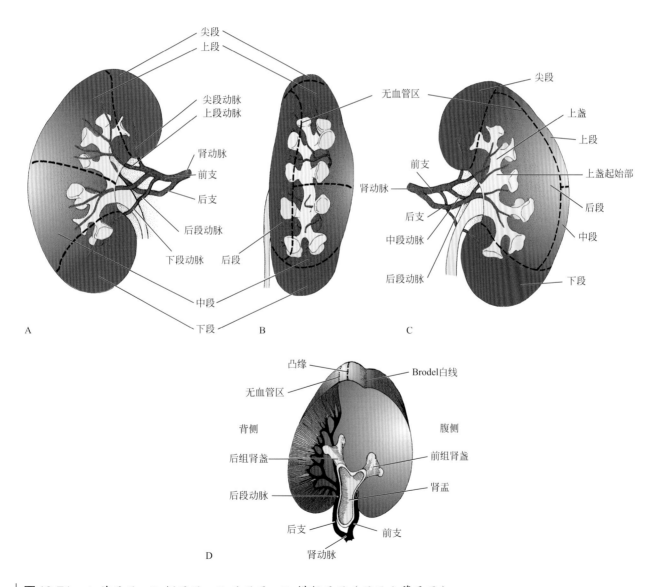

图12-71 A.前面观；B.侧面观；C.后观面；D.横断面观（显示血管平面）

脉❶。然而，可能存在的多种变异不容忽视。这5条肾段动脉分别供应肾脏相应节段的实质。

主干分为前后两支的位置可以出现在从主动脉到肾门的任何位置。Graves将分支类型分为3类。第一类是下支先于上支和中支发出；第二类是上下分支同时发出，而中支由上支发出；第三类是三支同时发出。

前组

肾脏尖段位于上极内侧，形似一个小帽子，肾前、后叶均参与构成尖段。尖段的血供来自**尖段动脉**，它通常由肾动脉前支发出，或由上段动脉发出，但其变异在各肾段动脉中也是最多的。

肾脏上段均位于肾脏前部，包括肾脏上极除尖段外的其他部分和肾脏中央部分的上部。**上段动脉**发出上支和侧支供应该段。

肾脏中段是指肾脏上下两段之间靠前的部分，其血供来自**中段动脉**，为肾动脉前支的一个分支。

下段包括了整个肾脏下极，因此它的体积比尖段大。该段血供来自**下段动脉**，其可由肾动脉主干发出，也可以发自肾动脉前支或上段动脉，亦可出现这些肾段动脉从肾动脉主干上的某一点同时发出的情况。下段动脉行经肾盂前方，然后发出前支供应肾脏下极前部，还有一个后支绕行下组肾盏的漏斗后方（该处较隐蔽，不易发现），供应肾下极后部的一小部分。

后支

除去尖段、上段和下段所占据的肾脏上下两极的部分之外，**肾脏后段**包括了所有的肾脏后部。肾脏后段由**后段动脉**供应，后段动脉为**肾动脉后支的终支**。

该部在术中的重要意义在于，后段动脉经肾盂上部后方穿行，非常接近**上组肾盏**起始部，在肾脏中、下部的切除术中可能累及。

终支

肾段动脉是一种终支血管。相较静脉系统，它

---

❶ 国内图谱多将该5段命名为上段、上前段、下前段、下段、后段——译者注。

们之间没有交通支。然而，在肾包膜和肾周脂肪的微动脉间有连接各肾段动脉的交通支，但是这些分支过于细小，在肾的主要血供受阻时，其无法满足肾脏的灌注需求。动脉分支至皮髓质交界处后，血管内径迅速减小，使得该区域手术操作的风险显著减小。

半肾切除

虽然肾脏组织分叶是依肾乳头及引流系统进行的分叶，但其血供却和这种胚胎发育形成的结构不一致。进行肾脏的单叶切除术或临床更常见的半肾切除手术时，切口位置应该沿弓状血管的叶间隔（Bertin肾柱）的中央平面，减少叶间血管的损伤。然后在叶间血管边的切口线处，结扎弓状血管。

血管内径可提示血供区域大小。术中向肾段动脉注射靛洋红可精确标记对应肾段。

经皮入路

经皮肾穿刺手术治疗肾结石时，出血通常是因为损伤了前段动脉或后段动脉。乳头的穹窿部血供最少，因此针对肾盏的穿刺通道最为安全。由此，理想的入路为后方侧向入路，穿刺方向指向中下极肾盏的穹窿或漏斗部。偏向肾脏中线侧的穿刺，可能在肾盂后方损伤后段动脉。而当穿过肾盂到对侧实质时，可能损伤前段动脉。

血管受压

肾动脉在肾盂或漏斗部形成切迹相当普遍，在肾内型肾盂患者中尤其常见。动脉的压迹也可能提示有肾脏占位。这种血管异常可以分为5类：① 经过上组盏颈时形成的血管切迹，通常是肾动脉的背侧分支造成的，少数情况下也可以是腹侧分支造成的；② 腹侧分支对肾盏漏斗部的压迫；③ 后段动脉的变异，走行于肾盂后方；④ 腹侧支在肾盂的切迹；⑤ 肾动脉的穿行造成肾盂输尿管连接部的扭曲。另外肾盂充盈不足时，影像学上能看到短时的多发血管充盈缺损（transient multiple defects）。

无血管平面

肾脏外侧曲面有一条纵向凹沟，是肾脏前后叶

的分隔线，称之为Brodel白线，人们常错误地认为Brodel提出该平面是肾脏切开的理想平面。事实上，Brodel曾纠正这并不是恰当的切开位置，因为他发现这样会损伤肾动脉前支的较大分支。而他真正在解剖中发现的平面是在白线后方，恰在**后组肾盏**前方的平面，此处**肾动脉**分为**前支**和**后支**，为最缺乏血供的平面。这一所谓的无血管平面是在肾脏最大曲面的后方，因为肾动脉前支供应的肾实质是后支的3倍（图12-71D）。

皮质和髓质的血供

肾段动脉在穿行过肾盏之后，在穹窿水平分支为叶间动脉。肾锥体之间、叶间隔之内，有2～3支叶间动脉呈放射状走行至皮髓质交界处。在该处叶间动脉呈一定角度分支为5～7支弓状动脉，走行于椎体底部，并终于其中央部。弓状动脉再向外周分支为小叶间动脉和更小的包膜穿支，这两种血管都垂直于皮质（图12-72）。小叶间动脉在供应入

球小动脉之前未必形成分支，其供应一或多个肾小球、肾小囊的营养血管或包膜穿支（表12-8）。

入球小动脉 可从小叶间动脉的任何水平分出，就像树枝从树干分出一样。但一些较长的入球小动脉可能发自弓状动脉或叶间动脉，这种情况下它们先发出入球小动脉，然后向中线走行，成为**直小动脉**。外周小动脉多呈垂直走行，像小叶间动脉的延续。入球小动脉在肾小球内形成一个**肾小球毛细血管丛**，它们的分支再度聚合，形成**出球小动脉**，它们继续向中央处走行，供应肾小管。在皮髓质交界处，出球小动脉进行分支。一支供应**近曲小管**、**远曲小管**和髓袢，另外一支形成**直小动脉**，向中线走行，供应**集合管**。（直小动脉分为两类，有肾小球的称为假性直小动脉，无肾小球者为真性直小动脉。后者可能是肾小球退化形成，所以不应当单独分类。）直小动脉终支在集合管末端形成毛细血管床，即**肾乳头血管丛**。直小静脉由此血管丛发出，引流向**弓状静脉**。

包膜穿支与小叶间动脉类似，但是几乎不供应

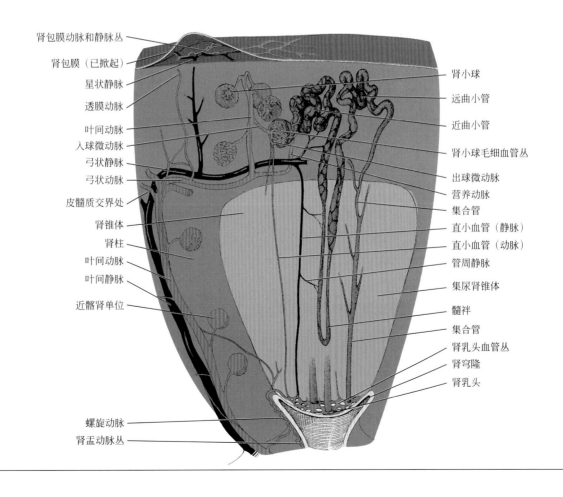

肾包膜动脉和静脉丛
肾包膜（已掀起）
星状静脉
透膜动脉
叶间动脉
入球微动脉
弓状静脉
弓状动脉
皮髓质交界处
肾锥体
肾柱
叶间动脉
叶间静脉
近髓肾单位
螺旋动脉
肾盂动脉丛

肾小球
远曲小管
近曲小管
肾小球毛细血管丛
出球微动脉
营养动脉
集合管
直小血管（静脉）
直小血管（动脉）
管周静脉
集尿肾锥体
髓袢
集合管
肾乳头血管丛
肾穹隆
肾乳头

图 12-72

表12-8　肾脏脉管系统

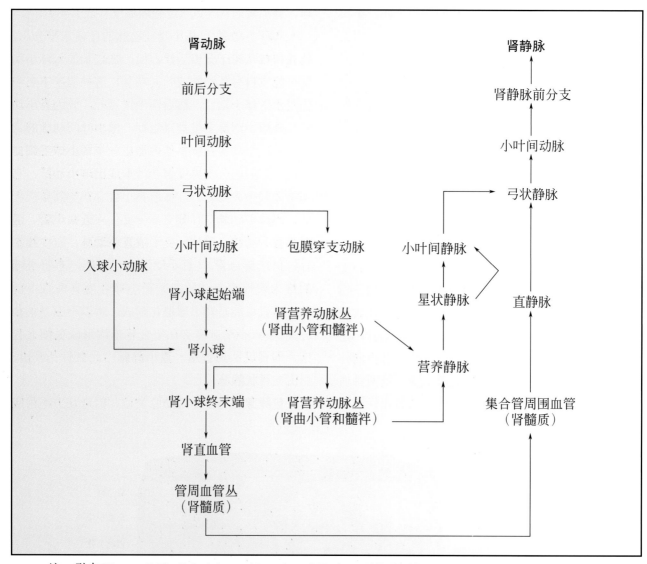

注：引自Hinman F:The Principles and Practice of Urology.Philadephia, W.B.Saunders Company, 1935。

肾小球。它们向肾脏表面走行，并汇入**包膜动、静脉丛**，并在该处形成肾脏和肾周组织的侧支循环。在肾脏缺血时，血液可能出现逆流，这取决于压力梯度。血管丛的丰富程度随年龄而递减。

　　肾乳头有双重血供。由**肾盂血管丛**发出的分支沿着肾盏壁，呈椭圆形。这些血管在**穹窿**处弯曲走行，成为**螺旋动脉**，走行于乳头的黏膜下，并汇入围绕集合管的毛细血管网。它们也供应穹窿部的结缔组织，并围绕叶间血管的基底部。所谓的直小静脉可能与螺旋动脉伴行。细小的直小血管提供血流量较小的次要的血供。

　　假设肾盂动脉丛受损，比如在慢性感染、糖尿

病或者尿路梗阻时，肾乳头将依赖于直小血管的精细结构进行供血。这一解剖发现有助于解释急性肾乳头坏死的机制。

包膜的血供

　　肾包膜动、静脉丛是连接肾内外血供的一个特殊的血管系统。包膜由3条螺旋形的肾脏外周血管供血（图12-73）。**包膜上动脉**通常是**肾上腺动脉**的分支，它沿着肾上极的侧边走行。**包膜中动脉**由**肾动脉**主干从肾门处发出，供应肾脏中级的腹、背两

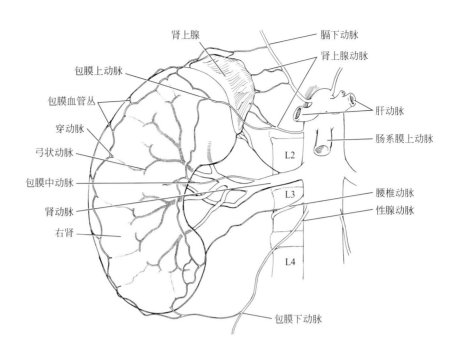

图 12-73

面。第三支是**包膜下动脉**，从性腺动脉发出，供应肾脏侧面。这些动静脉吻合与腰动脉、髂内动脉、肋间动脉及其他后腹膜血管之间有广泛的吻合支。包膜血管丛还由平均6支相对较大的、来自**弓状动脉**的**穿动脉**供应（图12-72）。这些血管是重要的侧支循环来源，也作为一个旁路，影响髓质血流量的测量。

肾盏和肾盂的血供

　　肾脏**大**、**小盏**和**肾盂壁**周边结缔组织鞘内有丰富的**动脉丛**。它们是**叶间动脉**的分支，形态弯曲走行于临近肾盏壁，形成**螺旋动脉**，其螺旋程度随年龄增长而增大。各个肾盏的动脉丛之间形成自由的相互吻合（图12-74）。血管终支穿过黏膜，形成肾盏、肾盂**黏膜下血管网**。肾盂也通过**输尿管动脉**和**肾周脂肪支**，直接接受来自肾动脉主干的供血。

静脉系统

　　右肾静脉较左肾静脉短，直接汇入**下腔静脉**，通常没有分支，很少见的情况下接受**性腺静脉**的汇

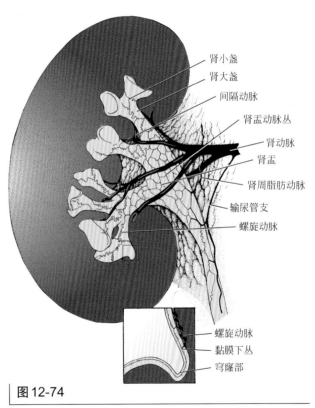

图 12-74

入。右肾静脉通常为单支，但在1/6的病例中可出现双支肾静脉；在这些病例中，每支静脉直径相近。

　　左肾静脉长于右肾静脉，有研究报道其长度平均为16.4cm，但双支少有。其分支情况远比右侧复杂，通常有**肾上腺静脉**、**膈下静脉**、**性腺静脉**和**腰静脉**的一支汇入（图12-75）。

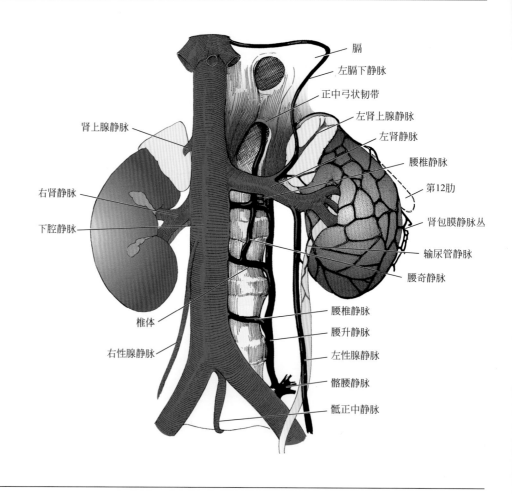

图 12-75

肾静脉丛可能经腹主动脉后方汇入下腔静脉，这与我们通常对肾蒂的理解相悖。这一变异相当重要，因为通常腰静脉汇入肾静脉的位置发生变异，使得后腹膜淋巴结清扫术和肾切除术变得更为复杂。尽管通常情况下，单支肾静脉从主动脉前方走行，但肾静脉丛可在主动脉后方形成复杂的结构。第1、第2腰静脉可以先后或一起汇入肾静脉。也可能是第1、第2腰静脉先汇入半奇静脉或第2、第3腰静脉汇入，或者这些静脉先汇入性腺静脉，再一起汇入肾静脉。还有一种变异，数支腰静脉汇入残余的原始左下腔静脉。1/3的病例中可以见到左肾静脉与椎旁静脉（比如奇静脉、椎间静脉和硬膜外静脉丛）间的吻合支（图2-16）。心上通道可以成为一支纵向走行的静脉，汇入下腔静脉或肾静脉（图2-6）。肾包膜静脉丛接受临近组织的静脉回流后，形成一个环绕肾脏的静脉丛，再汇入肾静脉。

对于外科手术来说，两侧肾静脉的差别相当重要，左肾静脉有属支，而右肾静脉上几乎找不到对应的属支。事实上，右肾静脉几乎没有属支，如果

出现属支，几乎一定是性腺静脉。为了外科手术的方便，可将左肾静脉分为远、近两段：前者易于暴露和处理，后者属支较为复杂。肾静脉近段是由下主静脉发育而来，引流肾脏实质、肾盏肾盂、部分输尿管、肾包膜，另外还接受肾上腺静脉、性腺静脉的汇入和肾周组织的静脉回流。肾静脉远端是由上两侧下主静脉间的交通支发育而来（图2-8），走行相对固定，易于术中显露，由此其内血栓也更易取出。

在极少的情况下，左下腔静脉会留存，其自髂总静脉发出。环主动脉静脉丛可能留存，左肾静脉可能自主动脉后方走行（图2-9B）。

侧支循环

腰静脉

对于侧支循环来说，**腰静脉**是非常重要的连接点。两侧的5支腰静脉在椎体水平和**腰升静脉**交汇。

左侧腰升静脉主干和**奇静脉**相连的位置偏内。这些静脉依**椎体**走行，表面被腰大肌筋膜覆盖，深面为交感干。

和该区域的其他静脉类似，腰静脉变异较常见。第5对腰静脉常缺如，其他水平的腰静脉有时有缺如。腰静脉出腰大肌边缘后，和下腔静脉以及其他静脉之间有丰富的交通支，这具有重要的临床意义。腰静脉不仅引流腰大肌及临近肌肉的血流，还引流脊髓及其被覆结构，以及椎体和相关韧带的血流。研究显示1/4的腰静脉血流直接汇入下腔静脉，另外1/4汇入前先形成共干；另外1/2引流入该区的其他血管或结构。

腰静脉和肾盂肿瘤的播散有关，其途径和Baston描述的椎体静脉及脊髓脊膜静脉角色类似，不同之处在于腰静脉内径宽大，且有丰富的交通支（图2-20）。下腔静脉梗阻时，腰静脉也是重要的侧支通路。

性腺静脉和肾上腺静脉侧支循环

左肾静脉从肾脏发出后，汇入的血管主要有性腺静脉和肾上腺静脉，以及盆腔和**包膜静脉丛**。在95%的病例中，这些侧支循环可以保证肾脏的血流。**性腺静脉**是主要的侧支，该静脉和髂内静脉间有吻合支，对女性而言尤其如此。但是，只有当瓣膜功能受损时，性腺静脉才有功能。**左侧肾上腺静脉**因与**膈下静脉**相通，可将肾静脉短路。肾静脉-奇静脉-腰静脉途径是一个较大的侧支循环途径，可以引流全部的肾脏血流。这一途径起自**左肾静脉**的下、后方，穿过主动脉左缘后分作两支，下支注入腰静脉，上支上行后注入**半奇静脉**的属支。这一途径还和围绕神经根走行的椎静脉丛汇合，左肾静脉狭窄时，该途径失代偿可造成四肢瘫痪。另外，包膜血管网也可扩张并引流入膈下静脉、肋下血管、肾上腺静脉、腰静脉、性腺静脉和下腔静脉，提供一定程度的侧支循环。

反过来，门静脉梗阻时，左肾静脉也可以作为代偿的回流通道。

右肾的肾内静脉系统

髓质内集合管周围的**管周静脉丛**通过直小静脉，引流入**弓状静脉**（图12-72）。小静脉则汇入**小叶间静脉**，后者和小叶间动脉伴行（图12-76）。

肾脏表面的**星状静脉丛**和包膜静脉丛互相交通，从而形成肾内外的交通支。星状静脉丛多走行在肾表面的凹沟处，这是胚胎肾分叶的标志。星状静脉丛和皮质静脉均引流入小叶间静脉，然后汇入和弓状动脉伴行的弓状静脉，再接着汇入与叶

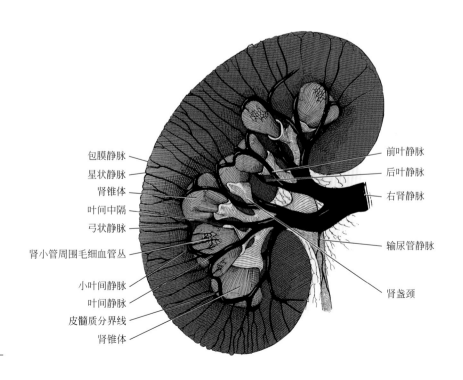

包膜静脉
星状静脉
肾锥体
叶间中隔
弓状静脉
肾小管周围毛细血管丛
小叶间静脉
叶间静脉
皮髓质分界线
肾锥体

前叶静脉
后叶静脉
右肾静脉
输尿管静脉
肾盏颈

图12-76

间动脉临近的叶间静脉。叶间静脉互相交汇，形成 2～3 支静脉干，汇入**肾静脉**主干。

　　皮髓质交界线的**肾锥体**底部，有弓状静脉间形成的弓状交通支。再从该处发出较大的叶间静脉，并在肾锥体旁向肾中央部走行，至**盏颈**的远段形成环绕盏颈的环状交通支。**后叶静脉**引流肾脏后部，行经盏颈后，汇入**前叶静脉**。这些交通支可能在肾脏部分切除术时因操作不当被离断。通常有两组前后叶间静脉，一组引流肾脏上部，另一组引流肾脏下部。这些叶间静脉在肾窦或肾门唇部再次汇合，汇合为两条主干，经肾盂前方走行。

　　肾内静脉不同于动脉系统，不具有节段性，且在肾内自由交通[1]。由此，它们并非终支，而是形成了 3 个层面上的纵向的静脉弓：① 星状静脉丛之间；② 弓状静脉之间；③ 叶间静脉之间。每一级都有丰富的吻合支，也有穿越肾盏的肾脏前后部之间的吻合支。这一解剖特点，使得大静脉的结扎成为可能，无需担心肾脏静脉回流受阻。

　　肾内静脉较粗大，由此术中的切开操作或经皮手术的损伤可能导致大出血。肾内静脉吻合支多在肾盏颈部形成静脉环，叶间静脉则围绕盏颈迂曲增粗，二者均是在肾脏前部增粗，所以肾脏后方入路不仅可以避免损伤动脉，还可以避免损伤大静脉，减少出血。所以对于肾切开取石术来说，应该选择肾动脉的无血管平面作为手术入路。肾盏壁的切开取石操作时，可能会误入盏颈间穿行的静脉丛。就腔内入路来说（图 12-64、图 12-65），穿刺路径最好沿肾盏走行，直对穹窿。该路径不仅降低动脉损伤概率，也可避免误入盏颈周围的静脉环。对于自腔内切开肾盂输尿管连接部，需要注意在 2/5 的病例中，肾盂前方有一肾静脉属支走行，此时需采用侧方切口。

　　2/3 的病例中会出现**肾盂后静脉**，引流部分肾脏后部，其通常和腰奇静脉间有交通支。

　　这一直径 5mm 的静脉具有重要的外科意义。因为它走行于肾门的边缘，在肾盏切开中易被损伤，也可能在肾盂穿刺中与后段动脉一并损伤（图 12-71）。

肾包膜静脉

　　包膜静脉和肾周组织中的小静脉间有交通支，并一同构成了肾周脂肪的副静脉网[2]。副静脉网同时接受临近的肌肉组织、肾上腺和膈肌的血液，汇入左肾静脉。副静脉网有表浅和深在两部分。表浅部分紧贴于肾筋膜和腹膜之下，引流入深在部分。深在部分引流血液汇入静脉主干。这一解剖特点可以解释肾癌的肾周侵犯。

　　包膜静脉可以分为主要和次要两部分。主要部分中的包膜上静脉引流肾脏和肾上腺之间的肾脏组织，汇入肾上腺静脉。包膜下静脉起自引流肾下极，汇入性腺静脉或肾静脉的一个分支（图 12-75）。次要部分内径较小，走行变异较大。左肾静脉梗阻时，这些静脉系均增粗，形成一个丰富的引流肾血流网络，途径包括膈下静脉、肋下静脉、肾上腺静脉、腰静脉和性腺静脉，最终汇入下腔静脉。

肾脏的淋巴引流

右肾的淋巴系统

　　肾淋巴管网位于肾小管间，在皮髓质均有分布，围绕在血管周围，特别是静脉血管。来自皮、髓质的淋巴管向肾盏**穹窿部**汇聚，在**肾锥体**基底部形成丰富的**基底淋巴管网**（图 12-77）。从该处开始，淋巴管和血管一并绕**盏颈**走行，至**肾窦**后，汇入数支较大的**具有瓣膜的淋巴集合管**，该集合管走行于**肾盂**表面，与**肾静脉**伴行出肾窦后，终汇入数个沿肾血管排布的淋巴结和主动脉旁淋巴结。

　　肾包膜内有丰富的淋巴管，大致可以分为浅、深两组。**浅组**紧贴于肾筋膜和腹膜下，引流入包膜下的**深组**，再经淋巴集合管向远段引流。这一解剖特点可以作为肾肿瘤包膜外浸润性生长的另一种解释。包膜淋巴管还和肝脏、结肠等器官的**腹膜淋巴系统**有交通支。这些交通淋巴结偶尔也会在肾上极后方或肾门前方出现。

---

[1] 指各级静脉之间的跨级互相交通——译者注。

[2] 相对于肾周脂肪自身的主静脉网——译者注。

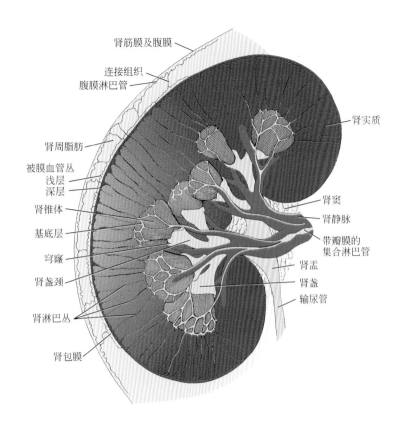

肾筋膜及腹膜

连接组织
腹膜淋巴管

肾实质

肾周脂肪

被膜血管丛
浅层
深层

肾锥体

基底层

穿隆

肾盏颈

肾窦
肾静脉
带瓣膜的
集合淋巴管

肾盂
肾盏
输尿管

肾淋巴丛

肾包膜

图 12-77

肾盂、肾盏具有不同的胚胎来源，和肾实质的淋巴引流有一定区隔。肾盂的淋巴网位于黏膜下，并和输尿管的淋巴网相续。淋巴集合管行经肾门后，汇入该侧的主动脉旁淋巴结，或与之形成交通。在此之前，其行经腰大肌或膈肌表面，它们当中有些是间生淋巴结❶。

后腹膜淋巴结

淋巴结集合管起自肾脏。3～4支肾前淋巴集合管引流肾脏前部淋巴，走行于肾动脉前方，再走行至肾静脉前方。3～5支较短的淋巴集合管后支走行于肾动静脉的后方（图12-78）。

淋巴最终引流入20～30枚腹主动脉周围的淋巴结中。这些淋巴结还引流来自肾上腺和睾丸的淋巴液。Poirier和Cuneo将这些淋巴结归位4组：左、右腹主动脉旁淋巴结以及主动脉前、后淋巴结。肾脏淋巴液大多汇入主动脉旁淋巴结。

左肾淋巴集合管行经肾静脉前方，终于4～5枚位于左肾静脉旁的主动脉旁淋巴结。左主动脉旁淋巴结沿左侧腰大肌和膈脚走行。头侧最高的淋巴结位于左膈脚，其淋巴管也沿膈脚走行，汇至胸导管。肾淋巴管还可汇流为3～4支肾后方淋巴集合管，行经肾动脉后，终于左肾动脉起始部的主动脉前、后淋巴结。常见汇入乳糜池，或直接引流入胸导管。

右主动脉旁淋巴结分布于下腔静脉周围。下腔静脉前淋巴结位于肾静脉入口深面，下腔静脉后淋巴结位于腰大肌和膈脚浅面，其淋巴引流与左侧类似。

---

❶ intercalated node，指和其他淋巴管网有交通——译者注。

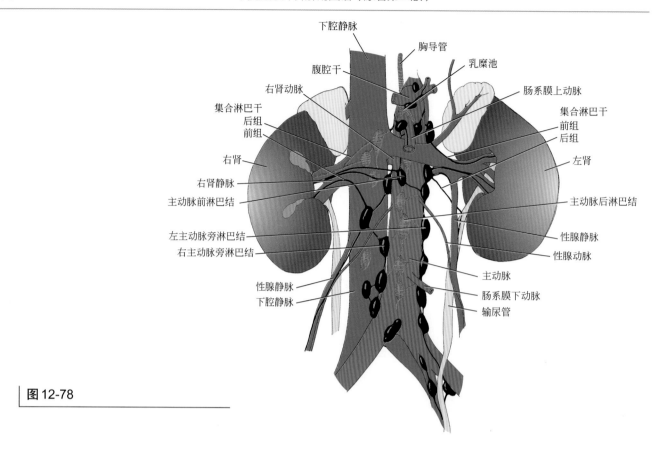

图 12-78

肾脏的神经支配

肾脏神经

　　肾脏丰富的自主神经来源广泛，最终汇集于**肾丛**，它们多数支配血管舒缩活动。**腹腔丛**在两侧各发出 4～8 个分支，首先行向上走行至肾血管，接着经其腹侧，形成肾丛。**内脏大、小、最小神经**支配肾脏，通常是非直接支配，部分是经由**腹主动脉-肾脏神经节**，部分通过**腹腔神经节**。肾丛的分支中还有的来自**第 2 腰交感干神经节**，它们或直接向肾脏走行，或先经过**肾脏后神经节**。其他还有来自腹主动脉丛上部。最终，神经分支经由腹主动脉丛下部，走行至肾丛，和**下腹上丛**间的联系可有可无。

　　肾窦内，神经互相聚合，形成**肾丛**，主要位于**肾动脉**前面（图 12-79）。没有神经丛位于肾静脉前方或肾盂后方，仅发出神经纤维走行于这些结构处，也包括走行于肾包膜，并与包膜上、下静脉伴行。对于分支肾动脉，肾神经丛可以分开分布。

　　大多数前、后神经节之间的连接是通过肾丛的小神经节实现的，而不是腹主动脉-肾丛和腹腔丛。

　　这些传入和传出神经和动脉伴行，支配肾小球、肾小管和肾血管。

输尿管

输尿管分段

　　基于结构的差别，将输尿管分为 3 段：肾盂输尿管连接部、纺锤部中段输尿管和输尿管膀胱连接部。输尿管膀胱连接部可分为两部分：① 近膀胱输尿管；② 输尿管终端。后者可以进一步细分为壁间段和黏膜下两段（图 13-65 的输尿管膀胱连接部）。所谓的盆段输尿管位于髂血管和脐侧韧带之间。

腹段输尿管走行

　　自肾盂输尿管连接部至膀胱，输尿管全长 28～34cm。左侧稍长于右侧。它被后腹膜筋膜包裹，走行于肾筋膜内，并与腹膜紧密贴附，这一点在术中向中间游离输尿管时可以感受到。每侧输尿管均走行于**腰大肌**中部，大约对应于**腰椎横突**连线

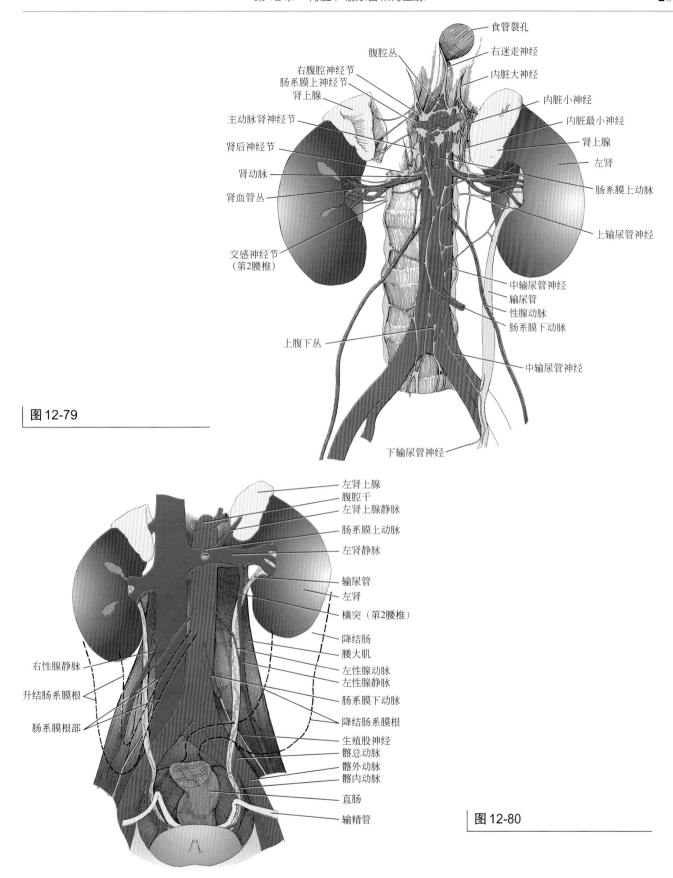

图 12-79

食管裂孔
腹腔丛
右迷走神经
右腹腔神经节
内脏大神经
肠系膜上神经节
肾上腺
内脏小神经
主动脉肾神经节
内脏最小神经
肾后神经节
肾上腺
肾动脉
左肾
肾血管丛
肠系膜上动脉
上输尿管神经
交感神经节
（第2腰椎）
中输尿管神经
输尿管
性腺动脉
肠系膜下动脉
上腹下丛
中输尿管神经
下输尿管神经

左肾上腺
腹腔干
左肾上腺静脉
肠系膜上动脉
左肾静脉
输尿管
左肾
横突（第2腰椎）
降结肠
腰大肌
右性腺静脉
左性腺动脉
升结肠系膜根
左性腺静脉
肠系膜下动脉
肠系膜根部
降结肠系膜根
生殖股神经
髂总动脉
髂外动脉
髂内动脉
直肠
输精管

图 12-80

（图12-80）。它走行于**生殖股神经**腹侧，约在中段自背侧与**性腺血管**交叉后下行，在临近**髂总血管**分叉处进入盆腔。输尿管贴于**结肠系膜**，因此在乙状结肠手术中，可能损伤该段输尿管腹部，特别是当乙状结肠系膜存有炎症时。输尿管和**肠系膜下动脉**临近，由此也带来损伤的风险。

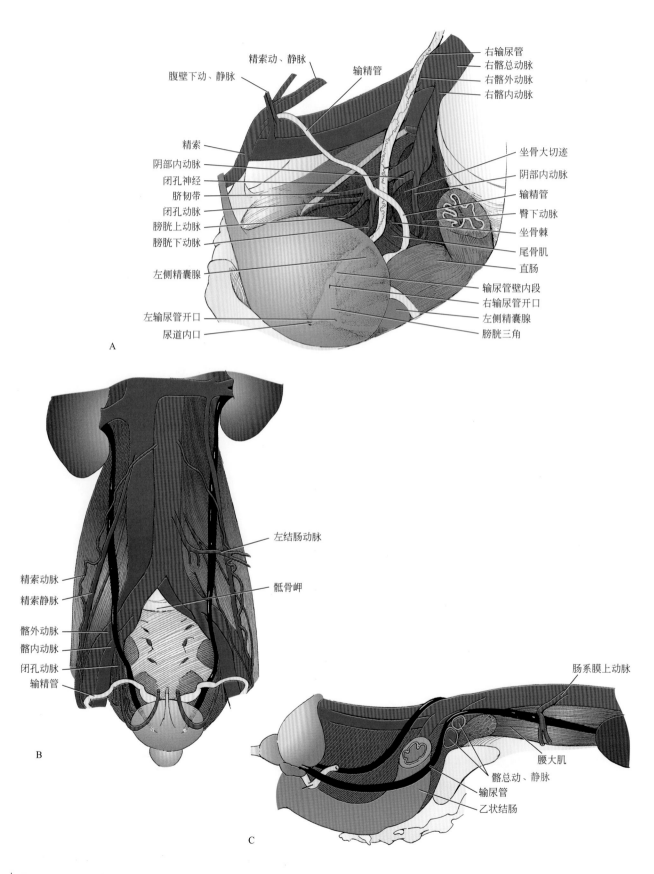

精索动、静脉
腹壁下动、静脉
输精管
右输尿管
右髂总动脉
右髂外动脉
右髂内动脉

精索
阴部内动脉
闭孔神经
脐韧带
闭孔动脉
膀胱上动脉
膀胱下动脉
左侧精囊腺
左输尿管开口
尿道内口

坐骨大切迹
阴部内动脉
输精管
臀下动脉
坐骨棘
尾骨肌
直肠
输尿管壁内段
右输尿管开口
左侧精囊腺
膀胱三角

A

左结肠动脉
骶骨岬

精索动脉
精索静脉
髂外动脉
髂内动脉
闭孔动脉
输精管

B

肠系膜上动脉
腰大肌
髂总动、静脉
输尿管
乙状结肠

C

图 12-81 A.斜面观；B.冠状面；C.斜面观

男性盆段输尿管毗邻关系

输尿管在盆腔跨过髂总血管后，先随**髂内动脉**走行，再经**坐骨大切迹**前缘走行，至**坐骨棘**转向内侧，然后沿**肛提肌**表面走行在达**膀胱**（图12-81A）。**输精管**横跨输尿管的前方，而输尿管则经过**精囊**顶端的前方。

就*腔内入路* 而言，**输尿管**首先向后侧方走行，经过**输精管**下方后，再弯向上，经**闭孔动脉**上方，跨过**髂内、髂外动脉**或**髂总动脉**（图12-81B和图12-81C）。跨越点的标志是后正中处的血管搏动。在跨过**骶骨岬**上的髂血管后，输尿管折曲向后方，相对直行一段后，经性腺血管下方进入肾盂。在左侧，**左结肠动脉**走行于输尿管中上1/3处的腹侧。而在右侧，右结肠动脉和回结肠动脉不会对输尿管造成压迫，因为它们走行位置较高且更偏向腹侧。

女性盆段输尿管毗邻关系

因为女性要实行大量的非泌尿系统盆腔手术，因此，女性的输尿管走行对于手术较之男性更加重要。从右侧斜位观察盆腔，**右输尿管**自**髂总**或**髂内动脉**跨越后，进入盆腔（图12-82）。在坐骨棘处行向内侧，行经**卵巢**后方，并紧贴**卵巢悬韧带**，形成卵巢小窝的后缘。经**卵巢血管**下方后，进入**阔韧带**，然后依次行经子宫骶韧带、主韧带和膀胱子宫

韧带。在其行程中，髂内动脉发出的**子宫动脉**在侧前方与其伴行一小段距离。其后，子宫动脉穿行输尿管上方，并向内侧走行，供应**子宫**。**左输尿管**下段被阴道和膀胱周围静脉丛所包绕，穿**子宫动脉**下方向前侧方走行约1cm后，达**阴道侧穹窿**上方，在距离**子宫颈**约1～4cm的侧方走行，于阴道前壁水平，汇入**膀胱**。

妇产科手术中，处理子宫和卵巢的血管时，均有可能损伤输尿管。

逆行*输尿管镜* 下所见，女性和男性相似，但在女性需注意卵巢血管的影响，尤其在右侧较为明显。

输尿管壁

输尿管鞘

输尿管表面被覆一层疏松的**输尿管鞘**。该鞘是中基层的腹膜后结缔组织构成的一层特异的但境界不明的结构，贴于其表面的腹膜。

输尿管近段的鞘和外膜与肾盂的层次相对应。在远段，输尿管外膜和鞘增厚，并汇入waldeyer鞘，该结构为膀胱三角由膀胱向输尿管延伸形成的（图13-65）。在女性，输尿管鞘与宫旁组织内的子宫阴道静脉丛、膀胱阴道静脉丛关系密切，使得子宫手术中，输尿管游离难度增大，可能出现输尿管

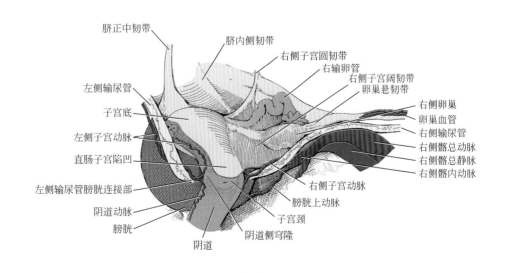

图 12-82

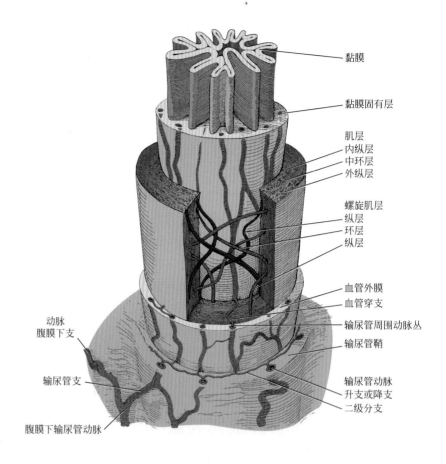

黏膜

黏膜固有层

肌层
内纵层
中环层
外纵层

螺旋肌层
纵层
环层
纵层

血管外膜
血管穿支

输尿管周围动脉丛

输尿管鞘

输尿管动脉
升支或降支
二级分支

动脉
腹膜下支

输尿管支

腹膜下输尿管动脉

图 12-83

损伤或血供受影响，以及随之因纤维组织形成而导致的输尿管被固定。

动脉供应

输尿管-腹膜下动脉位于输尿管和腹膜之间，发出腹膜下分支和输尿管分支两分支。输尿管分支在输尿管鞘分出升、降两支，再通过二级分支供应外膜（图 12-83）。鞘内还分布有细密的纤维组织条带和一些脂肪组织，疏松包裹输尿管，使得输尿管易于蠕动（图 12-84）。精索血管被包裹于一薄层血管鞘内，和输尿管鞘之间存有区隔。

输尿管动脉在升、降支吻合处发出次级分支，向输尿管深层穿行过外膜，并形成一个扩展至全长的输尿管周围动脉丛。此处发出一些小的穿支进入肌层。

输尿管的这种血供结构，不影响其各段的游离操作，因为这种一段输尿管内的血管吻合结构有利于避免局部的缺血。另一方面，对动脉丛的损害则会影响输尿管末端的存活，无论该损害的致伤原因是术中直接损伤，或者是电凝的热损伤，或是感

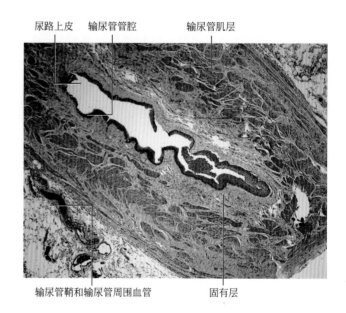

尿路上皮　　输尿管管腔　　输尿管肌层

输尿管鞘和输尿管周围血管　　　固有层

图 12-84　正常输尿管，横断面切片

染。由于游离、剪切等手术操作的影响，二次手术后输尿管的活力也较差。比如，受肾盂输尿管连接部结石的长期影响，可导致该处输尿管血供受损。

输尿管鞘受损，或者输尿管黏附于临近组织，

都可以导致功能性梗阻。输尿管鞘和外膜的结构组合是输尿管抵御外在肿瘤或炎症扩散的屏障。在后腹膜的感染中，这一特点表现得很明显。此时输尿管鞘结构呈现出洋葱皮一样的多层次特点，使得内层的输尿管壁可以继续蠕动。

输尿管壁

输尿管壁和肾盂相续，层次结构相似，由后腹膜鞘及其下方的外膜，以及肌层和黏膜层组成。

外膜由纵向走行的胶原纤维组成，包含了大量精细的无髓鞘神经纤维以及丰富的血管，这些血管纵向走行，形成输尿管周围动脉丛。外膜和其下的肌层疏松相连，利于输尿管的蠕动。

肌层由排列成束的平滑肌细胞构成，其间排布有胶原纤维。在横断面上，可以看到3层结构：**内层**、**中层**和**外层**。事实上，输尿管壁的平滑肌束是和肾盂的平滑肌束相续的，这些肌束呈相互交错的**螺旋形**排列。单个肌纤维是在不同层次间穿行，同时其走行方向为**纵行**与**环行**交替。壁内段输尿管的肌层排列例外：它仅有纵向走行的肌纤维。

平滑肌细胞之间通过缝隙连接相连，使得电刺激可以在细胞之间传播。两端和肾盂输尿管连接部肌细胞数量较少，中间部分较多。输尿管的张力和节律性收缩不需要自主神经的刺激，肾内尿液量的增加对平滑肌纤维形成拉伸刺激，引发其蠕动。神经因素在其中仅起到调节作用（图12-79）。

固有层是一相对较厚但排布疏松的弹性纤维层，没有黏膜下层。黏膜层附着于其上，由多层移行上皮构成，比肾盂肾盏处细胞层次更多。

输尿管血液供应

动脉供应

输尿管由多支动脉供应，它们彼此间有丰富的交通支，并遍布除最末端之外的输尿管全长，使其不易出现缺血改变，这一点很特别。

数支后腹膜后血管供应数量不等的输尿管-腹膜下血管（图12-85）。这些血管的来源已经通过解剖学研究明确。近段输尿管动脉多由肾动脉供应（约30%）。主动脉直接供应的占15.4%，而性腺动

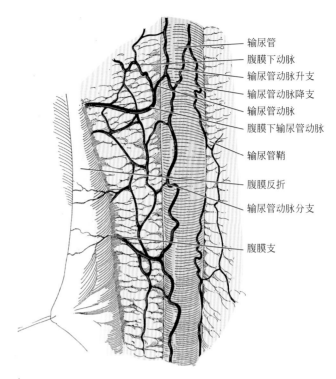

图中标注（从上到下）：输尿管、腹膜下动脉、输尿管动脉升支、输尿管动脉降支、输尿管动脉、腹膜下输尿管动脉、输尿管鞘、腹膜反折、输尿管动脉分支、腹膜支

图 12-85

脉供应的占7.7%。远段输尿管动脉多由膀胱上、下动脉供应（比例分别为12.8%和12.9%），也有的来自髂内动脉（8.5%）。这些血管为输尿管下段提供最丰富的血供。输尿管中段位于肾脏下极和骨盆入口之间，血供条件最差。该处可有直接发自主动脉、髂总动脉、性腺动脉或子宫动脉的血管分支供应。

输尿管-腹膜下动脉位居**输尿管鞘**之外，在输尿管壁处分为两支：输尿管动脉供应**输尿管周围动脉丛**，而腹膜下动脉则供应输尿管周围组织。

输尿管动脉进入输尿管鞘的疏松组织后，分为**升**、**降支**。这些分支间互相交通，升支与其他下行的降支吻合，降支则与其他上行的升支形成交通。

肾移植术中，或巨输尿管的缩窄术等需要处理长段输尿管时，保留鞘内的升动脉主干非常重要。然而，在约1/4的病例中，输尿管动脉并未形成长的分支，而是分支后即形成血管丛。事实上，婴儿的末端输尿管血管几乎都是丛状的。这种类型血供的输尿管，在术中游离操作后，更易导致缺血。

腹膜下动脉供应输尿管周围组织，也包括一部分腹膜。它们与邻近血管之间有丰富的交通，为膀胱提供血供。术中将输尿管与腹膜游离开时，对这

些小动脉分支的损伤也会妨碍输尿管的血供，特别是对下段输尿管影响较大。

静脉

整个输尿管外膜内的静脉呈一结构精巧的网状分布。输尿管两端均由其引流，但输尿管全长也均有其他静脉系统对其进行引流。在近段输尿管，小静脉引流入一些输尿管上静脉，再汇入肾静脉下支或其主干，以及临近的性腺静脉。在下段输尿管，输尿管下静脉引流入阔韧带内静脉系统（这也可以解释女性的输尿管病变时，会出现该处的静脉扩张），以及盆静脉系统和临近的静脉。

淋巴

输尿管的淋巴由位于黏膜下固有层和肌层的淋巴管网进行引流。其呈对角线样走行，进入外膜内上行走行的淋巴集合管。上段输尿管淋巴引流入肾盏、肾门部淋巴管，或直接汇入性腺动脉起始部的腹主动脉前淋巴结。输尿管中部的淋巴多沿动脉走行，汇入髂总动脉旁淋巴结。而输尿管下段的淋巴管上下走行，汇入髂总、髂外、髂内血管旁淋巴结，以及主动脉腔静脉间沟淋巴结。

神经支配

如图12-79所示，输尿管共有3组神经支配，一是**肾丛**和主动脉丛发出的**输尿管上神经**，二是**上腹下丛**发出的**输尿管中神经**，三是由盆丛发出的**输尿管下神经**。但因为神经分布变异相当大，这样的分类有欠准确。这些神经终支为传出纤维，多是无髓鞘纤维，走行于输尿管壁外鞘的胶原纤维中，其中一些和输尿管肌纤维混合走行。它们支配纵行的动脉肌层、肌层内的动脉和黏膜下层的毛细血管，同时也支配输尿管肌层本身。

输尿管蠕动

输尿管蠕动是不需要神经刺激的，因为未发现输尿管内有自主神经节细胞，也因为去神经后，输尿管功能未受影响。神经可能起调节作用，虽然其轴突和肌细胞的比例仅为1∶100（与之相对的输精管，比例为1∶1或1∶2）。神经束中肾上腺素能和胆碱能神经同时存在，提示它们之间可能有

某种相互作用。因为输尿管同时有两种神经纤维分布，其作用可能是调节输尿管活动。另外，也发现有嘌呤能神经末梢，其功能尚不明确。药物对输尿管有较小的调节作用，其机制可以解释为神经末梢居于肌纤维之间，而不是进入其内。由肌纤维之间的缝隙连接引发的输尿管的肌源性功能足够引发蠕动，所以不明确自主神经对于输尿管的功能有多大影响。

黏膜固有层内有传入神经纤维分布，其功能可能是感受输尿管张力、酸碱度，或渗透压。输尿管自身的疼痛很少能感受到，因为输尿管壁少有疼痛受体分布。输尿管被动扩张导致的疼痛范围可放射至第11胸椎到第2腰椎神经支配的体区，例如生殖器、腹股沟、大腿上部；但是这种感觉的传入可能是通过副交感神经纤维。和输尿管相关的严重疼痛，是由于梗阻导致肾盂扩张，以及肾包膜张力增加引起，而不是输尿管局部的痉挛。

肾上腺

肾上腺的结构

肾上腺由明黄色的皮质和暗红色的髓质组成（图12-86、图12-87和图12-88）。皮质分为3个区：

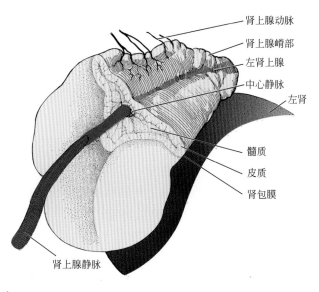

肾上腺动脉
肾上腺嵴部
左肾上腺
中心静脉
左肾
髓质
皮质
肾包膜
肾上腺静脉

图12-86

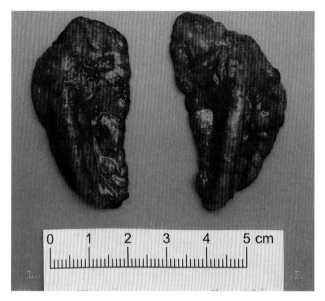

图12-87　成人正常肾上腺，两个共重11g，皆呈狭长的半月形，通常右侧肾上腺扁平，呈三角形（图由Linda Ho MD提供）

皮质　　　髓质

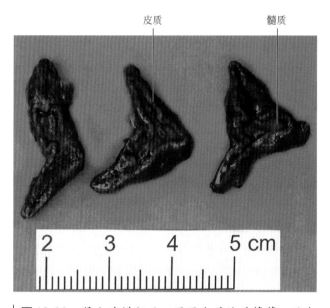

图12-88　肾上腺横断面。周围皮质均质等薄，呈金黄色。中央髓质呈灰白色（图由Linda Ho MD提供）

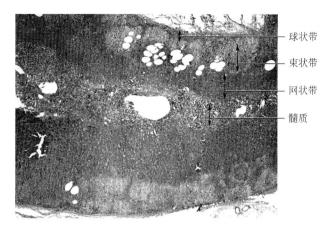

球状带
束状带
网状带
髓质

图12-89　正常肾上腺组织结构。球状带位于肾包膜下，较薄，界限不清，构成细胞轻度嗜酸性染色，核小而圆。球状带之下为束状带，由较大的长柱状细胞构成，细胞中有液泡。网状带位于最内层，由嗜酸性染色的细胞构成。束状带和网状带中含有丰富的血窦及毛细血管。髓质约占肾上腺体积的10%，由多面体细胞构成，这些细胞胞质内含嗜碱性颗粒，核呈均一的圆形或椭圆形，核仁不明显，呈网状分布，并与丰富的毛细血管混杂

球状带、束状带、网状带（图12-89）。**髓质**的静脉窦之间有嗜铬细胞，呈束状分布。腺体被覆一层薄**包膜**，术中易于刺穿损伤，而皮质质脆。

在中央部、髓质内，引流皮、髓质来血的门脉系统由此进出，并将血流汇入**中央静脉**。其主要分支均具有纵向走行的肌束，作用在于将静脉封闭，使血液控制在髓质静脉窦内。**翼棘**❶位于肾上腺后方，其静脉汇流入位于无脊的髓质内的中部血管内。走行出肾上腺后，即称为肾上腺静脉。

肾上腺的毗邻与血供

两侧的肾上腺均像帽子一样覆于肾脏上极的前内方（图12-90）。肾上腺和肾脏一样位于肾筋膜内，肾筋膜是中基层来源的后腹膜结缔组织。

右肾上腺呈三角形，其扁平的前表面靠着肝脏和下腔静脉。右肾上腺通过一条长度很短的**肾上腺静脉**与下腔静脉相连。其后表面和**膈肌**紧邻，而下方则与**右侧肾脏**紧邻，而且多直接坐于肾动脉上。其中部则多在腔静脉后。**左肾上腺**稍薄一些，其前方是胃，脾脏位于其侧方，**左肾**上极和**膈肌**居于其后，而胰尾和脾静脉则在其下方。

❶ alar crest，肾上腺三棱锥样结构的边缘——译者注。

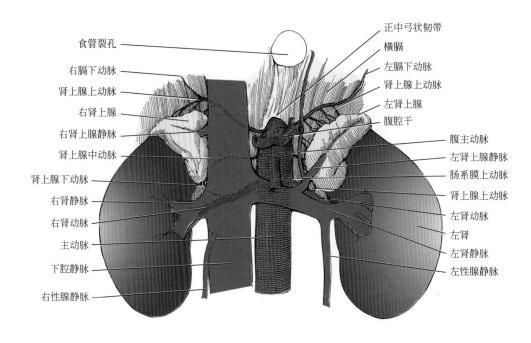

食管裂孔
右膈下动脉
肾上腺上动脉
右肾上腺
右肾上腺静脉
肾上腺中动脉
肾上腺下动脉
右肾静脉
右肾动脉
主动脉
下腔静脉
右性腺静脉

正中弓状韧带
横膈
左膈下动脉
肾上腺上动脉
左肾上腺
腹腔干
腹主动脉
左肾上腺静脉
肠系膜上动脉
肾上腺上动脉
左肾静脉
左肾
左肾静脉
左性腺静脉

图12-90

肾上腺动脉

　　肾上腺有多支动脉，来源不同，但主要都发自**膈下动脉**。肾上腺的血供可以视为在肾血管上方的矩形区域形成了一个血管网。共有3组动脉：① **肾上腺上动脉**，解剖学恒定，发自膈动脉；② **肾上腺中动脉**，多直接发自主动脉，但偶有发自肾动脉或腹腔干；③ **肾上腺下动脉**，来源于**肾动脉**。另外，副肾上腺动脉可能的来源很多，例如肾动脉、主动脉，很少见的情况下还可能来自腹腔干、性腺动脉或者肠系膜上动脉。两侧肾上腺动脉血供差异不大。其动脉逐渐分支，进入肾上腺时可能有多至60支小动脉；这些小动脉在肾上腺表面形成一个血管丛，穿行进入并供应皮质的窦状隙，以及髓质的血管窦。

肾上腺静脉

　　和动脉相比，肾上腺静脉系结构相对简单。**右肾上腺静脉**为单支，长度很短。没有属支，直接从后侧方汇入**下腔静脉**。因为其长度短且汇入下腔静脉位置居于后方，导致其在术中处理风险较大。

　　左肾上腺静脉也是单支，但行程较长，呈垂直走行。它经过胰体后方的左腹腔神经节，最终注入**左肾静脉**。它通常接受膈下静脉和肾包膜静脉的汇入，也可接受性腺静脉和第2、第3腰静脉的汇入。

肾上腺淋巴引流

　　肾上腺由3套淋巴管网引流。第一套引流包膜淋巴，并且其淋巴管和腺体淋巴管相交通。另外一套通过分布于皮质细胞间的细小淋巴管，引流皮质。这些细小淋巴管和小动脉伴行，穿行包膜后，汇入淋巴集合管。第三套位于髓质，由走行于髓质细胞间极细小的淋巴管进行引流。这3套淋巴网形成一到两套集合管，后者和肾上腺静脉伴行。皮髓质的集合管互相交通，事实上，在皮髓质交界处，淋巴管网互相重叠、交通。

肾上腺神经支配

　　肾上腺髓质嗜铬细胞有丰富的神经支配，这些神经起自第10胸椎到第1腰椎来源的交感神经节前纤维，由内脏大神经及其神经节发出（图12-42）。节后纤维与嗜铬细胞形成突触，其他神经纤维支配血管。

　　（程 庆 禹 刚译 胡 成审 任善成校）

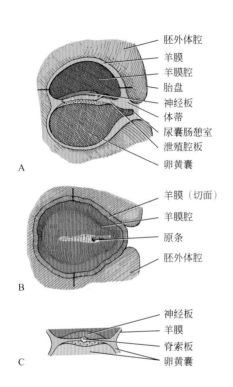

胚外体腔
羊膜
羊膜腔
胎盘
神经板
体蒂
尿囊肠憩室
泄殖腔板
卵黄囊

A

羊膜（切面）
羊膜腔
原条
胚外体腔

B

神经板
羊膜
脊索板
卵黄囊

C

图 13-1 妊娠16天人胚，显示后肠和尿囊的形成。
A.冠状面观；B.额状面观；C.横切面观（图中线条
代表下图的切面平面位置）

每一个有繁殖能力的动物都有膀胱。

——TREVISA

Barth.De P.R.v.xliv（1495）161,1398

*男人除了连续排尿外，还应该做一些别的事，因
而有了膀胱用于储存尿液。*

——N.CULPEPER

Culpeper's Last Legacy.London,N.Brook,1661

膀胱、输尿管膀胱连接部和直肠

膀胱的发育

后肠和尿囊的形成

在胚泡期，胚胎位于**羊膜腔**内。当卵黄管逐渐消失后，**体蒂**内向外生长的**卵黄囊**形成**尿囊肠憩室**，体蒂将胚胎连于**胎盘**。同时在体蒂背侧形成**泄殖腔板**（图13-1）。

尿囊管并入后肠

泄殖腔是肠管尾侧通向**尿囊肠憩室**的部分。当泄殖腔板的胚外中胚层变薄并移向边缘时，泄殖腔的内胚层腹唇与体壁外胚层的局部组织接触。这种内胚层和外胚层融合的区域即为**泄殖腔膜**。此膜与胚胎长轴成一定角度，具有定向作用，明确了原始后肠的末端，并作为本区域发生的向导（图13-2）。

泄殖腔膜和泄殖腔

泄殖腔膜逐渐变为额状面方向，引导位于其后面的**泄殖腔**。此膜从头侧**尿囊肠憩室**的开口向尾侧延伸至泄殖腔的末端（图13-3）。

尿囊肠憩室的合并

大约胚胎第28天，**尿囊肠憩室**的背侧部分（肠部）向背侧迁移，致使憩室开口至泄殖腔头侧方向，抵近**泄殖腔膜**的存留部分（图13-4）。泄殖腔膜逐渐演变为冠状水平面方向，导致泄殖腔进一步

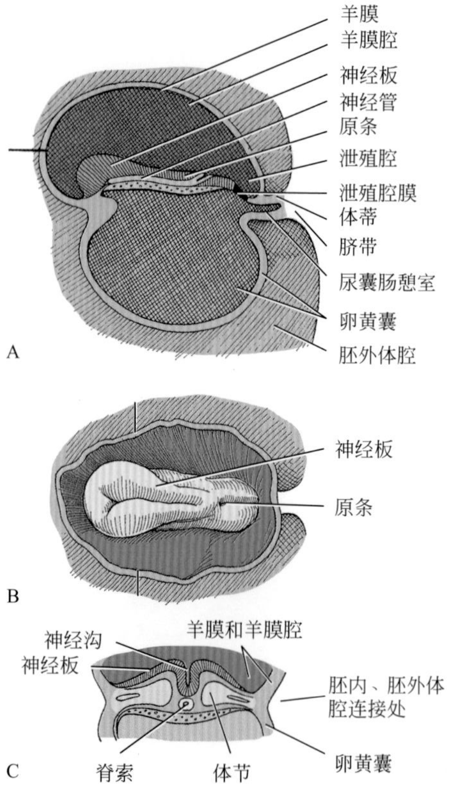

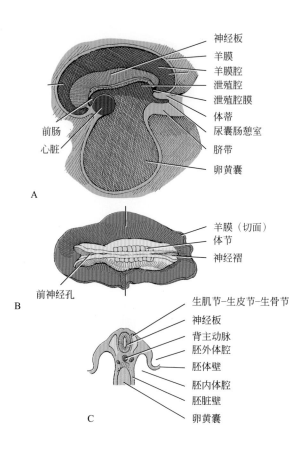

羊膜
羊膜腔
神经板
神经管
原条
泄殖腔
泄殖腔膜
体蒂
脐带
尿囊肠憩室
卵黄囊
胚外体腔

A

神经板
原条

B

神经沟　　　羊膜和羊膜腔
神经板
胚内、胚外体腔连接处
脊索　　体节　卵黄囊

C

图13-2 妊娠19天人胚，尿囊管并入后肠。
A.冠状切面；B.额状切面；C.横切面观

神经板
羊膜
羊膜腔
泄殖腔
泄殖腔膜
体蒂
尿囊肠憩室
脐带
卵黄囊

前肠
心脏

A

羊膜（切面）
体节
神经褶

前神经孔

B

生肌节-生皮节-生骨节
神经板
背主动脉
胚外体腔
胚体壁
胚内体腔
胚脏壁
卵黄囊

C

图13-3 妊娠24天人胚，显示泄殖腔和泄殖腔膜。A.冠状切面；B.额状切面；C.横切面观

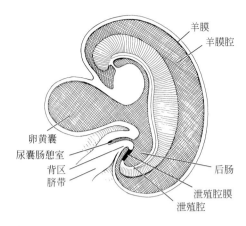

羊膜
羊膜腔
卵黄囊
尿囊肠憩室
背区
脐带
后肠
泄殖腔膜
泄殖腔

图 13-4

加深。由于尾部的生长，泄殖腔向尾侧延长，对应的泄殖腔膜亦相应拉长，直至组成泄殖腔的整个腹侧壁。

尿直肠隔

妊娠第4周中期，腹部中胚层的侵入使**泄殖腔膜**移向尾侧，并准备在泌尿生殖器官分化中发挥重要作用。此时可见**后肠**位于泄殖腔的近侧，而**尾肠**位于其远侧。

此时，在**尿囊肠导管**和泄殖腔肠道开口之间出现**马鞍状结构**（图13-5）。此鞍状结构发育进入**尿**

直肠隔，作为泄殖腔腹侧部之间的分隔结构继续下行，最终演变成膀胱的雏形、泄殖腔的背侧部分和后肠。这种演化使尿囊肠导管位于膀胱的腹侧末端。

外胚层和内胚层泄殖腔

当**尿直肠隔**将内胚层泄殖腔分隔为**尿生殖窦**和**后肠**（图13-7）时，**泄殖腔膜**似乎下沉入腹侧间充质，因为中胚层在其周围扩展性生长。这种变化使泄殖腔膜浅凹处的腹侧面衬以外胚层，即**外胚层泄殖腔**，其将来形成外生殖器官和会阴部（图13-6）。泄殖腔膜背侧面的部分构成**内胚层泄殖腔**。

泄殖腔分隔的机制

泄殖腔的分隔是由**尿直肠隔**的下行抵达泄殖腔及其两侧的尿直肠褶侵入的共同作用完成的。这一分隔过程的紊乱是产生肛管直肠异常的重要原因。

间充质的前舌向尾侧延伸，形成下行的转筒状的尿直肠褶前导边缘（箭头T所示）（图13-7A）。前舌的形态呈凹陷形，由于其侧边发育快于中心区域。前舌呈冠状水平面下行，但并未到达**泄殖腔膜**。

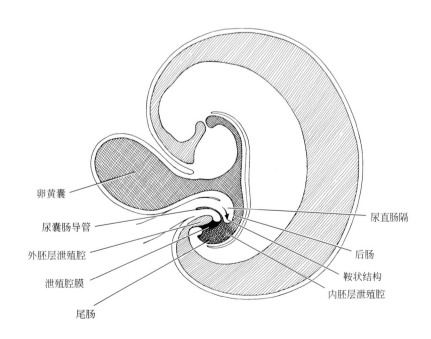

卵黄囊
尿囊肠导管
外胚层泄殖腔
泄殖腔膜
尾肠
尿直肠隔
后肠
鞍状结构
内胚层泄殖腔

图 13-5

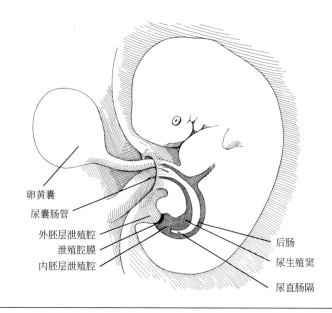

卵黄囊
尿囊肠管
外胚层泄殖腔
泄殖腔膜
内胚层泄殖腔

后肠
尿生殖窦
尿直肠隔

图 13-6

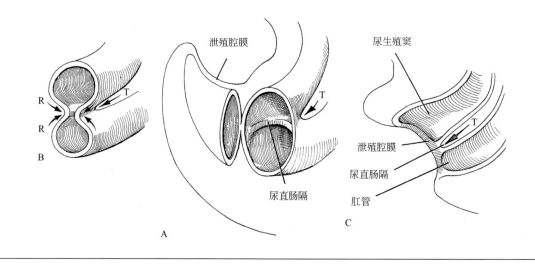

泄殖腔膜

尿生殖窦

尿直肠隔

泄殖腔膜
尿直肠隔
肛管

R
R
R
B

T

T

T

A

C

图 13-7

除前舌的下行以外，成对的**拉克氏尿直肠褶**从侧面进行挤压（箭头 R）（图 13-7B）。拉克氏褶在中线合并；已形成的尿直肠隔从转筒状尿直肠褶的腹侧末端延伸至泄殖腔膜。

尿直肠隔与**泄殖腔膜**融合，完成了泌尿道并入**尿生殖窦**，进而从肠道和**肛管**分离的进程（图 13-7C）。

膀胱尿道管和尿生殖窦

胚胎第 7 周，泄殖腔已被分隔成前面的**尿生殖窦**和后面的**肛管**和**直肠**。**尿直肠隔**与泄殖腔膜的接触使后者分为前面的**尿生殖膜**和后面的**肛膜**（图

13-8A）。尿生殖膜将开放成为尿生殖孔，而肛膜则相应地演变孔状形成肛门。尿生殖窦随后演变成 3 部分。与尿囊相连的部分向远端延伸至**午菲氏管**（中肾管），在米勒结节处形成**膀胱尿道管**；狭窄的中间部分构成尿生殖窦的**盆部**；较宽的远侧部，即**阴茎部**，延伸至尿生殖膜。

在随后的一周里，膀胱和近端尿道相继从膀胱尿道管中形成。

膀胱和近端尿道来自两个起源，尽管二者看起来是一个连续性结构（图 13-8B）。膀胱主要源自尿生殖窦形成的**膀胱尿道管**的内皮层部分，但尿道近端和膀胱三角形成于**午菲氏管**末端并入过程中进入的中胚层。

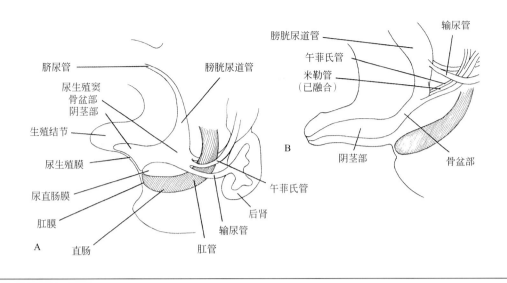

图13-8

泄殖腔的尿生殖窦部分远端形成膀胱尿道管后经历重构。其较近端管状部分演变成窦的**盆部**，为尿道前列腺部的位置，而远端扁平的部分为**阴茎部**，形成尿道的其余部分。

*膀胱*是膀胱尿道管上部延长后形成的主要结构。与狭窄的尿道部分相比，上段逐渐扩大，衬于膀胱节段的来源于内胚层的上皮细胞亦变大。周围的间充质从膀胱顶开始分化进入上皮外的结缔组织层。在此层结构中，起源并无特异性的平滑肌束形成，尽管3个交错层（内纵、中环和外纵）在发育早期即可分辨。随后，在膀胱的根部独立发生的肌层形成，膀胱三角和膀胱颈处的肌层特别丰富，这些部位的肌纤维排列成环形，形成膀胱内括约肌。此部分的膀胱壁与膀胱顶部的不同点在于其独特的神经支配，其受交感神经支配，而不是受支配逼尿肌的副交感神经支配。

至胚胎第13周，膀胱颈已经形成，膀胱的形态亦从卵圆形转变为三角形。

第7周前膀胱位于前腹壁，此后由于其两侧的脐动脉扩大而被挤出盆腔。膀胱移至腹腔暂时性肠系膜上面，后者形成于疏松的间充质，包括脐尿管动脉和脐动脉。肠系膜在胚胎第7个月内出现，这期间膀胱仍位于腹腔内。胎儿后期和婴儿早期膀胱逐渐下降入盆腔。尽管在出生时真正的盆腔尚处于发育早期，其仍为腹腔内的一个主要器官。在出生后的2年时间内，膀胱向盆腔下降的速度很快，然后其下降速度缓慢，至20岁时这一过程才真正完成。

从暂时肠系膜演化而来的*脐带膀胱筋膜*，形成于腹膜后组织的中间层。其向头侧扩展至脐部，包绕脐尿管和脐动脉；向尾侧覆盖膀胱、精囊和前列腺。两边侧面增厚形成膀胱的真正侧韧带和耻骨前列腺韧带（图13-52）。

中缝索、精阜和前列腺囊的形成

当已融合并管状化的**米勒管**（中肾旁管）的末端接触到**尿生殖窦**时，二者共同刺激窦上皮形成结节突向窦腔，称**米勒结节**或精阜（图13-9A）。

在尿生殖窦外米勒管方向上形成第2个结节，此结节加入融合的米勒管，形成**中缝索**（图13-9B）。

在男性，中缝索的远侧部管状化形成**前列腺囊**；在女性，此结构形成阴道的远侧部（图13-9C）。

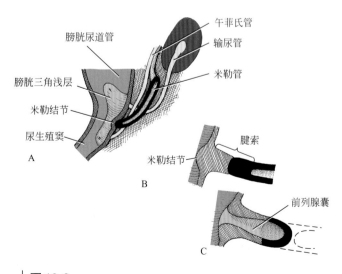

图13-9

输尿管膀胱连接部、膀胱三角

共同排泄管（总导管）的合并

中胚层的**共同排泄管**（总导管）为午菲氏管远端通向输尿管芽的部分（图13-10A）。**膀胱尿道管**的内胚层组织向后延伸至总导管，与后者的末端部分共同形成一漏斗状侵入部分，即**泄殖腔角**。

当泄殖腔角重新加入膀胱尿道管时，其携带总导管的末端部分进入与输尿管连接的膀胱尿道管，形成膀胱三角浅层的一部分（图13-10B）。膀胱三角浅层形成的另一种解释是膀胱壁吸收午菲氏管，吸引输尿管进入膀胱，因为泄殖腔角被再并入膀胱尿道管时，其看似一个套叠。

输尿管起源于午菲氏管背侧面的分支，但在合并过程中**输尿管口**改变位置，因而其从**午菲氏管开口**的横向位置被直接带入膀胱壁。

膀胱三角浅层的形成始于两个导管（输尿管末端）内侧中胚层的融合（图13-10C）。

尽管**午菲氏管开口**仍在原有位置，然而源于总导管部分的中胚层组织变得活跃并扩大。这部分中胚层组织增生从头侧和侧面推移输尿管口，使其从**膀胱尿道管**和**尿生殖窦**结合处中线附近移向**膀胱**的两侧位置。整个膀胱三角浅层的结构从精阜扩展至输尿管口，由中胚层组织（午菲氏管）增生而成。

共同排泄管（总导管）的合并

合并的步骤由以下3个线图展示：图13-11A和B各有一个冠状面、矢状面和额状面观；图13-11C展示了额状面和矢状面观。横跨各额状面观的**短划线**表示午菲氏管接触**膀胱尿道管**的初始水平位置，画出了膀胱尿道管与**尿生殖窦**接合情况。

总导管和即将形成的**米勒管**融合的开口在**精阜**（米勒结节）处进入**膀胱尿道管**（图13-11A）。**输尿管芽**从午菲氏管近端分支进入**总导管**，与衍生自膀胱尿道管的泄殖腔角相延续。

随着泄殖腔角和**总导管**合并入**膀胱尿道管**，午菲氏管和输尿管并排分别进入膀胱尿道管（图13-11B）。**输尿管口**位于**射精管**开口的外侧；**米勒管**的末端部分，此时称**前列腺囊**，开口于射精管之间。

中胚层午菲氏组织（阴线区域）在**输尿管口**与**射精管**之间生长，伴随膀胱壁的扩张，导致输尿管口位置的上升和向侧面的迁移（图13-11C）。相反地，午菲氏管的开口位置固定于精阜，这不仅因为其胚胎学上与米勒管密切相关，而且因为尿生殖窦整个下部分固定于实心的致密中胚层组织，因而其只能向头侧方向扩展。事实上午菲氏管的末端确实向头侧移动距离很短，形成一对对称性的纵向分布

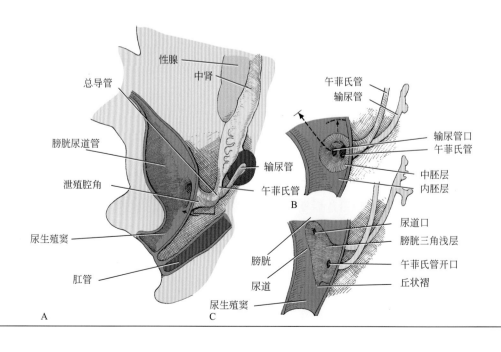

图13-10

A

性腺
中肾
总导管
膀胱尿道管
泄殖腔角
尿生殖窦
肛管

B
午菲氏管
输尿管
输尿管
午菲氏管

C
输尿管口
午菲氏管
中胚层
内胚层
尿道口
膀胱三角浅层
午菲氏管开口
丘状褶
膀胱
尿道
尿生殖窦

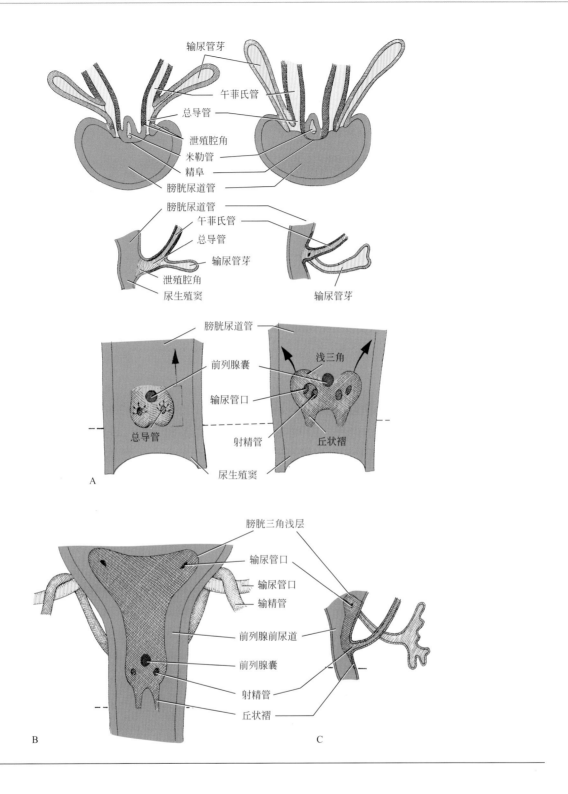

膀胱尿道管
输尿管芽
午菲氏管
总导管
泄殖腔角
米勒管
精阜
膀胱尿道管
膀胱尿道管
午菲氏管
总导管
输尿管芽
泄殖腔角
尿生殖窦
输尿管芽
膀胱尿道管
前列腺囊
输尿管口
射精管
浅三角
丘状褶
总导管
尿生殖窦
A

膀胱三角浅层
输尿管口
输尿管口
输精管
前列腺前尿道
前列腺囊
射精管
丘状褶
B
C

图 13-11

的残留部分，称为**丘状褶**。图中**短划线**表示午菲氏管起初与膀胱尿道管接触的水平位置。丘状褶的长度是午菲氏管和精阜头向移动距离的参数。

在胎儿成熟期，从午菲氏管来源的组织形成**膀胱三角浅层**。**输尿管口**位于其近端。在远侧端，在**前列腺前尿道**水平，可见精阜与**射精管**、**前列腺囊**结合在一起。因此，膀胱三角浅层发育的肌组织与输尿管的肌组织相延续，均由午菲氏管起源。

男性和女性泌尿管道的合并

男性

泌尿管道中胚层（截面线区域）并入**膀胱尿道**

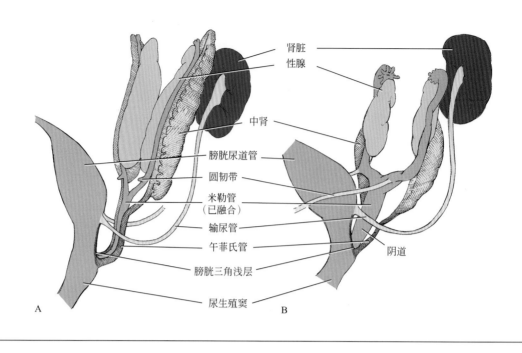

图 13-12

管，携带输尿管口一并向头侧和两侧迁移。前已述及，这些中胚层组织分布于射精管远端和输尿管口近端之间的**膀胱三角浅层**。与此同时，**肾脏**开始形成但**中肾**仍位于**性腺**的外侧（图 13-12A）。融合的**米勒管**在精阜处进入管道，位于膀胱输尿管和**尿生殖窦**连接处。输尿管直线穿入膀胱壁，随后发育成一个斜行通道。

女性

正如男性胚胎的午菲氏中胚层合并一样（图 13-12B），为替代形成的前列腺囊，女性胚胎窦外索管状化后形成**阴道**的末端部分（图 13-9）。与男性前尿道一样，女性整个尿道发生均源自尿生殖窦。与男性精阜对等的结构包括米勒前列腺囊，可见其位于阴道口（图 15-6）。午菲氏管的残留部分演变成卵巢冠和卵巢旁体，成年后亦作为卵巢冠纵管（Gartner 管）延伸阴道的长度（图 15-3）。

输尿管膀胱连接部发育异常

输尿管和膀胱三角浅层连接附近的发育异常较常见，多因源于午菲氏管的输尿管芽的出芽异常所致。午菲氏管的二次出芽可形成双输尿管。由于输尿管抵达膀胱尿道管延迟，或其过早抵达造成膀胱尿道反流等均可造成输尿管异位。

即使输尿管芽在正常位置和时间形成，输尿管可过度扩张，从而导致输尿管上段扩张，如在非反流性非阻塞性巨输尿管所见（图 13-28）。输尿管芽可能未延长（异位肾），亦可能未生长或无足够的诱导能力（输尿管盲末端和肾发育不全），或输尿管未达生后肾原基时分叉（单侧双肾或三肾）。

生后肾原基对输尿管芽分支的刺激反应不足亦可导致肾组织形成不足。肾发育不良或生殖障碍（肾形状异常或生殖力差）畸形的发生原因在胚胎学上尚不清楚。其发生可能与输尿管阻塞有关，但遗传综合征患儿中无输尿管阻塞的情况下亦可发生。肾发育不良可能一侧输尿管芽缺乏诱导生后肾组织的能力；或由于输尿管芽形成的位置异常，以致其在无生后肾原基的区域的诱导作用丧失。这种说法的证据是肾发育不良常见于移位性二次输尿管芽，此类输尿管芽周围是空的或其远侧才进入输尿管。

输尿管裂孔的发育异常

输尿管旁憩室（扁平膜囊）发生于膀胱三角的最上端，正好位于输尿管口之上，作为膀胱黏膜的

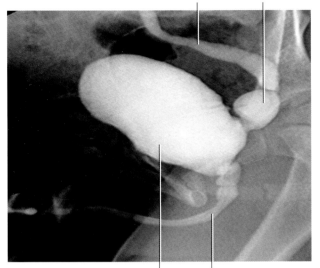

图13-13　输尿管旁憩室。患者为3岁男孩，临床表现为血尿症。排尿膀胱尿路造影（VCUG）显示一个较大的输尿管旁憩室和膀胱-输尿管反流（图由Jack Elder MD提供）

一个经膈的突出部分。有些是先天性的，因为这些异常见于胎儿，并不一定与管道阻塞有关联。婴儿输尿管管腔和膀胱三角浅层肌组织的发育缺陷是本畸形发生的可能原因。多数情况下可能是继发于输尿管膀胱角处膀胱壁内纵肌层薄弱，不足以从外部支撑管壁的结构（图13-13）。

在阻塞性或神经源性膀胱，增加逼尿肌压力可引起膀胱黏膜的经膈性疝，形成所谓的黏膜囊，这是由于外力通过超负荷的裂隙形成的。裂隙憩室扰乱了末段输尿管的黏膜下层结构，因而与膀胱输尿管反流有关。

真憩室可完全地建立在先天性基础上，这些憩室壁内可有一些肌束存在。

输尿管囊肿

输尿管囊肿是末段输尿管的囊性扩张，其发生机制尚不十分清楚。一种解释是闭合的上皮性膜的延迟破裂，正常情况下，妊娠6周肾发生功能停止时，此膜位于输尿管和尿生殖窦连接处，此膜的存在导致此部位的阻塞。另一种解释是未成熟输尿管

进入膀胱尿道管时的吸收过程延迟（图13-10）。第三种理论是输尿管肌组织停止发育的位置离尾侧太远，导致输尿管末段部分膨出。

单纯性输尿管囊肿，囊肿形成发生于正常输尿管口部位，此畸形儿童较少见，实际上后天性较先天性更多见（图13-14）。

异位输尿管囊肿，开口位于正常位置与输尿管括约肌之间，此类发育异常在女孩的发生率是男孩的5倍（图13-15、图13-16、图13-17和图13-18）。本畸形的一个独特之处是囊肿位于膀胱内输尿管，

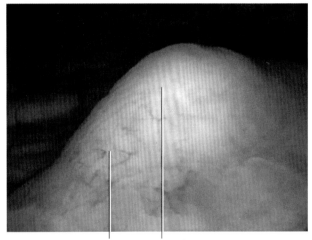

图13-14　输尿管囊肿，膀胱镜观察所见。左侧可见小的输尿管口（图由Donald Bodner MD提供）

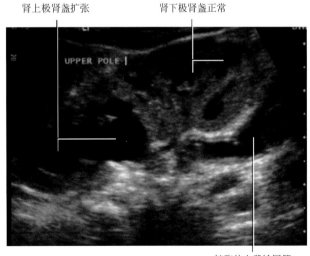

图13-15　输尿管囊肿，超声检查可见上极肾盏显著扩张，下极肾盏正常（图由Raj Paspulati MD提供）

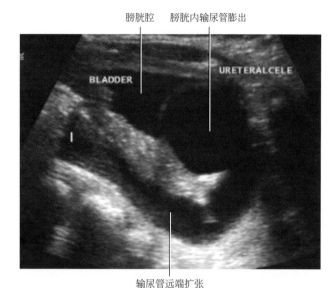

图13-16　输尿管囊肿，与图13-15为同一患者。超声检查发现远端输尿管扩张和膀胱损害（图由Raj Paspulati MD提供）

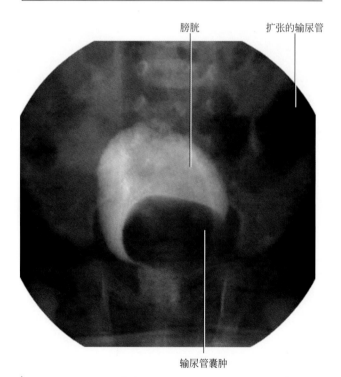

图13-17　输尿管囊肿，与图13-15为同一患者。膀胱造影图显示因输尿管囊肿而出现一个巨大充盈缺损，扩张的左侧输尿管亦可见（图由Raj Paspulati MD提供）

其膨出口位于膀胱内，异位性输尿管囊肿可向远端延伸至膀胱颈，尽管其开口可能位于膀胱内。这里介绍3种类型的异位输尿管囊肿。单纯狭窄型位

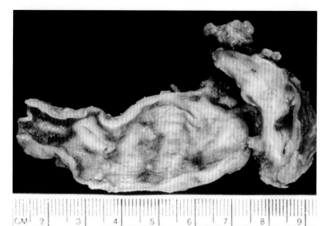

图13-18　输尿管囊肿，远端输尿管（左侧）显著扩张。右侧为减压输尿管囊肿（引自MacLennan GT, Cheng L: Atlas of Genitourinary Pathology, Springer-Verlag London Limited, 2011.）

于膀胱内，其管壁上有肌层，顶点处有一窄的开口。*括约肌型*输尿管囊肿，膨出口位于膀胱的内括约肌内，只有在排泄过程中才是空的。第三种类型的特点是形成*括约肌狭窄口*，具有其他两种类型的特征。

图13-19说明了**单纯性输尿管囊肿**（狭窄型）和**异位输尿管囊肿**（括约肌型）的特点，后者流向扩张的上部肾节段。**异位输尿管**的开口进入输尿管囊肿的位置果然位于**正位输尿管口**的远侧端。本例**输尿管囊肿开口**位于膀胱颈。

双输尿管

输尿管分叉可形成双输尿管，两个开口可一起位于原本正常位置或一个开口发生异位。单一输尿管单一开口可因与双输尿管中第二个输尿管相同的胚胎学发生机制移动至异常位置。影响输尿管口位置的重要因素是输尿管口到达膀胱尿道管的时间和膀胱尿道管后壁午菲氏中胚层的分化生长情况。

美国儿科学术委员会为避免在描述双输尿管畸形中的混淆，建议使用术语、命名和分类委员泌尿学分会推荐的术语。*重复肾*具备两套肾盂肾盏系统，*对裂的肾系统*有双肾盂在输尿管肾盂接合处相连接，形成分叉性肾盂。*分叉型输尿管*由两个输尿管在输尿管膀胱连接点以上相连。*双输尿管*是指两套完全的输尿管（图13-20和图13-21）。*下极输尿*

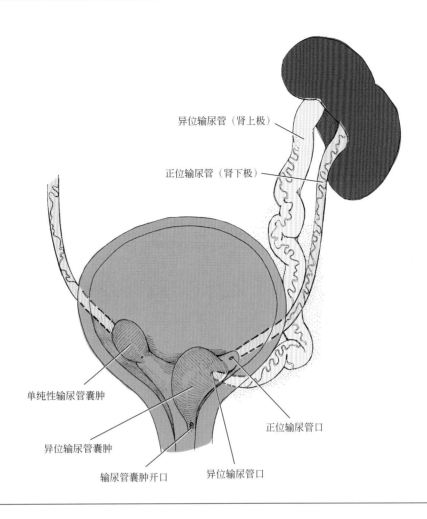

异位输尿管（肾上极）

正位输尿管（肾下极）

单纯性输尿管囊肿

异位输尿管囊肿

输尿管囊肿开口

异位输尿管口

正位输尿管口

图13-19

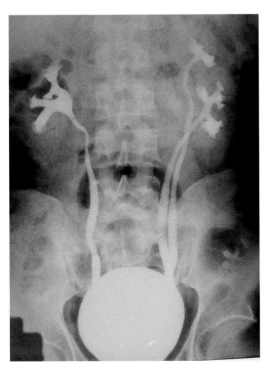

图13-20 左侧双输尿管，静脉肾盂造影片（图由 Jonathan Ross MD 提供）

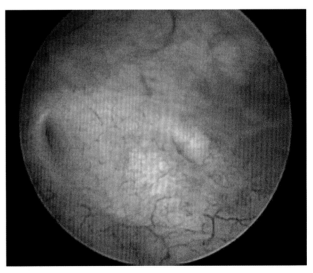

图13-21 双输尿管畸形，膀胱镜检查，右侧可见两个输尿管口（图由 William Larchian MD 提供）

管 通过位于膀胱三角侧角的正常（*正位*）位置的下极开口引流重复肾 的下极。*上极输尿管* 经异位的*上极开口* 引流重复肾的上极，并流入膀胱三角远侧正位输尿管口的位置，或膀胱颈近侧末端之上的开口位置。在男性，异位性开口的最远侧位置是精阜；在女性，此位置为阴道口（图13-22和图13-23）。异位输尿管最初遵循与正位输尿管相同的过程通过膀胱壁和穿过常规的黏膜下通道，但更远侧的过程发生异常。

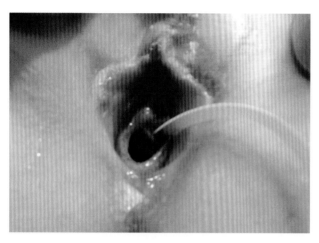

图13-22 双输尿管伴异位尿道开口畸形，一导管经由阴道内的异位开口插入尿道（图由Lynn Woo MD提供）

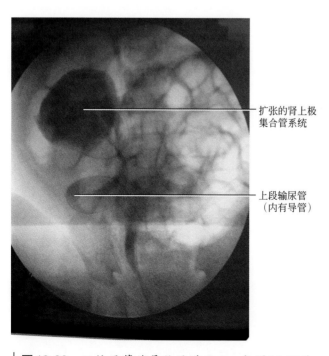

扩张的肾上极集合管系统

上段输尿管（内有导管）

图13-23 双输尿管伴异位尿道开口，与图13-22为同一患者。经输尿管导管注入造影剂后显示，肾上极部分显著膨胀扩张（图由Lynn Woo MD提供）

输尿管重复畸形伴开口异位

输尿管口的最终位置有赖于输尿管芽从午菲氏管起始的位置。典型情况下，双系统将异位开口于膀胱内或正位输尿管口的远侧端。Stephens的研究发现"异位通道"的存在，其不仅包括正常开口远侧的位点，而且正常开口的中间和上部同样是异位开口的位点。然而，后两种位置的异位开口将违反Weigert-Meyer规则（参见后续章节）。

图13-24中，虚线表示午菲氏管进入尿生殖窦的水平位置，其为膀胱尿道管与尿生殖窦连接点的标记。

随着从共同排泄管（总导管）（深色断面线区域）发育而来两条独立的输尿管芽的形成，一条输尿管芽（黑色）从总导管近端分支并与生后肾原基相连作为上极输尿管（图13-24A）。从总导管远端分支而来的第二条输尿管芽（阴影区域）距膀胱输尿管更近，进入生后肾原基的下极作为下极输尿管。

当总导管（深色断面线区域）并入膀胱尿道管形成膀胱三角浅层时，与下极输尿管（阴影区域）相连的总导管更远侧部分首先加入膀胱尿道管（图13-24B）。当其埋入午菲氏管开口侧边后，这是最早实现在扩大的膀胱三角的近侧和边侧出现两个输尿管口的情形。

上极输尿管加入膀胱尿道管的时间较晚，因其与总导管保持结合的时间更长且与膀胱尿道管的距离较远（图13-24C）。当其加入膀胱尿道管时，膀胱三角浅层的大部分已经形成，并且下极输尿管的开口已经移向近侧端。

当总导管完全并入膀胱尿道管和膀胱三角完全形成时，上极输尿管开口仍位于下极输尿管开口的远侧端，因为其抵达太晚以至于无法被头向增生的膀胱尿道管中胚层组织所裹挟在一起（图13-24D）。

肾脏和膀胱间面对面的上下关系发生倒转在Weigert-Meyer规则中得到了应用：双输尿管中，来自上极末端的输尿管较下极输尿管抵达膀胱尿道管的距离远。这一规则外现象可用单个输尿管芽过早分叉，以致两个输尿管芽可同时到达尿生殖窦来解释。

如果第二个输尿管芽未从总导管上分离独立成

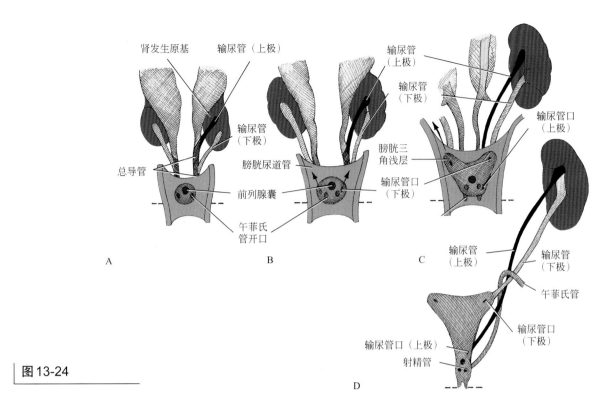

图 13-24

管，仍与后者相连，将在精阜处留下一个空管。尽管其可能通向午菲氏管衍生结构，如射精管或精囊，但其未能在此部位终止于输尿管的远侧端。如果午菲氏管未能从输尿管芽分离出来，当输尿管并入膀胱尿道管时，异位性输精管可通向输尿管。

在女性，午菲氏管演化为卵巢纵管（Gartner管），最终并入阴道壁。可见女性"精阜"位于阴道口之上，为男性前列腺囊的同源结构。因此输尿管口可沿着Gartner管远侧括约肌方向通向尿道。输尿管亦可能止于米勒管（子宫、子宫颈或阴道）的衍生结构，导致小便失禁。女性泌尿道与生殖管

道的这些联系可解释米勒管和午菲氏管在尿生殖窦发育过程中的密切相关性。有人假设起初输尿管在这些生殖管道结构中以盲端终止，尿液的聚集迫使其产生一个通向外部的开口，进而导致尿失禁。

单侧输尿管口异位

输尿管芽形成**输尿管**（黑色），其从**共同排泄管**（总导管）（暗断面线区域）分支位置比正常位置更近端时可形成输尿管口异位，这与双输尿管异常时的上极输尿管位置相似（图13-25A、图13-24）。

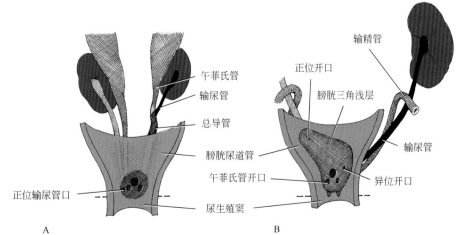

图 13-25

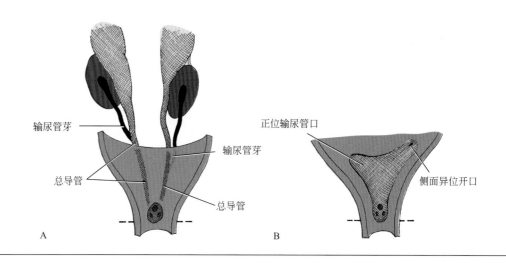

输尿管芽

总导管

输尿管芽

总导管

A

正位输尿管口

侧面异位开口

B

图 13-26

当总导管并入**膀胱尿道管**时，**输尿管**将延迟并入。丧失了与生殖午菲氏组织一起上升的机会，其将在**正位开口**的远侧部位通过一个**异位开口**通向膀胱尿道管（图13-25B）。

原发性反流

原发性反流可用以下发生机制解释。输尿管芽

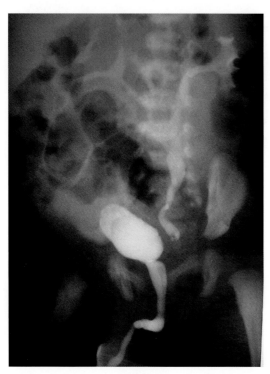

图13-27 膀胱输尿管反流，证据主要来自排尿膀胱尿道造影图（图由 Vikram Dogra MD 提供）

从午菲氏管发出的位置比正常位置低，产生较短的**总导管**，这与在输尿管异位的情况正好相反（图13-26A）。

输尿管芽过早地抵达膀胱尿道管，使输尿管在午菲氏中胚层扩展时有过多的时间迁移。其结果是产生一个扩大的膀胱三角和一个偏向**侧边异位输尿管口**，此开口向三角区的近侧和边侧移位（图13-26B）。因对膀胱三角中胚层组织形成的贡献少，膀胱三角浅层和输尿管壁内部常发育不良，因而很少能在排尿过程中保持输尿管的倾斜度（图13-27）。

巨输尿管

宽大的输尿管可分为3种类型（图13-28）：①反流性巨输尿管；②梗阻性巨输尿管；③原因不明性巨输尿管。*反流性巨输尿管* 可为原发性——即胚胎学病因不明，如梅干腹综合征；或继发于膀胱梗阻或神经性膀胱功能障碍（图13-29）。**梗阻性巨输尿管**亦可为原发性。如果其起源处结缔组织成分（病因待阐明）增加，将导致远侧段输尿管收缩力减弱；或其亦可继发于外部梗阻或远侧段狭窄（图13-30）。**非反流非梗阻性巨输尿管症**或称原因不明型巨输尿管症亦可为原发性，如果证实其非梗阻、非多尿症或感染的结果，或非梗阻解除后的适应性变化（图13-31）。

这些巨输尿管症的外科意义在于使扩张的管壁获得适当的血液供应，可供手术选择的动脉血管来源包括输尿管、性腺和回肠的动脉，以及膀胱下动

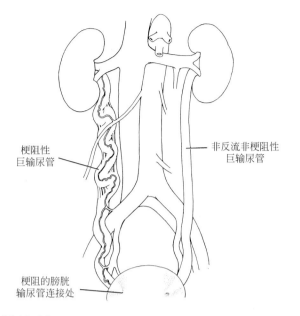

梗阻性
巨输尿管

非反流非梗阻性
巨输尿管

梗阻的膀胱
输尿管连接处

图 13-28

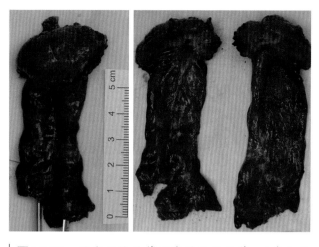

图 13-30 继发于输尿管阻塞的巨输尿管。1岁女孩因复发性尿路感染和肾上极完全性双集合管系统而施行的肾上极切除标本。左图为完整切除标本；右图为切开的标本，输尿管极度扩张。

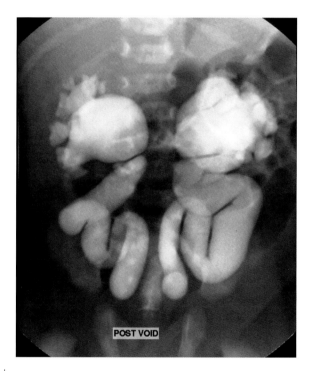

图 13-29 巨输尿管，继发于膀胱输尿管反流。排尿膀胱尿道造影术的系列排泄图像证实为双侧膀胱输尿管反流5级（图由 Vikram Dogra MD 提供）

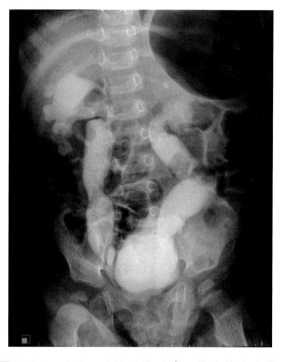

图 13-31 原因不明性巨输尿管。静脉肾盂造影片显示，双侧粗大而扩张的输尿管。本例患者既未显示膀胱输尿管反流，亦未发现输尿管阻塞，因此认为其输尿管扩张为特发性，原因不明（图由 Vikram Dogra MD 提供）

脉。这些动脉供应在外科医生看来就像是腹膜中的"肠系膜"。通过大量分布于输尿管壁的纵行动脉与输尿管-腹膜下动脉相连，使其获得血液供应（图12-85）。手术后血管可达到正常状态的4倍，进而形成一个典型的血管"栅栏"。通过使邻近的腹膜

后组织和腹膜完好无损地位于输尿管上面，这些血管得以保留完好。

在有些情况下，发育中的输尿管可能生长得比

膀胱与肾脏之间的距离长，因此形成折叠。这些折叠在出生后随着体长的生长通常可以消失。输尿管肾盂连接部、输尿管膀胱连接部和真假骨盆界限的先天性狭窄直至后肾完全上升后才最后消失。

脐尿管的形成

尿囊、膀胱尿道管和脐尿管

在胎儿期，膀胱尿道管呈圆锥形，在脐部与尿囊相连续（图13-7）。脐尿管形成于膀胱尿道管的头侧部分，尿囊对脐尿管的形成贡献率至多只占很小一部分。

出生时，膀胱仍然向脐部方向延伸，因为那时脐尿管的长度通常仅2.5cm，另外0.5 cm横跨膀胱壁的长度另算。其隐藏于非常粗大的脐动脉之间，并穿过腹横筋膜使位于脐部。经历差异增长率、膀胱下降至盆腔和局部变性，伴随脐动脉闭锁，脐尿管的远侧末段可下拉并止于几个不同位置。偶尔情况下，其可终止于脐部（解剖学变异 I 型）。多数情况下，脐尿管的远侧部变性，使其紧靠一条闭锁的脐动脉终结于距离脐部2/3的位置点上（II型）。脐尿管还可能与两条脐动脉结合在一起（III型）。最后，脐尿管可退化为只有几厘米长，终止于纤维束中，每一种结局都是脐尿管细胞柱中的上皮细胞消失，仅有残余部分。这些束状结构形成卢施卡纤维丛（IV型）。

脐尿管有类似膀胱的组织学结构，因而推测两者有共同的起源。其内衬为变移上皮，管壁上有平滑肌环绕，包裹平滑肌的是外膜结构。

脐尿管近侧部的潜在性腔隙可持续终生。其组成包括不规则的交替扩张和缩窄的节段，管壁衬以膀胱上皮并覆以细小的平滑肌纤维；管腔可间断性闭合，有脱落的鳞状细胞。上皮细胞可保持增生能力，并可穿透周围的结缔组织，形成腺瘤和囊肿，在晚期甚至可发生癌变。出生后脐尿管形成脐正中韧带。

脐尿管的血供来自脐尿管动脉，作为膀胱上动脉的分支，沿着脐尿管前部表面前行，远达脐部。

脐尿管和膀胱发育异常

脐尿管发育异常

临床上所见的4组脐尿管发育异常：①先天性永久脐尿管，管腔从膀胱开口至脐部；②膀胱脐尿管憩室，内部开放通道；③脐部囊肿和窦道，通道向外连通；④交互性脐尿管窦道，开口可通向脐部和膀胱（表13-1）。

永久脐尿管

出生时膀胱并不是盆腔器官，而是位置很高，其尖端几乎可达脐部。在膀胱下降入盆腔的过程中，构成脐尿管的部分随着膀胱体正常下降。如果膀胱未下降或脐尿管未收缩，膀胱和脐尿管之间的开放交通将导致**永久性脐尿管**（II型解剖学变异）（图13-32A）。出口梗阻似乎并不发挥主要作用，因

表13-1 脐尿管疾病的影响因素

诊断	发生原因	常见年龄	泌尿系统症状
先天性永久性脐尿管	膀胱下降和脐尿管退化失败	婴幼儿	脐尿管瘘
膀胱脐尿管憩室	膀胱颈梗阻致脐尿管残留部分扩张	成年人	除梗阻本身外通常无症状
脐部囊肿和窦道	脐尿管残留部分的感染	成年人	脐部窦道和肉芽肿
交互性脐尿管窦道	脐尿管残留部分的感染	成年人	1.交互性脐窦感染伴复发性膀胱感染 2.偶发泌尿道瘘

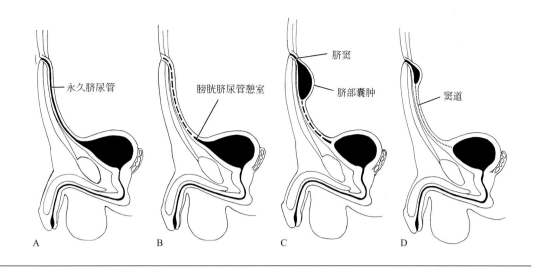

图 13-32

为其发生率只有1/7。脐尿管腔正常情况下将在尿道变明显前闭合。

　　正如预期的那样，永久脐尿管是一种少见的发育异常，尽管流入脐尿管尿液的量可能很少，但几乎总是能在新生儿期检测出此畸形。此畸形有两种形成方式：① 伴有膀胱尖端或更广泛的延伸的胎儿膀胱持续存在；② 因缺乏正常脐尿管的收缩和变形机制致大管腔持续存在。

膀胱脐尿管憩室

　　与膀胱毗邻的脐尿管部分可能未完全收缩，仍有一段脐尿管呈扩张状态，形成一个微小的膀胱憩室（图13-32B）。如同梅干腹综合征（腹肌发育缺陷综合征）一样，长期的瘀滞积累可使憩室变大，并且需要手术去除（图13-33～图13-36）。

脐部囊肿和窦道

　　如果脐尿管管腔未能在脐部区域闭锁，便可形成脐尿管囊肿，若发生感染则可形成排泄感染物的窦道（图13-32C）。

交互性脐尿管窦道

　　在Ⅱ型尿囊变异，尿囊腔可完全未退化，仍然

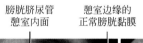

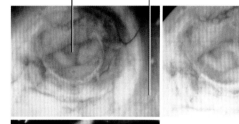

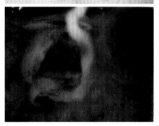

图13-33　膀胱脐尿管憩室。45岁男性患者在评价镜检血尿时行膀胱镜检查术发现这一憩室，在膀胱顶部憩室处为无正常膀胱顶部的圆顶状（图由Tom Leininger MD提供。经允许引自MacLennan GT and Cheng L.Atlas of Genitourinary Pathology, Springer-Verlag London Limited, 2011.）

保持为一个管道。管道内脱落的细胞碎片顺着潜在的腔隙运行，一个方向可到达膀胱，另一方向可到达脐部，进而产生交互性膀胱感染和化脓性脐周引流（图13-32D）。

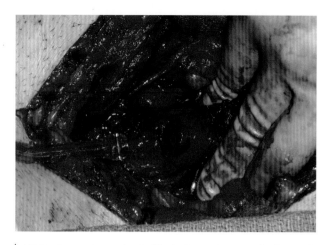

图13-34　膀胱脐尿管憩室。图13-33患者行外科手术时的照片，显示膀胱顶部憩室（图由Tom Leininger MD提供。经允许引自MacLennan GT，Cheng L.Atlas of Genitourinary Pathology, Springer-Verlag London Limited, 2011.）

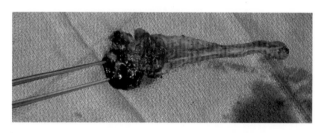

图13-35　膀胱脐尿管憩室。憩室和达脐带水平的脐尿管被切除（图由Tom Leininger MD提供。经允许引自MacLennan GT，Cheng L.Atlas of Genitourinary Pathology, Springer-Verlag London Limited, 2011.）

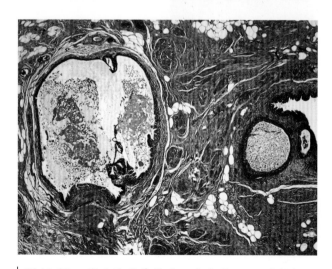

图13-36　膀胱脐尿管憩室。来自图13-35病损组织的组织学切片。憩室结构为多囊状。囊腔内衬扁平的立方或柱状上皮，未发现癌变组织

膀胱外翻和尿道上裂

膀胱外翻-尿道上裂复合畸形

正常发生（图13-37A）

①泄殖腔膜前部向尾侧退缩，使中胚层可随之长入，发育成脐带下方的**前腹壁**。**生殖结节**原基将泄殖腔膜与前腹壁隔开。②**尿直肠隔**随后从头端开始将肛门直肠管与尿生殖窦分隔，尾侧范围直至生殖结节。

膀胱外翻畸形（图13-37B）

①**泄殖腔膜**未能退缩，因而阻断了中胚层的长入。②延迟退缩的内、外胚层之间的隔膜，抑制成对的**生殖结节**原基之间的融合，导致生殖结节原基不仅仍保持分离，而且使其位于泄殖腔膜尿生殖窦部分的尾侧，而不是正常情况下的腹侧。这使尿道和膀胱向腹壁开放。另一个可能的进程是，成对的生殖结节原基仅在一定程度上于尾侧融合，致使尿直肠褶位于其表面，阻止了中胚层组织完成腹壁的正常形成。无支持的尿生殖膜将倾向于在正常位置更靠前处破裂。在上述两种情况下，腹壁的其他结构融合亦受抑，并且耻骨仍是分离的，形成典型的外翻畸形。

外生殖器畸形的程度取决于泄殖腔膜挤入发育中腹壁结构后，造成其分离的程度。相应地，也取决于该过程发生的时机。如，若发生在尿生殖窦被尿直肠隔分隔前，则肠管也将受累，形成泄殖腔外翻。若**尿直肠隔**已完成对**尿生殖窦**和肛门直肠的分离，就只有尿生殖窦在腹部外翻，即典型的膀胱外翻。若泄殖腔膜仅在腹部的局部区域持续存在，则形成尿道上裂。

外翻畸形表现形式多样。*典型外翻*是最常见的类型（占60%），泄殖腔膜破裂发生在尿道直肠隔完成分隔后，导致膜下方的将发育为膀胱的尿生殖窦部分暴露于体表。*尿道上裂*是由于泄殖腔膜部分持续存在形成的，发生率不高（占35%）。更为少见的是*泄殖腔外翻*或膀胱肠管裂，泄殖腔膜破裂

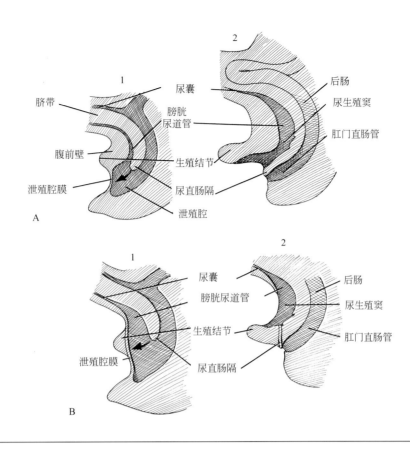

图 13-37

发生于尿直肠隔完成分隔前，使泄殖腔和原始后肠暴露于左右各一的半个膀胱间。其发生率仅为5%。与泄殖腔外翻关联的发育异常多数伴有脐膨出（脐疝）和脊髓脊膜膨出（占50%）。在非常少见的情况下，缺损仅限于脐部区域，形成的畸形为膀胱上裂。

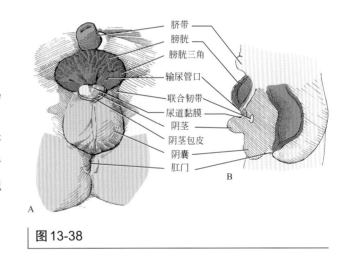

图 13-38

经典的外翻畸形

前面观（图 13-38A）和矢状面（图 13-38B）

膀胱和尿道位于**联合韧带**前面。在男性，外翻直接从膨出的**脐部**下扩展至**阴茎**末端（图10-5）。缺少支撑的肛门通常更靠近腹侧。耻骨分离使阴茎海绵体在阴茎脚处间距扩大，导致阴茎短粗扁平，背侧被覆外露的尿道黏膜，**阴囊**小且未被分隔。在女性，阴蒂裂为两部分，阴道可前倾并出现狭窄。

尿道上裂

前面观（图 13-39A）和矢状面（图 13-39B）

尿道上裂是一种严重程度中等的外翻形式；完全尿道上裂伴尿失禁是胚胎学上最接近膀胱外翻的形式。有的只有尿道外露，而耻骨支并未分离，但连接耻骨的纤维软骨性**联合带**可位于尿道背侧或腹

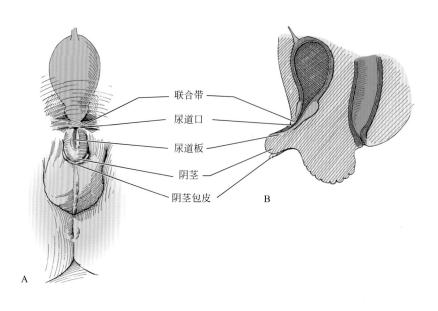

联合带
尿道口
尿道板
阴茎
阴茎包皮

图13-39

侧。典型的阴茎耻骨性尿道上裂，尿道板位于耻骨联合韧带之上，尿道开口与腹壁齐平。尿道板较短，并呈阴茎背屈畸形。*阴茎型*和*阴茎头型尿道上裂*无尿失禁表现，尿道开口位于更远侧而且耻骨联合与尿道的关系也更接近正常。

由于尿道板发生异常，两海绵体各自向外旋转，使正常发生的背侧神经血管束分居两侧。

泄殖腔外翻

在胚胎发育时期，尿直肠隔未能顺利发育，导致无法分隔泄殖腔，使膀胱、回肠和大肠，以及后肠可以在腹部自由移动（**箭头**），当泄殖腔膜最终消失后这些结构可穿过该膜发生疝出（图13-40A）。

在回盲部连接处**末端回肠**的一段可发生肠套叠，但此时仍处于**泄殖腔膜**的限制范围内（图13-40B）。

伴随泄殖腔膜的破裂，套叠**回肠**和**回盲瓣**被挤压出，位于分裂的**膀胱**两部分之间（图13-40C），从后面观察，结肠（**尾肠**）的较短部分以盲端终止。在尿道上裂，阴茎体并未分离，但多发育不全。在女性，阴道是分离的，并伴有子宫的发育异常。

自前面观，脱垂的**末端回肠**是**脐膨出**下方的主要成分（图13-40D）。**结肠盲端**的**结肠孔**位于脱垂的**末端回肠**和**外翻的回盲区**之下。**输尿管口**开向于外翻的两个**半边膀胱**的左右两侧。膀胱下方是阴茎的两部分（**半阴茎**）（图13-41）。

外科的意义在于自主神经支配在中线水平进入半膀胱，相比之下，正常情况下神经和血管从侧面进入膀胱壁，因此在膀胱重建时应采用横切术式。

其他类型的膀胱发育异常

膀胱未发育 是一种罕见的发育异常，常伴有其他的泌尿生殖系缺陷。双膀胱和双尿道亦可发生，常伴发下位肠管重复，或仅为膀胱分裂。先天性膀胱憩室很少发生。

神经性膀胱功能障碍 可因来自S2、S3和S4脊髓水平的神经发育损伤所致。在胚胎早期，脊髓延伸至椎管末端，然而随后脊髓圆锥迅速上升。至生后2个月，脊髓位于L1和L2腰椎对应的水平。若脊髓的上升受阻、挤压等均可引起末段脊髓的缺血性损伤。此外，这种脊髓拴系在脊柱正常弯曲过程中将加重脊髓缺血的发生。

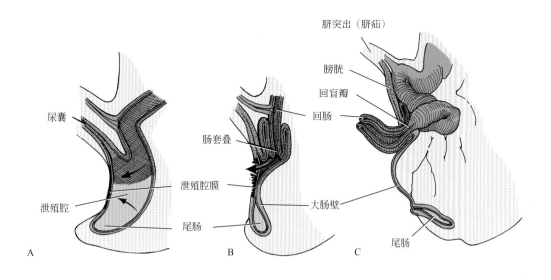

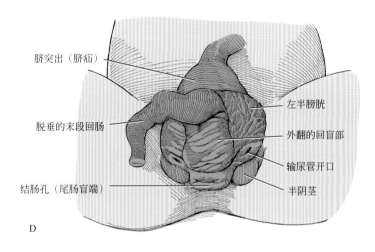

图 13-40

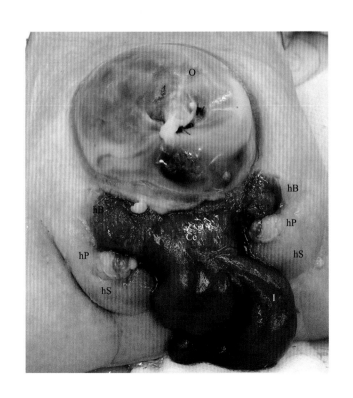

图 13-41 泄殖腔外翻。解剖学结构标记如下：O—脐突出；hB—半膀胱畸形；hP—半阴茎；hS—半阴囊；I—回肠；Ce—盲肠（图由 Lynn Woo MD 提供。引自 Woo LL, Thomas JC, Brock JW.Cloacal exstrophy: acomprehensive review of an uncommon problem.J Pediatr Urol 2009, Oct 22.经授权重新标注）

肛门直肠发育异常

肛门闭锁和直肠尿道瘘

正常情况下，泄殖腔在尿直肠隔的下行生长和两侧间充质内向生长的联合作用下，被分隔为前面的尿生殖窦与后面的直肠和肛管，尿直肠隔启动泄殖腔膜的分隔，成为前部的尿生殖膜和后部的肛膜（图13-7）。内外生殖嵴参与尿生殖窦膜远侧部的形成，肛膜下直肠外括约肌亦以相似的机制形成。会阴体在前后两种管道之间发育。当直肠向后迁移时，泄殖腔膜的两个部分成功破裂，先后在尿生殖窦、肛门处各形成一个出口。在肛膜形成穿孔前，形成一个浅凹，即肛凹。这种序列性发育的打乱可导致发育异常，器官发育异常的位置和严重程度有赖于干扰因素施加的时间。高位提肌上的发育异常源自早期发育干扰因素；低位提肌下的异常源自晚期发育干扰。临床上发现的发育异常的类型可用图13-42进行说明，表13-2进一步解释了此类胚胎学发育异常。

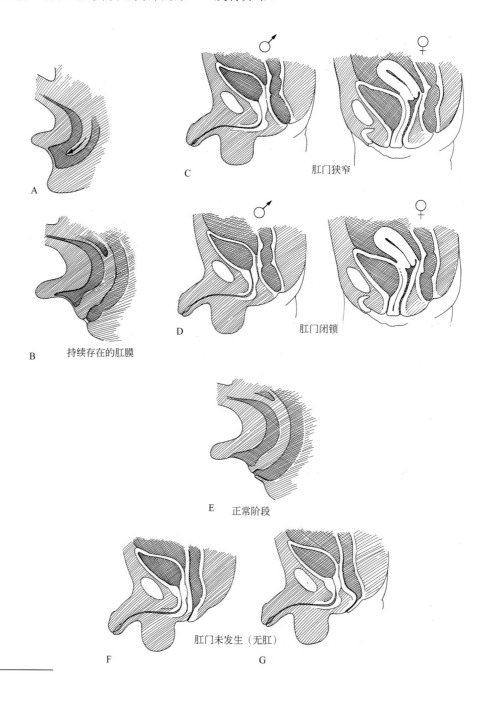

A

B　持续存在的肛膜

C　肛门狭窄

D　肛门闭锁

E　正常阶段

F　　　　G
肛门未发生（无肛）

图13-42

表13-2　肛管直肠发育异常的分类

低位，提肌下的异常	**图13-42**
持续性肛膜	B
肛门狭窄	C
肛门闭锁	D
肛门未发育	
男性	
伴发至会阴的瘘管	F, G
无伴发瘘管	
女性	
伴发至阴道的瘘管	
伴发至会阴体的瘘管	
高位，提肌上的异常	**图13-44**
肛管直肠未发育	A
无瘘管	B
有瘘管	C
男性	
直肠尿道瘘	D
直肠膀胱瘘	F
女性	
直肠阴道瘘	E
直肠膀胱瘘	

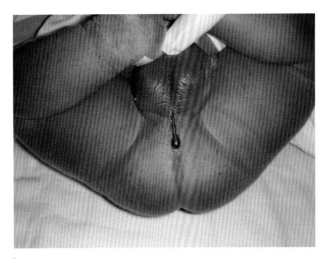

图13-43　肛门发育不全伴会阴瘘。图示胎粪从阴囊底部的瘘口溢出。（图由Robert Parry MD提供）

低位提肌下的直肠发育异常

正常发育

尿直肠隔加入泄殖腔膜的直肠部分，这部分膜被再吸收（图13-42A）。

持续存在的肛膜

当泄殖腔膜的肛部持续存在而发育不全的结肠被再吸收，肛管要么开口不完全，要么以盲端终止于皮肤下面，导致肛门狭窄或肛门闭锁（图13-42B）。

肛门狭窄（男性和女性）

肛门狭窄指肛门部变小或肛门本身太小（图13-42C）。1/3的新生儿在出生时存在一定程度的肛门狭窄，此种情况可自发地缓解，但仍有少数存在极度狭窄的患儿可能需要治疗。因为括约肌机制完好，这些患儿可正常控制排便。

肛门闭锁（男性和女性）

单独发生的肛门闭锁比较少见。肛门闭锁指肛门水平的肛膜未能顺利开口，直肠以盲端终止（图13-42D）。覆盖层可足够薄，能够透过直肠看见胎粪。

肛门未发生伴会阴瘘

如果直肠开口未迁移至后部，或来自外部中胚层的肛门外括约肌是畸形的，那么直肠与会阴的位置关系紊乱，将导致会阴瘘或前庭瘘（图13-42E、G和图13-43）。

高位提肌上的直肠发育异常

直肠未发育的胚胎发生（图13-44A）

肛后肠管（尾肠）的过度吸收消失和泄殖腔背侧壁的部分丧失的共同作用导致肛管直肠未发育。泄殖腔侧壁的内折过程随着尿直肠隔下降未能远到泄殖腔膜，后肠终止于提肌之上，导致的结果是直肠未发育，与泌尿管道不通连。

当后肠终止于提肌之上时，男性和女性发生的**肛管直肠未发育畸形**均不伴有瘘管（图13-44B）。导致的结果是直肠从该水平开始不发育（图13-45和图13-46）。

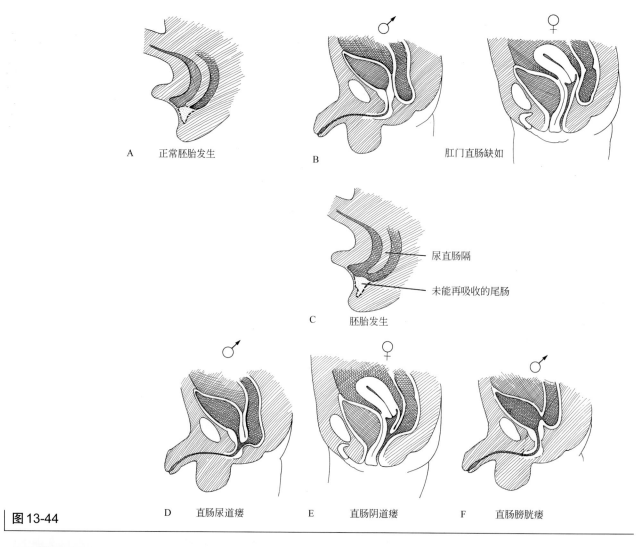

A　正常胚胎发生

B　肛门直肠缺如

尿直肠隔

未能再吸收的尾肠

C　胚胎发生

D　直肠尿道瘘　　　　　E　直肠阴道瘘　　　　　F　直肠膀胱瘘

图 13-44

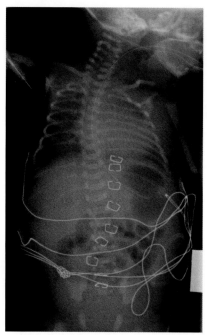

图 13-45　高位肛门直肠未发育。平片显示直肠空气阴影消失（图由 Raj Paspulati MD 提供）

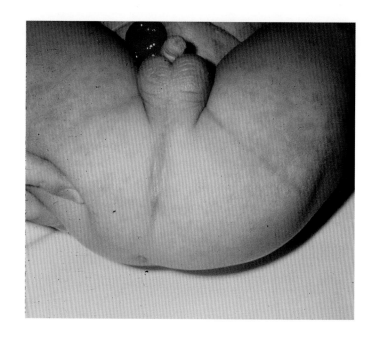

图 13-46　高位肛门直肠未发育。已施行结肠造口术（图由 Nathan Wiseman MD 提供）

瘘管的胚胎发生

若**尿直肠隔**的下降停止于泄殖腔膜以上的较高水平，并且尾肠被更完全地吸收，则可发生与泌尿管道相通的持续瘘管（图13-44C）。

直肠未发育伴瘘管发生于当尿直肠隔的内折未能延伸到泄殖腔膜时，内折只在近端和远端联合，直肠与泌尿生殖管道之间存在持续交通，此种情况称为Reichel泄殖腔管。在男性，这种情况造成的结果是**直肠尿道瘘**（图13-44D、图13-47和图13-48）。

在女性，内折的失败引起**直肠阴道瘘**（图13-44E和图13-49）。

直肠膀胱瘘

如果内折结合失败发生在较高水平，其后果是发生不常见的直肠膀胱瘘（图13-44F）。

瘘管通常是开放的，但内径可能较窄，通畅度不足以为近端梗阻的肠管解压，或者其内仅有一些纤维条索。

提肌上发生异常开始于胚胎第6~7周，即尿直肠隔形成后。如果此隔的形成完全停止，造成的后果是*泄殖腔续存*。在女性，此种畸形可导致泌尿道、生殖道和肠道的共用通道，只有一个开口通向会阴。

在泌尿生殖器的发育异常中，伴有提肌上损害（54%）较提肌下损害（16%）的情况更常见和严重。系列发育异常包括肾未发育、肾发育不全和肾盂输尿管连接处阻塞。高位肛管直肠发育异常因其在胚胎早期发生，通常伴随其他发育异常，特别是骨骼，这增加了直肠缺陷修复中的发病率和死亡率。

（赵　洁译　张金山审　刘振湘校）

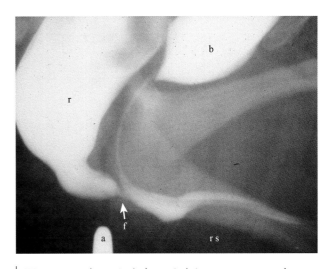

图13-47 直肠尿道瘘。图片标注如下：r—直肠；b—膀胱；f—直肠与尿道间瘘管的位置；a—肛门窝内放射不透明标记（图由Nathan Wiseman MD提供）

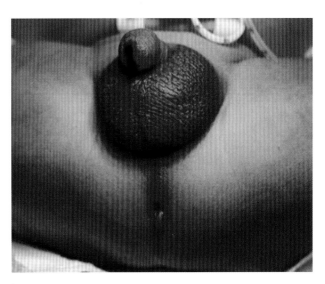

图13-48 直肠尿道瘘。图示胎粪从尿道口流出（图由Robert Parry MD提供）

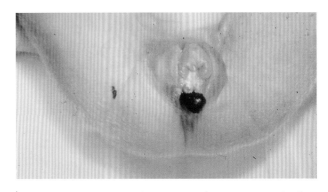

图13-49 直肠阴道瘘。可见胎粪从阴道口流出（图由Nathan Wiseman MD提供）

膀胱、膀胱输尿管连接部：结构与功能

膀胱及其与输尿管的连接部位于真骨盆内，术中需行下腹部切口进行暴露。膀胱、膀胱颈、膀胱输尿管连接部的许多组成成分都是相续的，所以这些结构通常被认为是一个整体。

骨盆内膀胱的毗邻关系，后位

当膀胱处于排空状态时，膀胱似乎有4个面：上面，两个前外侧面，和一个相对较小的作为底的下面。而当其处于充盈状态时，则更近似为球形，只有底部基本保持位置不变（图13-50）。

膀胱**上面**与腹膜腔相邻。**前外侧面**与覆盖骨盆侧面及底面的腹横筋膜（盆内部分）相毗邻。外侧面靠着覆盖**闭孔内肌**的**闭孔筋膜**，而闭孔筋膜向下与覆盖**肛提肌**的筋膜相延续。膀胱在侧面与闭孔神经和部分盆腔自主神经丛相接触，并与**膀胱上动脉**、闭孔动脉、**膀胱下动脉**以及**前列腺动脉**相邻。而在更前方膀胱壁则紧邻着耻骨后间隙。当膀胱充盈后，覆盖在膀胱上面的腹膜从耻骨后上升到前腹壁的后表面。膀胱的顶端终止于通过**脐正中韧带**与脐相连的脐尿管遗迹。而**脐正中韧带**则是闭锁的脐动脉从侧方上升形成的。

膀胱底是膀胱最厚、最固定、表面最小的部分。它位于直肠、**精囊**、**输精管壶腹**以及一部分**膀胱直肠陷凹**之上。膀胱底连接膀胱颈、尿道和输尿管口。

膀胱与骨盆结构的接触取决于膀胱和直肠的充盈状态。当膀胱充盈或直肠壶腹部膨胀时，膀胱直肠陷凹变浅，使回肠、乙状结肠、小肠回到腹腔。

在女性中，膀胱底与子宫颈及阴道前壁相邻。膀胱上面与子宫相邻。膀胱子宫陷凹对应着男性的膀胱直肠陷凹，因为缺少前列腺，女性膀胱颈略低，从而与盆底的接触面更大。

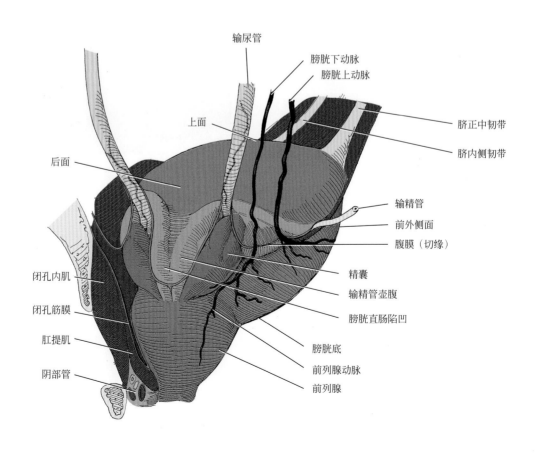

图 13-50

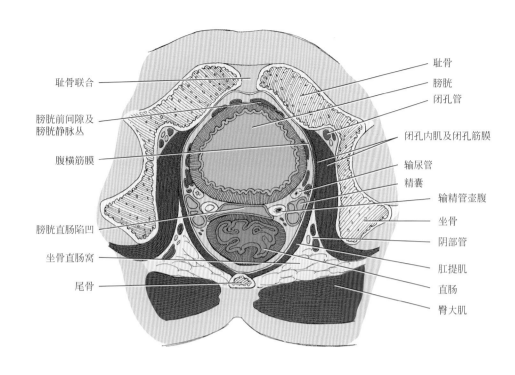

膀胱前间隙及膀胱静脉丛 —— 耻骨联合
腹横筋膜
膀胱直肠陷凹
坐骨直肠窝
尾骨
耻骨
膀胱
闭孔管
闭孔内肌及闭孔筋膜
输尿管
精囊
输精管壶腹
坐骨
阴部管
肛提肌
直肠
臀大肌

图13-51

膀胱，横切面

　　膀胱前间隙延续于耻骨后间隙（Retzius）下方，位于作为其前壁的**耻骨联合**后（图13-51）。再往下其底壁的一部分则是由耻骨前列腺韧带形成。膀胱的前下段（包括男性前列腺）形成其后壁。几层筋膜之间的空间形成了解剖意义上的间隙：腹直肌和**腹横筋膜**之间的耻骨上间隙；腹横筋膜和脐膀胱前筋膜之间的筋膜前间隙；脐膀胱前筋膜和脐膀胱筋膜之间的筋膜间间隙；以及脐筋膜和腹膜之间的筋膜后间隙。当膀胱充盈的时候，在耻骨联合上方会形成一个2～3cm宽无腹膜区域，该区域适于行膀胱穿刺。更深的间隙内的内容则是前列腺和膀胱静脉丛以及一些疏松的结缔组织。

　　膀胱在侧面为覆盖**闭孔内肌**的**闭孔筋膜**（与腹横筋膜连续）以及其后的**肛提肌**。而在后侧面则是精囊体、输精管壶腹以及输尿管。膀胱后方则与**膀胱直肠陷凹**相邻。

　　膀胱前侧面，是闭孔内肌外侧的**闭孔管**。再往下则是闭孔内肌及肛提肌间的**阴部管**，其中有血管和神经走行。

肛提肌背侧是**坐骨直肠窝**、**臀大肌**、**尾骨**。

前列腺及膀胱韧带

　　膀胱出口由其下方的**前列腺**提供支撑，而前列腺则由肛提肌系统中的**耻尾肌**提供支撑。前列腺则被前方连接于耻骨联合上的致密的左右**耻骨前列腺韧带**（这两条韧带共同形成耻骨前列腺内侧韧带）所固定。

　　在女性中，膀胱直接位于盆底。女性尿道和膀胱颈由耻骨膀胱韧带提供支撑。

　　膀胱的侧面由真正的**侧韧带**或由中间层衍生的膀胱蒂提供支撑（图13-52）。这些韧带将膀胱和盆筋膜的**腱弓**（来源于腹膜后结缔组织的外层）以及尾骨和肛提肌连接起来。**脐正中韧带**（脐尿管遗迹）和**脐内侧韧带**（闭锁的脐动脉）将膀胱牵附于前腹壁及脐。脐内侧韧带与跟其胚胎来源相一致的**膀胱上动脉**相连续。其他韧带有腹膜到盆腔侧壁及骶生殖襞反折形成的假侧韧带。这些韧带形成直肠膀胱陷凹的侧缘，而陷凹的后缘形成后侧假韧带。

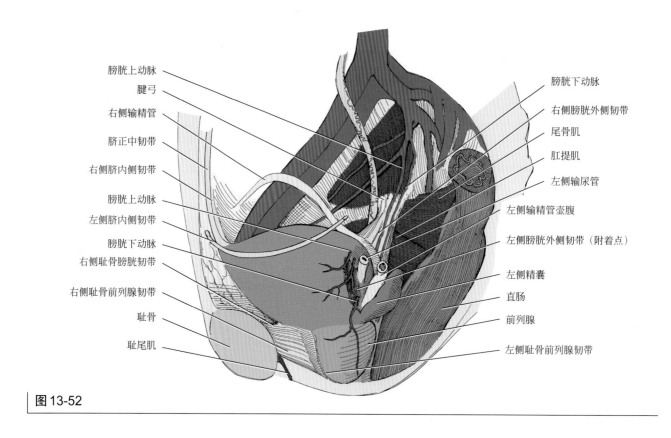

膀胱上动脉
腱弓
右侧输精管
脐正中韧带
右侧脐内侧韧带
膀胱上动脉
左侧脐内侧韧带
膀胱下动脉
右侧耻骨膀胱韧带
右侧耻骨前列腺韧带
耻骨
耻尾肌

膀胱下动脉
右侧膀胱外侧韧带
尾骨肌
肛提肌
左侧输尿管
左侧输精管壶腹
左侧膀胱外侧韧带（附着点）
左侧精囊
直肠
前列腺
左侧耻骨前列腺韧带

图 13-52

膀胱相关的筋膜

膀胱作为泌尿系统的一部分，包裹在腹膜后筋膜中间层内。在前方，膀胱脐筋膜向下覆盖膀胱顶部并跟膀胱和前列腺的筋膜相延续。肾筋膜（Gerota）的后层与来自腹膜后筋膜外层的腹横筋膜的盆腔部分在膀胱后融合，后者同样覆盖着盆腔血管。肾筋膜前层继续向尾侧延续，在成为覆盖膀胱的筋膜之前，包绕鞘内的输尿管。

膀胱颈和膀胱三角

*膀胱颈*与膀胱底是膀胱可扩张性最低的部分，位于穿过耻骨联合顶部和尾骨尖的平面。

膀胱三角和后尿道是膀胱颈不可或缺的部分。**膀胱三角浅层**（膀胱三角，Lieutaud 区）是一个光滑、相对平坦的抬高结构，其尖部（Lieutaud 膀胱悬雍垂）延伸到膀胱颈，它的两个上极则包绕双侧的输尿管口（图 13-53）。

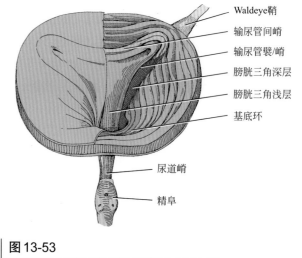

Waldeye鞘
输尿管间嵴
输尿管襞/嵴
膀胱三角深层
膀胱三角浅层
基底环
尿道嵴
精阜

图 13-53

膀胱三角向上止于**输尿管间嵴**或襞（膀胱或输尿管隆凸，Mercier 嵴），向外侧止于**输尿管襞**（输尿管嵴或 Bell 肌）（图 13-54 和图 13-55）。输尿管间嵴由连接两个输尿管口的横向平滑肌纤维所形成，而输尿管嵴则是膀胱三角浅层黏膜下层的纵行平滑肌纤维，而这些平滑肌纤维是与由输尿管口向膀胱

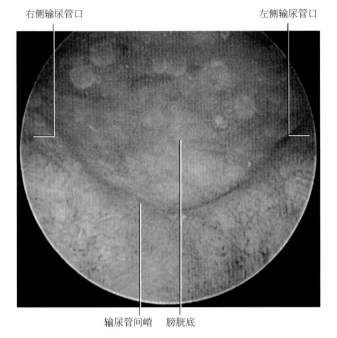

右侧输尿管口　　　　　　　左侧输尿管口

输尿管间嵴　膀胱底

图13-54　膀胱三角及双侧输尿管口的膀胱镜下观（图由 William Larchian MD 提供）

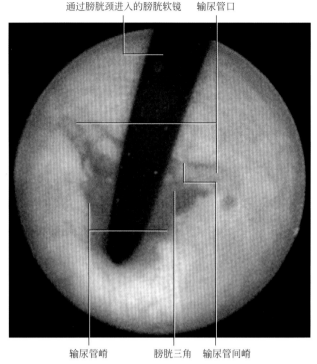

通过膀胱颈进入的膀胱软镜　输尿管口

输尿管嵴　　膀胱三角　输尿管间嵴

图13-55　膀胱镜下的膀胱三角及膀胱颈（图由 William Larchian MD 提供）

颈走形的输尿管平滑肌纤维相延续的。膀胱三角的尖部正好处于膀胱出口，但由于其胚胎起源，它在**尿道嵴**末端位于尿道下面，在男性处于**精阜**处，而在女性则处于尿道外口。膀胱三角的大小形状是变化的，儿童期近似等边三角形，成人则被拉长，特别是成年男性。

膀胱镜下解剖

膀胱整体观

膀胱镜下我们将膀胱分为3个部分：①**膀胱颈**；②**膀胱三角浅层**；③**膀胱壁**（图13-56A）。膀胱壁则分为由输尿管间嵴向上延伸的底部或**基底部**（膀胱底），两个**侧壁**、**前壁**以及由气泡标识的**顶壁**或穹窿部。

膀胱颈的镜下观

在没有前列腺增生时**膀胱颈**呈现为一个圆形的开口（图13-56B）。开口底部可见**膀胱三角浅层**的尖部延伸至此并向含**前列腺小囊**及**射精管**的精阜延伸（图13-57）。当有良性前列腺增生时，**前列腺叶**从外侧的挤压使膀胱颈呈现为三角形。

输尿管口的镜下观

当**输尿管口**处于关闭状态时，其在**输尿管间嵴**和**输尿管嵴**结合部附近呈斜隙样，由输尿管肌系的延展区——膀胱三角浅层保持其位置（图13-56C）。当排尿时，输尿管壁内段的纵行肌纤维向上牵拉膀胱三角的角和管口（图13-58）。当排空时，膀胱三角浅层从远处牵拉管口，使穿过**膀胱壁**的输尿管更倾斜，由此抑制尿液反流。

膀胱固有层，位于肌层下方，分布着诸多细小的血管分支。

膀胱壁的结构

膀胱是一个中空的肌性器官，由不同的几层所组成（图13-59A）。它有3～6层**尿路上皮细胞**（通

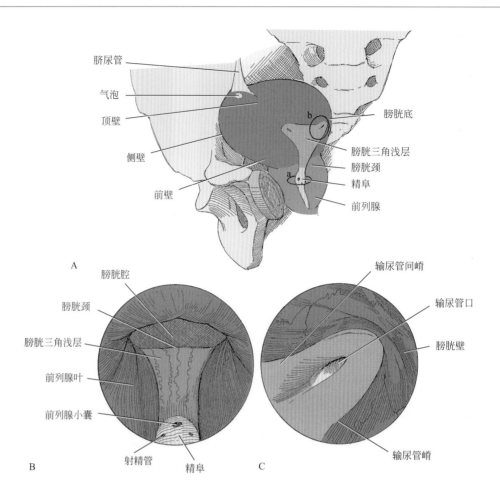

脐尿管
气泡
顶壁
侧壁
前壁

膀胱底
膀胱三角浅层
膀胱颈
精阜
前列腺

A

膀胱腔
膀胱颈
膀胱三角浅层
前列腺叶
前列腺小囊
射精管
精阜

输尿管间嵴
输尿管口
膀胱壁
输尿管嵴

B

C

前列腺叶　膀胱颈　膀胱腔

精阜

图13-57 前列腺部尿道和膀胱颈的膀胱镜下观。前列腺各叶未见明显增生（图由William Larchian MD提供）

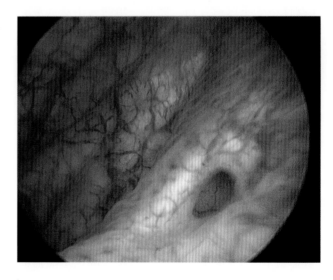

图13-58 膀胱镜下左侧输尿管口特写。此时输尿管口明显敞开，说明拍照时输尿管口正在喷尿（图由William Larchian MD提供）

常也称为"移行上皮"）作为内衬（图 13-60）。尿路上皮表层由较大的"伞细胞"组成，这些"伞细胞"的细胞质为嗜酸性，细胞核很大，且通常为双核。在表层之下的尿路上皮细胞更为均一，且远小于"伞细胞"。这些细胞有少量、苍白或澄清的细胞质。其细胞核位于细胞中央，卵圆形，均一，且大致垂直于基底膜的方向排列。细胞核染色质分散，核仁不明显。尿路上皮的基膜和底下逼尿肌之间为**黏膜固有层**，其由疏松结缔组织、散在的炎性细胞、血管和散在的不连续的黏膜肌层所组成（图 13-61）。黏膜固有层内也通常含有内陷的膀胱上皮细胞，称为 von Brunn 巢。在膀胱充盈时，尿路上皮和黏膜固有层会变得高度扁平，而当膀胱排空时，膀胱内将会变成皱褶结构。尿路上皮和黏膜固有层之下为 3 层逼尿肌：①内纵；②中环；③外纵（图 13-62）。逼尿肌内常可见少量的脂肪聚集，逼尿肌的外部也由脂肪组织覆盖。

青春期后女性的膀胱三角通常被非角化的鳞状上皮所覆盖，这多是一种正常变异（图 13-63）。因膀胱三角没有明显的尺寸变化，膀胱三角表面呈平整、无褶皱。

逼尿肌弓（逼尿囊或逼尿肌）由独立的粗平滑肌束组成（图 13-59B）。在大部分膀胱体，这些肌束的平面和方向是变化的，它们相互交错以致单一

纤维可能通过所有 3 层延续。这种排列从功能上适于从各个方向协同收缩，从而在膀胱排空时使表面区域一致缩小。

在前后壁可见逼尿肌外层，多为粗的纵行肌束，而在外侧壁则很难清楚地看到此层。当外层的**后纵束**接近膀胱颈时，其较中心的部分插入膀胱三角深层的尖部以形成部分中环层。后纵束的外侧部分绕过膀胱输尿管连接部，形成**逼尿肌弓**。**前纵束**在颈前弓加入逼尿肌弓（图 13-64）。

中间层 位于内外层之间，即**中环层**，其有粗略的环形纤维，自膀胱顶壁到膀胱底壁围绕膀胱，形成整层的环。

内层 的肌束呈**内纵层**，汇聚于膀胱颈处。**膀胱三角浅层**是该层的浅层。

膀胱内压升高和逼尿肌肥大可导致黏膜和固有层穿过环形和纵向肌束之间的间隙形成膨出，进而形成小梁。

膀胱底的肌系

因为膀胱底有储存和排放尿液的功能，所以其结构与膀胱体有明显不同。在男性，膀胱底也形成生殖系统的最近端部分，起到阻止精液逆流的功

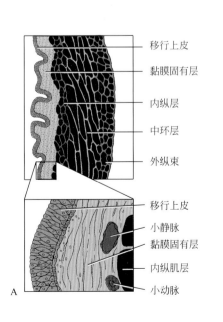

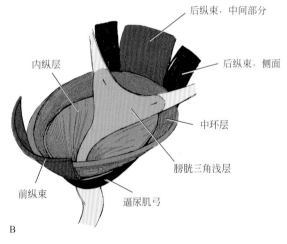

图 13-59

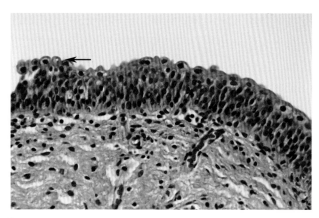

图 13-60　膀胱的正常尿路上皮和其下的黏膜固有层。箭头所示为表面的伞细胞（图经允许，引自 MacLennan GT, Resnick MI, Bostwick D: Pathology for Urologist.Philadelphia.Saunders, 2003.）

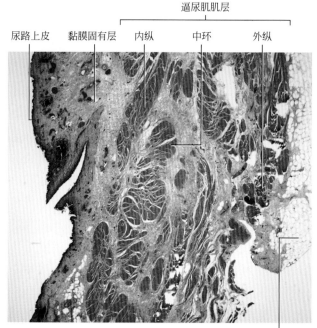

图 13-62　图示为整层的膀胱壁结构，包括尿路上皮、黏膜固有层、逼尿肌以及膀胱周围脂肪

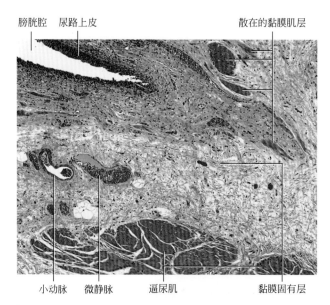

图 13-61　图示为部分膀胱壁，左上方为尿路上皮，底部为逼尿肌的一些肌束。在这些结构之间，疏松结缔组织、血管以及散在的不连续黏膜肌束形成黏膜固有层

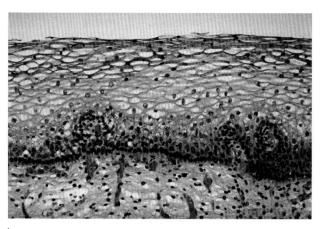

图 13-63　女性的正常膀胱的膀胱三角组织。表面的上皮为非角化的鳞状上皮（图经允许，引自 MacLennan GT, Resnick MI, Bostwick D: Pathology for Urologist.Philadelphia, Saunders, 2003.）

能。膀胱体的运动神经支配主要是副交感神经，而膀胱底则和前列腺、精囊腺、射精管由相似的交感神经支配。

膀胱底有控制尿液和排空尿液的功能，前者由肌肉和有括约肌作用的弹性组织完成，后者由纵向肌的扩张作用完成。膀胱颈的生殖功能在 14 章里描述。

*膀胱颈括约肌系统*由逼尿肌**中环层**的肌束组成，该肌束向前下斜行走形，环绕尿道口并加入**前纵束**的深层（图 13-64）。该层呈不对称的同心环，形成了所谓的**基底环**或三角区环。另外，**后纵束**的

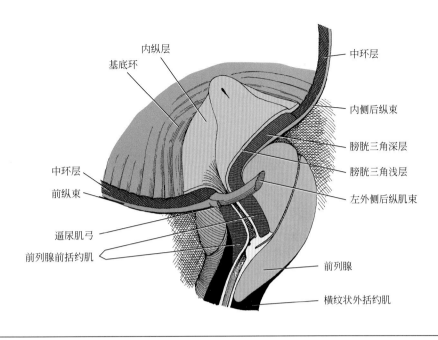

内纵层　中环层
基底环　内侧后纵束
膀胱三角深层
膀胱三角浅层
中环层
前纵束　左外侧后纵肌束
逼尿肌弓
前列腺前括约肌　前列腺
横纹状外括约肌

图 13-64

侧面部分从各边绕过，在前方较低的位置结合形成凹面向后的弓，即所谓的逼尿肌弓（图13-6）。

膀胱颈系统是**前列腺前括约肌**的延续，它对膀胱颈水平保持稳定很重要。尽管膀胱颈从结构上讲并不是真正的括约肌，但可以通过X线摄影技术观察到膀胱出口处能控制尿液，故通常称其为内括约肌。它连接的平滑肌和弹性纤维通过压缩松软的内衬黏膜层以达到控制功能。膀胱充盈时，通过去甲肾上腺素能神经刺激，该括约肌和前列腺前括约肌的紧张会反射性增强。

目前公认开放膀胱颈的开大肌系统由纵向肌形成。来自外纵肌层的**前、后纵束**的中间部分从远端通过并固定于**颈前弓**，一些肌束下降与前列腺底部的肌层融合。少数肌束伴行于耻骨前列腺韧带。当**内纵层肌束**汇聚到尿道内口，附着于此处环肌或者延尿道继续下行融合为尿道内纵肌束时，这些肌束走形呈放射状（图14-52）。开大肌系统主要由胆碱能（副交感）神经纤维支配。

在女性，背侧外纵向肌层走行与男性的相似，所不同的是其肌纤维终止于膀胱阴道隔而不是前列腺。另外，腹侧外纵层像背侧一样绕背侧面呈环形，进而产生外纵层肌束环绕尿道的效果。

因此，男性近端尿道和女性全程尿道都被视为膀胱壁的延续，尽管这些部位的发育是不同的。

输尿管膀胱连接部

输尿管膀胱连接部由5部分组成，它允许尿液进入膀胱，也能防止尿液反流至输尿管。这些部分包括：**近膀胱输尿管、输尿管壁内段、膀胱内输尿管、膀胱三角浅层以及膀胱壁**（图13-65）。

近膀胱壁输尿管

近膀胱壁输尿管终止于膀胱壁的外膜，因其被包绕在输尿管周围鞘（Waldeyer鞘）内而显得重要。

该段输尿管由特殊的外膜包绕，该外膜又封闭在由逼尿肌衍生的纤维肌性**输尿管周围鞘**（Walderyer鞘）内。该鞘以前被错误地称为Waldeyer间隙，从解剖学来讲，它形成输尿管的覆盖层。该鞘从输尿管口到包绕**近膀胱输尿管**处长3～4cm，在近膀胱输尿管水平融合到输尿管肌系中。在输尿管口上方，鞘纤维向远端扩展至膀胱后壁，汇入膀胱三角深层，延续为膀胱逼尿肌的**中环层**。一些纤维与对边的另一些纤维相遇形成**输尿管间嵴**的深部，其浅部由膀胱三角浅层构成。其他肌纤维斜行穿过输尿管口和膀胱口之间，构成膀胱三角深层的余部，而大多数外侧纤维形成**输尿管间嵴**

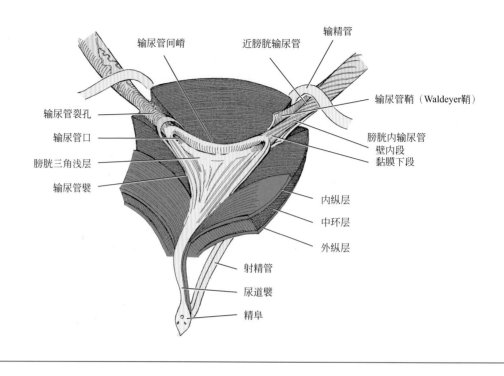

图 13-65

的深部。膀胱壁本身在输尿管进入膀胱的位置包绕输尿管，发出少量的肌纤维固定于周围鞘，但输尿管能够自由地穿过逼尿肌裂孔。输尿管主要依靠 Waldeyer 鞘和其延续的膀胱三角深层以及附着的膀胱三角浅层固定于膀胱肌肉组织。在输尿管壁内段和膀胱三角浅层收缩时，输尿管壁内段的运动依靠 Waldeyer 鞘下面的疏松外膜层。

近膀胱壁输尿管延续为**膀胱内（终末）输尿管**，约 1.5cm 长，由**膀胱壁内段**和膀胱黏膜下的一段较短的**黏膜下段**组成。

输尿管壁内段

壁内段输尿管的结构不同于其上段的输尿管。膀胱壁内段的肌纤维几乎全部是纵向的，取代了适于蠕动推进的螺旋形肌束，包埋在也是纵向的弹力纤维和胶原束组成的筛网中。肌性部和弹性部的平衡保证尿液从这段输尿管通过时所需的顺应性。功能性梗阻（原发性巨输尿管）可能归因于过多的结缔组织沉积导致肌肉运动干扰和顺应性降低。

输尿管黏膜下段

穿过膀胱壁后，输尿管在膀胱三角浅层走行于黏膜下。壁内段输尿管出现的纵行肌延续到此段。

膀胱三角浅层

输尿管纵肌延续到膀胱，扩展形成**膀胱三角浅层**，该区是由相对小的平滑肌束组成的薄层，并由薄层结缔组织与膀胱三角深层的环肌层分隔。由输尿管处移行而来的肌肉扩展覆盖形成膀胱三角深层的中环层中心部分，且在中线处相遇。一些纤维横身交叉，但大多数则沿尿道壁下行成为**尿道襞**并加入**射精管**肌肉层。在女性，膀胱三角浅层的肌肉扩展至尿道全长以纤维环终止于近外尿道口处。

膀胱三角浅层对排尿时开放膀胱颈作用不大，但在排尿时通过收缩和增加输尿管壁内段的倾斜度阻止膀胱输尿管逆流是重要的。

膀胱壁

当输尿管斜行穿过膀胱壁时，被覆的膀胱壁进行性变薄，似皮瓣的作用。其后，膀胱壁进行性增厚到管口，从而否定了输尿管因膀胱内压升高而压缩的理论。

膀胱输尿管反流

膀胱输尿管反流可能被黏膜下和壁内段输尿管的倾斜、特别是黏膜下段（皮瓣）的收缩性能阻止。该抗反流作用可由膀胱三角浅层收缩引起的输尿管长度增加而增强。当膀胱内低压时，静息张力促使覆盖黏膜下输尿管的皮片关闭，同时允许蠕动推进的尿液团的通过。当膀胱充盈和腔壁张力增高时，膀胱三角浅层被拉伸，牵拉壁内输尿管更斜。因此，当膀胱开始排空时，膀胱三角浅层反射性缩短，使壁内段输尿管变得更长、更斜，增加了皮瓣的效应。当尿液蠕动团通过时，壁内输尿管的纵向纤维缩短，使上方输尿管的螺旋形肌层相互滑行而被拉进裂孔，即减低尿流阻力。

血液供应

膀胱有双重血供，通过中间层衍生的筋膜两蒂部位传递，该筋膜形成膀胱外侧和后面韧带（图13-66）。

血供之一是膀胱上蒂内有**膀胱上动脉**及其分支和**膀胱输精管动脉**（或女性的子宫动脉）。这些来自**髂内动脉**的血管实际上是胚胎时胚胎脐动脉的分支，该动脉在出生后转化为**脐内侧韧带**内**闭锁的下腹动脉**。膀胱上动脉仅一条，但是通常有2、3个

分支结构供应膀胱顶部及后方。这些分支呈弯曲结构以适应膀胱膨胀时的体积变化。膀胱输精管动脉发出小的分支到基底，也发出**输尿管支**到末端输尿管，但这样的排列是多变的。

另一血供是通过膀胱下蒂内包含的**膀胱下动脉**来完成。膀胱下动脉通常由**阴部内动脉**或**髂内动脉**发出，但有时也可来自**臀下动脉**。其他来源有脐动脉的残部或者膀胱输精管动脉的总干（图14-40）。膀胱下动脉供应膀胱底、近端输尿管以及前列腺，这些部位也经常接受闭孔动脉的血供。在女性，子宫和阴道动脉也提供部分膀胱血供（图15-14）。

静脉回流

膀胱静脉不与动脉伴行，它们引流到输尿管旁的**外侧静脉丛**以及沿**阴茎背深静脉**和**海绵体静脉**引流到**前列腺膀胱丛**（阴部丛、前列腺静脉丛）（图13-67）。离开静脉丛，静脉走行在前列腺外侧韧带内，引流到**髂内静脉**。

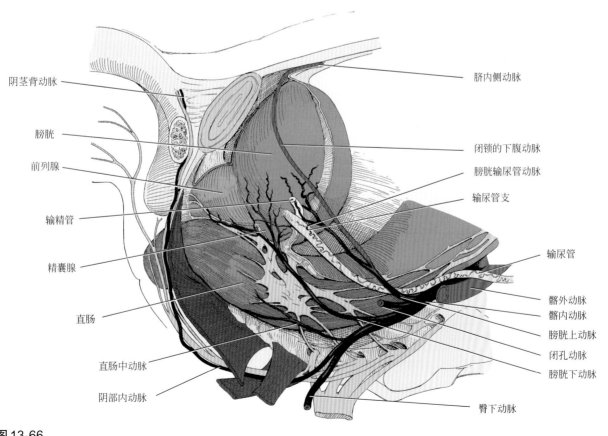

阴茎背动脉
膀胱
前列腺
输精管
精囊腺
直肠
直肠中动脉
阴部内动脉

脐内侧动脉
闭锁的下腹动脉
膀胱输精管动脉
输尿管支
输尿管
髂外动脉
髂内动脉
膀胱上动脉
闭孔动脉
膀胱下动脉
臀下动脉

图13-66

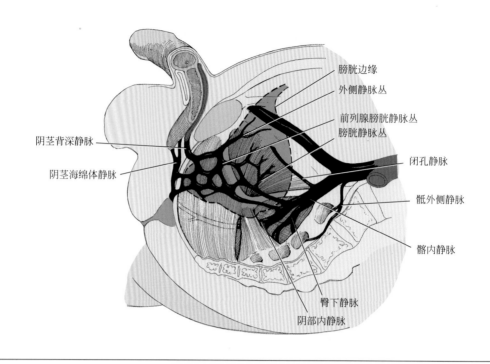

阴茎背深静脉

阴茎海绵体静脉

膀胱边缘

外侧静脉丛

前列腺膀胱静脉丛
膀胱静脉丛

闭孔静脉

骶外侧静脉

髂内静脉

臀下静脉

阴部内静脉

图 13-67

膀胱神经支配及图示

　　第 1、第 2 腰椎水平发出的交感神经节结前神经纤维（实线所示），穿过交感干，作为下腹神经走行到下腹下丛（盆丛）处，发生突触交换（图13-68），成为节后神经纤维（虚线所示），通过膀胱丛支配膀胱颈，通过前列腺丛支配前列腺前括约肌和前列腺，与副交感神经的突触交换产生调节作用。

　　S2 ～ S4 神经发出的副交感神经是盆内脏神经，由节前纤维 组成（点线所示），穿过下腹下丛（盆丛）和膀胱丛到逼尿肌内并终止于神经节，再发出节后神经 支配膀胱肌肉（粗线所示）。

　　逼尿肌完全由胆碱能运动神经末梢营养，每一个平滑肌细胞至少由一根这类副交感神经末梢支配。由于只发现少数去甲肾上腺素能交感神经，且是支配血管的，因此其可能通过下腹下丛的副交感神经元细胞体影响神经节的交换，调节逼尿肌活动。也许是其他物质，如血管活性肠肽，通过另一类运动神经作用于逼尿肌。

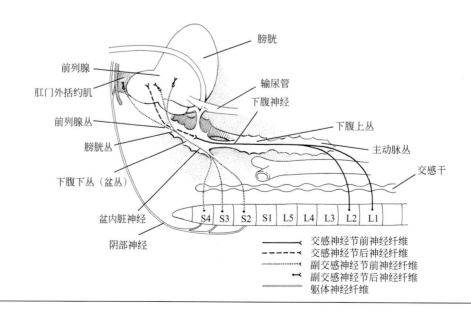

膀胱

前列腺

肛门外括约肌

前列腺丛

膀胱丛

下腹下丛（盆丛）

盆内脏神经

阴部神经

输尿管

下腹神经

下腹上丛

主动脉丛

交感干

S4　S3　S2　S1　L5　L4　L3　L2　L1

交感神经节前神经纤维
交感神经节后神经纤维
副交感神经节前神经纤维
副交感神经节后神经纤维
躯体神经纤维

图 13-68

膀胱颈的神经支配来源于交感神经系统，并且作为膀胱颈-前列腺复合体的组成部分。该复合体结构在图14-55中有描述。

膀胱的神经走行

膀胱的神经走向是从**上腹下丛**的两侧左右**下腹神经**下行达到髂内动脉内侧和**骶交感神经链**前面，然后加入左右**下腹下丛（盆丛）**，邻接于膀胱底、前列腺和精囊腺（图13-69）。膀胱由后外侧面上的膀胱丛支配。该神经丛源自下腹下丛的前部，向下加入**前列腺丛**。下腹下丛及其衍生支发出分支到输尿管丛和睾丸丛。S1～S3神经（内脏神经）发出副交感神经纤维分布到这些丛。

膀胱丛的神经在底部与动脉伴行达到膀胱，每个下腹下丛的前部构成膀胱丛。前列腺丛的副交感神经可能部分支配尿道外括约肌（图14-45B）。

淋巴引流

引流膀胱壁的淋巴管共有3级：黏膜下、肌层和膀胱周围。**黏膜下丛**的淋巴管逐渐融入丰富的**肌层丛**，进一步加入肌丛中更大的淋巴管，引流入表面**外膜收集管**中（图13-70A）。

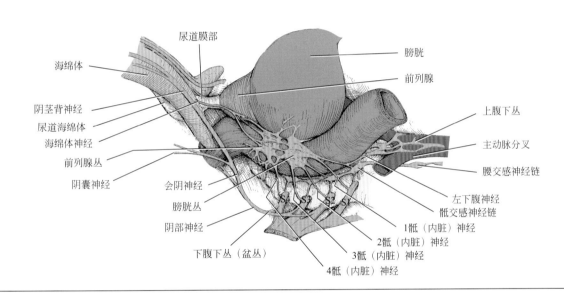

图 13-69

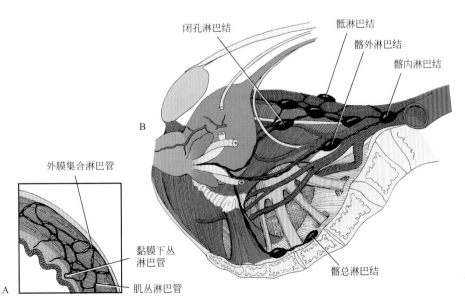

图 13-70

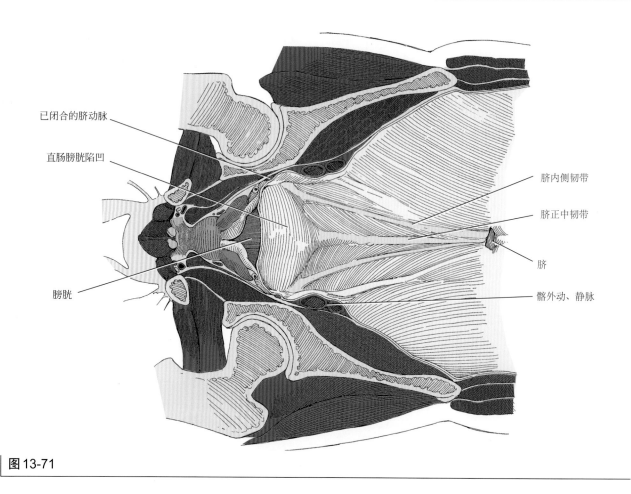

已闭合的脐动脉

直肠膀胱陷凹

膀胱

脐内侧韧带

脐正中韧带

脐

髂外动、静脉

图 13-71

来自膀胱的淋巴管根据各起源位置不同通过 3 个不同的路径引流到**髂外淋巴结**。收集*膀胱颈*、*膀胱三角*和*膀胱底*的淋巴管起源于男性精囊管之间的膀胱壁和女性输尿管之间的膀胱壁。它们向颅侧、外侧走行到膀胱下蒂，停留在输尿管嵌入部的前面。膀胱底的一些淋巴可直接引流到**髂内**和**髂总淋巴结**；颈部的一些淋巴结可直接引流到**骶淋巴结**（图 13-70B）。收集*后壁*的淋巴结在输尿管前以 2～3 个淋巴干走行，跨过闭锁的脐动脉，达到髂内淋巴结。收集*前壁*的淋巴结连同一系列的前列腺和邻近器官的收集管，终止于髂外组的中干，小的淋巴结在这些淋巴管中出现，尤其在膀胱前面多见。前壁的交替引流位点为股淋巴结（Cloquet 淋巴结）和髂内或髂总淋巴结。

一些淋巴引流被膀胱周围沿膀胱下动脉、肛门直肠中动脉的膀胱、输精管和前列腺分支分布的淋巴结截断。

临床上，发现超过 1/5 的膀胱癌转移的病例涉及骶淋巴结，但主要是扩散到闭孔和髂外淋巴结。

脐尿管和脐韧带

脐尿管是膀胱尿道管腹侧末端的残余部分，埋入中线处腹膜内形成脐尿管韧带或**脐正中韧带**。脐尿管的起始部位为膀胱前隙（Retzius 隙），其残余部分在脐膀胱筋膜（中间层）内的腹膜和腹横筋膜之间走行。该层横向延伸为**脐内侧韧带**，包绕从膀胱上动脉到脐之间已闭合的**脐动脉**（图 13-71）。向下，脐膀胱筋膜与覆盖**膀胱**和前列腺的筋膜相融合。

成年人的脐尿管通常达不到脐，多终止于一条下腹（闭）动脉附近，或加入两条下腹（闭）动脉，或很短并部分退化成脐下纤维丛（*Luschka 纤维丛*）（详见图 13-32 的相关文字介绍）。脐尿管壁由外膜、膀胱附近发育得更好的外平滑肌层、结缔组织黏膜下层和由移行上皮或偶由立方上皮形成的内上皮层组成（图 13-36）。

（杨　振　蔡　勇译　朱　捷审　刘　可校）

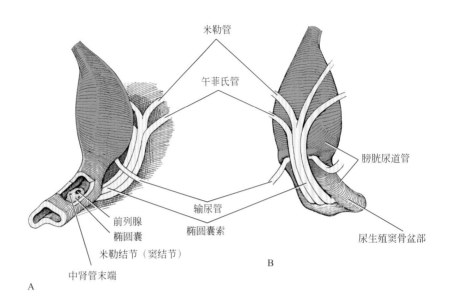

米勒管

午菲氏管

膀胱尿道管

前列腺
椭圆囊

输尿管

椭圆囊索

尿生殖窦骨盆部

米勒结节（窦结节）

中肾管末端

B

A

图 14-1 A.前侧面观；
B.后侧面观

前列腺在形状上像西班牙栗子。

——Todd's Cycl.Anat., IV
146/1, 1847–9

关于前列腺的功能知之甚少。

——Todd's Cycl.Anat., II
459/1, 1836–9

前列腺、精囊和尿道括约肌的发育

前列腺

前列腺的形成在尿生殖窦和沃尔夫结构分化之后（图13-9）。

椭圆囊索、米勒管和午菲氏管

午菲氏管内侧，**米勒管**（中肾旁管）在中线融合形成实性的**椭圆囊索**（图14-1）。它位于**膀胱尿道管**（这部分将会发育成膀胱）与**尿生殖窦盆腔部**（这部分将会发育成前列腺尿道部）的连接处，紧邻尿生殖窦后壁。

米勒结节的形成

椭圆囊索变成中空（图14-2A）。

椭圆囊索与尿生殖窦背侧相接触的部分形成了米勒结节（窦结节），窦结节的内胚层上皮增生向外突起与**椭圆囊索**的中胚层一起形成**尿生殖窦椭圆囊索**（图14-2B或图13-9）。

当米勒管萎缩时，融合的远端残余部分以及与其连接的尿生殖窦部分出现空腔（图14-2C）。研究表明，椭圆囊是米勒管尾侧退化时，来源于尿生殖窦背侧的特化细胞形成的。米勒结节一直存在，即

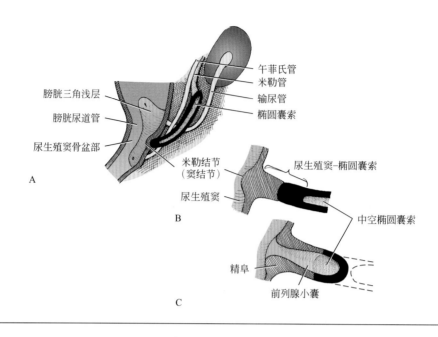

膀胱三角浅层
膀胱尿道管
尿生殖窦骨盆部

午菲氏管
米勒管
输尿管
椭圆囊索

米勒结节
（窦结节）

A

尿生殖窦-椭圆囊索
尿生殖窦

中空椭圆囊索

B

精阜
前列腺小囊

C

图 14-2

表 14-1　　男性尿道的划分

前列腺前尿道
来自部分尿生殖窦
从米勒管和午菲氏管入口上方到与膀胱的连接处
后尿道
来自尿生殖窦的骨盆部
从管开口的上方到尿生殖膜
远端尿道
来自尿生殖窦的初阴部
尿道褶之间的尿道沟随着生殖结节的延长

精阜。

　　在女性，窦结节会形成阴道入口而椭圆囊索则会形成阴道（图15-6）。

前列腺前尿道和后尿道

　　原始尿道或**前列腺前尿道**来源于膀胱尿道管，它是位于**米勒结节**（精阜）上面的尿生殖窦部分（表14-1）。这部分会发育为女性尿道。

　　固有后尿道来自尿生殖窦的骨盆部（图14-3A）。

　　前列腺后尿道直接始于午菲氏管和米勒管的开口上方，并向尿生殖膜延伸。近端的上皮延伸形成

前列腺小叶，尿生殖窦初阴部发育成尿道球部和阴茎部（图16-3）。

　　在成人，**前列腺小囊**是**精阜**上浅表的凹陷，末端两侧面有射精管的开口（图16-3B）。**小丘状皱褶**（精囊小丘）位于精阜的两侧，紧邻前列腺导管开口（图14-3B）。这些皱褶来自午菲氏管，在尿生殖窦近端的侧壁内呈对称的纵行条纹（图13-11），它们向远侧延伸，从米勒结节延伸到尿道球腺的起始点，尿道球腺在发育早期位于躯体前侧。然后，随着午菲氏管的退化和向近端的移动，这些皱褶因远端部分的退化越来越明显并也向近端移动。在两侧的它们也随着尿道的生长而移动。

　　小丘状皱褶的上皮细胞与尿道其他部分的上皮细胞不同，因为前列腺酸性磷酸酶的含量在小丘状皱褶的上皮细胞内明显低于尿道前列腺部其他部分的上皮细胞。

前列腺导管的形成

　　原始的前列腺导管在午菲氏管间充质的作用下开始发育，并与尿道前列腺部内的午菲氏管密切相关。

　　第8周初，睾丸产生的*胎儿雄激素*是午菲氏管间充质活跃的必备条件。随着Leydig细胞（睾丸间质细胞）的分化，睾丸组织中的雄激素水平进一步升高，末梢器官产生的5-α还原酶将睾酮转变成双氢睾酮。在第11周至第12周，尿道前列腺部周

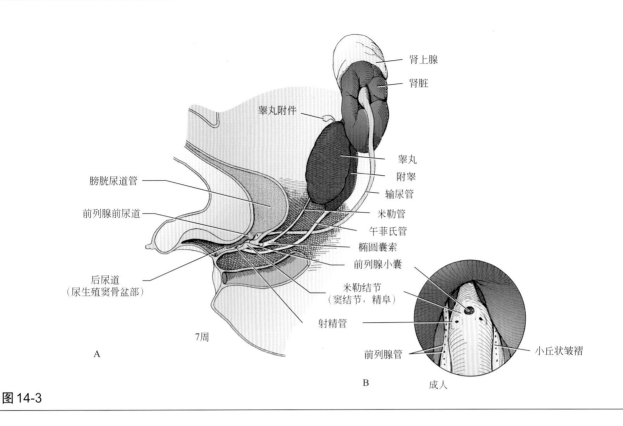

图中标注：
肾上腺
肾脏
睾丸附件
睾丸
附睾
输尿管
米勒管
午菲氏管
椭圆囊索
前列腺小囊
米勒结节（窦结节，精阜）
射精管
前列腺管
小丘状皱褶
膀胱尿道管
前列腺前尿道
后尿道（尿生殖窦骨盆部）
7周
A
B　成人

图 14-3

围的*间充质* 在雄激素的作用下诱导*上皮* 增生，首先表现为初级导管的出芽，然后从尿道上皮形成分支。此时，不论在午菲氏管开口的近端（尿道前列腺部）还是在远端（在尿生殖窦内），导管表现为平滑肌纤维和致密结缔组织中增生的实性上皮巢，而且与周围间充质分界清楚。导管的发生主要在背侧，两侧面次之，腹侧最少。Lowsley 在 13 周的胚胎数到了 63 个分支。最初这些导管是实性的，30周后出现管腔。首先是小的细胞簇的形成；然后是腺泡状结构的出现；最后导管伸入周围间质形成腺管状的小叶丛。

前列腺的带状分区

前列腺的导管起源于尿生殖窦的上皮和邻近的间充质，这部分会形成尿道前列腺部的底部的 3 个不同区域（图 14-4）。这 3 个区域来源的导管将引流前列腺 3 个带中的相应区域（图 14-24、图 14-27、图 14-29、图 14-30、图 14-31 和图 14-32）。

前列腺导管最早发生的上皮芽出现在精阜的远端，将会发育成**外周带**。

次级导管分支来源于尿道两侧，成行排列于精

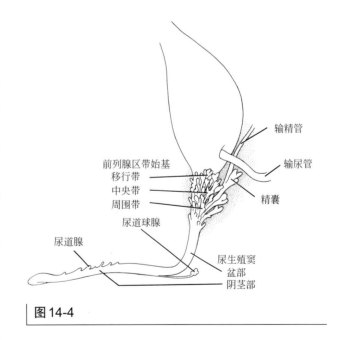

图中标注：
前列腺区带始基
移行带
中央带
周围带
尿道球腺
尿道腺
输精管
输尿管
精囊
尿生殖窦盆部
阴茎部

图 14-4

阜内射精管的外上方，此处是由来源于午菲氏管的上皮聚集形成。这部分导管在男性会发育成前列腺的**中央区**，在女性则会形成尿道旁腺。

现在认为，前列腺周围区的导管来源于尿生殖窦，而中央区则源于突入尿生殖窦的午菲氏管。

第三级导管位于膀胱尿道管近侧，对于男性将

于黏膜下增生形成**移行区**的导管和腺体，对于女性则形成尿道腺类似物。这些腺体小而结构简单，并不会形成固有肌组织。

在*移行区*，会形成分化较好的腺泡。首先它们出现在原始外周带和中央区的近侧，沿着前列腺前尿道周围分布，在前列腺前括约肌的腔侧。当括约肌逐渐接近外周带近端靠近精阜时，会变得更薄。这就使一组大而复杂的特殊腺体向外周带和中央区扩张，从而形成移行区。起初这些导管相互平行，然后在快到达前列腺前括约肌的远端时转向内侧。在此区域，尿生殖窦和午菲氏管的组织都有可能会参与尿道被覆上皮和尿道壁肌肉组织（前列腺前括约肌）之间的空间竞争。这种相互竞争最终导致了一些不太稳定的胚胎发育。随着年龄的增长，这个区域逐渐转变为以间质和腺体增生为主，也是良性前列腺增生的好发部位。

组织学特征。这3个区域有不同的细胞特点和激素反应性（图14-33、图14-34和图14-35）。远端两个区域与灵长类动物前列腺双层上皮相似。青春前期中央区发育快于周围区，而后随着年龄的增长逐渐萎缩，这表明中央区的发育几乎不依赖于雄激素。也许移行区根本就不应该认为是前列腺的一部分，因为这些腺体主要位于尿道周围，在不同部位，有不同起源，并且对年龄和肿瘤有不同反应性。良性前列腺增生只发生于此区域。与其他部位相比，移行区几乎不发生癌。

前列腺特异性抗原（PSA）出现于28周，和成熟的前列腺相比，发育中的前列腺全部区域呈现弱阳性表达。前列腺酸性磷酸酶（PAP）的活性几乎与PSA同时出现，在前列腺的不同区域表达不一，在外周区两侧表达最高。

约16周时，膀胱颈下腺（Albarran腺）从尿道底部、尿道内括约肌下方开始发育。在膀胱颈，这些腺体的增生可能会形成明显的外生性结节，突入膀胱腔，即中叶增生（图14-5）。第20周三角区腺体生成。

尿道球腺（Cowper腺）起源于尿生殖窦骨盆部的上皮芽，穿过尿道海绵体间质（图14-6和图14-7，亦可见图14-56）后，分支并成腔，与女性的前庭大腺（Bartholin腺）为同源结构。接着**尿道腺**（Littre腺）的原基开始形成，早期以内胚层芽的形式出现在尿生殖窦初阴部壁的周围。

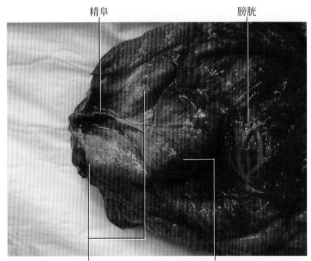

精阜　　　　　　膀胱

移行带的前列腺增生结节　　　前列腺增生影响到膀胱颈的Albarran腺

图14-5　前列腺中叶增生。良性前列腺增生形成尿道周围结节，同时膀胱颈下的 Albarran 腺也增生，形成外生性的结节突入膀胱腔（图由 Lisa Stempak MD 提供）

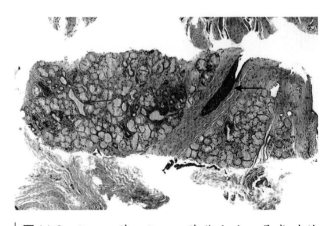

图14-6　Cowper腺。Cowper腺体积小，是成对的尿道球膜腺，在前列腺细针穿刺活检中偶然发现。界限清楚的小叶由排列密集、一致的黏液腺腺泡构成，中央为导管（红色箭头）。穿刺标本中亦可见尿路上皮（黑色箭头）（引自 MacLennan GT, Resnick MI, Bostwick D: Pathology for Urologist.Philadelphia, Saunders, 2003.）

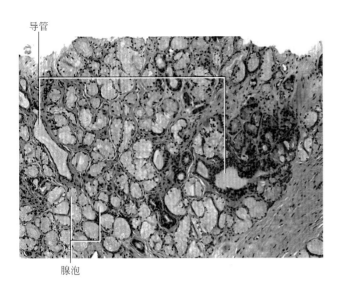

图 14-7　Cowper 腺。中央的导管周围可见成簇的腺泡，腺腔衬覆核小，核仁不明显、细胞顶部胞浆内含丰富黏液的良性黏液细胞

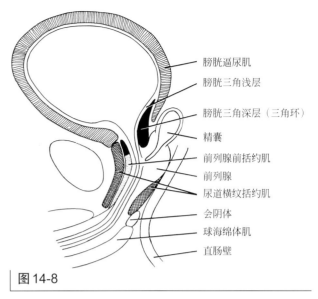

图 14-8

射精管 是午菲氏管的终末部分，源于膀胱输精管动脉的输精管分支，穿过前列腺的后面，在内侧与外侧区之间为部分精阜供血。

鳞状上皮化生往往出现于米勒管来源的区域，如前列腺小囊最常见，射精管也可以出现，后尿道最少见。

在产后的第 5 ~ 6 周，前列腺导管开始增生并显示出分泌特征，接着腺泡结构形成。母体激素诱导腺泡上皮细胞和精囊上皮细胞转化，直到青春前期前列腺都会保持基本不变。在青春期后的 6、7 年内，前列腺迅速生长至成熟大小。在以后的生活中，上皮的复杂性逐渐下降同时移行区尿道周围的腺体在间质的诱导下分化、增生，形成良性前列腺增生。

平滑肌括约肌

前列腺前和尿道平滑肌括约肌的发育

膀胱出口的平滑肌和尿道前列腺部之前的平滑肌各自独立形成，但在后续的发育中互相连续。肌纤维从与其有相同胚胎起源的间充质细胞分层分化。因此，在胚胎早期，平滑肌可以分为 3 部分：①膀胱底平滑肌群；②尿道平滑肌群；③前列腺平滑肌群。这些肌群将独立发育为另外两部分（图 14-8）。

膀胱底 主要由膀胱三角深、浅层系统构成，形成**膀胱三角深层**的环形纤维在最初的 3 周内发育成**三角环**。此后 1 周，与射精管有关的**膀胱三角浅层**纵行纤维和尿道肌群出现，并从精阜延伸到尿道口（图 13-11 和图 13-12）。

将会形成**前列腺前括约肌**的*尿道平滑肌*，在产后 5 周左右会出现两层结构：第一层是内纵肌，第二层为多少不等的斜行起源的外环肌。它们分别来自膀胱的相应部分，此时和逼尿肌还没有相连。只是后来，它们确实是与膀胱颈相应的纵行肌和环形肌相延续。

最终，它们形成前列腺前括约肌和被动的前列腺括约肌。如前所述，前列腺前括约肌与附近移行区的形成关系密切。

前列腺前肌群 在原始**前列腺**外侧间质开始发育的同时，膀胱颈肌群也开始发育。它们纤细的肌纤维容易与膀胱三角、尿道周围的粗大纤维区分，但在尿道背侧中线例外。

横纹括约肌

横纹括约肌的早期发育

在第 5 周，原始前列腺管形成之前，外侧的横

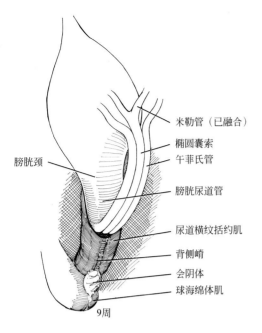

图 14-9

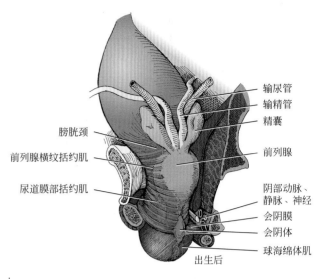

图 14-10

纹尿道括约肌的原基就位于尿道前列腺部腹侧壁横向平滑肌的上方。原基向背侧发育，并出现现在我们可以观察到的横纹，其逐渐在将要发育成直肠尿道肌的位置与直肠肌群相连。

至第9周，将要发育成前列腺横纹括约肌和尿道膜部括约肌的**横纹括约肌**覆盖了与膀胱颈完全相连的尿道腹侧（图14-9）。在尿道背侧面，肌膜是不完整的，因为**午菲氏管**与**米勒管**融合处限制了它在近端的分布。这里的肌组织是马蹄形，在远端环绕将要发育成尿道膜部的部分时便成环形。在冠状面，肌束插入前列腺，游离端附着于**中缝背侧嵴**。

腺体的发育

黏膜芽始于尿道背侧两边，随着向横纹肌群之间的生长逐渐发育出小叶结构，发育中的前列腺两侧叶在前面中线融合，形成前接合缘，它在近端是完全闭合的，但在远端是不完全闭合的，前列腺的生长使尿道前列腺部腹侧和两侧的肌组织变薄。

横纹括约肌不仅出现在尿道平滑肌群和不成熟的前列腺中，而且也会伸入到被膜下的前列腺实质并与基底环的环形肌相连。

出生后横纹括约肌的发育

足月时，前列腺膜括约肌沿着尿道从**膀胱颈**延

伸到**会阴膜**。括约肌的近端，称为**前列腺横纹括约肌**，是前列腺中叶上方最发达的，它可以包绕周围3/4的区域（图14-10）。在尾端，括约肌的远端部分达盆底，**尿道膜部括约肌**位于会阴膜上方与所谓的尿生殖膈上层之间。此时，肌组织在尿道周围分布更加均匀，但在背侧仍旧相对缺乏。随着**前列腺**向尿道周围两侧的发育并在腹侧接合，头尾两端的括约肌被取代而变薄。这些变化正是我们很难准确描述这个过程的原因所在，而且在远端，前列腺的两侧叶可能并未接合，这使括约肌和尿道在此可以直接接触。

至4岁时，横纹括约肌从三角环延伸至会阴横肌上方一点。真尿生殖膈并未形成的证据就是它的上方并无括约肌存在。

前列腺鞘和狄氏筋膜的发育

前列腺和精囊被疏松的筋膜包裹，这层筋膜来源于后腹膜结缔组织中层，即部分脐尿管筋膜，也正是它发育成了前列腺耻骨韧带。

狄氏筋膜，前层

发育早期，尿直肠隔下降之后，腹膜腔从后肠分隔出尿生殖窦，因此膀胱、精囊和前列腺后面的直肠膀胱窝处覆盖了来源于腹膜的双层融合筋膜。这两层并行的腹膜由远及近融合，间皮继而被吸收，形成后腹膜结缔组织内层筋膜，并构成狄

氏（Denorilliers）筋膜前层。来源于后腹膜结缔组织中层的前列腺周围组织（前列腺鞘）是此筋膜的前面。

狄氏筋膜，后层

在尿直肠隔下降进入骨盆之后（筋膜的移动），直肠上方后腹膜内层的疏松间叶组织形成一层覆盖在直肠前面和侧面的薄鞘。这层直肠筋膜形成了狄氏筋膜。

因此，胚胎学上，在前列腺与直肠之间有4层。一层源于中层，它形成了前列腺鞘；还有两层和腹膜间皮有关，它融合形成了狄氏筋膜的前层；最后一层源于内层和狄氏筋膜的后层。

另一种对腹膜未融合和平滑肌纤维不在狄氏筋膜的解释就是由于直肠表面疏松结缔组织的回缩导致直肠膀胱窝的明显发生上移。还有一些其他关于狄氏筋膜来源的观点，如认为是午菲氏管源性。

精囊的发育

第6个月，精囊和壶腹变得非常大，同时前列腺小管的生长也加速。

第3个月末在**午菲氏管**和尿生殖窦衍生物的连接处出现一个隆起，它将会形成精囊和输精管壶腹，同时米勒管也开始退化（图14-11A）。输精管是午菲氏管的残留，在膀胱下方输尿管之间以两个小管状结构的形式出现，表面包裹厚的肌纤维和结缔组织膜。这层膜在膀胱颈下方的血管之间融合。

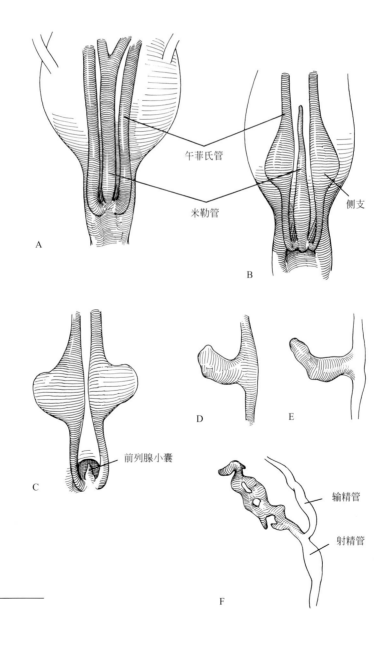

图 14-11

这里有非常大的血管，**外侧支**出现在两侧的输精管上，显然精囊在此开始发育（图14-11B）。当与壶腹部有明显界限以后，精囊开始延长，并形成明显的管腔，最后发育成囊（图14-11C～图14-11F）。随着初级分支向背外侧面生长，它们开始变得蜿曲且每个分支会有多达4个相似的蜿曲分支。在前列腺中精囊管与输精管相连。

精囊管分支远端的输精管作为**射精管**，在它与尿道壁的肌膜融合时，形成一个小的薄壁管腔（图14-11F）。

同时在融合的射精管上方，融合的米勒管仍有一个由薄层结缔组织覆盖的小腔。在远端，小腔逐渐增大形成前列腺小囊，继而又缩小，因此22周后，只能在前列腺导管开口的下方发现一个袖珍囊（**前列腺小囊**）（图14-11C）。

男性发育异常

与米勒管和午菲氏管异常发育相关的畸形可见表14-2。除了午菲氏管衍生物的缺如的情况外，其他异常都很罕见，且临床意义不大。

先天性尿道瓣膜

午菲氏管的衍生物丘状皱襞，是存在于精阜下方尿生殖窦近端后外侧的纵纹，它的异常是大多数尿道瓣膜形成的主要原因（图14-3B）。

现在认为尿道瓣膜有3种类型（图14-12）。Ⅰ型尿道瓣膜是丘状皱襞在精阜远端从米勒结节到尿道球腺原基的帆状增大（图14-13、图14-14）。同时这些皱襞与尿道的前外侧壁相连，当它们发育完全时有可能完全阻塞尿道，而使尿道充满尿液不能

表14-2　前列腺和精囊畸形

畸形类型	年龄/周	出现时间
男性米勒管和中肾管残迹		
睾丸附件扭转		青少年
睾丸或其附件		
附睾		
男性午菲氏管衍生物的缺如		
完全缺如	4周	出生时
不完全缺如	4周后	成年时期
双输精管	4周末	无
精囊缺如	12周前	双侧仅在成年时出现
双精囊	12周	从无
前列腺畸形		
前列腺缺如	12周	成年时期

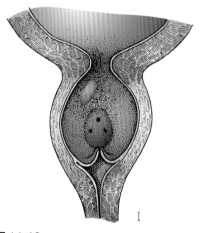
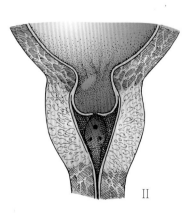
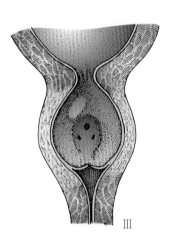

Ⅰ　　　　　　Ⅱ　　　　　　Ⅲ

图14-12

排出。Ⅱ型尿道瓣膜从精阜走向膀胱，罕见。Ⅰ型和Ⅱ型都是午菲氏管异常插入和头侧退化失败的结果，导致丘状皱襞出现形状异常。Ⅲ型实际上是中央有一小孔的膈，它可以存在于精阜的上方或下方（图14-15、图14-16），可能是尿生殖膜的残迹。

前列腺小囊扩张

随着尾侧米勒管的退化，前列腺小囊形成，它源于尿生殖窦背侧壁特化的细胞。在第9周时，通常会缩小，但在尿道下裂和雌雄同性的一些病例中，椭圆囊会变深，它的大小通常和尿道下裂的程度成反比。椭圆囊的囊性扩张有可能会出现，甚至出现椭圆囊和尿道的直接相连，而如果缺乏这种交通，就会导致前列腺小囊囊肿的出现。

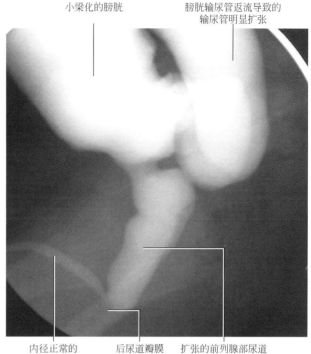

图14-14 后尿道瓣膜。排泄性膀胱尿道造影显示增厚的膀胱壁伴小梁形成，输尿管由于膀胱输尿管返流而扩张，前列腺尿道明显扩张，尿道远端至瓣膜处尿道直径正常。这些变化均继发于由尿道瓣膜而引起的长期膀胱排空障碍（图由Raj Paspulati MD提供）

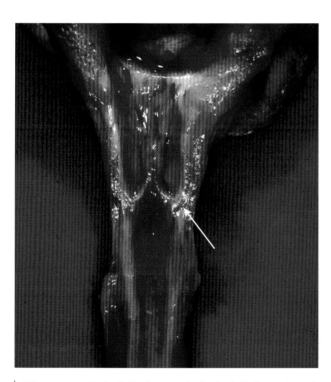

图14-13 后尿道瓣膜。后尿道瓣膜是先天性尿道阻塞的常见原因，可见多种瓣膜类型，最常见的是如图示的双瓣膜和图14-15所示的中央有小针孔的横膈。后尿道瓣膜可引起严重的、甚至威胁生命的膀胱排空障碍并伴上尿路的功能减退（引自MacLennan GT, Resnick MI, Bostwick D: Pathology for Urologist.Philadelphia, Saunders, 2003.）

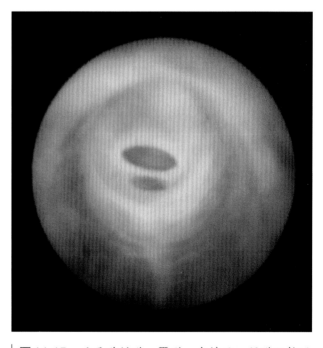

图14-15 后尿道瓣膜，Ⅲ型。内镜示一隔膜阻挡了尿道前列腺部，下方的小腔样结构可能和之前的导管插入有关（图由Lynn Woo MD提供）

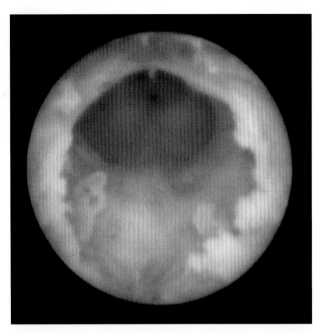

图14-16　后尿道瓣膜，Ⅲ型。图14-15中所示隔膜样结构已在内镜下去除（图由Lynn Woo MD提供）

（牛海艳 译　张金山 审　白志明 校）

前列腺、尿道括约肌和精囊：结构与功能

前列腺

前列腺的毗邻关系

前列腺的整体形态类似于一个金字塔，其底部与膀胱相邻，**尖部**与尿道膜部相连。后方扁平，中线处稍有凹陷，呈分叶状腺体特征。前列腺后方紧邻**直肠壶腹**，和直肠间隔着两层薄薄的**狄氏筋膜**。前列腺两侧则由肛提肌或**耻尾肌**的前联合部支撑，后者由**耻骨直肠肌**和**髂尾肌**组成，覆盖于闭孔内肌表面（图14-17）。

前列腺深藏于盆腔底部，位于**耻骨联合**后方，楔入两侧肛提肌之间，因此外科显露十分困难。

前列腺及其相邻结构，矢状面

前列腺底部与**膀胱底**相邻，其后方是精囊腺和

射精管壶腹，这些结构紧邻**狄氏（Denonvilliers）筋膜前层**（图14-18、图14-19）。在融合筋膜以下是**狄氏筋膜的后层**（直肠筋膜的一层）。

成人**直肠膀胱陷凹**向下延伸至肛门平面以上约6cm处，通常附着于尾骨尖并从第4或第5骶骨平面折返向上达前列腺底部。

狄氏筋膜覆盖于前列腺背面，是一层疏松的网状结构的结缔组织，其内富含脂肪、血管和神经。这种描述与大多数报道结果相矛盾，后者认为狄氏筋膜是致密的双层结构。经会阴切口，狄氏筋膜呈白色，但在显微镜下可见其主要由网状组织构成。不管怎样，狄氏筋膜是一个容易辨认的外科层面，并在前列腺和直肠之间形成一道屏障，很少有肿瘤从一个器官跨越该膜侵犯至另一器官。

前列腺的尖部和尿道膜部的第一部分通过直肠尿道肌牢固地附着在**直肠前壁**的下部。

前列腺横纹括约肌部分覆盖于前列腺的前表面，是**尿道膜部括约肌**的远端延续。耻骨后间隙（Retzius间隙）呈纵深分布，将前列腺与耻骨后表面分隔，其内包含从阴茎**背深静脉**延续而来的**前列腺静脉丛**（Santorini静脉丛）。

前列腺前尿道和贯穿前列腺的前列腺段尿道从膀胱颈口延续到前列腺尖部。尿道紧接着穿过尿道膜部括约肌和所谓的双层结构的尿生殖膈汇入球部尿道。

前列腺相关的结构，冠状面和矢状面

前列腺静脉丛位于**前列腺周围筋膜**深面，该层筋膜分化自中胚层，并在**前列腺**前表面折返（图14-20）。前列腺静脉丛覆盖在**前纤维肌性基质**表面，部分位于前列腺侧面。前列腺侧面和骨盆之间由结缔组织鞘所分隔，该组织鞘来源于腹膜后结缔组织外层，厚数毫米，这层组织称为**盆内（盆侧）筋膜**。盆内筋膜走行于**耻尾肌**表面，与覆盖**闭孔内肌**的**闭孔筋膜**相延续。在上方，前列腺底部与膀胱颈相连。**尿道球腺**（Cowper腺）位于**会阴膜**（尿生殖膈下层）上方。**阴部血管**和神经穿过阴部管（Alcock管）的下外侧，止于**前列腺横纹括约肌**。

耻骨前列腺韧带和背深静脉复合体

从上面观，**前列腺**前表面由成对的**耻骨前列**

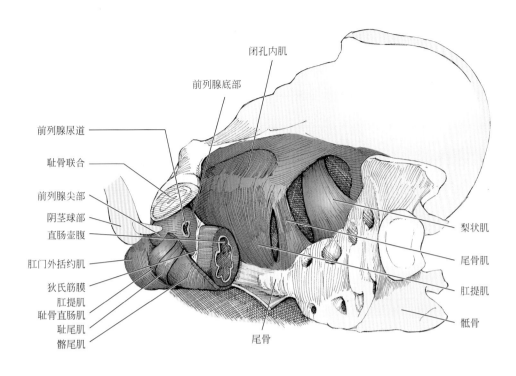

闭孔内肌
前列腺底部
前列腺尿道
耻骨联合
前列腺尖部
阴茎球部
直肠壶腹
肛门外括约肌
狄氏筋膜
肛提肌
耻骨直肠肌
耻尾肌
髂尾肌
梨状肌
尾骨肌
肛提肌
骶骨
尾骨

图 14-17

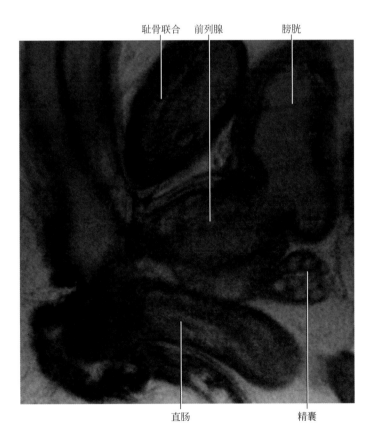

耻骨联合　前列腺　膀胱

直肠　　　　精囊

图 14-18 核磁共振成像显示前列腺及其紧邻结构的矢状位图（图由 Raj Paspulati MD 提供）

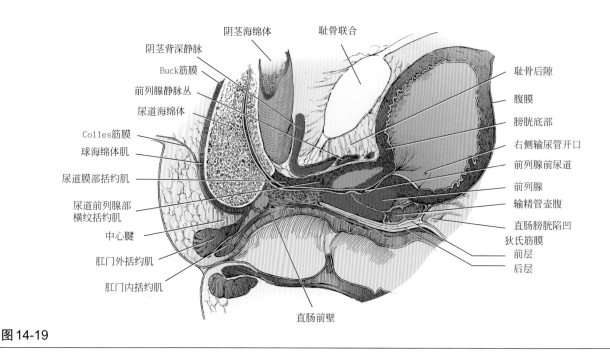

图中标注（图14-19）：

阴茎海绵体　耻骨联合
阴茎背深静脉
Buck筋膜
前列腺静脉丛
尿道海绵体
Colles筋膜
球海绵体肌
尿道膜部括约肌
尿道前列腺部横纹括约肌
中心腱
肛门外括约肌
肛门内括约肌
直肠前壁
耻骨后隙
腹膜
膀胱底部
右侧输尿管开口
前列腺前尿道
前列腺
输精管壶腹
直肠膀胱陷凹
狄氏筋膜
前层
后层

图 14-19

图中标注（图14-20）：

尿道膜部括约肌　前列腺横纹括约肌
尿道球腺　直肠
会阴膜
尿道球部
尿道海绵体
球海绵体肌
阴部管及其内的血管和神经
阴茎海绵体
坐骨海绵体肌
耻尾肌
闭孔内肌
闭孔筋膜
逼尿肌
前列腺
膀胱三角浅层
右侧输尿管口
膀胱底部
前纤维肌性基质
前列腺包膜
前列腺周围筋膜
膀胱静脉丛
前列腺静脉丛
盆内（盆侧）筋膜

图 14-20

韧带（正中耻骨前列腺韧带）固定于耻骨联合后方（图14-21）。每条韧带宽约4.5mm，向上附着于**耻骨联合**下缘的软骨膜，向下则稍向两侧偏离，移行为连续的筋膜鞘覆盖至前列腺膀胱连接处。当前列腺出现良性增生时，两侧韧带会变得细薄不易辨认，附着于前列腺鞘与包膜的更远侧。阴茎背深静脉的分支走行于耻骨前列腺韧带之间及其深面，形

成**背深静脉复合体**，并汇入前列腺静脉丛。阴茎背深静脉还与前列腺两侧的静脉丛有交通支，再汇入膀胱静脉丛，终止于膀胱下静脉和直肠中静脉。

背深静脉复合体和前列腺静脉丛在前列腺和耻骨联合之间形成缓冲垫。耻骨前列腺韧带内包含的平滑肌能够为前列腺提供一种弹性附着。耻骨前列腺韧带和尿道括约肌在排尿前的盆底松弛时可自由

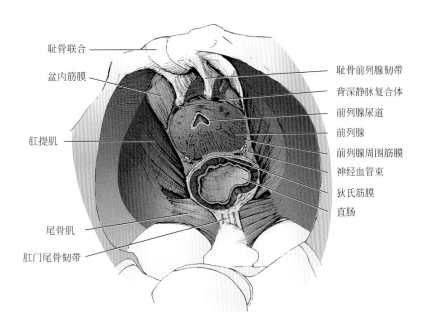

图 14-21

下降。

在后方，直肠尿道肌在直肠和前列腺尖部之间形成连接。

前列腺尿道

尿道穿过前列腺的部分长度为 3～4cm，从膀胱颈延伸至**尿道膜部**。这段尿道由于在精阜上方较垂直面向前倾45°，因此其走行并非笔直。最近端的尿道位于前列腺的前部，当其下降至精阜时走行

于前列腺实质的深面（图13-57）。

虽然前列腺被认为是单一器官，但（在功能学上）其实是成对的，或许与其他非灵长类动物中发现的截然不同的两个前列腺同源。由于发育和功能上的差异，前列腺可以被分成两个部分（图14-22）。一个是**前列腺前区**，包括前列腺移行区。这个部分由膀胱颈延续至移行区引流导管开口处，该开口位于射精管开口的上方。另一个部分是**前列腺区**，延续至尿道膜部以上的前列腺尖部，大部分的

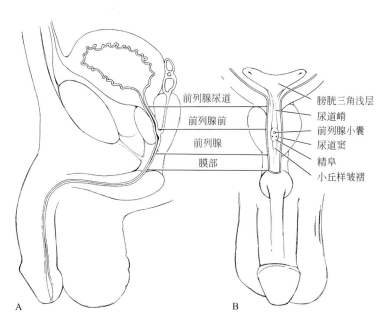

图 14-22 A.矢状位；B.冠状位

前列腺组织位于这个区域，其引流导管开口于射精管的侧方。

前列腺前尿道（前列腺段尿道在前列腺前区的节段）在结构上与前列腺尿道的其他部分不同。其表面被覆与膀胱相同的移行上皮，在功能上与前列腺尿道也不一样，其尿道周围没有前列腺液的引流管道。发育学上，前列腺前尿道是膀胱肌肉组织的延续（图14-3）。

前列腺尿道（尿道的前列腺段）贯穿前列腺的远端至射精管开口下方，约2cm长，向下移行至精阜远端周围的尿道。大部分的前列腺液（用于射精时运输精子）排入这里。其表面被覆假复层或复层柱状上皮细胞，并有分泌黏液的细胞分散在其中。前列腺尿道上皮与尿道膜部及阴茎部尿道上皮相延续。

前列腺尿道背侧隆起的脊称之为**尿道嵴**，其中包含纵行的平滑肌，向上、下分别与**膀胱三角浅层**及射精管平滑肌相延续。

射精管开口于**精阜**，后者位于尿道脊的中部。浅**前列腺小囊**（又称为男性阴道）开口于精阜顶端，靠近射精管开口。（前列腺）**尿道窦**是凹陷于尿道脊的两侧的隐窝。引流3个前列腺区域的前列腺导管开口沿着尿道窦隐窝分布。来自移行区的导管开口最接近射精管开口，而外周区的导管开口远离射精管开口，中央区导管开口则位于其中间。微小*尿道周围腺体*位于前列腺前括约肌表面黏膜内，其数目是变化的。这些微小结构由许多带有小腺泡的单个导管构成，位于黏膜内而非平滑肌中，发育受其周围括约肌的限制。尿道周围腺体在尿道周围平行潜行短距离后再开口至前列腺前尿道。这些腺体不足前列腺体积的1%，它们可能与前列腺间质增生有关。

正位前列腺，横切面

首先需要对外科包膜和解剖包膜进行定义：外科包膜之所以称为"外科"是因为其实际上是受压的前列腺组织，是在切除或剜除移行区增生的纤维肌腺体后剩下的移行区前列腺组织。解剖包膜是指包裹在前列腺腺体的最外层组织。

分布在前列腺表面的间质组织是**前列腺解剖包膜**。解剖包膜不像苹果皮那样是一层分离的结构，而是由前列腺实质外缘无腺体成分的肌纤维部分构成，主要是腺泡之间连续的小梁样结构。部分区域的腺体组织表面因靠近前列腺外缘而缺乏明显的组织学包膜特征。包膜由2～3mm的前列腺纤维肌性组织构成。虽然包膜形成的前列腺鞘划分了前列腺实质与周围组织的关系，但显微镜下发现包膜其实是前列腺的组成部分并不能与之分离。而且，包膜的肌纤维束与前列腺周围的结缔组织交织在一起，在包膜的外表面形成一个不太显著的边缘。

由于解剖包膜只含有较少的肌纤维，因此在射精时对前列腺的收缩作用影响不大。前列腺液的排泄由分布于腺泡和前列腺导管周围的平滑肌收缩完成。

来自后腹膜中间基层结缔组织的**前列腺鞘**松散地包裹在解剖包膜表面（图14-23、图14-24）。前列腺鞘和周围纤维蜂窝组织形成了**前列腺周围筋膜**，在前列腺前表面紧贴背深静脉复合体延伸至后外侧区，并且在与狄氏筋膜融合之前，包绕了在前列腺侧后方走行的神经血管束。将前列腺与周围组织分离的这层结缔组织厚度在1～3mm。因此前列腺紧密地包绕在肛提肌的**耻尾肌**之内。

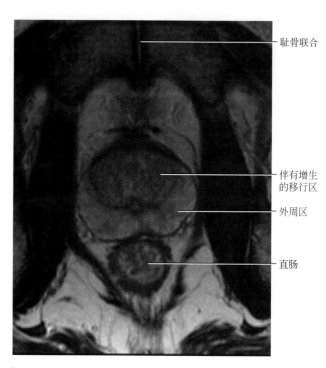

耻骨联合

伴有增生的移行区

外周区

直肠

图14-23　核磁共振成像（MRI）显示前列腺及周围结构的轴位横断面（图由Raj Paspulati MD提供）

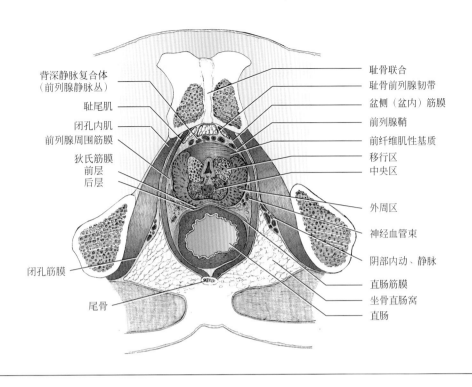

背深静脉复合体
（前列腺静脉丛）
耻尾肌
闭孔内肌
前列腺周围筋膜
狄氏筋膜
前层
后层

耻骨联合
耻骨前列腺韧带
盆侧（盆内）筋膜
前列腺鞘
前纤维肌性基质
移行区
中央区
外周区
神经血管束
阴部内动、静脉
直肠筋膜
坐骨直肠窝
直肠

闭孔筋膜

尾骨

图 14-24

背深静脉复合体位于前列腺背侧，收集位于中线的背侧静脉的回流血液，前列腺周围筋膜呈桥梁样跨过该血管复合体。**神经血管束**走行在前列腺周围筋膜的后部与外侧交界的盆侧筋膜内，供应部分前列腺和阴茎血运。其与前列腺的距离在前列腺底部约1.5mm，在前列腺尖部约3mm。虽然其位置与前列腺紧邻，但由于其位于前列腺后外侧，可以通过进入前列腺周围筋膜侧方层面将其与前列腺分离。

将前列腺固定在盆底的解剖组织包括：发自膀胱下血管并走行于精囊侧表面的侧血管蒂，以及邻近前列腺尖部侧方的静脉和伴随神经。

阴部内血管位于肛提肌外侧，穿行于耻尾肌和闭孔内肌之间。

狄氏筋膜结构

狄氏筋膜前层是由后腹膜结缔组织内层的间皮层由远至近融合而成，位于膀胱后隐窝的两层盆底腹膜的深部，最终形成单层的融合筋膜。**狄氏筋膜后层**是覆盖在直肠前侧壁的直肠筋膜，前后两层紧密附着，但是在尸检时是可以分开的（图14-25A）。狄氏筋膜前层还附在前列腺的后表面，这些部位缺少前列腺周围筋膜。

腹膜下结缔组织自膀胱直肠窝向下延伸形成**狄氏筋膜前层**，其因受到两侧骨盆壁的限制而相对较窄。其外侧缘与腹膜后筋膜的中间层融合并形成前列腺周围筋膜的侧面，其作为前列腺鞘的一部分包含神经和血管，向外侧与**盆内（盆侧）筋膜**相融合（图14-25B和C）。

值得注意的是盆内筋膜往往是指腹横筋膜构成骨盆深筋膜的一部分，但是在前列腺附近的盆内筋膜也常与盆侧筋膜这一名词交替使用。为清楚描述，盆内筋膜主要是指前列腺或阴道和直肠周围的外表层筋膜环（腹横筋膜），向骨盆外延伸。这些筋膜环为骨盆内和中间层的结构提供了固定作用。盆侧筋膜属于盆内筋膜的一部分，提供前列腺侧方的固定作用，并连同前列腺周围筋膜一起保护神经血管束。

狄氏筋膜前层向两侧延伸超出前列腺后表面边缘少许。这种结构关系可以理解为用4个伸直的手指向膀胱直肠窝推挤盆底腹膜，因此此处腹膜形成一个扁平状囊，其内表面随后融合形成了狄氏筋膜前层。因为横向延伸的距离有限，狄氏筋膜前层类似于一个盾牌，基底位于膀胱直肠窝底部的膀胱后表面，尖部向下延伸至前列腺尖部。

狄氏筋膜后层（直肠筋膜）源于腹膜后结缔组

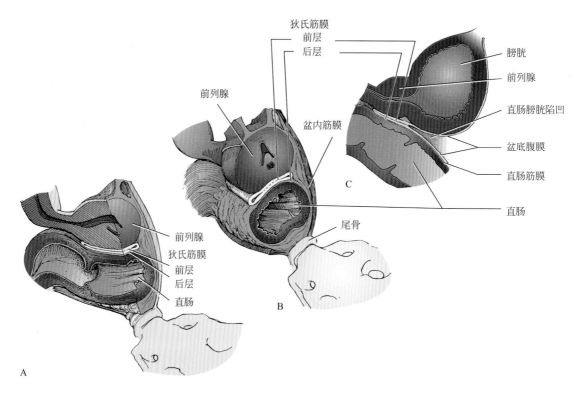

图14-25 A.矢状位和横断面融合；B.横断面；C.矢状位

织的内基层，其与胃肠道相关（图10-11）。

该内基层形成的筋膜恒定地覆盖在肠管上，即便对于那些最初有腹膜覆盖，随后腹膜外化的肠壁也同样如此。在直肠表面，这种内基层筋膜称为直肠筋膜，其覆盖在直肠的前壁和前侧壁，位于直肠肌的固有层的表面。

经耻骨后入路，从直肠表面提起前列腺时，由前列腺周围筋膜和两层狄氏筋膜侧方延伸构成的联合筋膜层必须从前列腺周围筋膜的侧叶（其内含有神经血管束）分离，因此这些筋膜将与前列腺一起被分离。

经会阴入路时，将前列腺从直肠表面分离会受到直肠尿道肌的阻碍，该肌肉将直肠前壁撑至前列腺尖部的后方（图11-10），因此在该部位的操作容易误入直肠。游离时首先会遇到狄氏筋膜后层（图14-26）。如果垂直切开，沿着狄氏筋膜前层向侧方分离，神经血管束则会被推向侧面而避免受到损伤。

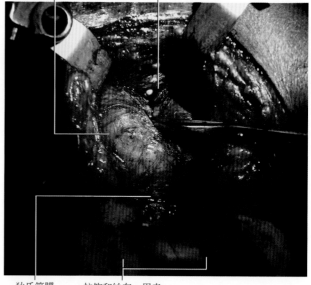

图14-26 经会阴前列腺癌根治术。直肠（图中有拉钩和纱布覆盖）已经与前列腺分离。在前列腺尖部切开，可见一条部分显露的尿管（图由Nehemiah Hampel MD 提供）

女性膀胱直肠窝

与男性的融合筋膜形成不同，女性盆底腹膜内层延续的直肠子宫陷凹（道格拉斯窝）没有融合，重叠的腹膜表面仍保持两层结构（图 10-10）。道格拉斯窝的远端部分与男性的狄氏筋膜前层的融合层是同源的。

前列腺中央，轴切面

前列腺鞘和包膜

来自腹膜后筋膜中间层和封闭的网状组织形成的疏松组织鞘包裹着前列腺。在外科文献中，这层筋膜被称之为前列腺鞘或**前列腺周围筋膜**。这层筋膜与盆内筋膜（盆侧筋膜）在前侧方融合并与盆壁的闭孔筋膜和腹横筋膜相延续，而这些筋膜均来源于腹膜后筋膜的外基层。

可以辨认前列腺周围筋膜的 3 个部分（图 14-27）。侧叶对于手术最重要，其从前列腺前外侧表面延伸至后外侧区域，包裹着神经血管束，其前外侧与盆内筋膜融合。前叶是侧叶的延续并包裹了**背深静脉复合体**或前列腺静脉丛（图 14-28）。后叶是从神经血管束的后外侧表面延伸而来并与前列腺背面的狄氏筋膜前层融合，由类似松散的纤维蜂窝组织构成。

前列腺周围筋膜在前列腺的后外侧和下方与**狄氏筋膜**融合。由于它们都是由同样的疏松蜂窝组织构成，因此两者的交界处并不明显，而狄氏筋膜相对更加致密。

前列腺区带

在临床检查上前列腺通常是作为一个独立的器官。在超声影像上，相对直肠探头方位来说，前列腺具有矢状面和横断面（轴位）影像。因为尿道在精阜处转向前方，近端尿道部分没有严格的轴向位。前列腺全切术后标本的病理学检查发现也是如此。重点放在对前列腺两个外科重要平面的视觉重建上，在 CT 和 MRI 成像中也必须采用经典的前列腺平面。

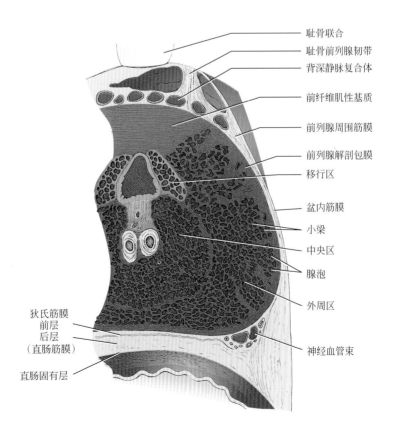

耻骨联合
耻骨前列腺韧带
背深静脉复合体
前纤维肌性基质
前列腺周围筋膜
前列腺解剖包膜
移行区
盆内筋膜
小梁
中央区
腺泡
外周区
神经血管束

狄氏筋膜
前层
后层
（直肠筋膜）

直肠固有层

图 14-27

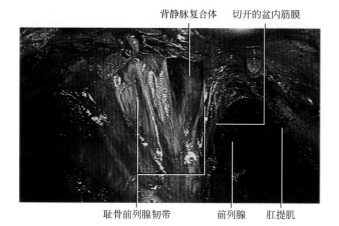

图 14-28　腹腔镜根治性前列腺切除术。背静脉复合体和耻骨前列腺韧带尚未被分离开（图由 Lee Ponsky MD 提供）

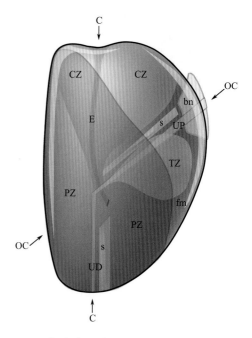

图 14-29　前列腺，矢状面，显示远端前列腺尿道（UD）、近端前列腺尿道（UP）、射精管（E）、膀胱颈（bn）、前纤维肌性基质（fm）、前列腺前括约肌（s）和远端横纹括约肌（s），以及中央区（CZ）、外周区（PZ）和移行区（TZ）3 种相互关系的三维显示，箭头表示冠状位（C）和斜冠状位（OC）（引自 McNeal JE, Bostwick DG: Anatomy of the prostate: implications for disease.In: Bostwick DG, ed.Pathology of the prostate.New York, Churchill Livingstone, 1990, 2. ）

图 14-27 中，从射精管开口到精阜平面的轴向剖面中展示了前列腺的 3 个区带。移行区位于尿道的两侧；中央区和外周区主要位于背侧区域。尿道和前列腺区带的解剖关系将在图 14-29 和图 14-30 中进一步说明。从肉眼观上很难辨认各个区域（图 14-31），但整体组织学检查中更易识别（图 14-32）。

移行区。小的浅表尿道周围腺体（没有图示）的周围是较大和复杂的腺体，两者有相似的起源但分化不同（图 14-4），这些腺体形成了移行区，一个不同于尿道周围腺体的区域（图 14-33）。这些导管先是平行地走于前列腺尿道周围，当到达前列腺前括约肌远端时转向内侧。在精阜附近开口于尿道脊两侧的尿道窦内。如前所述，移行区被认为是前列腺前体而不是前列腺，作为一个进化后的尿道周围腺体，它实际上不算是前列腺腺体的一部分。

虽然移行区只占前列腺总体积的 5% ～ 10%，但是移行区是良性前列腺增生发生发展的重要部位。

中央和外周区。前列腺的构成中成对出现的区域，中央区和外周区之间具有细微的组织学差异（图 14-34 和图 14-35）。

这些区域之所以被 McNeal 称之为"区"是为了避免在术语上和"叶"产生混乱。前列腺的胚胎学起源上中央区和外周区可能来源于位于前列腺尿道两侧的两套芽生（图 14-4）。中央区排泄管位于

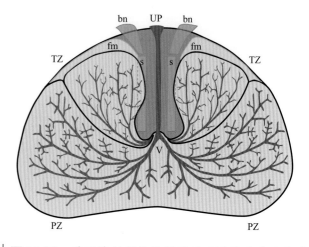

图 14-30　前列腺斜冠状位图显示了近端尿道及尿道旁腺（UP）、精阜（V）、前列腺前括约肌（s）、膀胱颈（bn）、尿道周围区域以及前列腺血供分布与移行区（TZ）、外周区（PZ）的位置关系（引自 McNeal JE, Bostwick DG: Anatomy of the prostate: implications for disease.In: Bostwick DG, ed.Pathology of the prostate. New York, Churchill Livingstone, 1990, 2. ）

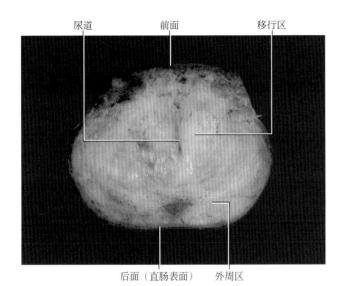

图14-31 前列腺，来自根治性前列腺切除标本的大体切片。虽然外周区与移行区之间的边界模糊，但两者可被分辨。移行区表现为中度的良性增生样改变（图经允许，引自 MacLennan GT, Cheng L: Altas of Genitourinary Pathology.Springer-Verlag London Limited, 2011.）

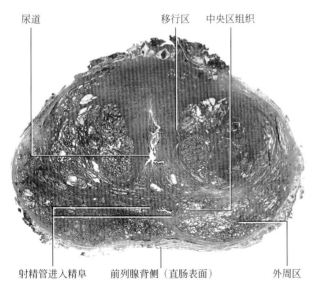

图14-32 前列腺，来自根治性前列腺切除标本的大病理切片。外周区和移行区之间的边界显示得更加清晰可辨。可见少量的中央区组织包绕在射精管周围。移行区组织伴有中度的良性增生样改变（图经允许，引自 MacLennan GT, Cheng L: Altas of Genitourinary Pathology.Springer-Verlag London Limited, 2011.）

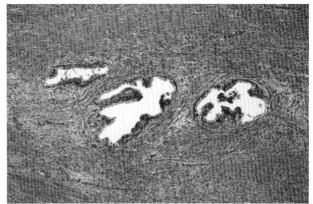

图14-33 前列腺移行区。单个的腺泡排列在致密的基质中。上皮细胞呈立方形或低柱状

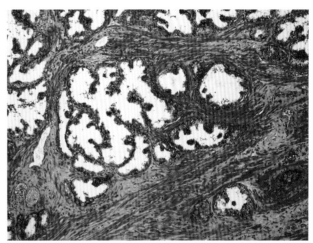

图14-34 前列腺中央区。大腺泡排列在由致密的平滑肌组成的基质中。腺体表现为复杂的管腔内隆起与上皮间拱形相连

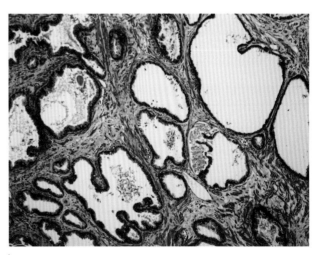

图14-35 前列腺外周区。单个的腺泡排列在由平滑肌和胶原组成的疏松基质中。上皮细胞呈立方形或柱状

精阜上方，外周区的排泄管则位于精阜下方，射精管穿行于中央区内。

前纤维肌性基质。前纤维肌性基质占据前列腺的前方和前侧方，通常不含有腺体组织成分。构成了前列腺**解剖包膜**的前部，在前列腺两侧逐渐变薄最后汇入前列腺腺体中。

狄氏筋膜是一层含有平滑肌纤维成分的疏松结缔组织，几乎没有证据表明它的双向起源。狄氏筋膜下方是前列腺鞘中疏松的**前列腺周围筋膜**，覆盖前列腺**解剖包膜**，与前列腺**腺泡**之间的**小梁**相延续。

术中，狄氏筋膜通常作为前列腺后表面明确的一层筋膜组织，在精囊的外上方的狄氏筋膜较薄弱、疏松。狄氏筋膜两层的融合部分在显露时呈现泛光的白色，可作为在直肠上方游离前列腺的安全通道，因此 Hugh Young 称其为"珍珠之门"。但是大多数情况下，在术中游离时发现的白色融合筋膜是属于前列腺包膜而非狄氏筋膜的前层。任何情况下，为了完整地切除前列腺，必须在直肠固有层以上切除这层融合的筋膜组织，因为没有人能够在术中将狄氏筋膜的融合层分离开来。术中也可以进入狄氏筋膜和前列腺包膜之间的层面，但在这个层面内包含丰富的前列腺周围血管和淋巴管。

轴向超声图

前列腺腺泡和间质之间多个界面的回声构成了前列腺组织的回声（图14-36）。回声强度的大小随着腺泡和基质比例的不同而改变，因此，前列腺的不同区带之间以及前列腺正常组织和癌组织之间的超声图像是不同的。**中央区**和部分**外周区**具有网状结构和均匀分布的腺泡和基质结构，这些区域的回声是中振幅（等回声）。**移行区**含有粗纤维基质以及更大分隔的腺泡和更复杂的上皮，其回声是高回声。而**前纤维肌性基质**和前列腺癌组织则呈低回声，因为其结构更均匀。虽然前列腺包膜相对腺泡来说在超声图上没有一个明确的层面，但是前列腺周围脂肪组织的高回声很好地将前列腺本身区分开来。

中央区和外周区的正中矢状位超声图

前列腺尿道在**膀胱颈**处是一个无回声的圆锥体（图14-37）。前列腺尖部，低回声的外括约肌前方是回声更低的**背静脉**。**射精管**是穿过前列腺**中央区**的低回声条带。膀胱颈肌纤维后方的**精囊腺**也是低回声，而精囊周围的脂肪呈高回声。**外周区**最靠近超声探头。

*中央区*约占前列腺实质的1/4，包绕射精管，形似金字塔，底部朝向膀胱，尖部延伸至精阜。其导管开口于前列腺尿道精阜的外侧。精囊腺导管和射精管壶腹从前列腺底部后方进入前列腺，融合成射精管终止于精阜。

*外周区*约占前列腺腺体的3/4，包绕着精阜平面以上中央区远端的后外侧表面。在精阜以下，外周区从尿道两侧向前延伸至前纤维肌性基质。外周区的导管约有20个，分两排开口于精阜下方的尿道。

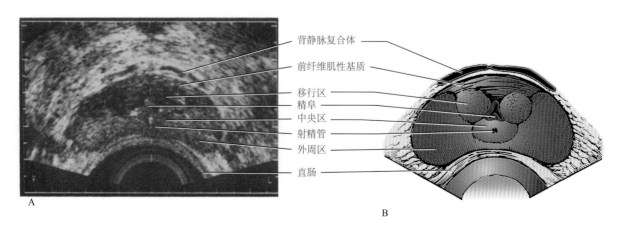

背静脉复合体
前纤维肌性基质
移行区
精阜
中央区
射精管
外周区
直肠

A   B

图 14-36

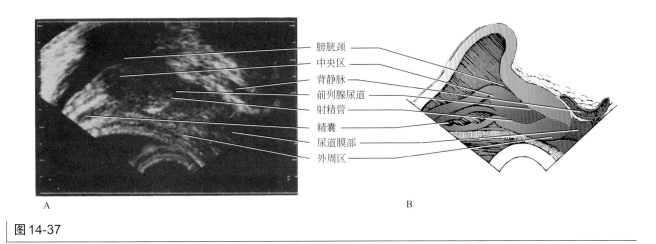

膀胱颈
中央区
背静脉
前列腺尿道
射精管
精囊
尿道膜部
外周区

A

B

图14-37

前列腺，矢状切面

右侧的轴面插图显示了3个切面位置的超声成像图。

近中心切面（图14-38A）显示了**前纤维肌性基质**和**外周区**。从**输精管壶腹**至**精阜**之间是**射精管**。

距离中心线1cm的切面（图14-38B）显示了**移行区**、**中央区**和**外周区**的相对位置关系。

距离中心线2cm的切面显示了**外周区**的主体和少量的**前纤维基质区**。

分区的关系

联合矢状位和轴向位的信息可同时在两个平面显示前列腺的区带的分布。透明图显示了轴向位平面，**X**代表近端，**Y**代表远端。

中线矢状位平面（左侧）与轴向位（右侧）**X**平面整合（图14-39A）。**前纤维肌性基质**向外突出，**前列腺前括约肌**包绕着尿道。括约肌下方的**移行区**继续向后延伸至**中央区**内侧。只有少部分的**外周区**延伸至此。神经血管束位于后外侧区域。

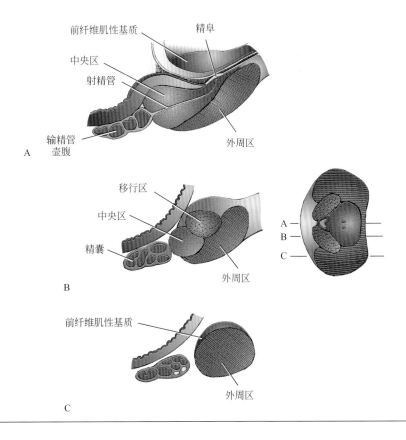

前纤维肌性基质
精阜
中央区
射精管
外周区
输精管壶腹
A

移行区
中央区
精囊
外周区
A
B
C
B

前纤维肌性基质
外周区
C

图14-38

靠近精阜部位的矢状位平面与轴向位Y平面整合（图14-39B）。可见**移行区**较小，**中央区**占主要部分，**外周区**的近端包绕着中央区的前后方。**射精管**从中央区和外周区之间进入**精阜**。**背深静脉复合体**位于前方，**神经血管束**则位于侧后方。

前列腺、精囊腺和射精管的动脉供应

膀胱前列腺动脉提供前列腺的主要血供。大多数情况下，膀胱前列腺动脉来自髂内动脉的**阴部臀部干**，虽然它也可能来源于**膀胱上动脉**，如输精管精囊动脉伴随的分支，甚至来自**阴部内动脉**或**闭孔动脉**。膀胱前列腺动脉从肛提肌表面中部上行至膀胱底。在那里，膀胱前列腺动脉分出一支**膀胱下动脉**供应膀胱底和输尿管下段，另分出一支**前列腺动脉**供应前列腺。前列腺动脉在前列腺底部又分出主要的**后外侧分支**，供应大部分前列腺腺体以及仅供应前列腺前外侧面的**前支**（图14-40）。

输精管和精囊腺由来自膀胱上动脉的**输精管精囊动脉**供血。输精管精囊动脉的远端还与睾丸动脉有交通，也参与睾丸和附睾的血供。

前列腺、精囊腺和输精管还接受来自直肠中动脉的小分支动脉供血。来自阴部内动脉的膀胱前列腺动脉分支（存在变异）还供应前列腺的下部。两侧的动脉之间可能还有交通支。

来源于肠系膜下动脉分支的直肠上动脉经常参与前列腺上侧方的血供。它在直肠的末端折返并与直肠中动脉相交通，也参与了前列腺的血供。

前列腺的血供分布，后面观

来自阴部臀部干的**膀胱前列腺动脉**分出**膀胱下动脉**和**前列腺动脉**（图14-41）。前列腺动脉的分支首先曲折地穿过疏松的前列腺周围组织鞘，随后穿透前列腺包膜的致密纤维肌组织，之后的走行取决于进入前列腺包膜的平面。穿动脉或**尿道分支**从前列腺包膜的侧后方、膀胱颈的远端处进入

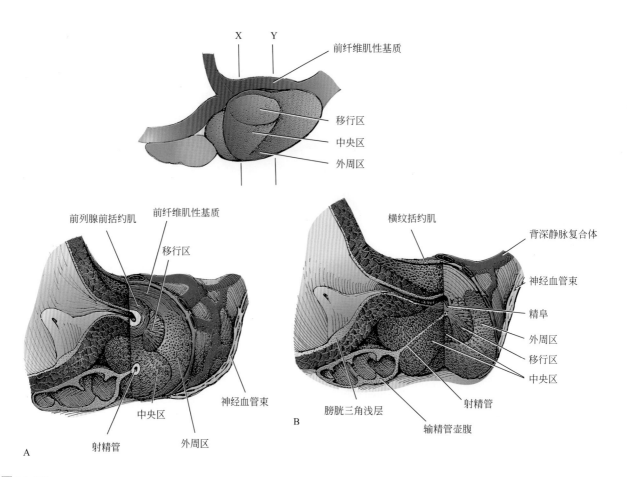

图 14-39

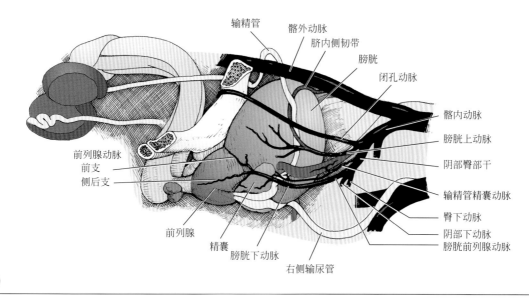

图14-40

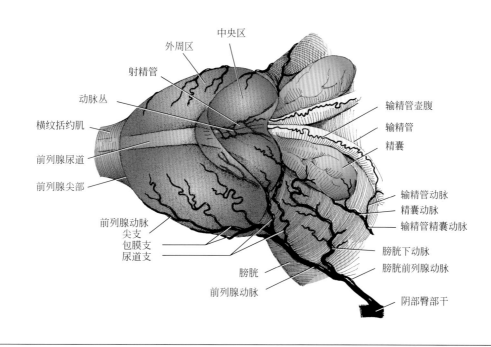

图14-41

前列腺。这些相互交通的、在前列腺前括约肌内平行于尿道走行的动脉主要供应前列腺移行区。随着良性前列腺增生的进展，移行区会变得很大。作为后外侧分支的**包膜支**比供应尿道的分支在更靠远端和外周区域进入前列腺。它们供应占据前列腺体积2/3的**中央区和外周区**。这些血管发出斜行走向的分支，呈放射状进入前列腺腺体内。还有一条常见的分支动脉来自前列腺动脉，从中央区和外周区之间穿过，说明它们胚胎学来源的不同，小的分支动脉供应前列腺尖部。此外，还有一小部分前列腺

的血运由射精管和前列腺小囊周围相互吻合的**动脉丛**供应，这些动脉丛不仅使前列腺两侧的动脉相互交通，还提供了导管、尿道脊和部分前列腺尿道的血供。

通过早期控制供应移行区增生组织的尿道分支血供可以减少经尿道电切术中的出血，尿道分支多在靠近膀胱颈口的4点和8点钟位置进入，将它们横断并控制后再切除余下的增生组织会减少术中失血。

前列腺窝内腺体组织的切除不完全可引起术后

出血，其出血来源于基底部尿道分支的血供。由于移行区组织只有少许来自中央区和外周区的血供，组织脱落后会引起迟发性出血。

膀胱下动脉的分支也供应**精囊**。输精管精囊动脉通过膀胱动脉分支供应**输精管壶腹**和**精囊腺**。**输精管动脉**分支也供应**输精管**和**射精管**。

静脉回流

前列腺实质内的小静脉汇合后汇入**前列腺静脉丛**（背深静脉复合体）（图14-42）。前列腺静脉丛薄壁并且缺乏静脉瓣，在**耻骨联合**后下方的**前列腺周围筋膜**内走行于两条耻骨前列腺韧带之间。阴茎**背深静脉**在**耻骨联合**深面的**阴茎背深动脉**之间走行，并在汇入背深静脉复合体之前分为左右两支。阴茎背深静脉主要接受前列腺静脉丛的血供，同时也接受前列腺前表面和邻近膀胱壁的静脉血汇入。前列腺静脉**丛**部分通过**膀胱静脉丛**回流入阴部内静脉，但是其大部分的血流直接汇入**膀胱下静脉**和髂内静脉。整个骨盆深静脉与前列腺静脉丛是相互交通的。注入背深静脉的材料能够到达所有盆静脉及其属支，包括椎静脉（图2-18和图2-19）。

膀胱前列腺动脉及其分支、**阴部血管**和**神经**以及**阴茎背动脉**的侧面观见图示。**盆腔**自主**神经丛**支配**前列腺上、下神经**，并通过**神经血管束**支配**阴茎海绵体神经**。

前列腺的淋巴引流

淋巴管由淋巴小管汇合而成，淋巴小管穿过肌细胞和纤维基质，走行在肌束和腺泡间，但多数情况下在上皮下组织中很难发现。每个淋巴管与其周围的淋巴管充分吻合形成不规则的小叶状网络，淋巴管穿出前列腺包膜后，管径逐渐增大（图14-43）。它们在前列腺鞘内形成了前列腺周围淋巴网络。来自前列腺尿道和射精管的血管与淋巴网络相通。3个淋巴回流途径分别在图中标记①、②和③。

途径1

主要淋巴管伴随着前列腺血管蒂的前列腺动脉分支离开前列腺。这些淋巴管对于前列腺癌的转移至关重要。与前列腺动脉尿道分支伴行的淋巴管也穿行于中央区和外周区之间，已经到达分区边界的肿瘤细胞可以在这里进入淋巴系统。

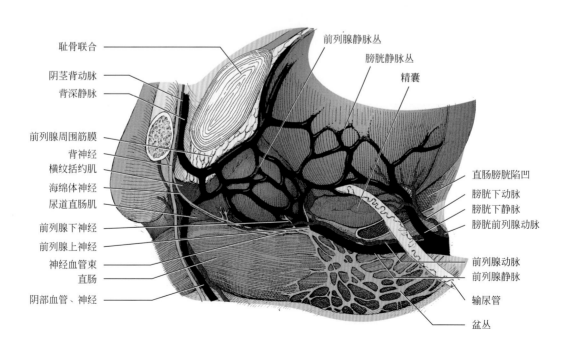

图14-42

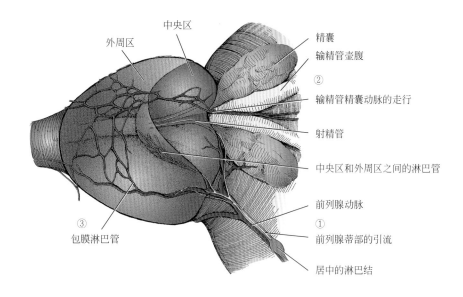

图中标注：
- 外周区
- 中央区
- 精囊
- 输精管壶腹
- ②
- 输精管精囊动脉的走行
- 射精管
- 中央区和外周区之间的淋巴管
- 前列腺动脉
- ①
- 前列腺蒂部的引流
- ③
- 包膜淋巴管
- 居中的淋巴结

图 14-43

途径 2

淋巴管伴随着**输精管精囊动脉**穿过含有**射精管**的**中央区**。射精管和淋巴管进入前列腺的实质部位呈舌状结构，是前列腺包膜表面前列腺鞘延伸形成的。

在显微镜下和超声图像下，这些管样组织使前列腺包膜看起来是内陷的，这些导管和前列腺鞘的延续进入了前列腺实质内，这种构造提供了更多的包膜边界。靠近区带边缘生长的肿瘤可以在肿瘤到达前列腺外周包膜之前将前列腺鞘顶起。因此，生长在中央区的肿瘤，即便组织切片中前列腺周围包膜以外未发现癌细胞，即肿瘤仍然局限在前列腺内，但肿瘤细胞仍可以自伴随着输精管动脉的淋巴管转移至前列腺外。

途径 3

集合淋巴管起源于前列腺周围组织鞘以内的**前列腺包膜淋巴网**，随前列腺主要动脉走行离开前列腺，这些动脉主要包括输精管精囊动脉，侧后方的前列腺动脉和直肠中动脉，以及前方的来自阴部内动脉的膀胱前列腺动脉分支。

区域淋巴结

通过对不同个体的淋巴管注射成像，发现盆腔淋巴结的引流路径在不同个体之间变异很大。最普遍的观点是前列腺淋巴液引流至盆腔淋巴链存在3条引流途径，见图14-43。

第一条引流途径是沿血管蒂的前列腺动脉。从前列腺的后下方伴沿直肠中动脉引流至**闭孔和髂内淋巴结**（图14-44）。第二条引流途径是由6 ～ 8个小的淋巴管组成3 ～ 4条主干，收集前列腺底部和近端后部的淋巴液，沿着精囊的内侧缘跨过输尿管后汇入**髂外淋巴结**。第三条引流途径是将狄氏筋膜覆盖的前列腺后部表面的包膜淋巴液引流至**骶前淋巴结**。另一条额外的且变异较大的引流途径是通过一条与阴部内动脉伴行的单一淋巴管引流前列腺前方的**髂内淋巴结**，紧邻阴部内动脉的起始部。然而，这4个主要引流路线沿途有许多汇入的淋巴结，在前列腺与其周围的膀胱、精囊、输精管和直肠的淋巴管之间有广泛的吻合交通支。

从手术经验来看，前列腺淋巴引流的主要位置在闭孔和髂外淋巴结。**闭孔淋巴结**及与之相关的髂内淋巴结走行于闭孔管内。髂外淋巴结约8 ～ 10个，可分为外侧、内侧和前组3群。内侧群是最重要的，外侧群并不持续存在。除了引流前列腺的后表面，这些淋巴结还接受下腹壁、阴茎、尿道膜部和膀胱底的淋巴液。髂内淋巴结不仅接受前列腺前表面的淋巴引流，还接受包括会阴和骨盆内其他器官的淋巴引流。作为前列腺淋巴引流的首站，骶骨

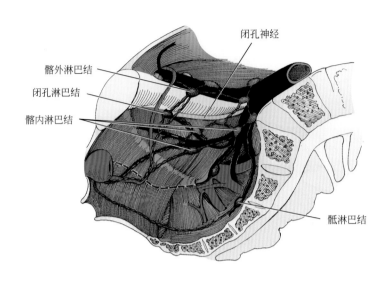

闭孔神经

髂外淋巴结

闭孔淋巴结

髂内淋巴结

骶淋巴结

图 14-44

和坐骨淋巴结不太重要，这些淋巴结在淋巴活检或淋巴清扫时往往被忽视。

前列腺的神经分布

前列腺神经来自交感和副交感神经的双重支配，也包括其他传入神经。

示意图（图 14-45A）

交感神经

前列腺交感神经来自贯穿**上腹下丛**的脊 L1 和 L2 水平节前神经（实线）。前列腺肌肉由交感干的节后纤维（虚线）支配，交感干位于膀胱和前列腺侧面的**下腹下丛（盆丛）**内。这些神经含有去甲肾上腺素和 Y 神经肽。

副交感神经

来自脊神经 S2、S3 和 S4 水平的**盆内脏神经**节前纤维经**下腹下丛（盆丛）**支配前列腺上皮的功能（虚线）。神经突触在**前列腺丛**换元后以节后纤维（短实线）分布至前列腺。这些是胆碱能神经，但一些包含有神经肽 VIP 的肽能神经也分布在前列腺和外括约肌。

躯体神经

来自脊神经 S2、S3 和 S4 水平的躯体神经（双线）通过**阴部神经**支配外括约肌。

神经分布（图 14-45B）

腹下丛支配**下腹下丛（盆丛）**，其交感神经再分出**膀胱丛**和**前列腺丛**。来自脊神经 S2、S3 和 S4 水平的交感神经汇合成**盆内脏神经**进入前列腺丛。交感神经的神经节和它们的节后纤维通过前列腺神经丛进入疏松的前列腺鞘。

每条**射精管**在进入前列腺的开口处神经都很丰富，并汇集成神经节，它们精囊和前列腺之间相互联系在形成**前列腺丛**。每个神经节含有大约 20 个神经元细胞。这些神经节分布在前列腺和膀胱之间的结缔组织中，作为**膀胱丛**发出神经纤维支配逼尿肌。

一个大的神经干组成**神经血管束**的一部分，并在盆侧筋膜和狄氏筋膜前层融合处向后外侧延续为**阴茎海绵体神经**。

前列腺神经纤维主要分布于前列腺上半部分的后表面（**主要分支**），除了少数纤维伴随**射精管**进入前列腺。神经纤维走行在前列腺包膜周围并随前列腺包膜血管穿透包膜进入前列腺。在前列腺尖部附近，有一些很小的**顶端分支**只在前列腺包膜中走行很短的距离就穿透前列腺包膜。

在性活动期间，副交感神经的刺激增加前列腺

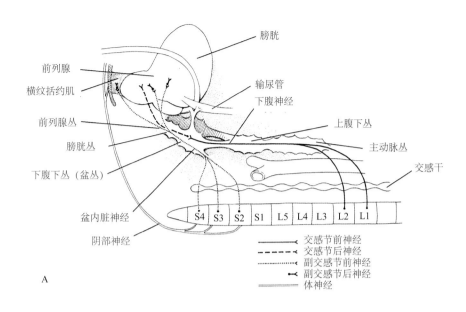

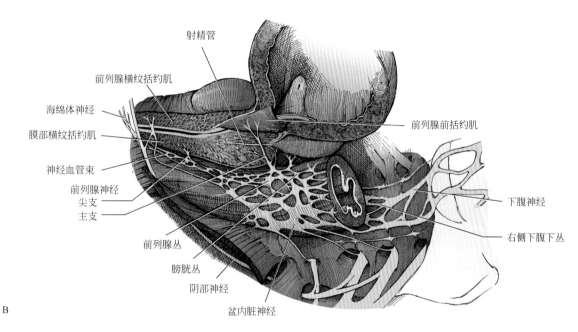

图 14-45

腺泡的分泌。交感神经刺激关闭了前列腺前括约肌，并使前列腺平滑肌收缩促使分泌物排入前列腺尿道（排泌）。躯体神经刺激球海绵体肌产生收缩力促使精液经过尿道排出体外（射精）。

神经血管束

　　海绵体神经与前列腺的关系在根治性前列腺切除术中至关重要（图14-46）。海绵体神经纤维穿过前列腺丛后与营养前列腺的神经和血管伴行在所谓的神经血管束内（图16-41）。神经血管束中的动脉是膀胱前列腺动脉的分支，不仅走行至精囊腺的后下缘和膀胱前列腺移行部，而且延续为尿道和前列腺包膜分支走行在疏松的前列腺周围组织内，最后穿透前列腺包膜。走行于侧后方的包膜动脉分支提供大部分的前列腺血供，它的周围都伴随着大量的神经组织，从而构成了神经血管束（图14-47）。神经血管束走行在前列腺的侧后方，在腹膜后结缔组织的中间层与外层（盆内筋膜）之间。

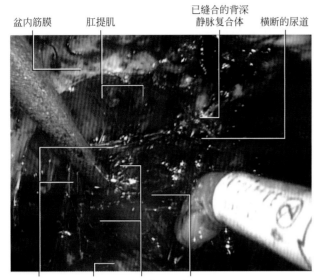

盆内筋膜　肛提肌　已缝合的背深静脉复合体　横断的尿道

向左侧回缩的神经血管束　牵向头侧的前列腺　前列腺侧筋膜　直肠

图14-46　神经血管束。图示来自机器人根治性前列腺切除术流程。背深静脉复合体和尿道已经分离。左侧前列腺侧筋膜（包含有左侧神经血管束）已经从前列腺表面游离并向左侧回缩。前列腺已经从直肠表面分离并向头侧牵拉，显露出下方的直肠（图由 Rabii Madi MD 提供）

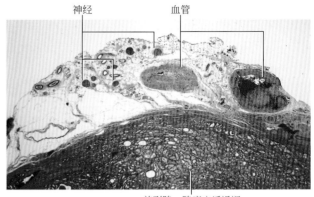

神经　血管

前列腺，腺癌广泛浸润

图14-47　神经血管束。根治性前列腺切除术后大体标本切面，肿瘤占据大部分前列腺组织，但局限在包膜以内。组织切面的一侧可见神经血管束分布

在耻骨后前列腺切除术中，切开盆内筋膜（盆侧筋膜）与中间筋膜相连的部位，可使神经血管束向侧方移位。相反，在经会阴前列腺切除术中，从后侧打开狄氏筋膜后，在盆内筋膜内侧平面继续游离，也可以使神经血管束向侧方移位。

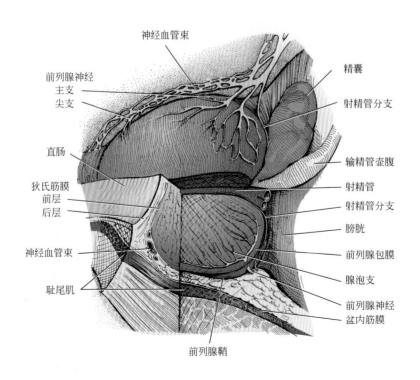

神经血管束

前列腺神经
主支
尖支

直肠

狄氏筋膜
前层
后层

神经血管束

耻尾肌

前列腺鞘

精囊

射精管分支

输精管壶腹

射精管

射精管分支

膀胱

前列腺包膜

腺泡支

前列腺神经

盆内筋膜

图14-48

前列腺内的神经分布

前列腺神经是神经血管束的一部分。它分为前列腺主支和前列腺尖部分支，还有单独一支伴随着射精管进入前列腺（图14-48）。神经进入前列腺后，在致密的平滑肌和构成前列腺包膜的结缔组织下潜行，随后分为小的腺泡分支沿着腺泡之间的肌纤维小梁分布。除了神经纤维外，副交感神经节也存在于前列腺内，其突触与节后分泌型神经节相连（图14-49）。在外周区和移行区之间的组织内没有发现神经分布。

神经周围间隙

在神经周围空间内，神经纤维周围有网状的结缔组织包绕，反过来，神经内膜与间隔的神经束膜相延续，由神经纤维组成神经束（图14-50）。神经周围间隙就分布在这些间隔内并包绕着神经纤维。神经束膜本身由扁平细胞层构成，向心性的分布在神经束周围，神经束越大，细胞层越多。这些细胞通过细胞质的延伸相互毗邻，构成屏障。然而，神经束膜的细胞层在每个神经纤维的末端减少为单层，并形成开放的袖口状。

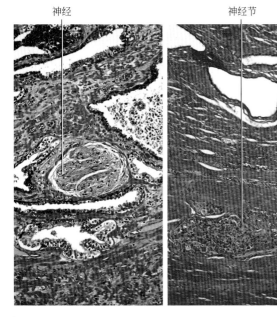

图14-49 前列腺内神经（左图），其形成的神经分支网络通常位于腺泡或导管区域附近。包膜神经节（右图），约在一半的根治性前列腺切除术标本中可发现，通常位于前列腺基底后外侧

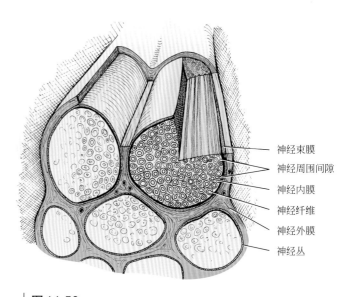

神经束膜
神经周围间隙
神经内膜
神经纤维
神经外膜
神经丛

图14-50

前列腺癌细胞的间接侵犯可能发生在神经纤维末梢。尽管存在结构性屏障，对于肿瘤细胞的侵袭并没有明显的抵抗力，肿瘤细胞通过神经束膜直接侵犯至周围神经间隙更常见。肿瘤细胞在神经周围间隙内形成与神经纤维相关的片状或小腺体样改变。当肿瘤细胞到达神经周围间隙时，通过穿透前列腺包膜的神经束将细胞播散至前列腺周围组织以及更远的地方。在这些神经传导通路中并没有发现淋巴管，因此神经周围淋巴管这一术语是错误的。

肿瘤细胞的扩散是通过细胞的持续增殖和穿透作用，栓塞并不常见。前列腺尖部的神经短小并接近括约肌，在肿瘤细胞沿着神经周围间隙越过前列腺包膜向外扩散时具有十分重要的作用。总之，前列腺外扩散不一定发生在肿瘤突破包膜的地方，它可能沿着支配肿瘤区域的神经干离开前列腺。

尿道括约肌

虽然许多解剖学家已经研究和描述了男性括约肌的机制，但目前许多认识仍然难以形成共识。括约肌肌肉在结构和功能上是密切相关的，仅仅从解剖学的角度难以解释所有的问题。不仅仅肌纤维的各种排列是复杂的，而且因为神经支配既要控制排尿又要控制射精，因此每条肌纤维的个体化神经支配也很复杂。

前列腺近端控制排尿的内括约肌被描述为膀胱颈括约肌系统的一部分（图13-64）。

构成

大多数研究认为前列腺括约肌机制至少包括5个部分，虽然命名各不相同（图14-3）。

解剖学最大的支持是发现了两条平滑肌括约肌（前列腺前括约肌和前列腺固有括约肌）和3条横纹肌括约肌（前列腺横纹括约肌、尿道膜部括约肌/前列腺尿道膜部括约肌和尿道外括约肌）。前列腺本身的功能在于维持膀胱颈的形态和前列腺前括约肌在控尿中的作用。

平滑肌括约肌

前列腺前括约肌和膀胱颈

前列腺前括约肌是形成**基底环**的膀胱壁**中层环形肌**的延续，但两者在胚胎学、形态学和功能学上是完全不同的。它由位于前列腺移行区尿道黏膜下的圆柱形平滑肌以及环形纤维组成。它环绕尿道的长度在1～1.5cm，终止于**精阜**上缘（前列腺前尿道末端）（图14-51）。近端包绕膀胱颈，并延伸至前列腺底部，形成连续的平滑肌。既往发现证实这个由单一平滑肌组成的括约肌是膀胱颈肌肉的一部分，远端与前列腺固有括约肌相连。

前列腺前括约肌纤维与邻近的逼尿肌纤维在形态学和功能学上明显不同，它们不仅体积小，而且混有弹性纤维和胶原蛋白，还有单独的交感神经去甲肾上腺素能末梢支配。其功能是为了维持膀胱颈口的控尿功能和防止逆行射精。

膀胱三角浅层

膀胱三角浅层是前列腺前括约肌的一部分，在尿道由细小的平滑肌细胞束组成纵向条带，走行于前列腺前括约肌的环形内表面，从膀胱三角浅层延续至精阜区域，并与射精管肌肉相延续。

神经支配

运动神经。前列腺前括约肌由交感神经系统的去甲肾上腺素能神经支配，与支配前列腺平滑肌的神经末梢一致。与支配膀胱和膀胱颈的副交感神经（含极少数去甲肾上腺素能）刚好相反。交感神经刺激不仅促进前列腺腺泡排空，同时还关闭前列腺前括约肌，防止前列腺肌肉组织收缩时出现逆行射精。在交感神经兴奋的情况下，膀胱逼尿肌收缩的同时括约肌并不能反射性松弛，会导致排尿的梗阻。

感觉神经。感觉传入神经从膀胱出口起始，经交感和副交感神经下腹下丛（盆丛）进入肠系膜下神经节，也可以由盆神经通过背侧神经根进入脊柱的腰骶髓。

被动前列腺括约肌

男性的尿控机制中，除了前列腺前括约肌外，

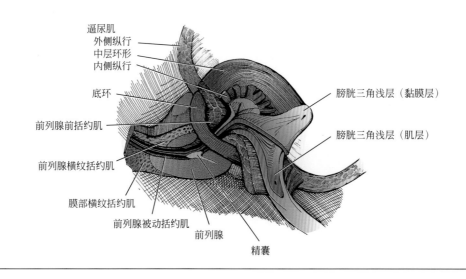

逼尿肌
外侧纵行
中层环形
内侧纵行
底环
前列腺前括约肌
前列腺横纹括约肌
膜部横纹括约肌
前列腺被动括约肌
前列腺
精囊
膀胱三角浅层（黏膜层）
膀胱三角浅层（肌层）

图 14-51

还依赖于前列腺尿道膜部远端的被动括约肌。它由紧密的平滑肌纤维和弹性纤维组织构成，呈半圆形分布在尿道膜部周围。这些肌纤维结构上与前列腺前括约肌纤维类似，但功能却与前列腺膜部括约肌相邻的横纹肌束相仿。另外，精阜远端与前列腺前括约肌的平滑肌内纵层是相延续的。

在尿道膜部远端，被动括约肌半圆形肌纤维深层变得更致密。在这里，内纵平滑肌层和前列腺横纹括约肌间形成一个环包绕着尿道。环形平滑肌纤维与环形走行的横纹肌纤维相互交融。虽然尿道膜部内的平滑肌纤维变薄，但在尿道球部的入口处平滑肌纤维仍然存在。

被动前列腺括约肌中的平滑肌并不是一个明确的括约肌器官，它贯穿整个前列腺尿道远端，与前列腺横纹括约肌的慢肌纤维交织在一起，提高尿道的闭合功能，完善被动控尿机制。前列腺增生手术后的排泄性尿道造影显示，在控尿指令下，受尿道膜部括约肌水平的随意活动可以随时终止尿流，但由于被动括约肌的肌张力，尿道闭合的部位逐渐下移。

横纹括约肌

自主的外括约肌机制包含两种不同的肌肉成分。一种是内部的前列腺膜部横纹括约肌，它由前列腺横纹括约肌和尿道膜部括约肌两部分组成；另一种是外部的尿道周围横纹括约肌。关于这些括约肌的几种不同命名列在表14-3中。

前列腺膜部横纹括约肌

前列腺膜部横纹括约肌可分为前列腺横纹括约肌和尿道膜部括约肌。实际上，这两种括约肌在解剖和功能上是相似的，可视为前列腺膜部横纹括约肌的前列腺部和膜部。它们对前列腺尿道的不同部分有特定的影响，因此，应该做必要的区分。

前列腺横纹括约肌

前列腺膜部括约肌的近端前列腺部分由横纹肌纤维构成，覆盖在前列腺的前方和侧方，形成**前列腺横纹括约肌**（图14-52）。它在前列腺前表面的肌层很厚，在前列腺侧方和后方横向穿行时，肌层逐渐变薄。肌束与前列腺前纤维肌肉基质融合，难以从前列腺表面分离开。膀胱颈附近的肌纤维常位于前列腺后外侧，并与膀胱颈纤维和三角区深层相延续。在膀胱颈远端，肌纤维斜向走行至前列腺的侧表面。在膀胱颈和前列腺尖部之间，肌纤维呈横向走行并包裹前列腺前表面，在前列腺远端，横纹肌呈片状包绕在除后方外的前列腺尖部。

前列腺横纹括约肌的远端向前延伸并与尿道膜部括约肌融合。来自肛提肌外侧的纵向走行的耻骨前列腺肌位于前列腺横纹括约肌的两侧，起到加强前列腺括约肌的功能。

如果前列腺的前联合发育缺陷，前列腺横纹括约肌的前列腺部可能在前列腺尖部远端与尿道直接相连，被动括约肌的平滑肌层也会缺失。在耻骨后

表14-3 尿道括约肌的命名

平滑肌括约肌
非自主括约肌，前列腺前括约肌、膀胱颈括约肌、前列腺平滑肌括约肌、内括约肌
被动括约肌，被动前列腺括约肌、被动平滑肌括约肌
横纹肌括约肌
前列腺膜部横纹括约肌
前列腺横纹括约肌延伸的横纹括约肌，前列腺尿道横纹收缩肌（Haines），前列腺收缩肌（Albinus），前列腺尿道括约肌（Kohlrausch），膀胱外侧括约肌（Cadiat）
尿道膜部括约肌，外括约肌，自主外括约肌，远端固有尿道括约肌（Gosling），固有外括约肌，壁内外括约肌
尿道周围横纹括约肌（耻尾肌）外侧固有尿道横纹括约肌，远端固有尿道横纹括约肌，尿道周围外侧肌肉，尿道周围横纹肌，尿道周围肛提肌

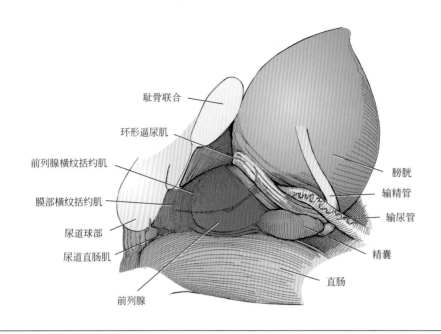

耻骨联合
环形逼尿肌
前列腺横纹括约肌
膜部横纹括约肌
尿道球部
尿道直肠肌
前列腺
膀胱
输精管
输尿管
精囊
直肠

图 14-52

前列腺切除术中很容易损伤到横纹括约肌。

尿道膜部括约肌

横纹括约肌的膜部部分位于前列腺部的远端（图 14-53）。它长约 2cm，宽约 0.6cm。肌纤维的走行比前列腺横纹括约肌更趋于环形，能够从括约肌前列腺部的纤维前交叉到会阴膜（尿生殖膈下筋膜）和尿道球部水平，完全环绕尿道。会阴中心腱为尿道膜部括约肌的止点。

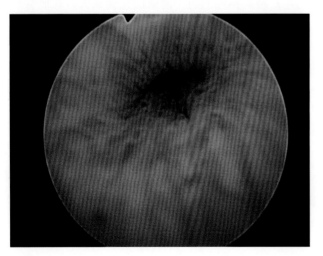

图 14-53 内镜下所见的尿道膜部括约肌（图由 William Larchian MD 提供）

肌肉类型

前列腺膜部横纹括约肌的肌肉类型不同于尿道周围横纹括约肌。尿道周围横纹括约肌属于骨骼肌，是耻尾肌的一部分。前列腺膜部横纹括约肌的许多肌纤维只有耻尾肌长度的 1/3，并且是抗疲劳、慢收缩的纤维，通常含有较多的脂质和线粒体成分（Ⅰ型纤维）。这些纤维对于重复刺激有不同的反应。为了维持控尿，它们不仅不易疲劳，并且可以长时间地维持后尿道张力，同时还能够适应持续的逼尿肌收缩。

神经支配

前列腺和膜部横纹括约肌完全由躯体运动神经支配。人类的横纹括约肌并没有自主神经分布。体神经支配来自 S3 的腹侧根，部分 S2 的神经根也参与其中。由盆内脏神经分支延续而来，并传递至下腹下丛。尿道内括约肌的神经支配与尿道外括约肌（耻尾肌）的神经支配是不同的，后者受主要来源于 S2 腹侧根的阴部神经支配。因此，阴部神经阻滞不影响内括约肌的功能，而只是使尿道周围括约肌和盆底停止活动。

尿道横纹括约肌的感觉通过阴部神经及 S2 传递，很少通过 S3 传递，并汇集于 Onuf 节点中央。

提肌系统的尿道周围肌肉

尿道周围横纹括约肌（尿道外括约肌）由**耻尾肌**的内侧部组成（图14-54）。它在神经学和解剖学上不同于前列腺和膜部横纹括约肌，一条连续的结缔组织膈将其从**尿道膜部括约肌**中分开。

尿道外括约肌的肌纤维是慢肌纤维和快肌纤维的混合。与那些临近括约肌的、含有大的Ⅱ型快肌纤维的肌纤维相比，尿道外括约肌的肌纤维直径更粗。这些肌纤维增加了尿道的闭合速度和力量，当咳嗽、紧张或有意识地终止排尿时，这些肌纤维参与协助前列腺膜部括约肌的控尿活动。而尿道外括约肌的大部分纤维是慢肌纤维，提供维持前列腺、膀胱和直肠正常位置所需的张力，同时也确保其他括约肌正常有效的生理机制。尿道外括约肌主要功能是联合耻尾肌和肛提肌的其他分支，从盆底获得连续的肌电活动，这种肌电活动在排尿之前终止。耻尾肌主动松弛会使前列腺和膀胱下降，并作为逼尿肌反射性收缩的信号。而主动收缩将会停止排尿并抑制逼尿肌的收缩，当紧张和咳嗽时会反射性的上提前列腺和膀胱，抑制排尿。此外，在前列腺横纹括约肌保持尿道闭合的作用机制中，尿道周围的肌肉作为括约肌发挥了很好的补充作用。

尿道外括约肌作为肛提肌系统的一部分，主要受来自脊神经S2腹侧根的阴部神经支配。

前列腺膜部和尿道外括约肌受不同的神经支配，我们可以通过测定横纹括约肌的活动来进行评估，为患者选择不同的膀胱起搏器。而前列腺横纹括约肌内的电极放置不准确时会导致错误的肌电图结果。

尿道括约肌的神经支配

前列腺括约肌神经支配

自主神经

前列腺前括约肌的平滑肌和前列腺平滑肌的神经支配来源于交感神经脊神经L2和L3，穿过交感神经节，沿着第3和第4腰神经到**上腹下丛**和**左右腹下丛**（图14-55）（示意图见图14-45A）。这些节前神经突触与交感神经短α肾上腺能节后神经相连，这些神经元分布在直肠、膀胱、前列腺和精囊侧面的**下腹下丛**。

躯体神经

支配**前列腺**和**膜部横纹括约肌**的神经来自脊神经S2和S3**盆丛**的**盆内脏神经**分支。尿道周围横纹括约肌（耻尾肌）的神经支配来自S2脊神经根的**阴部神经**。

尿控

在去甲肾上腺素能交感神经的支配下，膀胱内括约肌在膀胱颈口处实现控尿。尿道平滑肌的一些纵行的肌纤维也受同样的神经支配。前列腺电切术

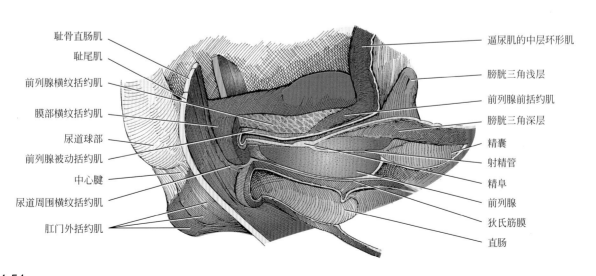

耻骨直肠肌
耻尾肌
前列腺横纹括约肌
膜部横纹括约肌
尿道球部
前列腺被动括约肌
中心腱
尿道周围横纹括约肌
肛门外括约肌

逼尿肌的中层环形肌
膀胱三角浅层
前列腺前括约肌
膀胱三角深层
精囊
射精管
精阜
前列腺
狄氏筋膜
直肠

图14-54

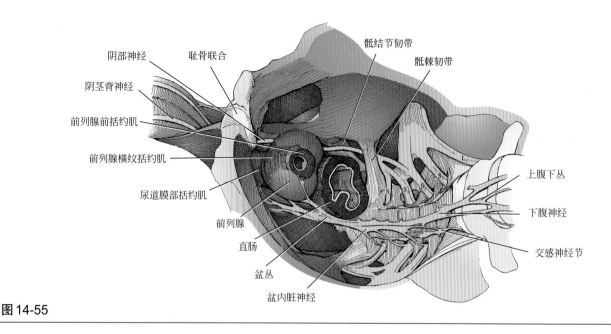

阴部神经　　耻骨联合　　骶结节韧带　　骶棘韧带

阴茎背神经

前列腺前括约肌

前列腺横纹括约肌

尿道膜部括约肌

前列腺

直肠

盆丛

盆内脏神经

上腹下丛

下腹神经

交感神经节

图 14-55

后膀胱颈口肌肉会缺失，同样由去甲肾上腺素能神经支配的尿道环形平滑肌作为被动括约肌可产生收缩，维持膀胱内括约肌缺失后的尿控。前列腺膜部括约肌含有慢肌和快肌纤维，慢肌纤维接受躯体神经支配产生被动活动。尿道周围横纹括约肌也受躯体神经支配，能够随意中断排尿。

尿控的实现可以归因于每一个括约肌的活动机制。此外，与前列腺前括约肌相延续的膀胱颈系统在膀胱颈的控尿中起重要作用。在结构学上，膀胱颈括约肌系统并不是真正意义上的括约肌，但在功能学上，膀胱颈可以将尿液维持在膀胱颈以上的水平，因此我们通常称之为"内括约肌"。它由平滑肌和弹性纤维组成，通过挤压柔软的黏膜形成皱襞实现控尿。当膀胱充盈时能够反射性地增加这个"括约肌"以及前列腺前括约肌的张力。前列腺前括约肌的主要功能在于受到α肾上腺素能的刺激后，在射精时关闭前列腺尿道，防止逆行射精。

前列腺膜部横纹括约肌可将前列腺尿道的前壁压向后壁，在膜部提供更有效的括约肌功能。这种作用机制与盆底尿道周围横纹括约肌的作用一样。受到肛提肌系统的驱动，盆底的收缩不仅抬高了膀胱底，延长了后尿道，对尿道膜部也产生收缩作用。尿道膜部的收缩可以抑制来自盆腔短神经元的逼尿肌运动神经核，从而反射性地抑制膀胱收缩，而有意识地放松盆底，促进逼尿肌收缩。

精囊、射精管和输精管

精囊和相关的导管

位于膀胱后方的**精囊**位置很低，有一部分可通过肛门指诊触及（图 14-56）。精囊长约 5cm，但其头部可延伸至输尿管的末端甚至到达腹膜水平。精囊的每个囊腔都是一个导管，展开可达 12cm 长；容量在 3～4mL 之间（图 14-57）。纤维基质将导管折叠成线圈样，其内包含颈部短宽的扁平膜囊（支囊）（图 14-58）。根据主干导管和扁平膜囊的不同构成可将精囊分为不同的类型。

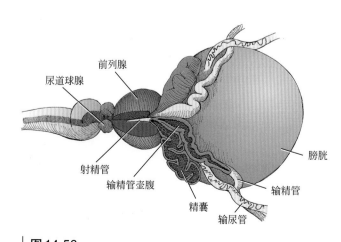

前列腺

尿道球腺

射精管

输精管壶腹

精囊

输尿管

膀胱

输精管

图 14-56

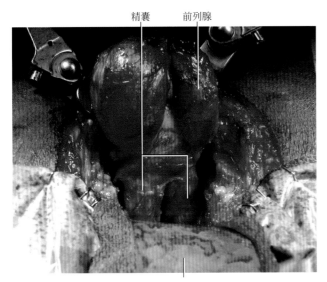

图 14-57 经会阴根治性前列腺切除术（接近完成）。精囊已经从周围组织中分离出来（图由 Nehemiah Hampel MD 提供）

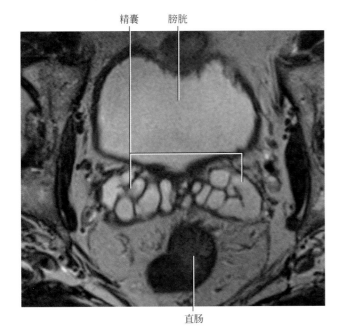

图 14-58 核磁共振成像（MRI）轴位图显示精囊与膀胱、直肠的位置关系（图由 Raj Paspulati MD 提供）

方的裂隙进入前列腺腺体。射精管管壁含有平滑肌（图 14-60），末端止于精阜。射精管鞘有环形和斜行的纤维，可以防止精液逆流。两侧的射精管汇合后止于尿道内的精阜（图 14-61）。

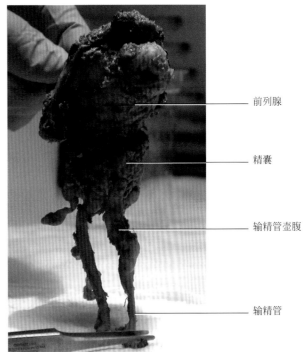

图 14-59 根治性前列腺切除术标本（在大标本切片行组织病理学评估之前的整体观，已经福尔马林固定）。图中显示了输精管、输精管壶腹、精囊和前列腺的位置关系（图由 Annette Trivisonno 提供）

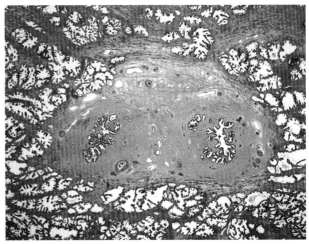

图 14-60 射精管。成对的射精管走行于前列腺中央区组织内。射精管周围由稀薄的肌层组织包绕。射精管壁的上皮细胞与精囊腺的上皮细胞来源相同

精囊的囊腔被包裹在肌纤维鞘内，与走行在内侧的**输精管壶腹**以锐角汇合，汇合处精囊囊腔变窄（图 14-59），形成长约 2.2cm 的**射精管**。射精管与伴随的血管、淋巴管和神经一起通过前列腺底部后

前列腺尿道

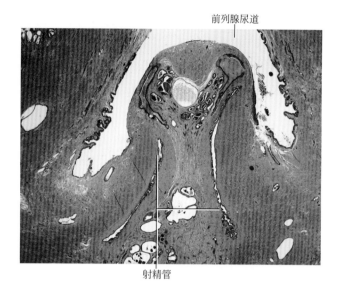

射精管

图 14-61 精阜。精阜表现为前列腺尿道内的一个隆起或抬高，射精管从精阜两侧开口于前列腺尿道

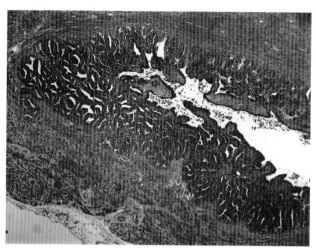

图 14-62 精囊。一个正常精囊腺的低倍镜下观显示了厚的肌层组织包绕在复杂的管状乳头状结构周围，并与一个大的中央管腔毗邻（引自 MacLennan GT, Resnick MI, Bostwick D: Pathology for Urologist. Philadelphia, Saunders, 2003.）

　　射精管在前列腺底部形成一个平缓的曲线。当它接近尿道时，其走行与尿道腔的轴线平行。这种走行方式可能是一种瓣膜机制，在排尿时射精管开口主动关闭，而射精管与尿道交界处没有发现明显的括约肌。射精管以一种黏膜折叠的方式开口于精阜，有助于防止精液的逆行。

　　精囊 有 3 层：①疏松层（areolar）；②肌层；③黏膜层。和输尿管一样，肌层又分外侧纵行和内侧环形两层（图 14-62）。精囊的肌层只在射精前活动。黏膜层柱状上皮和环状细胞分泌的液体组成了射出精液的主要成分（图 14-63）。其内含有凝固酶和提供精子营养支持的果糖。

　　精子利用输精管肌肉的活动从附睾进入输精管壶腹。射精时，精子迅速通过射精管进入前列腺尿道。伴随着精囊的收缩，储存的精囊液与精子一起排入尿道。

　　精囊的*血供* 来自输精管精囊动脉（图 14-40）。该动脉来源于膀胱上动脉，更多时候来源于髂内动脉分出脐动脉的起始部。输精管精囊动脉从输尿管前方经过时，发出分支供应局部输尿管。该动脉在精囊处分成 3 个分支：①一支到膀胱；②一支到输精管；③最大的一支到精囊的前表面。这支精囊前表面的动脉在精囊表面分散开，供应精囊的前部。精囊血供的另一个主要来源是精囊后动脉，来源于自膀胱前列腺动脉，或者直接源于臀部阴部干。它

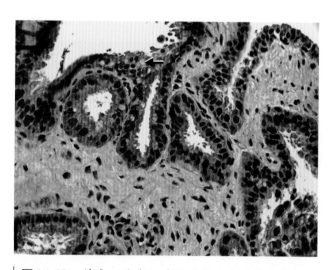

图 14-63 精囊。许多细胞的胞浆内有明亮的金色脂褐素颗粒（箭头所示）。精囊细胞可能表现为惊人的非典型细胞系特征，包括核深染、核异型性、核内包涵体、多核和大核，但它们缺乏核仁和有丝分裂活动（引自 MacLennan GT, Resnick MI, Bostwick D: Pathology for Urologist.Philadelphia, Saunders, 2003.）

的小分支供应精囊的后部，并与精囊前动脉的分支间有吻合支。*静脉回流* 通过与动脉伴随的静脉，经过前列腺静脉丛回流入髂内静脉。

　　输精管 起始端离开附睾尾部时呈弯曲状，从

睾丸后方和附睾内侧上行时呈笔直状。穿过腹股沟管之前，输精管位于精索的后方。在腹股沟管内环口处，它与精索的血管分开，从腹壁下血管的外侧穿行。跨过髂外血管后，输精管在腹膜下方朝向脐动脉、闭孔血管和神经以及膀胱侧血管蒂的中线浅表方向走行。在输尿管内侧，输精管尾端穿行于膀胱的后方和精囊上半部分的前方。沿着精囊中部向下，输精管在更靠内侧的位置开始变宽和变得弯曲（壶腹），在前列腺后方靠近对侧的输精管并与精囊导管汇合形成射精管。

输精管被覆表浅的疏松层。管壁厚且富含肌肉，包括外层的纵行肌和内层的环形肌。管腔小，内覆柱状上皮（图17-35和图17-36）。

精囊和输精管的淋巴引流

精囊的黏膜层和肌层由单独的淋巴系统引流。到达精囊表面后，它们汇合成一个由许多带有瓣膜的大淋巴管组成的淋巴丛。淋巴丛与前列腺淋巴管汇合后再引流到髂内淋巴结和髂外淋巴结的中间链。这些淋巴管还与输精管、前列腺、膀胱和直肠的淋巴管之间有丰富的吻合支。

来自输精管的小淋巴管可经过与输精管动脉伴随的淋巴管引流入髂外淋巴结。输精管远端的淋巴管和附睾以及临近的前列腺、膀胱的淋巴管之间都有吻合支。

（吕　蔡译　孟一森审　胡　成校）

女性生殖道和尿道

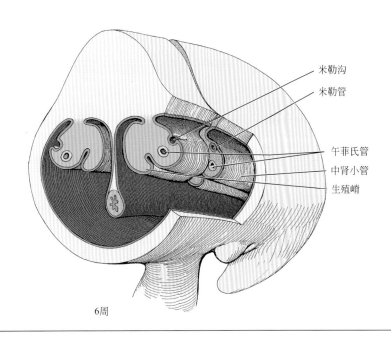

米勒沟
米勒管

午菲氏管
中肾小管
生殖嵴

图 15-1　　　　　　　　　　6周

生殖器官包括两个卵巢的每块肌肉，都具有女性的功能。

——GOLDSMITH

Nat.Hist. Ⅶ.42,1774

女性的膀胱颈短，利于快速排尿。

——LANFRANC

1400.

女性生殖道和尿道的发育

泌尿生殖道发育中男女性的许多共性问题已在第14章描述，在此仅讨论女性特有的发育和结构特征。

女性生殖道

米勒管

孕6周末，中肾头侧出现一覆有上皮的沟，即**米勒沟**（图15-1），它在中肾管后面的肾胚芽内形成，随着两侧边缘的闭合发育成**米勒管**（中肾旁管）。

米勒管与午菲氏管的关系

米勒管游离的头端是输卵管原基。**卵巢**在米勒管的内侧形成（图15-2A）。此时**后肾**已形成肾脏，通过**输尿管**与**尿生殖窦**相连。

肾脏"上升"，被**肾上腺**覆盖（图15-2B），**圆韧带**连同米勒管汇合进入腹股沟管。

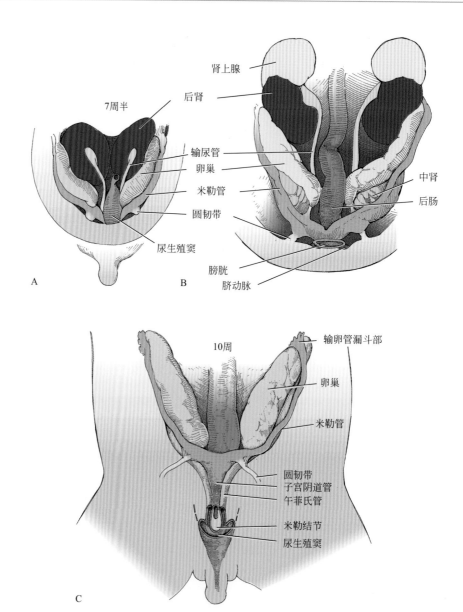

图 15-2

融合的**米勒管**尾部形成**子宫阴道管**，然后发育成子宫和阴道（图15-2C）。米勒管游离的开放末端将会形成输卵管**漏斗部**，并和**卵巢**一起下降到由腹膜皱褶形成的阔韧带中。

融合的米勒管生长锥位于两侧午菲氏管的中央，二者均在**米勒结节**（米勒小丘）处上进入**尿生殖窦**。这两个管道系统相互关联，实验性抑制午菲氏管将会阻碍米勒管的进一步发育。

米勒结节

米勒管融合形成**椭圆囊索**（utricular cord），随

后此索中空化（图15-3A），在膀胱尿道管和尿生殖窦骨盆部的汇合处，紧密贴合在**尿生殖窦**的背侧壁。

尿生殖窦的被覆上皮局部增生，与椭圆囊索上皮相连形成**窦椭圆囊索**（sinoutricular cord），它是由窦内胚层和午菲氏管及米勒管上皮共同组成（图15-3B）。这种组合形成**米勒（窦）结节**（图14-3）。椭圆囊索将形成阴道，尿生殖窦上皮形成阴道口。

中肾管的开口闭锁，随之管腔慢慢退化。

当尿道从后肠分离，尿生殖膜穿孔形成尿生殖

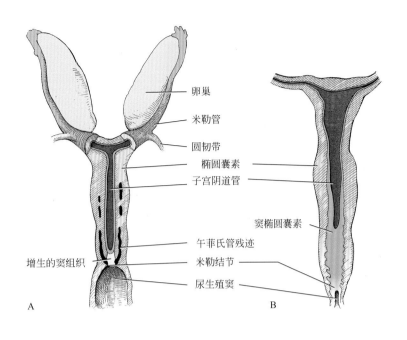

卵巢

米勒管

圆韧带

椭圆囊素

子宫阴道管

窦椭圆囊素

增生的窦组织

午菲氏管残迹

米勒结节

尿生殖窦

A   B

图 15-3

口，膜以上的尿生殖窦缩短，阴道和尿道形成各自的开口，直肠和肛门向后移位为独立的阴道开口让出空间。

在尿生殖窦附近膀胱直肠之间，午菲氏管融合形成生殖索，它从冠状面分隔盆腔，在膀胱后面的腹腔内形成一个窝，对于女性，这里作为尿道膀胱窝持续存在，在男性则退化。

子宫阴道的发育

子宫和阴道来源于融合的米勒管的管道部分，米勒管的原基本身会发育成子宫内膜上皮，附近的间充质则会形成子宫内膜基质和平滑肌层。若米勒管融合不完全，则会形成双子宫和有隔阴道（图15-4和图15-5）。

出生时子宫颈是子宫体的两倍大，出生后二者各变小了66%和37%。

随着午菲氏管的退化，米勒管头侧未融合的部位开始发育。在发育成熟过程中，盆腔增宽，以便为输卵管形成时提供更大的横向空间，米勒管融合但是其近端部分作为**子宫管**仍然开放（图15-6A）。盆腔的增大使尿生殖窦与子宫部距离增加，为**阴道**的发育提供空间。

阴道起初是实性的，是间充质中上皮内细胞的增生而形成的实性上皮**椭圆囊索**。

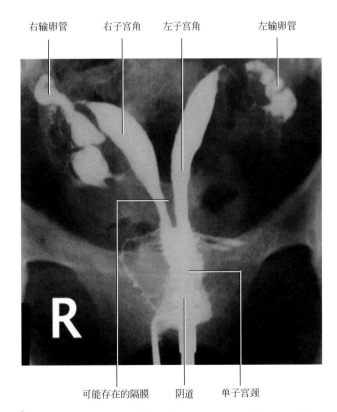

右输卵管   右子宫角   左子宫角   左输卵管

可能存在的隔膜   阴道   单子宫颈

图 15-4 子宫的异常发育可能是由于米勒管正常融合的失败或部分米勒管的发育异常。此患者因不孕就诊，发现单阴道单子宫，造影剂在子宫颈管内勾勒出一个可能存在的隔膜结构，它分隔两侧宫角，还不清楚是否有稍具隔膜子宫或单颈双角子宫的存在（图由James Liu MD提供）

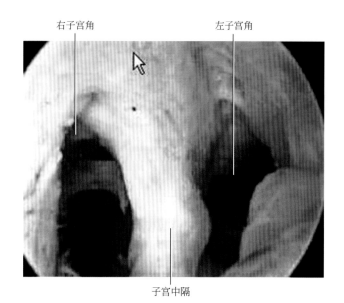

右子宫角　　　　　左子宫角

子宫中隔

图15-5 宫腔镜下示有隔子宫，与图15-4检查结果一致，隔膜不完全分隔子宫内膜腔。隔膜在内镜下被切除（图由James Liu MD提供）

继而，由于**上皮**的退化，**椭圆囊索**内出现空腔，直至20周末，**阴道**形成完全的管腔性结构（图15-6B）。

如果管腔形成不完全或上皮未能进入到间充质，会出现阴道闭锁。它也可以继发于子宫颈到尿生殖隔之间这段米勒管的异常发育，在正常阴道口的地方只出现一个表浅凹陷。这样月经初潮的时候往往会出现阴道积血。如果米勒管的远端完全没有形成，整个子宫可能也会缺如。

至第20周，**子宫颈的位置**已经确定，而阴道和尿生殖隔连接处的标志是**处女膜**。尿生殖窦窦结节以下的部分退化，变成**阴道前庭**，此时窦结节位于处女膜水平。通常处女膜是有孔的，但也可能因没孔而使阴道封闭。在会阴水平**尿道**和阴道被**尿道阴道隔**分隔。

随着米勒管的融合，腹膜在冠状面形成阔韧带，使后面出现直肠子宫（Douglas）陷凹，前面出现子宫膀胱窝。在阔韧带中间充质增生形成宫旁的结缔组织和平滑肌。

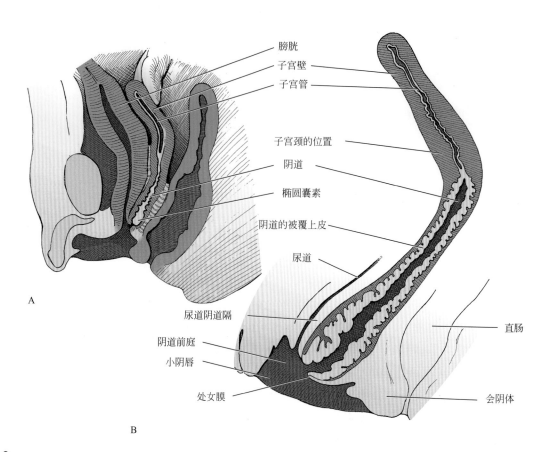

膀胱
子宫壁
子宫管
子宫颈的位置
阴道
椭圆囊素
阴道的被覆上皮
尿道
尿道阴道隔
阴道前庭
小阴唇
处女膜
直肠
会阴体

A

B

图 15-6

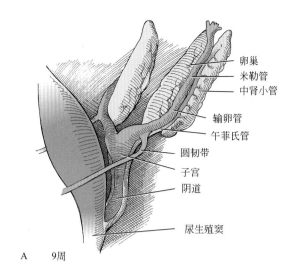

A 9周

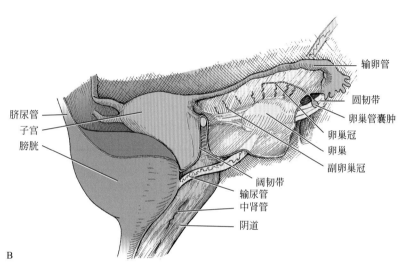

B

图 15-7

午菲氏管的演变

第9周时，**中肾小管**与**午菲氏管**持续相连，此时午菲氏管延伸到**子宫**和**阴道**旁的**尿生殖窦**（图15-7A）。

中肾管和中肾小管的残余结构位于米勒管旁。上生殖部变成**卵巢冠**和**卵巢旁体**（图15-7B），来源于先前的午菲氏管游离头部形成**卵巢囊状附件**或称棘球囊。

随着中肾管的退化，约1/5女性的子宫颈或阴道壁上会出现中肾管的残余，Gartner管。因为**输尿管**来源于中肾管，输尿管芽的萌出过晚会导致输尿管口异位于Gartner管沿线甚至包括阴道口（图13-10）。

男性睾丸引带的同源结构即腹股沟皱褶内的部分间充质，它位于卵巢韧带上方和**圆韧带**的下方，圆韧带继而与子宫相连。卵巢韧带形成了引带的近端部分，圆韧带作为引带的终末端最终进入腹股沟管。男性鞘状突的同源结构是阴道囊（Nuck管），它延伸至大阴唇，只是在出生后才闭锁。

女性性腺发育

第7周时随着上皮和间充质的分化，卵巢起源于生殖嵴。首先，体壁上皮不仅形成髓索，而且也形成了卵巢网。上皮索（皮质索）分布不规则，仍与生殖嵴表面相连，并和深部髓索一起形成卵巢网。与睾丸生殖细胞从精原细胞发育为精子的活跃性相比，卵巢原始生殖细胞在皮质的上皮索中增殖，并且在卵巢的发育中保持不变。约16周时，在位于X染色体短臂的女性基因影响下，皮质索被分隔成细胞巢，即原始卵泡，其内含一个被单层卵泡细胞包绕的卵原细胞。当它变成初级卵母细胞并被卵泡细胞覆盖时，形成初级卵泡。

围产期卵泡在多层粒层细胞中生长，并形成内层的细胞鞘和外层的纤维鞘。出生后的3～6个月卵泡退化，青春期后又开始活跃起来。

卵巢表面的单层生殖上皮与覆盖在卵巢表面由纤维结缔组织构成的白膜截然不同，随着卵巢发育出系膜，即卵巢系膜，它和中肾分离。在第3个月末已降入盆腔，继而扭转至侧面。

午菲氏管和米勒管男女性生殖道结构演变见表15-1。

表15-1　午菲氏管和米勒管原基起源的生殖道结构演变

男性	女性
生殖嵴	
睾丸	卵巢
曲细精管（髓质）	*Pflüger管*
睾丸网	*卵巢网*
睾丸引带	圆韧带
午菲氏管源性	
中肾小管	
输出小管	*卵巢管*
迷管	迷管
旁睾	*卵巢旁体*
中肾管	
输尿管、肾盂和肾脏集合小管	输尿管、肾盂和肾脏集合小管
膀胱三角	膀胱三角
附睾管	*卵巢冠管*
输出管	*Gartner管*
射精管	
精囊	
附睾附件	*囊状附件*
米勒管源性	
睾丸附件	*卵巢冠囊肿*
	输卵管
	子宫
精阜	子宫颈和阴道上部
尿生殖窦源性	
膀胱	膀胱
精阜以上的尿道	尿道
前列腺椭圆囊	
精阜以下尿道	阴道下部和前庭
精索	处女膜
尿道膜部	
尿道海绵体	
尿道球腺（Cowper腺）	前庭大腺（Bartholin腺）
前列腺	Skene尿道旁腺
外生殖器	
阴茎头	阴蒂
尿道海绵体底壁	小阴唇
阴囊	大阴唇

注：1.解剖结构残迹以斜体标出。

2.引自Gray SW.Skandalakis JE: Embryology for Surgeons.The Embryological Basis for the treatment of Congenital, Philadelphia, WB Saunders Co,.1972。

女性尿道

女性尿道肌组织的发育

发育早期（约第 3 周），不论是男性还是女性胎儿，膀胱颈、膀胱三角和尿道腹侧的肌组织都很相似。

尿道平滑肌群 包绕除了背侧以外的尿道中段部分，因为在这它插入了膀胱三角浅层肌区的延伸处。而且在尾部，插入到一个与男性尿道膜部背侧肌相似的背侧结节。尽管一开始随着阴道的生长，部分阴道原基周围的平滑肌未能向背侧延伸，但仍保留了少量与尿道侧壁或尿道阴道隔相连的平滑肌群。

尿道横纹肌群 从膀胱底至会阴是连续的，它包括两部分，一部分分布在尿道周围，另一部分分布在尿生殖窦周围。这两部分肌组织在早期发育，以后也基本上未发生变化。但在盆底的尿生殖括约肌底部的延伸是个例外，它会向侧面延伸与耻骨联合降支相连。

即使起初间充质完全包绕了尿道，但在尿道背侧头部形成的肌束是不完整的，它们在背侧起始的位置完全开放。而尾部的肌束覆盖阴道两侧并插入尿生殖隔。

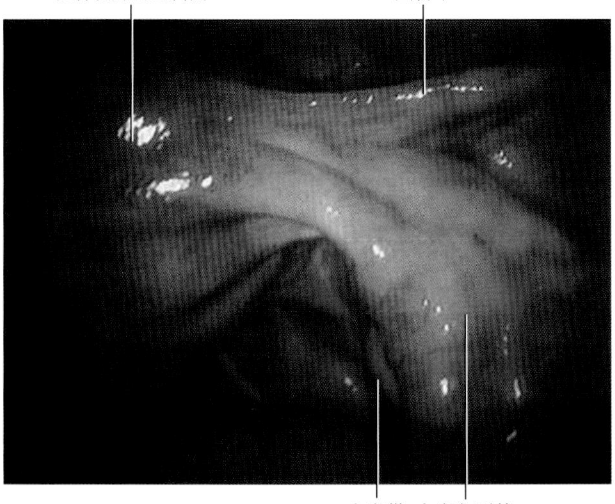

发育异常

午菲氏管的早期发育失败和相继而来的与它紧密相关的米勒管发育失败，可能导致一侧输卵管的全段或中段缺如，对侧会发生单角子宫和单侧肾脏发育不全（图 15-8）。

米勒管融合至午菲氏管会导致异位输尿管，它与输尿管阴道管相通，该情况占女性输尿管异位病例的 1/3。

（牛海艳 译　张金山 审　　白志明 校）

女性生殖道、尿道和括约肌：结构与功能

生殖道

外生殖器

外生殖器（外阴）是女性外生殖器数个部分的整体。

阴蒂，与阴茎同源，通过**小阴唇**的前延伸部分在前后分界，形成背侧的**阴蒂包皮**和腹侧的**小阴唇系带**（图 15-9）。海绵体在末端 2.5cm 是连续的，然后分叉成为由坐骨海绵体肌覆盖的下肢，固定到耻骨和坐骨支。悬韧带将阴蒂固定于耻骨。**阴蒂头**为其末端。阴蒂只含有两个勃起体，在阴蒂的腹侧面上的球状连接处是一个尿道海绵体的残留远端。近端部分由在阴道口两侧的狭窄管状物组成，称为前庭球，此结构覆盖球海绵体肌。

阴阜是脂肪结构，覆盖耻骨联合。**阴毛**在青春期从阴阜开始发育。男性阴囊同源物**大阴唇**，是阴阜至会阴富含脂肪的皮肤大褶皱。它们是圆韧带的终止点。

发育良好的左宫角　　　　圆韧带

右卵巢　右宫角原基

图 15-8　米勒管的不完全融合及发育不良　图中在腹腔镜下可见一个双子宫，左侧是正常宫角，右侧未发育的宫角。未发育的宫角可与阴道相通，也可不与阴道相通。但大多数都是不相通的（图自 James Liu MD）

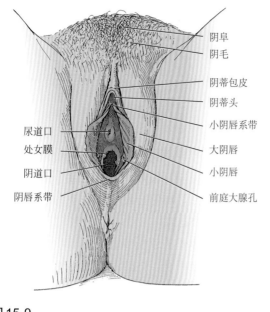

图 15-9

　　前庭区尿道口和**阴道口**位于无毛无脂皮肤折叠之间，此褶皱为小阴唇。前庭小腺位于阴道前庭后部，阴道口附近的皮下。前庭窝是阴道口到阴唇系带之间的船形凹陷。**小阴唇**，与男性包皮同源，向后连接成为阴唇系带。

　　阴道口开口于阴道前庭窝下方。**处女膜**由黏膜褶构成，位于阴道入口处。男性的尿道球腺即**前庭大腺**（Bartholin 腺）。

　　女性外生殖系统的血管和神经分布跟男性的相似（见第16章）。大多数阴户的淋巴结引流至腹股沟浅腺体的表内组，阴蒂的淋巴引流则跟男性阴茎的淋巴引流相似。阴户和临近的会阴部的皮肤感觉由股后皮神经的会阴支传导。

卵巢、子宫及相关韧带

　　卵巢。**卵巢**悬挂于卵巢窝内，卵巢窝是位于腹膜后的陷凹，以闭锁的脐动脉、输尿管以及髂内动脉为界。

　　虽然卵巢移动度很好，但是实际上卵巢悬挂在骨盆漏斗韧带上（即卵巢悬韧带），它的前方通过卵巢系膜与阔韧带后方连接固定，它的下方通过卵巢韧带与子宫角相接（图15-10）。

　　子宫。子宫的长度是它的厚度的3倍，宽度是厚度的2倍。子宫颈内口平面的缩窄把子宫分成了

两个部分：位于上面比较大的**子宫体**和位于下面的比较小的**子宫颈**。在子宫颈的圆形顶端，子宫颈管的终端被叫作子宫颈外口，开口于阴道内。子宫在子宫体与子宫颈交界处下凹，使得80%的子宫体方向相对于子宫颈更加垂直。子宫颈与阴道壁连接处形成的直角使得子宫颈外口刚好与后阴道壁毗邻。

　　子宫系膜属于阔韧带的一部分，它连接了卵巢和卵巢韧带，并且把子宫体部与骨盆壁相连。宫骶韧带是由与骶骨前部相连的直肠子宫襞形成的。**圆韧带**是由在阔韧带中穿过的扁平的带状物组成的。这些带状物从子宫的外侧角出发，穿过**腹股沟管内环口**终止于大阴唇的脂肪组织内。

　　输卵管。输卵管（fallopian）从子宫侧面发出，同时标记形成子宫体上方圆形的区域，即为子宫底的范围。

　　部分阔韧带成为输卵管的一部分，且延伸至输卵管系膜，输卵管系膜支持着输卵管。

　　子宫颈阴道上部前面与膀胱毗邻，中间仅间隔一层向前延伸的宫旁结缔组织，这一层组织因为从两边的阔韧带之中延续而出，从而更加的突出。

　　陷凹。腹膜内衬的**膀胱子宫陷凹**位于子宫体前方。在后上方，子宫被脏层腹膜覆盖。此处与直肠旁的壁腹膜和其上的脏层腹膜形成了位于子宫背侧的**直肠子宫**（Douglas）**陷凹**。该陷凹的底部通常位于阴道的背部穹窿附近，因此仅对背侧阴道壁的小块区域提供腹膜覆盖。源于腹膜后结缔组织内层的两层筋膜，在毗邻的腹膜层融合后（融合筋膜）保留下来，于直肠筋膜尾部形成直肠阴道隔，这与男性狄氏（Denonvilliers）筋膜前层的起源与分布类似（图14-17和图14-19）。

　　子宫颈阴道部插入阴道前壁，被阴道穹窿包围。穹窿具有前浅凹（腹侧穹窿）和后深凹（背穹窿），其深度源于阴道后壁较长。侧凹则形成侧穹窿。

　　子宫壁。子宫壁主要由平滑肌纤维组成，子宫肌层分为3层：①外纵层与输卵管、圆韧带和卵巢韧带的纤维相连续；②中间环形层；③内部纵向层。其内衬黏膜，即子宫内膜；部分覆盖腹膜，即子宫浆膜层；部分覆盖结缔组织，即宫旁组织。

　　输卵管。两根**输卵管**（fallopian），每根长度10～12cm，走行于阔韧带上缘至**卵巢**，通向子宫外角。输卵管分4部分：①间质部，潜行于子宫壁

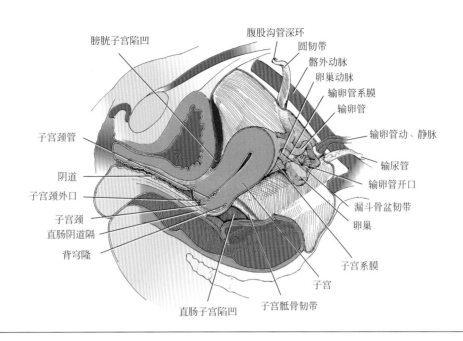

图 15-10

内的部分，短而腔窄；②峡部：紧接间质部外侧，③壶腹部，为输卵管长度的一半，④伞部，输卵管的最外侧端，游离，开口于腹腔。管口为许多须状组织，呈伞状，故名伞部。输卵管经过卵巢终止于其内侧缘。所谓的卵巢伞是指其自卵巢上缘支撑输卵管。

阴道。阴道衬里有横向褶皱。阴道柱是位于前壁和后壁上延伸的纵向嵴，前柱终止于尿道阴道嵴。阴道有黏膜和固有层，固定于肌肉层。固有层是具有丰富薄壁静脉丛的网状层。肌肉层无横纹，具有强健的外纵层和内环层。肌肉在两侧牢牢附着于直肠膀胱筋膜。

阴道上段 1/4 毗邻直肠子宫陷凹。阴道中段 1/2 毗邻融合筋膜，其为直肠阴道隔腹膜褶的残迹。远段 1/4 位于会阴部，与会阴体相关联。阴道与膀胱相分隔，但由于密集融合的结缔组织缺乏解剖层面，遂难以从尿道解剖出来。

横纹肌（随意肌）分布在阴道周围。

盆腔器官的支撑：筋膜层、悬吊系统和潜在的间隙

这些组织来自腹膜后结缔组织，填充于器官周围的间隙，它通过区域性增厚对压力产生反应，由此形成支撑韧带。就盆腔脏器而言，提肌吊索和泌尿生殖膈只能为其提供大体支持，它们必须分别依赖周围结缔组织。中基层发育为腹膜后结缔组织覆于器官表面，为其提供主要支撑。外基层发育为腹横筋膜和盆内筋膜等，盆腔脏器经此出于体表，外基层来源结构与这些器官并无太多关联。

覆盖阴道壁（中间层）的筋膜层横向加压形成耻骨膀胱、耻骨宫颈筋膜及韧带。耻骨膀胱韧带自耻骨下缘的骨膜延伸，与膀胱尿道连接部的平滑肌融合。尽管相对较弱较窄，但这些韧带对于维持连接部的位置非常重要。其含平滑肌，手术切断后会回缩，因而耻骨上悬吊术后须缝合远端以恢复其结构。

因为器官被各自包裹于自身的筋膜层，又可独立移动，所在器官接触处有两层筋膜。这些筋膜的一部分汇合形成所谓的*悬吊结构*。*筋膜层*之间是*潜在间隙*。

筋膜层和悬吊结构

阴道以及膀胱，由腹膜后组织的中间层支持。这层组织融合形成*膀胱和阴道筋膜*，并且提供盆壁的筋膜和支撑区域之间的连接。类似地，直肠作为肠管的一部分存在于内层。此筋膜层融合形成直肠筋膜。

筋膜层不仅提供解剖层次，还包括这些筋膜的

融合位置，特别在膀胱两侧，阴道以及直肠两侧同样通过形成结缔组织隔膜为器官间提供支撑。增厚层，亦称悬吊结构，通过筋膜的加固形成于这些隔膜边缘。悬吊结构依然通过筋膜隔膜前后及横向连接。这些增厚层中有两个较其他层在结构上重要性更大，因此以其所支撑的器官命名。

耻骨宫颈筋膜 位于膀胱后下方，连接耻骨和子宫颈。它不仅为膀胱提供支撑，也为阴道前壁提供支撑。在外科手术上，它分3部分来看：①尿道周围部；②膀胱阴道部；③膀胱子宫颈部。在尿道周围，尿道和阴道的筋膜融合。在膀胱颈水平，膀胱阴道间隙的外侧，膀胱和阴道的筋膜融合形成耻骨宫颈以及膀胱子宫韧带。这样可以在子宫颈水平近距离关闭膀胱阴道间隙。膀胱子宫颈间隙终止于腹膜褶皱，是这个间隙的延伸。

直肠阴道筋膜 或隔膜是腹膜融合筋膜，与男性的狄氏（Denonvilliers）筋膜同源。作为融合于阴道和尿道后壁的致密层，它从直肠子宫陷凹的腹膜褶皱延伸至会阴体。

潜在间隙

6个潜在间隙分布于器官之间。最重要的是中线处的**膀胱阴道间隙**及**直肠阴道间隙**（图15-11A）。其他两个间隙存在于中线。一个是耻骨后/**膀胱前间隙**，由筋膜排列覆盖膀胱的前表面，**腹横（盆内）筋膜**位于耻骨后。另一个是**直肠后间隙**，它被覆盖骶骨的直肠筋膜（内层）和腹横筋膜（外层）所限制。

另外两组间隙位于盆腔器官的两侧。它们是**膀胱旁间隙**和**直肠周间隙**。

阴道两侧的筋膜层与3个潜在的外科解剖层次在两侧互相连接：①耻骨后；②膀胱阴道；③直肠阴道。这些层次和空间在阴道解剖非常重要。

潜在的膀胱前间隙位于腹膜后结缔组织外层的骨盆内筋膜与中层的膀胱筋膜之间。它从脐部横向扩展至闭锁的脐动脉，它以垂直径通过耻骨和膀胱之间。

膀胱阴道间隙位于膀胱和阴道筋膜之间，两者衍生出中间层，尽管内层可能有所贡献。该间隙前由膀胱外膜构成，往侧面由膀胱柱构成，向后由阴道外膜构成。这个间隙在下方通过阴道外膜与远端尿道融合关闭，上方终止于膀胱外膜和阴道、子宫颈的融合处，形成上阴道隔膜或膀胱宫颈韧带。这一位点上方是另一个潜在间隙，即*膀胱子宫颈间隙*，它是尿生殖膈上方膀胱阴道间隙的延续，终止于膀胱子宫陷凹的腹膜褶皱。

潜在的直肠阴道间隙位于源自直肠膀胱陷凹的融合腹膜的内层（与男性狄氏筋膜同源）与源自内侧的直肠筋膜之间。在外侧，直肠膈限制了间隙，直肠子宫陷凹的腹膜返折形成了上缘。

肛提肌和会阴体连接于下缘，类似男性狄氏筋膜的末端。

除了阴道的间隙外，一个直肠后间隙位于骶骨上方，即直肠筋膜（内层）和腹横筋膜（外层）的中线上。

在两侧，中层与腹横筋膜层之间存在一个潜在间隙，它被主韧带横向划分为膀胱旁间隙以及直肠旁间隙。

膀胱前隙位于来源于外层的盆内筋膜和来源于中层的膀胱筋膜之间（图15-11B）。一侧的膀胱筋膜和另一侧的**阴道筋膜**位于**膀胱阴道间隙**，它们皆源自中间层。**直肠阴道间隙**位于阴道筋膜（中间层）和在直肠阴道陷凹内与**融合腹膜**相关联的内层筋膜之间，直肠子宫间隙形成了背侧的间隔室。

子宫和附件的韧带，半矢状切面

骨盆的韧带由来源于中基层的腹膜后结缔组织的致密纤维组织构成，且来源于内基层、由腹膜覆盖的筋膜组织常加入其中。女性盆腔器官的支撑依靠3类致密筋膜结构，其中可能含有肌肉组织。其一是和子宫肌附件相关联的筋膜，组成**圆韧带**、**阔韧带**及**主韧带**（图15-12）。其二为筋膜复合体，作为**前韧带**和**子宫骶骨韧带**支撑子宫颈区域。其三为复合体，和膀胱颈有关，由**耻骨膀胱韧带**组成。此外，筋膜血管的凝聚和盆腔器官的包绕提供了支撑和潜在间隙。

圆韧带在**子宫**的上缘前面发出，向腹侧、外侧走行，入腹股沟管深环。它与**卵巢韧带**一样，和男性的睾丸引带同源。阔韧带的后方是漏斗盆骨韧

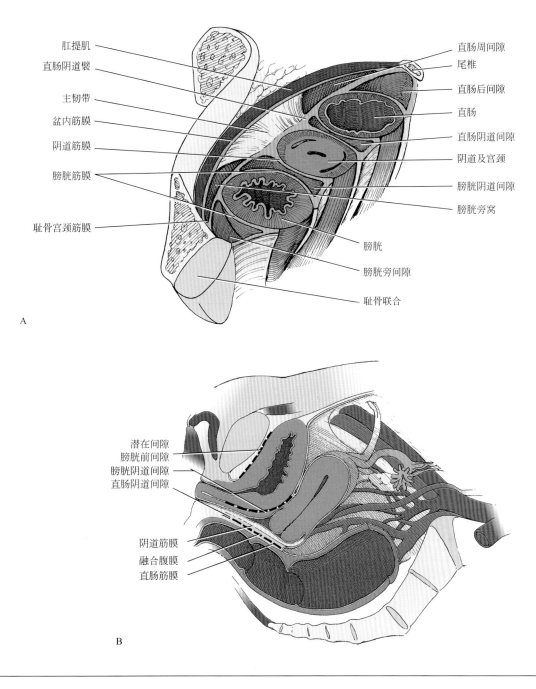

肛提肌
直肠阴道襞
主韧带
盆内筋膜
阴道筋膜
膀胱筋膜
耻骨宫颈筋膜

直肠周间隙
尾椎
直肠后间隙
直肠
直肠阴道间隙
阴道及宫颈
膀胱阴道间隙
膀胱旁窝
膀胱
膀胱旁间隙
耻骨联合

A

潜在间隙
膀胱前间隙
膀胱阴道间隙
直肠阴道间隙

阴道筋膜
融合腹膜
直肠筋膜

B

图 15-11

带，从**卵巢内侧极延伸**到子宫外侧，刚好在**输卵管**入口的下方。

阔韧带自子宫的侧壁走行至盆腔的侧壁。它由两层腹膜组成，包含**宫旁组织**、**子宫动脉**、静脉和神经，以及一些平滑肌和纤维组织，同时还覆盖卵巢侧韧带。

漏斗骨盆韧带（卵巢悬韧带）包含卵巢血管，与阔韧带一起横向延伸至骨盆壁。

主韧带（子宫颈横韧带，Mackenrodt）将子宫

颈和阴道穹窿附着于盆腔血管筋膜上。其间走行着髂内血管的分支和属支，这些血管在侧缘进入子宫颈和子宫。

子宫和子宫颈的韧带

腹膜的**膀胱子宫褶皱**下的组织形成了**前韧带**，它在子宫颈和子宫体的结合处连接子宫与膀胱。后韧带源自腹膜的直肠阴道襞。直肠子宫褶皱自直肠两侧的子宫颈部走行至盆腔后壁，形成**子宫骶骨韧带**。

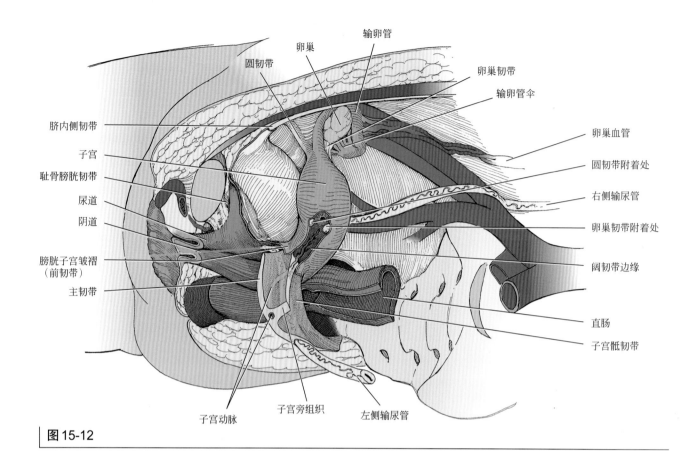

图 15-12

膀胱颈韧带

耻骨膀胱韧带（耻骨尿道韧带）与男性的耻骨前列腺韧带是同源的。它们是纤维肌肉带，自耻骨下部的骨膜延伸出来，走行至尿道膀胱连接处的逼尿肌平滑肌并与之相融合。

这些韧带是由胶原蛋白与平滑肌混合组成，特别是在膀胱末端，可能它们与尿生殖膈有关。此平滑肌源自逼尿肌，具有胆碱能神经分布，因此逼尿肌收缩时，膀胱颈可以被固定住。耻骨膀胱韧带比耻骨前列腺韧带更宽，通常更紧密地附着于尿道周围肌肉及阴道，使得其下方的三角区比男性更浅。这个间隙包含了阴蒂的背深静脉和膀胱静脉丛，以及少量蜂窝结缔组织。

输尿管手术

输尿管在中间层毗邻腹膜，因此其大部分独自经腹膜走行。只有在通过脐内侧韧带下方之后（闭锁下腹动脉）才消失（图12-82），并且变得易受损伤。

输尿管易发生医源性损伤，其原因之一是它通过**卵巢动脉**入口处下方的漏斗骨盆韧带，并且在**子宫动脉**内侧2.5cm以内摆动（图15-13）。原因之二是它通过包含于子宫静脉丛的**主韧带**，此处它位于**子宫颈**内侧1.5cm（图15-14展示了另一个视角所见）。

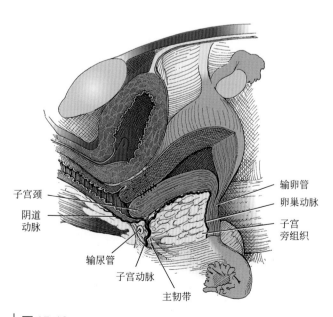

图 15-13

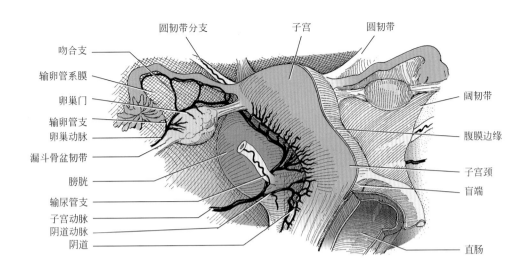

图15-14

血液供应、淋巴引流和神经分布

血液供应，后面观

动脉血供

卵巢由**卵巢动脉**供血，其来源于肾动脉以下的主动脉。它经过**骨盆漏斗韧带**至卵巢系膜，进入**卵巢门**（图15-14）。卵巢动脉继续在**阔韧带**内，首先供应输卵管，然后汇入**子宫动脉**。

子宫的血液来自子宫动脉，髂内动脉前干的一个分支。这是一根对外科手术非常重要的血管，因为它在离**子宫颈**2cm远处经过输尿管，它为输尿管提供了一根**动脉小分支**。到达子宫后，该动脉在**阔韧带**迂曲后到达输卵管的入口处，然后向两侧到达卵巢，加入卵巢动脉。它经过背侧供应子宫颈，其分支前往**阴道**，即为阴道动脉，并且作为**阴道奇动脉**终止。这些血管纵向行走于阴道的前方及后方。在子宫内，非常扭曲（螺旋状）的动脉形成动脉末端。子宫和卵巢动脉之间存在吻合支，位于左右子宫动脉上方之间，阴道动脉下方。

阴道动脉（类似男性膀胱下动脉）供应阴道上部分、前庭球、膀胱底和临近直肠的血供，通常有多个分支。其同样为输尿管末端提供了一个小分支。阴道上段的血供来自子宫动脉的阴道分支，终端来自于直肠中动脉的阴道分支，远端血供来自于阴部内动脉。

静脉引流。*卵巢*的静脉是通过形成于卵巢门外侧的蔓状静脉丛引流。血管丛合并形成卵巢静脉。右卵巢静脉流入肾静脉下方的腔静脉侧壁，左侧卵巢静脉回流入左肾静脉。

*子宫*通过在阔韧带内子宫侧面走行的子宫丛引流，并且与阴道及卵巢丛相连接。通过子宫静脉引流进入髂内静脉。

*阴道丛*走行于*阴道*的两侧，加入子宫丛、膀胱丛和直肠丛，汇入髂内静脉。

淋巴引流

*卵巢*的淋巴引流伴随着**卵巢动脉**的淋巴引流，与睾丸的淋巴引流一样，前往肾水平面的**主动脉外侧淋巴结**和**主动脉前淋巴结**（图15-15）。

*子宫颈*通过**宫旁组织**内的通道引流进入**髂外淋巴结**和**髂内淋巴结**，子宫体的下部也是如此。子宫颈有**骶骨淋巴结**和直肠淋巴结。

*子宫*的淋巴引流管道浅层位于腹膜下，深层走行于子宫体。从子宫的上端和输卵管，该淋巴管与汇至**主动脉外侧**和**主动脉前淋巴结**的卵巢淋巴管并行。在子宫圆韧带附着区域，这些淋巴管汇入**腹股沟浅淋巴结**。子宫体的淋巴引流至**髂外淋巴结**。宫底的淋巴管和卵巢、输卵管的淋巴管一道，沿着卵巢动脉走行，汇入主动脉旁和主动脉外侧淋巴结。

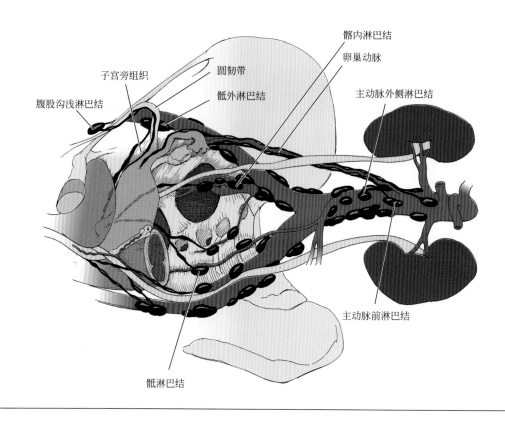

图 15-15

　　*阴道*上段的淋巴引流沿着子宫动脉至髂外淋巴结，中段通过阴道动脉至髂内淋巴结。阴道下段的淋巴同会阴部淋巴一并，汇入到腹股沟浅淋巴结及深群。

神经分布

　　内生殖器的神经丛之间的关系如表15-2所示。

　　卵巢 是由卵巢丛以及跟随卵巢动脉的肠系膜下丛来源的神经纤维来支配的。

　　子宫 的神经是通过子宫阴道丛作为骨盆丛（下腹部）的一部分来支配的。盆内脏神经传输感觉至S2和S3水平，传出神经纤维来自T11和T12水平。

　　阴道 通过源自子宫阴道丛的神经来支配，子宫

表15-2　女性骨盆的神经和神经丛

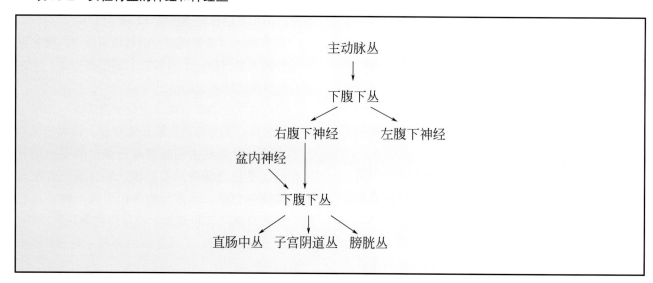

阴道丛延伸自骨盆丛的下部。阴部神经为末梢部分提供感觉神经支配。

尿道结构

尿道壁

　　女性尿道长约4cm，排尿时其内径平均为0.4 cm，当牵拉时可以达到1cm（30 ℉）（图15-16）。当尿道处于排空状态，尿道壁受压形成纵向皱褶，有效地消除管腔间隙，黏膜密封防止尿失禁。一冠状凸起于近端尿道后方的中线，使得管腔类似新月状，随着年龄增长逐渐变得平缓。

　　尿道内口位于膀胱颈，在此处与膀胱内层融合（图15-17A）。此处，尿道向前下方走行至其中段，穿过尿生殖膈下筋膜，然后稍微水平向走行于耻骨联合下方至**外口**。

　　当排尿器尿道充盈，管腔在内口是狭窄的，在尿生殖膈下筋膜以上的区域变宽，当经过会阴部的括约肌结构时轻度狭窄，在女性等同于舟状窝处

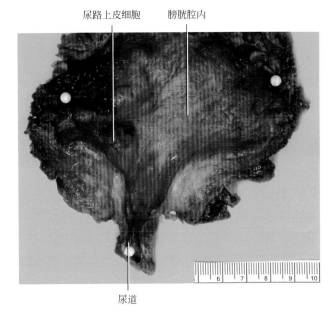

图15-16　女性尿路上皮癌膀胱切除标本的照片，显示女性典型的薄层逼尿肌。位于底部的是尿道

再次变宽，最终在进入外口大约垂直裂隙处再次狭窄。

　　大量尿道腺体管口位于尿道远端1/3的背侧。

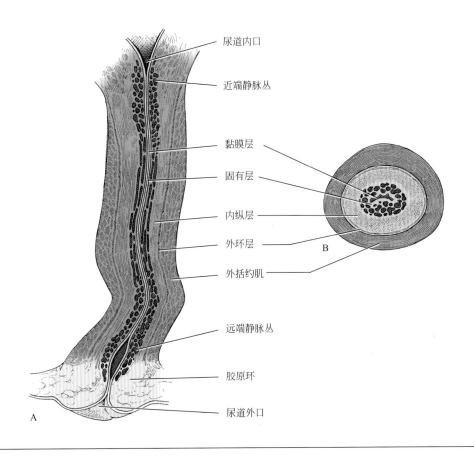

图15-17

后期发育过程中，坑样的压迹（有时以腺上皮衬里）出现在尿道的中远段。一对明显的尿道旁导管（Skene 导管）行走于尿道两侧的黏膜下方，于尿道口内横行开口。每根导管引流一大组尿道旁腺（Skene 腺），其被认为与男性尿道的前列腺前部腺体是同源的。尿道外口有轻微突出的边缘，位于前庭阴唇系带上，阴道入口上方，约在阴蒂头下方2.5cm处。

薄壁扭曲的静脉（纵向走行于上皮下）穿梭于弹性纤维之间，其在近端1/3尤为明显，形成了一个**近端静脉丛**，于远端数毫米处形成**远端静脉丛**。这个结构在尿道关闭时起作用，为尿道柔软的内部产生的封闭起辅助作用。许多小动静脉瘤在排卵期出现在静脉丛中。

尿道**黏膜**是由假复层柱状上皮组成，靠近膀胱处有一些移行上皮，靠近尿道外口处为复层鳞状上皮（图15-17B和图15-18）。个体的激素水平在上皮类型和分布中扮演了重要角色。通过扫描电镜观察，近端区域的细胞表明存在微皱襞；远端区域的细胞有微绒毛，与阴道细胞类似。

固有层（黏膜下层）包含了大量弹性纤维，它们部分环形排列，但是主要是纵向排列。尿道嵴

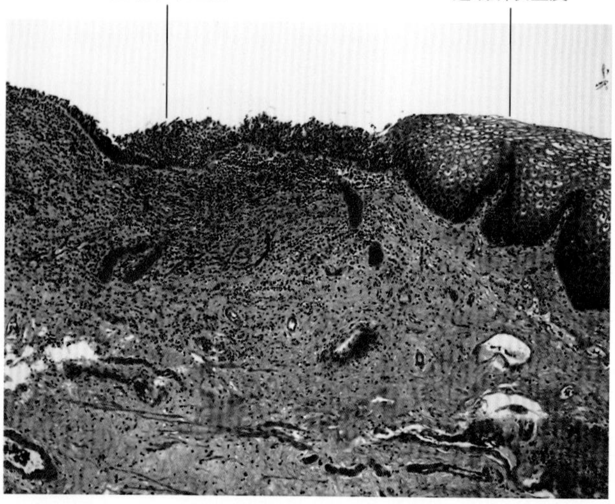

图15-18　女性尿道黏膜的显微照片。移行上皮分布于女性尿道近端1/3，非角质复层鳞状上皮细胞位于女性尿道远端2/3。固有层血管丰富，此标本中可见大量慢性炎性细胞浸润

可能存在一小束平滑肌细胞，为膀胱三角浅层的延伸。

尿道括约肌

女性尿道的肌肉、功能、解剖结构已被广泛研究，每项研究的解读都较为个性化。目前，仅能呈现这些研究中的共识部分。

尿道括约肌含*内括约肌（平滑肌）*和*泌尿生殖括约肌（横纹肌）*。

平滑肌括约肌

虽然在结构上膀胱颈处或者尿道内部并不存在真正的括约肌，一个功能上的括约肌是存在的，由平滑肌、胶原蛋白以及弹力纤维组成。

平滑肌括约肌有两层，处于主要地位的**内纵层**和稀疏的**半环形外层**，主要分布在膀胱颈至尿道外口内。内纵层加入逼尿肌的内纵层，但由更纤细的肌束组成。肌纤维被弹性结缔组织和大量结实的胶原蛋白约束在一起。中间的半环层（可能来自逼尿肌的外纵向层）似乎在膀胱颈处形成了整圈的环形结构，再向远端的尿道发出呈半环形结构的纤维。环形的内纵层在尿道中段较发达，此处平滑肌纤维有来源于外括约肌的横纹肌纤维汇入。这两层括约肌在接近**胶原环**时均逐渐变薄，该致密胶原环位于平滑肌层的终端与尿道外口间。相较男性，环形平滑肌层组分不清晰，女性尿道中也没有和男性前列腺前括约肌相对应的结构。

胶原是尿道的主要组成部分，其组织占比较平滑肌高。同时，无论在纵肌或环肌，胶原均依其纤维方向走行。通常认为与环肌并行的胶原纤维是尿道被动关闭过程中的重要结构，这和它不需要能量即可维持肌张力有关。弹力纤维组织占比很少，也不甚重要，仅可防止过度拉伸，以避免导致组织损伤。

平滑括约肌包绕一层海绵状组织，该海绵状勃起组织（与男性海绵体不同源），由穿插着平滑肌和弹性纤维的静脉组成。平滑括约肌及包绕其的横

纹括约肌协同，维持内衬的尿道黏膜于对应位置以实现控尿。

平滑肌内纵层似是通过缩短尿道实现*功能*，从而增加排尿时尿道壁厚度。相对稀疏的环形肌层在排尿时促进尿道沿内径向外拉伸，在其他时间则抑制这种组织拉伸，但其是否具备括约肌功能仍然存疑。有趣的是两层可能由不同的自主神经支配。

胆碱能神经终端提供*神经支配*，与逼尿肌非常类似。与男性尿道相比，女性尿道很少存在交感神经。较粗大的神经纤维支配肌束，较细小的神经纤维支配单个肌纤维。女性尿道和膀胱的肾上腺素能神经末梢较为稀疏，其密度与男性膀胱颈类似。

横纹泌尿生殖括约肌

横纹泌尿生殖括约肌的组成

该横纹肌分为3部分。一是包绕尿道中1/3的尿道括约肌；二是尿道阴道括约肌，控制尿道远端和阴道前庭；三是行经尿道腹侧的尿道压迫肌（urethral compressor）。

尿道外括约肌

和男性一样，尿道括约肌在胚胎学和解剖学上和周围的横纹肌群是各自独立的。在胎儿期其组分没有不同，但之后男女分化不同，见图14-9。

尿道外括约肌，自位于膀胱的尿道基底部到会阴体，将尿道平滑括约肌包绕，且在尿生殖膈远近两端无区别。外括约肌在尿道中段高压区最厚实，这是尿动力学研究发现的。一些纤维连于膀胱颈，一些连于阴道壁或盆内筋膜。这些肌纤维是细小慢肌纤维，不易疲劳，助于尿道保持长期关闭。括约肌的横纹肌纤维中混有平滑肌纤维，在尿道中段显著，同时混有胶原和弹性组织。

尿道周围横纹肌群

尿道周围横纹肌群包含尿道压迫肌和尿道阴道括约肌（图15-19）。

尿道压迫肌起自两侧坐骨结节周边组织，走行时跨过会阴。当行经尿道时，尿道压迫肌的肌束旋转并增厚，使得其部分纤维可以附着于尿道外括约肌最远端的近侧。功能上，该肌的收缩可通过向后向下牵拉中段尿道，同时提肌将近端部分向上拉，从而伸长尿道。

阴道横肌是一薄层肌肉，位于尿道压迫肌的背侧并可被视为其一部分，该肌填充了尿道压迫肌与尿道阴道括约肌之间的间隙。

尿道阴道括约肌是一扁平的肌肉，起自尿道压迫肌的腹侧，沿尿道和阴道侧方走行，并将其包绕。

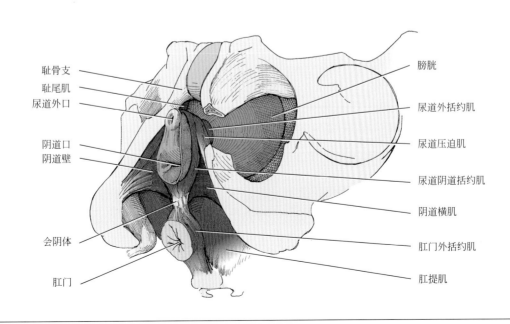

耻骨支
耻尾肌
尿道外口
阴道口
阴道壁
会阴体
肛门

膀胱
尿道外括约肌
尿道压迫肌
尿道阴道括约肌
阴道横肌
肛门外括约肌
肛提肌

图15-19

耻尾肌由肛提肌中部纤维组成，毗邻尿道，行经耻骨，由阴道的侧壁到达尾椎。耻尾肌并没有附着于尿道但是经过其两侧。与其男性中对应的部分一样，其内并没有真正的括约肌，但是确实包含了快收缩和慢收缩纤维，其功能是增加尿道阻力。

横纹尿道括约肌的*神经支配*由躯体神经负责，通过脊神经S3前根，也包含部分S2神经。神经纤维行走于盆腔（内脏）神经的分支，经过下腹下丛。这和尿道阴道括约肌和尿道压迫肌的神经支配不同，后者和耻尾肌的支配神经一起，跨行阴部神经，其纤维主要发自S2神经前根。

尿道的血管供应

动脉供应

上1/3尿道的血供和临近的膀胱是共有的。剩余尿道的血供和毗邻的阴道血供来自膀胱下动脉，通过走行于阴道上侧面的阴道动脉（图15-14）。

静脉回流

尿道的血液经下、中、上膀胱静脉回流，阴蒂静脉丛亦负责部分回流。

淋巴引流

来自远端尿道和临近的阴道的淋巴通过前庭丛进入浅表和深部的腹股沟淋巴结。因为大部分尿道和阴道密切相关，来自中1/3尿道和阴道的淋巴管与阴道动脉伴行。以近端尿道为起始点，淋巴从膀胱前壁引流到至髂外链；从膀胱侧壁，至髂外链、髂内链和闭孔的内部淋巴结，并且到达膀胱后表面，进入子宫通道。

（王锐锋译　姚　林审　朱　捷校）

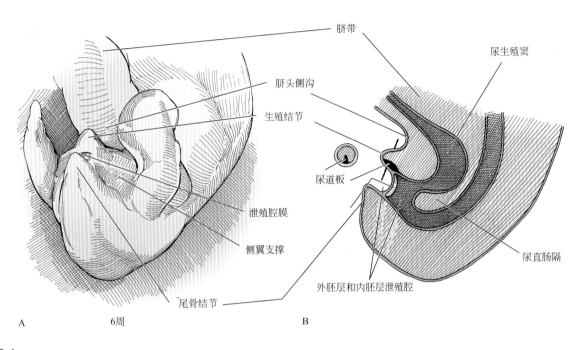

图中标注：脐带、脐头侧沟、生殖结节、泄殖腔膜、侧翼支撑、尾骨结节、尿生殖窦、尿道板、外胚层和内胚层泄殖腔、尿直肠隔

A　　6周　　B

图 16-1

阴茎（或"码"），包括两个敏感的部分，以及尿道、阴茎头、皮肤、包皮等。

——BPD（ed.2）
1693.

阴茎和尿道的发育

早期生殖器官发生

泄殖腔膜和生殖结节

早期胚胎发育过程中，**泄殖腔膜**是会阴区发育的诱导者。它是内胚层和与其相贴的外胚层增厚形成的斑片状结构，无中胚层，位于胚体尾侧末端，介于脐带和胚体尾部之间。外层向下凹陷，构成**外胚层泄殖腔**，而真正的泄殖腔由**内胚层泄殖腔**构成。

胚胎第6周时，**生殖结节**以宽圆锥形结构出现，逐渐向尾侧形成一个斜坡，并进一步增大形成**横向的板状结构**，最终演变成窦结节（图16-1A）。生殖结节位于胚体末端的**尾骨隆起**和脐部的**脐带**之间，在此被**脐带头侧沟**所分隔（图16-1B）。

下行的**尿直肠隔**将泄殖腔分隔成**尿生殖窦**和**直肠管**，抵达泄殖腔膜，并将其分隔成生殖结节下面的**尿生殖膜**和尾侧的**肛膜**（图16-3）。尿生殖膜的前部的发育受限于生殖结节与脐带之间的距离。

生殖隆起、生殖结节和生殖沟

由于**尿生殖膜**最尾缘两侧的中胚层侵入，成对的**生殖**（阴唇阴囊）**隆起**很快形成，并在生殖结节旁形成增厚的区域，此区域被**阴茎侧沟**所分隔

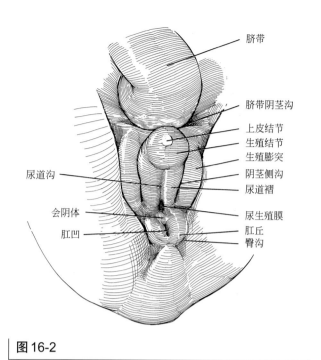

脐带

脐带阴茎沟

上皮结节
生殖结节
生殖膨突
阴茎侧沟
尿道褶

尿道沟

会阴体

肛凹

尿生殖膜

肛丘
臀沟

图 16-2

男性的性分化

来自 Y 染色体（睾丸决定因子基因-TDF）的遗传信息通过 H-Y 抗原影响未分化性腺，并使其在胚胎第 2 个月末时发育成为睾丸。在无 Y 染色体的情况下，未分化性腺自然发育成为卵巢。睾丸产生睾酮和米勒管抑制物质，这些物质可影响生殖管道向男性方向发育。间质细胞（Leydig 细胞）诱导邻近的午菲氏管（中肾管）形成附睾、输精管和精囊。米勒管抑制物质来源于胚胎第 2 个月末的支持细胞（Sertoli 细胞），此激素能够阻断米勒管的继续发育，米勒管在女性最终发育成为输卵管、子宫和阴道的上部。

其次，胚胎第 6～14 周，在脑垂体分泌的黄体激素刺激下，间质细胞产生睾酮。睾酮在 5α 还原酶作用下转化为 5-二氢睾酮，5α 还原酶存在于外生殖器和尿生殖窦的细胞中。5α 还原酶与其胞浆受体结合后转移至细胞核内，导致特定遗传物质的转录和翻译，促进男性生殖隆起、生殖褶和生殖结节的发育。随后，由母体绒毛膜促性腺激素刺激产生的睾酮本身可使阴茎长大。

阴茎原基显著延长后，男性化的第一步是尿道沟形成阴茎尿道和阴茎包皮的形成。

生殖结节的生长和尿道板的形成

胚胎第 8 周，由于位于内外胚层之间成对的中胚层组织快速增生，促使**生殖结节**在**尿生殖膜**的腹侧部生长（图 16-3A）。直到第 9 周时阴茎原基只是一个简单的管状结构，此时作为阴茎头分界点标志的环状**凹陷**出现。该凹陷深入至冠状沟，接下来的 4 天内从阴茎原基根部的生殖隆起形成阴囊隆起。当阴茎进一步延长时，其表面有尿生殖膜形成，内部结构为**尿生殖窦的阴茎部**。

在同一时间，**尿道板**由一条形矢状堆叠的内胚层细胞向前侵入性生长，进入生殖结节的实质中胚层核心而形成。尿道板的位置正好位于外胚层表面上皮的下方。

经 **X-X′** 轴的切面显示，矢状位上的内胚层**尿道板**延伸入生殖结节的中胚层主体，尿道板位于尿生殖窦阴茎部分的外胚层下方，此时尿生殖窦仍被

（图 16-2）。

　　生殖结节尾侧的斜坡上形成较浅的**原始尿道沟**，其位于稍抬高的**尿道（生殖）褶**的侧面。生殖结节被**脐带头侧沟**推向垂直位，由于侧面隆起结构的合并使其进一步扩大。尿生殖膜尾侧有两个隆起——**肛丘**（肛结节），其位于臀褶的内侧并定位**肛凹**位置。出发生于其间的**会阴体**外，肛丘与尿道褶相延续。

　　下腹壁由内胚层和外胚层的进一步发育而形成，之后从中胚层体节的内生性生长中获得肌细胞。这种腹向性生长具有旋转尿生殖膜的平面，使其更接近于身体长轴的作用。

　　此时，在胚体的内部，内胚层泄殖腔的腹侧部衍生为尿生殖窦，尿直肠隔的下行和接合将泄殖腔分隔成腹侧的尿生殖窦和背侧的直肠（图 13-7）。此时膀胱尿道管从尿生殖窦的前面形成。尿生殖窦演变成短管状的*盆部*和扁平状的*初阴部*。盆部为将来的前列腺所在区域，而初阴部构成尿道远侧部。位于尿生殖窦之上的尿生殖膜在尿道沟内形成穿孔，进而变成尿生殖孔，以便当尿道沟加深时其能够与尿生殖窦的初阴部相通。

　　此时，男性和女性胚胎的外生殖器尚无法区分。男性化的第一个信号是肛门与生殖器结构之间的距离增加。

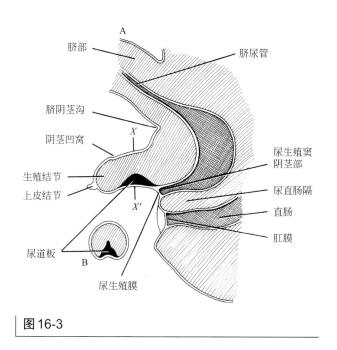

图 16-3

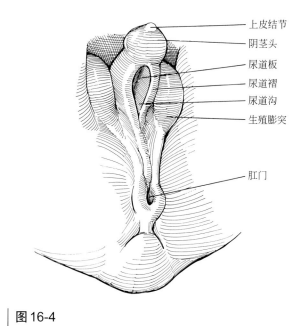

图 16-4

尿生殖膜覆盖（图 16-3B）。

尿道褶的膨大

尿道板两侧的间充质增生形成原始**尿道褶**。**尿道沟**形成于尿道褶之间，成为尿道褶的主体（图 16-4）。尿道褶亦沿着泄殖腔膜尾侧延伸，位于外胚层和内胚层构成的泄殖腔凹陷处。此时，泄殖腔内部的内胚层被尿直肠隔所分隔（图 13-7）。

生殖隆起最终形成阴囊，进一步发育，并逐渐移向尾侧。

原始尿道沟的形成，横切面观

尿道板内胚层侵入原始阴茎的**中胚层核心**，表面覆以**外胚层表面上皮细胞**（图 16-5A）。

原始尿道沟切割尿道板使其缩进（图 16-5B）。

尿道沟内重叠的外胚层退化后暴露出尿道板的内胚层组织（图 16-5C）。

尿道板的边缘与尿道沟的外胚层边缘相贴，尿道板的中心内胚层细胞的退化吸收使尿道沟的深度增加，进而形成继发性（最终）尿道沟，其内面覆以内胚层，侧面有外胚层形成的尿道褶（图 16-5D）。

尿道沟的发育过程

尿道板在阴茎原基的间充质内扩展，其间部分变性退化形成继发性尿道沟（图 16-6）。

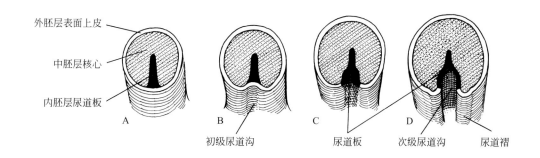

图 16-5

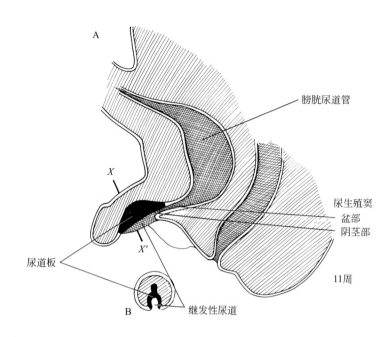

膀胱尿道管

尿生殖窦
盆部
阴茎部

尿道板

继发性尿道

11周

图 16-6　11周时：A.矢状面；B.通过 *X-X'* 轴的横断面

尿道的闭合

位于**尿道板**的外胚层细胞退化，暴露出由内胚层尿道板作为内衬的**继发性尿道沟**（图16-7A）。从靠近肛门开始，邻近的外胚层**尿道褶**在尿道板上方融合，形成尿道阴茎部，并伴随尿道远侧部（冠状

沟）最终闭合。经过 *X-X'* **轴**的切面上（图16-7A），可见内胚层尿道板围封为**尿道阴茎部**的内衬（图16-7B）。尿道褶融合的部位形成**会阴缝**，此为外胚层形成的结构（图16-8和图16-9）。此时内胚层形成的尿道位于中胚层内，两者的外面被外胚层所包裹。

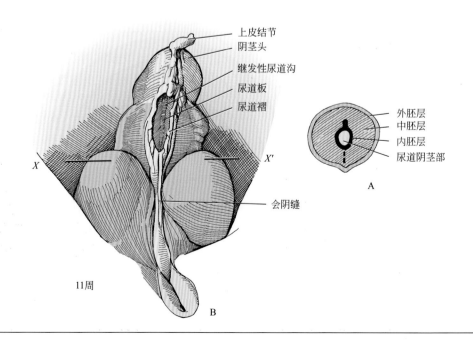

上皮结节
阴茎头
继发性尿道沟
尿道板
尿道褶

外胚层
中胚层
内胚层
尿道阴茎部

A

会阴缝

11周

B

图 16-7

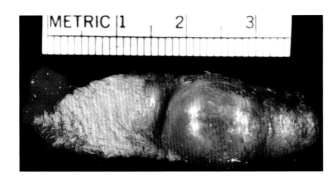

图16-8 正中缝囊肿。此图显示中缝发生的囊性病变，可为单囊或多囊性。表现为阴茎腹侧面或阴囊中缝皮肤上的孤立性结节，如图所示（引自 MacLennan GT, Resnick MI, and Bostwick D: Pathology for Urologists.Philadelphia, Saunders, 2003.）

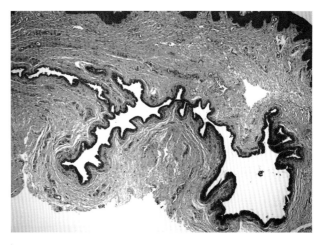

图16-9 正中缝囊肿。囊肿内腔表面为假复层柱状上皮，此类囊肿常含黏液物质（引自 MacLennan GT, Resnick MI, and Bostwick D: Pathology for Urologists. Philadelphia, Saunders, 2003.）

尿道褶融合后，其内的间充质形成阴茎海绵体。阴茎海绵体的发育与阴茎头的勃起组织的形成分别进行。

尿道阴茎部的形成

将发育成为尿道舟状窝的尿道阴茎部的形成晚于尿道主轴部分，并且两者的发育机制亦不同。

尿道沟固然形成于阴茎头的下面，然而当其抵达尿道主轴时，仅其近端到达内胚层**尿道板**边缘（图16-10A）。这样，由于尿道板并不是完全延伸至阴茎头的头端，其将仅形成尿道阴茎部的近端部分，而尿道阴茎部的末端部分不是由尿道板形成的。

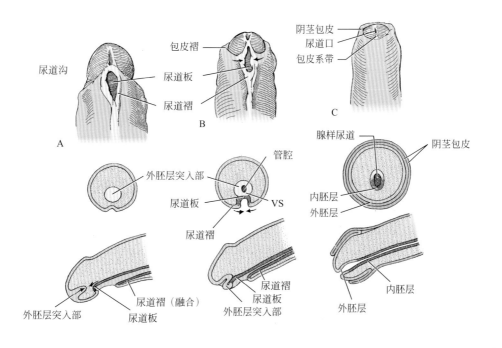

图16-10

来自阴茎头头端的外胚层侵入间充质作为**外胚层的延伸**。

当外胚层进一步侵入阴茎头深部后，其形成一个腔隙，同时**尿道褶**进一步包裹**尿道板**（图16-10B）。侵入的外胚层组织的近端腹侧部分（标为VS）最终位于进展期尿道板末端尽头的背侧。

原始尿道褶进一步增生，并在尿道沟上方闭合（图16-10C）。外胚层侵入部的基部与尿道板的末端融合，形成进展期尿道顶部，而位于其间的双层壁消失。这使新形成的外胚层腔隙与尿道的近端内胚层部分相延续。

依此方式，尿道舟状窝背侧壁由外胚层组成，腹侧壁由内胚层组成，这解释了为什么复层鳞状上皮（来自外胚层）位于尿道远侧部，而移行上皮（内胚层起源）被覆于其他大部分尿道。尿道下裂患者在正常尿道口部位所见发育不全的尿道下陷和鱼口式尿道口可用外胚层侵入部的发育异常来解释。

如果位于尿道板的外胚层内向生长和外向生长之间的组织未被完全吸收，便可在尿道前壁遗留一个憩室。这将形成大陷窝（尿道舟状窝内最大的腺口）或Guérin窦。此窦位于一扁平状的Guérin瓣膜下方，两侧被鳞状上皮所覆盖。

包皮系带

尿道褶与阴茎包皮开始发育的腺板相延续，当尿道褶在基部接合阴茎头时，腺板的边缘与包皮褶皱融合，进而形成**包皮系带**。

阴茎体

胚胎第3个月时，将发育为阴茎的原始间充质开始生长，并分化成阴茎主体。阴茎主体发生于早期成对生殖结节的密集细胞，而阴茎海绵体和阴茎头则起源于尿生殖窦和成对的尿道褶的尾侧末端。这些结构后续因血管穿过而演变成多孔状，进而形成勃起组织。

直到胚胎第14周，男性和女性胎儿的外生殖器原基在外形上仍无法区分，尽管可预见的性别分化（生殖腺分化）已经发生。此后，男性胚胎阴茎的生长速率呈线性，至出生时阴茎伸展长度为3.5cm，直径为1.1cm。

阴茎包皮的起源

包皮褶的形成

妊娠第8周时，下部的**包皮褶**似乎位于阴茎体的两侧，在冠状沟的近端边缘的背侧形成一个平脊。此脊并不完全环绕阴茎头，因为其在腹侧被未完全发生的腺尿道所阻隔（图16-11A）。同时，伴随平脊的形成，上皮细胞扩散至包皮褶的基部。这

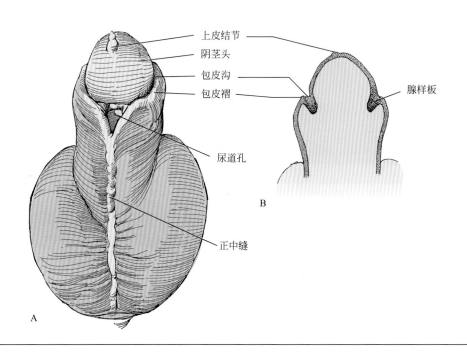

图16-11

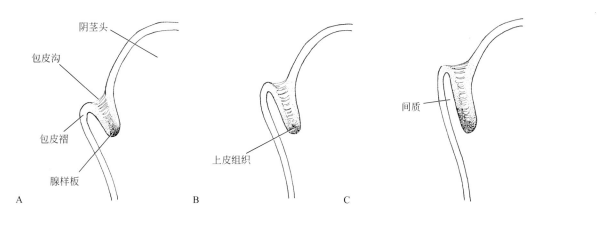

图 16-12

就形成了通常所称的**腺板**，此为功能活跃的由多层细胞构成的增生层，位于冠状沟近端边缘（图16-11B）。

在接下来的一周内，腺板的增生使包皮褶在阴茎头的基部进行性旋转，进而在冠状沟和初生包皮之间形成一个**包皮环槽**。

腺板的增生

在**包皮环槽**的近端部分，腺板（斑点状）的上皮细胞生长在**包皮褶**和**阴茎头**之间，形成一个隔板（图16-12A）。

在包皮褶向远端推进过程中，腺板近端，即包皮环槽处的**上皮组织**仍增生活跃（图16-12B）。这一进程并不是一种融合，而事实是腺板近端组织总是较其远端组织分化速度低。

位于包皮褶和腺板上皮细胞之间的**间充质**变得活跃，当包皮褶和腺板腹侧缘接近阴茎头时，这些间充质与腺板上皮共同融入腺板边缘之间（图16-12C）。这样，包皮褶通过皱褶之间的间充质的活跃生长和快速增生的腺板外胚层推向远端。这一进程一直持续至包皮褶完全覆盖除腹侧部分以外的阴茎头，腹侧部分的阴茎头被后来的尿道沟闭合所阻隔。

阴茎头的覆盖

至第12周胎儿，远端尿道已形成，扁平的**包皮褶**不仅覆盖整个阴茎头，且由于间充质持续增生，甚至超过阴茎头的尖端（图16-13）。

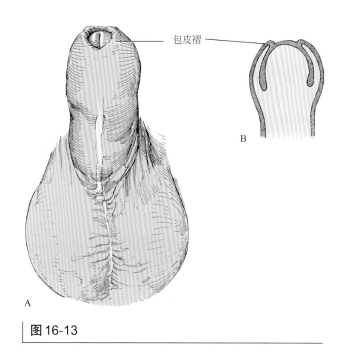

图 16-13

包皮与阴茎头的分离

包皮和**阴茎头**间的单层**上皮细胞**层形成上皮细胞岛，并开始演变为双层结构（图16-14A）。

上皮细胞层向远端延伸分离，形成**腺板包皮间隙**，并持续至胎儿出生（图16-14B）。

阴茎海绵体的发生

*阴茎海绵体*形成于间充质连同其腹侧的尿道

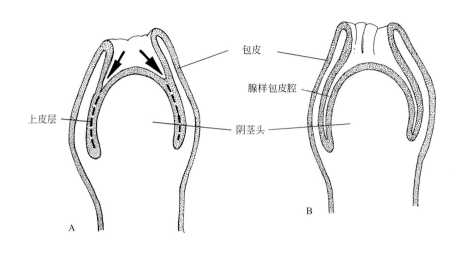

上皮层

包皮

腺样包皮腔

阴茎头

图 16-14

褶，以及二者融合后的结构。

　　起初成对的*阴茎海绵体*间的无组织间充质出现毛细血管供应，背侧血管起自毛细血管丛，于胚胎第 13 周时演化为海绵体背动脉和背侧深静脉。2 周后，周围的细胞分化为白膜，而分布于中央的细胞演变成海绵体小梁结构。阴茎头的勃起组织本身单独形成。阴茎的成体结构在新生儿期形成，伴随着平滑肌和弹性组织在海绵体腔隙周围的聚集。

女性生殖器的分化

女性外生殖器的分化

　　除肛门和生殖器之间的距离增长以外，男性生殖器分化最常见的信号是在生殖结节尾侧斜面出现

一个较长的尿道沟。胚胎约第 9 周时，未分化期生殖器分化为男性外生殖器的信号是其末端出现由尿道褶联合阴茎和阴囊融合形成的会阴缝，以及由生殖隆起向尾侧迁移形成阴囊。后连合的形成是女性胚胎的对应性事件。女性外生殖器的确认需到胚胎第 10 周，此时阴蒂的尾曲出现，无会阴缝形成。与男性相比，女性外生殖器的同源结构在性未分化期后的变化相对较小。

　　在性未分化期，无弯曲的*阴茎阴蒂原基*在将来形成冠状沟的部位有一个**隐窝**（图 16-15A）。**尿道褶**出现于**尿道沟**的两侧。尿道球腺部有一**上皮结节**。**生殖隆起**位于阴茎阴蒂和会阴的中间。

　　胚胎第 8 周时，当**生殖**（阴唇阴囊）**隆起**包裹*阴茎阴蒂*时，后者看起来变小；此时多孔的海绵组织增长明显快于尿道组织，进而产生向下的弯曲

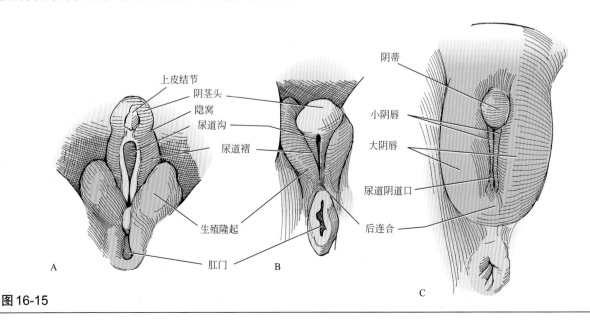

上皮结节
阴茎头
隐窝
尿道沟

尿道褶

生殖隆起

肛门

阴蒂

小阴唇

大阴唇

尿道阴道口

后连合

图 16-15

（图16-15B）。**尿道沟**止于后连合。

将演变为**大阴唇**的**生殖隆起**尾端融合形成**后连合**，而**尿道褶**延长演变成**小阴唇**（图16-15C）。持续存在的原始尿生殖窦开放部分演变为**尿道阴道口**。这种生殖器分化实际上到胚胎第20周才完成。

女性阴蒂包皮

女性包皮的发生与男性包皮的发生相似，尽管女性包皮的形成更慢并经历更为复杂的过程。一个显著的差异是，尽管亦形成3个腺板，但仅中间一个腺板演化成对应类似男性的结构，并且此腺板延伸不超过整个周长的一半，正是由于这个原因，女性系带相对较宽。尿道沟阻止尿道褶与腺板的融合，使包皮仅覆盖阴蒂的背部。

表16-1比较了男性和女性生殖分化的异同点。

表16-1 两性生殖器官的分化

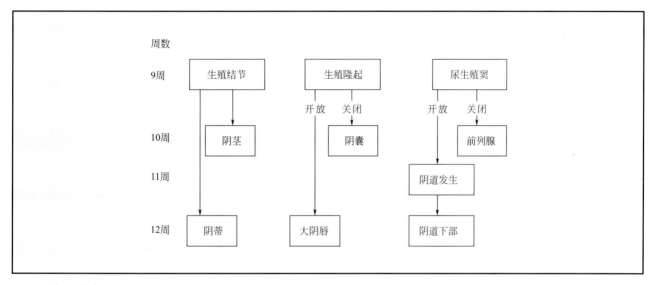

注：引自Gray SW, Skandalakis JE.Embryology for Surgeons.The Embryological Basis for the Treatment of Congenital Defects.Philadelphia.WB Saunders C.1972.

男性和女性生殖同源性

胚胎第*9周*，女性胚胎**尿道**、**生殖隆起**和**生殖结节**的演变与男性胚胎相似（图16-16A）。

女胚**生殖结节**的发育较男胚缓慢，最终发育成为**阴蒂**（图16-16B）。阴蒂向下弯曲，与男性阴茎的垂直状态不同。男胚阴茎含有阴茎海绵体，然而女胚阴蒂海绵体除后部外逐渐退化，后部的海绵体在阴道两侧作为勃起组织。**尿道褶**的后端融合，其余部分发育为**小阴唇**。小阴唇未完全融合的现象可偶尔发生。来源于生殖隆起的阴唇阴囊褶在男性不再生长并融合，但在女性逐渐变小并分离形成**大阴唇**，并加入**后连合**的形成。

生殖异常

尿道上裂

尿道上裂源自中胚层隆起在中线融合失败，使泄殖腔膜暴露于生殖结节腹侧面。该畸形致尿道局限于阴茎背侧（图16-17A）。极少数情况下，尿道阴茎部甚至后尿道可缺如，以致尿道开口于膀胱颈（图16-17B，表16-2）。

尿道上部分叉可因形成尿道上裂的尿道沟边缘融合较晚所致。

膀胱外翻和泄殖腔外翻已在膀胱章节的图13-37～图13-41中叙述，膀胱外翻亦在图10-5阐述。简言之，较之尿道上裂，膀胱外翻是由于泄殖腔膜更大范围的替代和持续存在阻止了间充质的内向生长造成的。

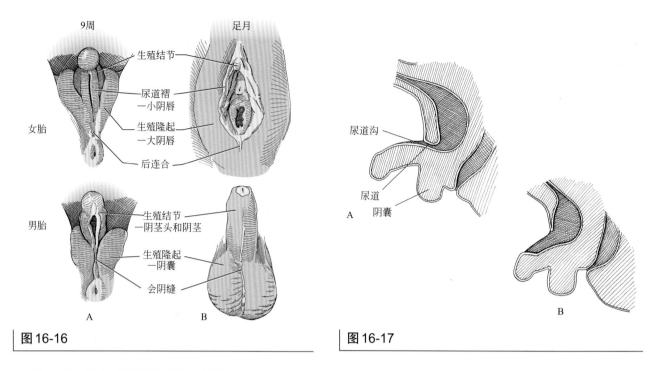

图 16-16

图 16-17

表 16-2　外生殖器发育异常的时间

发育异常	孕龄/周
阴茎发育不全	4
阴茎头发育不全	16
尿道海绵体和阴茎海绵体发育缺陷	12
双阴茎畸形	不同阶段均可
阴茎、阴囊转位异常	9
重复尿道畸形	10～14
尿道狭窄或闭锁	不同阶段均可
尿道下裂	8周或更晚

　　女性双阴蒂是基于膀胱外翻发生的，米勒管融合失败常见于更严重的泄殖腔膜外翻。在男性，这种畸形影响更严重，泄殖腔外翻可致严重的阴茎下裂，即使畸形较轻的胎儿，仍可见阴茎短小，这是由于耻骨支的分离和继发于尿道和尿道板缩短引起阴茎下弯的异常所致。

尿道下裂

　　尿道口。尿道下裂是男性尿道不完全分化的一种形式，使尿道口位于正常位置的近端，这是由于尿道沟形成的缺失或未完全闭合所致。此畸形造成被覆内胚层移行上皮的尿道板暴露。缩短的尿道末端被覆复层鳞状上皮，形成盲纹孔，见于尿道开口正常的阴茎头，这是上皮侵入的残留物，正常情况下形成舟状窝远端部分（图 16-18，亦可见图 16-

10）。在尿道下裂患儿中，起源于尿道板的尿道未闭合，尿道褶未内向性生长至足够远端位置。

　　包皮。尿道褶在形成腺尿道时融合失败，以及与其相关的包皮褶和腺体板抑制腹侧包皮的发生，进而形成一个帽样**包皮**（图 16-19A）。正常情况下，会阴缝起始于会阴的中心点，此处为是尿道闭合的起始点，仅延伸至尿道口的近端边缘。

　　阴茎下弯畸形。向腹侧弯曲的轴线产生阴茎下弯，此畸形可单纯由胚胎早期发生停滞引起，即阴茎组织纤维结构发育不良（图 16-19B）。阴茎下弯亦可由间充质的异常演变所致，此处的间充质最终演化为阴茎海绵体、Buck 筋膜和肉膜，亦可因尿道板发育不全而成为残余组织，导致海绵体活动和尿道板之间的间充质生长不平衡。在手术时，尿道下

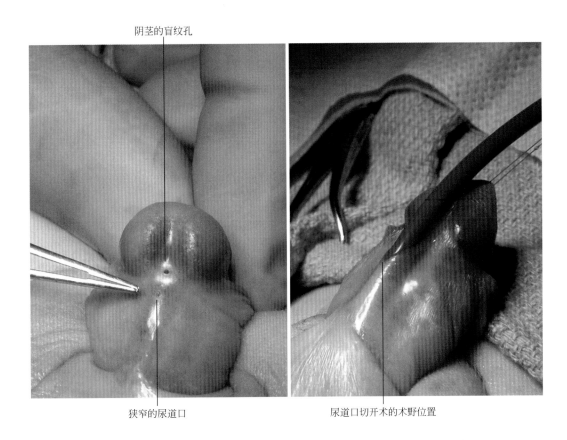

阴茎的盲纹孔

狭窄的尿道口 尿道口切开术的术野位置

图 16-18 尿道下裂伴阴茎下弯畸形。左图：镊子尖端指向尿道外口附近，位于正常尿道口（阴茎头的盲纹孔）的近端。外科医生手指已拉回阴茎背侧帽样堆积的包皮。右图：已施行尿道口切开术，导尿管已置入尿道，下一步将施行修补手术（图由 Jonathan Ross MD 提供）

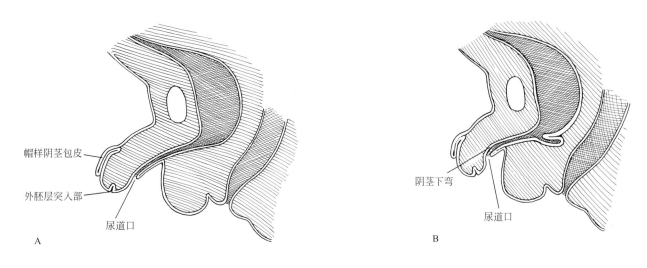

帽样阴茎包皮

外胚层突入部

尿道口

A

阴茎下弯

尿道口

B

图 16-19

裂通常可表现为片状的杂乱无章的纤维组织，从尿道口沿着阴茎轴延伸至远端，亦可表现为腹侧的黏膜依附于发育不完全的尿道沟上。

尿道下裂的严重程度与前列腺囊的扩张程度呈正比，其证据在于两性间的不同点。即米勒管残余的发育通常与尿道下裂相关联。

尿道下裂发生的可能原因包括胎儿期睾酮生成的减少，局部组织中5-α还原酶对睾酮向双氢睾酮的转化不足，或者局部组织缺乏雄激素受体。Bauer及其同事发现尿道下裂具有家族聚集性，即第2个男孩出生时该畸形的发生率是26%。

其他与男孩尿道下裂伴发的先天畸形包括：静脉尿路造影可发现的上尿道异常，未下降的睾丸（隐睾），以及非常少见的矫形外科和心脏发生缺陷。

不伴尿道下裂的阴茎下弯畸形。 此种情况不常见，可能有以下几种原因。间充质覆盖于尿道下无生育力的纤维组织之上，结果导致Buck筋膜和阴茎肉膜分化异常；或者，尽管阴茎海绵体发育正常，然而阴茎主体的腹侧面发育受阻，与背侧面的发育进程不同步，最终尿道本身不能发育至正常长度。

包茎。 包茎可能因包皮外板持续向远端生长及包皮内板与阴茎头的粘连松解延迟导致。

尿道异常。 这些异常包括双尿道，当尿道板管状化缺陷或侧面侵入的间充质有效地夹断尿道的一部分，进而形成双尿道。Y型可能继发于尿直肠隔的下行异常。尿道副尿道开口常见于腹侧，少数可见于背侧（图16-20）。尿道板中空的失败可导致整个尿道阴茎部的缺如，或更为少见的尿道腺部缺如（尿道闭锁），此种畸形可危及生命。

双阴茎。 这种畸形可以多种形式出现：双侧型、矢状型、完全或部分型、伴有或不伴有尿道。双阴茎常伴有不通肛（肛门闭锁）和其他局部发育异常。由于阴囊隆起未能移动到生殖结节的下方，阴茎和阴囊可发生转置。阴茎海绵体的发育缺陷可导致阴茎腹侧形成憩室或巨尿道，使整个尿道海绵体部扩大。

阴茎发育不良。 如果在胚胎第6周未形成生殖结节，或其胃继续分化，那么阴茎将不能形成。1/3的尸检案例报告具有致命性的发育异常；1/2的案例具有其他的泌尿生殖器官的异常，然而仅1/4新

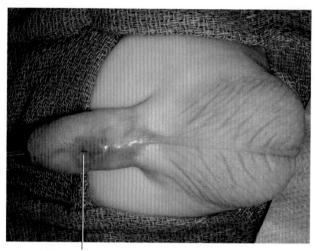

副尿道开口于阴茎腹侧面

图16-20　副尿道开口。导尿管已从正常尿道口插入，可见导管通过尿道壁的缺口处（图由Jonathan Ross MD提供）

生儿伴有阴茎发育不全，这似乎是一个孤立的现象。阴囊发育正常而阴茎缺如时患儿的表现为生殖结节的发育与阴唇阴囊皱褶的发育不相关。在这些案例中，尿道开口至会阴的前部或直肠，尽管尿道口可能根本就未形成或末端为盲端。

阴茎短小。 雄激素分泌不足可阻止阴茎的发育，导致阴茎短小。第二种发生小阴茎的原因是正常激素微环境下的不协调发生。其发生并无特定的形式，常伴随阴茎的其他异常（副阴茎、隐匿阴茎）、隐睾症和其他器官的发育异常。

（赵　洁译　张金山审　刘振湘校）

阴茎、男性尿道：结构与功能

阴茎的大体结构

阴茎由一对**阴茎海绵体**和一条**尿道海绵体**组成。阴茎海绵体的近端延续成**阴茎脚**并附着于**耻骨弓**；尿道海绵体近端称为**阴茎球**（尿道球部），远

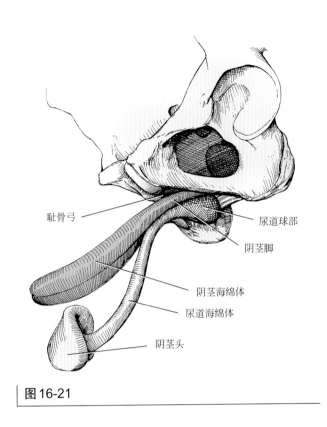

耻骨弓

尿道球部

阴茎脚

阴茎海绵体

尿道海绵体

阴茎头

图 16-21

分的海绵体膨胀可使尿道维持足够小的内径，保证射精时蓄积的相对小数量的精液通过，避免尿道内径过大致尿流通过。此外，充血海绵体在射精过程中起到调节的作用，允许球海绵体肌收缩产生的压力传递至尿道以保证完成射精。

包皮于阴茎远端附着于冠状沟，通常包绕阴茎头。包皮的开口，即包皮环，可能小于阴茎头，从而导致包茎。包皮 Tyson 腺位于冠状沟和包皮内板，并分泌脂性物质，并与脱落的上皮细胞混合形成包皮垢。

阴茎浅筋膜及深筋膜

阴茎及阴囊的筋膜层延续自下腹部及会阴部的筋膜（图 16-22）。

Camper 筋膜（浅筋膜浅层或脂肪层）并非一层真正的筋膜，而是覆盖髂腹股沟区及下腹部的一层纤维蜂窝性组织层，位于 Scarpa 筋膜（浅筋膜深层或膜状层）上面（图 9-4）。其通常在耻骨联合下方于 Colles 筋膜（会阴浅筋膜）融合。

阴茎浅筋膜，即阴茎肉膜，是腹股沟区及会阴部浅筋膜浅层的组分。它与毗邻的浅筋膜，即**阴囊肉膜肌**和下腹部皮下浅筋膜深层，是连续的。其向后延续成可识别的会阴浅筋膜，覆盖坐骨海绵体肌和球海绵体肌。尽管被称作肉膜层或被膜，严格上来说，阴茎肉膜筋膜是不存在的。

Buck 筋膜（阴茎筋膜）及浅筋膜深层，单独或一起包裹着阴茎体（含阴茎脚）白膜，并延续至**会阴膜**。阴茎筋膜的远端附着于冠状沟，Buck 筋膜将**阴茎背浅静脉**与**背深静脉**隔开。

阴茎筋膜向后向阴茎球的会阴膜延伸，但不与之融合。它包裹着阴茎海绵体及尿道海绵体并将两者间隔开。深筋膜和阴茎脚筋膜在近端将这些间隔与腹股沟浅筋膜浅层（会阴浅筋膜）区分开（图 17-28）。尿道悬垂（阴茎）部或球部断裂时，出血或尿液外渗因为上述结构存在而局限于近端范围。在远端，阴茎筋膜牢固附着于冠状沟处的阴茎头底部，即海绵体与阴茎头相续处。坐骨海绵体肌及球海绵体肌位于阴茎浅筋膜和会阴浅筋膜之下，但位于阴茎筋膜浅表，即上述两肌肉固有筋膜附着松弛处。

端膨大为**阴茎头**（龟头）（图 16-21）。勃起状态下，阴茎的上面为背侧，尿道面为腹侧。

两条*阴茎海绵体*于远端 3/4 长度成对并行，只由一层共有的中隔隔开。近端，它们彼此分离，并形成圆钝的阴茎脚。阴茎海绵体的远端仍呈圆形，在上 2/3 的阴茎头处会合。

尿道海绵体，始于会阴膜，终于阴茎头，由延续自阴茎筋膜（Buck 筋膜）的白膜及筋膜鞘包绕。Buck 筋膜将尿道海绵体与阴茎海绵体隔开，但本质上尿道海绵体与阴茎海绵体被包绕在一起。自阴茎海绵体穿过筋膜鞘的交通血管几乎没有，因此在术中必要时可将尿道海绵体自海绵体沟分离，如：修复尿道狭窄时、阴茎硬结症为纠正背侧阴茎弯曲行白膜折叠术时的腹侧入路或阴茎异常勃起行阴茎海绵体阴茎头分流术后闭合阴茎海绵体-阴茎头瘘时。分离时必须注意阴茎背动脉及神经进入阴茎头前于近冠状沟处转向腹侧走行（图 16-32），避免造成阴茎头与远端阴茎的外科性分离。

在勃起状态下，尿道海绵体内压低于阴茎海绵体内压，这种勃起时的管性分离允许精液通过尿道海绵体，反之则难以实现射精。与此同时，持续充

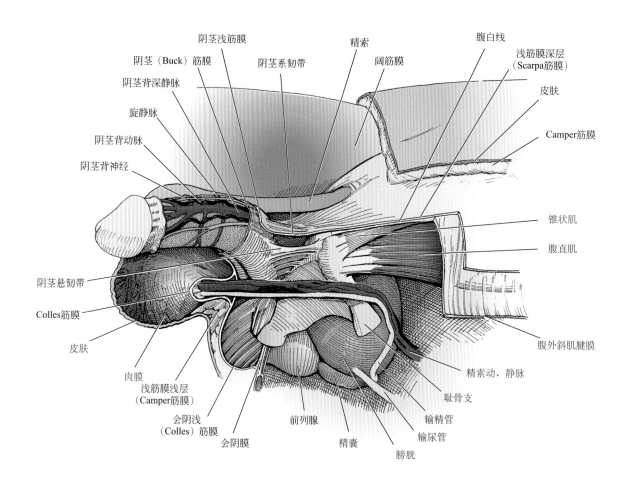

阴茎浅筋膜　阴茎系韧带　精索　阔筋膜　腹白线　浅筋膜深层（Scarpa筋膜）

阴茎（Buck）筋膜

阴茎背深静脉

旋静脉

阴茎背动脉

阴茎背神经

皮肤

Camper筋膜

锥状肌

腹直肌

阴茎悬韧带

Colles筋膜

皮肤

腹外斜肌腱膜

肉膜　　浅筋膜浅层（Camper筋膜）

精索动、静脉

耻骨支

会阴浅（Colles）筋膜　　前列腺　　输精管

会阴膜　精囊　输尿管

膀胱

图 16-22

　　尿自尿道球膜部外渗时，因阴茎筋膜牢固附着于耻骨支、坐骨棘及坐骨结节从而渗至浅筋膜深层下的下腹部；阴茎筋膜与肉膜连续从而渗入阴囊。

阴茎悬韧带

　　阴茎根部被两类韧带悬系着。表浅的**阴茎袢状韧带**不过是浅筋膜深层在中线处的辐射状增厚。该韧带源自腹白线，向下分开自阴茎根部两侧并入会阴浅筋膜。在手术中保留或修复该韧带的价值不大。在阴茎袢状韧带深面，**阴茎悬韧带**牢牢附着于耻骨联合，且与阴茎筋膜连续。性交时，阴茎悬韧带是维持阴茎位置的重要结构，若术中离断该韧带可导致阴茎勃起的有效角度降低。因而，推荐术中缝合复位阴茎悬韧带。但是，尿道部分狭窄切除术后，需要适当分离阴茎悬韧带以允许阴茎体回缩从而吻合缩短的尿道。

阴茎的多层结构

表层

　　阴茎体被5层组织包裹：①阴茎皮肤；②阴茎筋膜浅层；③筋膜下组织；④阴茎筋膜深层；⑤白膜（图16-23、图16-24）。

　　阴茎表面**皮肤**活动性及伸展性极佳以适应勃起状态，这种柔韧、缺乏附着的特性使其容易水肿。此处皮肤层较薄以及深面缺乏脂肪而呈深色。阴茎皮肤易适应长期接触尿液，因而是替代尿道的合适材料。其适合替代尿道的另一优势在于伸展性，血供良好且易于获取。

　　耻骨联合表面（以及覆盖女性阴阜）的皮肤不仅覆盖着蜂窝性脂肪组织，并且在青春期有阴毛生长，其性质与下腹部体毛不同。

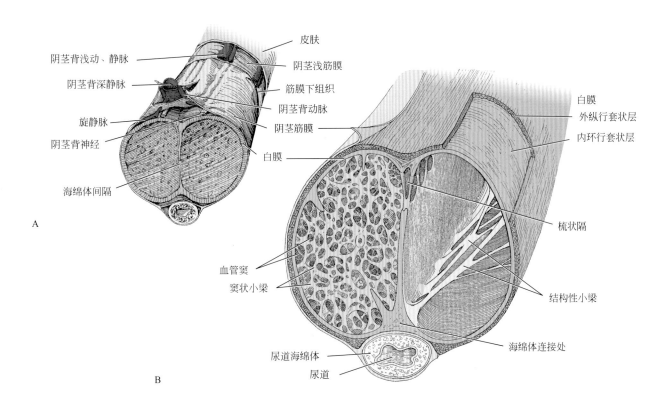

阴茎背浅动、静脉

皮肤

阴茎浅筋膜

阴茎背深静脉

筋膜下组织

阴茎背动脉

旋静脉

阴茎筋膜

阴茎背神经

白膜

海绵体间隔

白膜

外纵行套状层

内环行套状层

梳状隔

结构性小梁

海绵体连接处

血管窦

窦状小梁

尿道海绵体

尿道

A

B

图 16-23

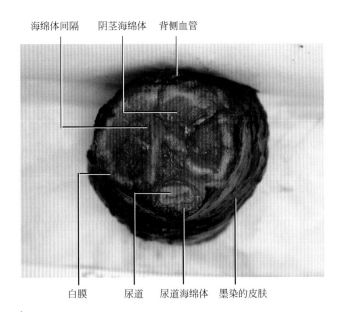

海绵体间隔　阴茎海绵体　背侧血管

白膜　　尿道　　尿道海绵体　　墨染的皮肤

图 16-24　阴茎鳞状细胞癌患者行阴茎切除术后标本远端切缘的横截面观。按常规病理学检查处理后，皮肤被墨染。正常解剖结构易于识别

阴茎浅筋膜，亦称作肉膜，是腹股沟及会阴部浅筋膜（即会阴浅筋膜）的膜性层的一部分。该筋膜中有**阴茎浅动脉**、**阴茎背浅静脉**、皮肤的供养血管走行。该层结构与其深面筋膜之间的连接疏松，因此两层之间活动度大。它将浅静脉与背深静脉分隔开。

在肉膜及会阴浅筋膜深层有一层薄的结缔组织层，称作**筋膜下组织**（Eberth 筋膜），在阴茎根部更明显，在此处体外段的海绵体动、静脉及神经由其覆盖。

更往深层的筋膜层称为阴茎筋膜（Buck 筋膜），是伸缩性极强一层，其不仅包裹着阴茎海绵体及阴茎海绵体，同时亦将在它们之间形成分隔。它也包裹着**背深动脉**、**背静脉**及**背神经**。它与肉膜层或会阴浅筋膜连续，并位于其浅面。它位于射精相关肌群的深面。

相较于阴茎浅筋膜的疏松结构，阴茎筋膜结构致密。它由纵行纤维组成，与深面的白膜紧密连接。

白膜

白膜位于更深层，是蜂窝状纤维基质中一层厚的白色套状结构（图16-25）。该层包裹着阴茎海绵体及尿道海绵体，被阴茎浅筋膜严密覆盖。它可被分为两层：①**外纵行套状层**；②**内环行套状层**。白膜层于腹侧面增厚形成尿道海绵体沟。腹侧中线处的白膜因外套状层变薄而只剩内套状层，变得较薄。白膜的厚度差异是阴茎假体植入时尿道常受意外损伤的原因。在阴茎脚处同样只有内套状层覆盖。

内部结构

在矢状面，有一层致密的白膜层穿行于两条阴茎海绵体之间并将其隔开，该层称作**海绵体间隔**。此间隔在远端并不完整，该处背侧面呈多孔状以便为**梳状隔**中两阴茎海绵体间纵向走行的交通血管提供通畅路径。为数众多的扁平柱状结构或**窦状小梁**在海绵体内与白膜连续，该结构的组成有：纤维状组织、弹力蛋白纤维及具有内皮结构的**血窦**或海绵状间隙表面的平滑肌。另外，邻近3条海绵体的连接处有一排**结构性小梁**，称作**海绵体连接**，并且该结构嵌入海绵体壁约半个周径范围的平面。

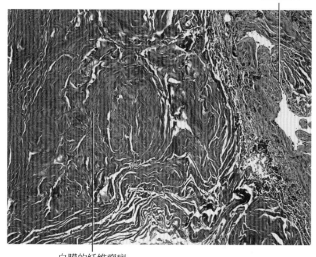

阴茎海绵体的勃起组织

白膜的纤维瘤病

图16-26　阴茎硬结（Peyronie）症。该病的病因未知，40岁以上男性多见，导致勃起时阴茎弯曲畸形及疼痛，临床上可于阴茎背侧触及位于白膜下的斑块。成熟的斑块由少细胞的玻璃样变纤维组织组成，有时联合有钙化或骨形成，并且它们的表现与其他部位的纤维瘤病相似，例如：掌腱膜挛缩（Dupuytren）症

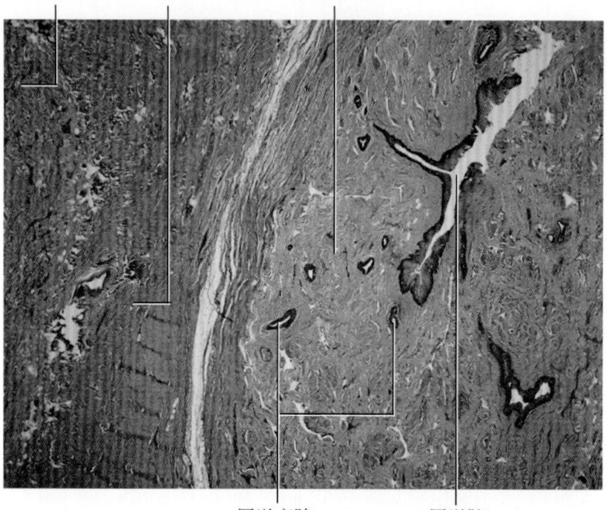

覆盖**尿道海绵体**的白膜厚度大概为覆盖阴图茎海绵体的白膜的一半。覆盖尿道海绵体的白膜含有平滑肌纤维，在射精时该纤维收缩以助于精液排出。尿道海绵体整个阴茎段的直径是一致的，但在近端其被球海绵体肌包绕形成尿道球部，此处尿道海绵体以及其包括的尿道的管径是增宽的。

阴茎勃起状态下，白膜因充血而伸展扩张时，它的结构组成（两层纤维垂直走行，类似轮胎的结构）限制了充分勃起时的膨胀程度并提供了必要的纵向硬度。此时的白膜张力大，因而易屈曲受损，比如破裂或相对轻度的损伤，如若反复受损易造成瘢痕形成而导致阴茎硬结症（图16-26）。

射精相关肌群，会阴面观

阴茎海绵体的阴茎脚被**坐骨海绵体肌**所包裹（图16-27）。成对的该肌肉在其对应的阴茎脚侧方走行，起自**坐骨结节**的内面，终于阴茎脚的内下面。坐骨海绵体肌并没有完全包裹阴茎脚，在靠近

阴茎海绵体　白膜　尿道海绵体

尿道旁腺　尿道腔

图16-25　低倍镜下的正常阴茎组织学结构。一层厚的纤维性结构（白膜）包裹着尿道并将图左侧的阴茎海绵体与图右侧的尿道海绵体隔开。诸多尿道旁腺排列在近尿道腔处

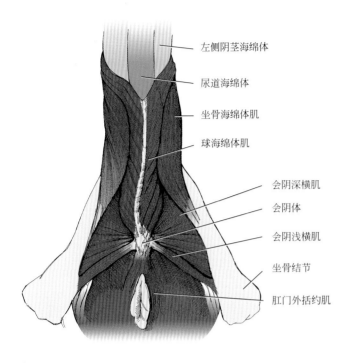

图 16-27

尿道海绵体被覆**球海绵体肌**，该肌肉包裹含尿道球部的尿道海绵体球部。球海绵体肌纤维起自**会阴体**（会阴中心腱），是会阴部手术的一个重要解剖标志，前列腺手术入路沿着该肌肉前面可寻到阴茎球。

球海绵体肌形成一层薄的肌肉套状层，于海绵体两侧斜行，包绕阴茎球并进入下方的中线处。坐骨海绵体肌及球海绵体肌依靠它们的浅筋膜附于阴茎筋膜深层，两者均由会阴神经深支来支配。球海绵体肌负责将终末的数滴尿液排出尿道球部及辅助精液射出。在女性，球海绵体肌收缩可紧缩阴道，尿道修补手术中可用其覆盖尿道。另外一组小型肌肉，**会阴浅横肌**也由阴部神经的会阴支来支配，其起自坐骨支至尿道球下方的会阴体，并自此走向对侧坐骨支。该区域在第11章中可见详细介绍。

射精相关肌群，冠状面

自背侧的冠状面观，**坐骨海绵体肌**在阴茎脚处覆盖着**阴茎海绵体**的骶侧及内侧面，**球海绵体肌**包裹着**尿道海绵体球部**。它们与尿道**球腺**（Cowper）的关系可见图16-28中的左侧。**会阴膜**或尿生殖膈浅筋膜位于坐骨海绵体肌深面并邻近**阴部血管**及**阴部神经**。图16-28中的右侧可于半矢状面见上述结构与**会阴体**及两组会阴（深、浅）横肌的关系。

骨侧面即没有该肌肉覆盖。作为竖立阴茎的肌群，该组肌肉起到泵的作用，为提高阴茎勃起时硬度提供除动脉压力之外的额外动力。其支配神经由阴部神经会阴支完成，该神经源自骶3神经及骶4神经。

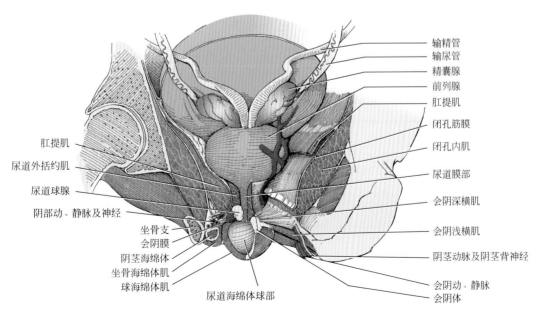

图 16-28

动脉血供

阴茎有两套动脉系统：①源自阴部外动脉的表层动脉系统；②源自两侧的阴部内动脉的深层动脉系统，如图16-32所示。

浅表动脉系统

阴茎皮肤及包皮的浅层动脉血供来自阴茎筋膜前面的**阴茎浅筋膜**浅层。阴茎皮肤有弯曲性良好的血供，其血管沿着阴茎体盘绕走行。**阴茎浅动脉**起自各侧的**阴部外下动脉**，而**阴部外下动脉**是**股动脉**发出的分支。两条阴部浅动脉大致对称地沿阴茎体纵向走行（图16-29）。

阴茎浅动脉通常于两侧分支，形成**背外侧支**和**腹外侧支**各一支。但是，通常情况下，阴茎皮肤的血管非对称地以某条或另外一条浅动脉为主要血供。当血供为对称性时，每支动脉于近阴茎根部处向外侧走行，并与阴茎体表面形成背外侧血管及腹外侧血管。当所有血供均源自一条动脉时，该血管入阴茎后即分支以方便分支跨越背侧走行至对侧。无论上述那种情况，背外侧支及腹外侧支均于两侧再各自分支形成下一级分支。在间隔处，这些血管发出小分支供应皮肤。浅层与深层系统的唯一吻合处在冠状沟，浅层血管于此处在阴茎背侧环行，连接至阴茎背动脉。

阴茎的深层动脉血供

髂内动脉前支分开形成**臀下动脉**和**阴部内动脉**

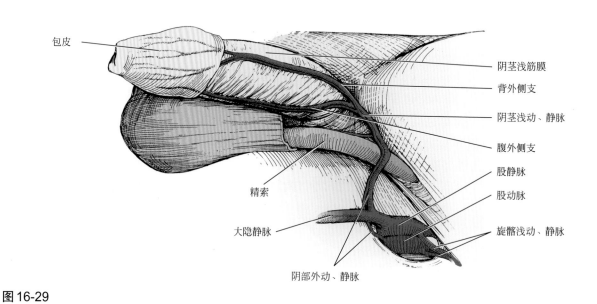

包皮　阴茎浅筋膜　背外侧支　阴茎浅动、静脉　腹外侧支　股静脉　股动脉　旋髂浅动、静脉　精索　大隐静脉　阴部外动、静脉

图16-29

表16-3　阴茎的动脉

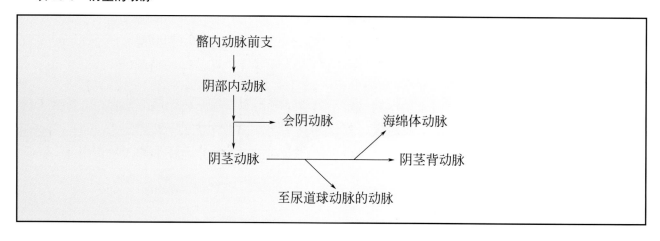

髂内动脉前支
↓
阴部内动脉 → 会阴动脉　海绵体动脉
阴茎动脉 → 阴茎背动脉
至尿道球动脉的动脉

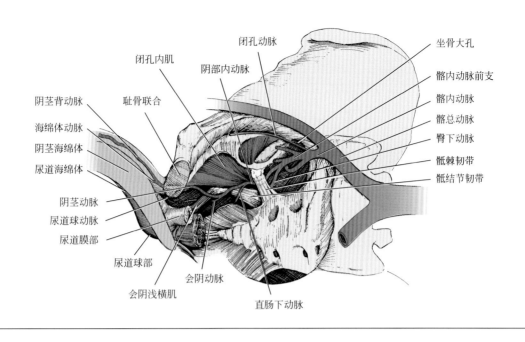

图中标注：
闭孔内肌　闭孔动脉　阴部内动脉　坐骨大孔　髂内动脉前支　髂内动脉　髂总动脉　臀下动脉　骶棘韧带　骶结节韧带

阴茎背动脉　耻骨联合
海绵体动脉
阴茎海绵体
尿道海绵体
阴茎动脉
尿道球动脉
尿道膜部
尿道球部　会阴动脉　直肠下动脉
会阴浅横肌

图 16-30

（表 16-3）。自骨盆内面观，阴部内动脉自**骶棘韧带**下穿过，跨过**骶结节韧带**，分出会阴动脉，并作为阴茎动脉继续走行于**会阴浅横肌**及**耻骨联合**下方（图 16-30）。

　　阴茎动脉穿过尿生殖膈，于会阴浅横肌后方沿着坐骨支内侧缘走行至近尿道球部处并发出 3 个分支：①**尿道球动脉**（供应阴茎球的动脉）；②尿道动脉；③**海绵体动脉**或阴茎深动脉。然后，阴茎动脉延续为**阴茎背动脉**。

　　另外可能存在血管变异：副阴部内动脉较为常见，起自闭孔动脉、膀胱下动脉或对侧的膀胱浅动脉。阴部内动脉存在变异，但为海绵体提供必要的血供。根治性前列腺切除术或根治性膀胱切除术时，若不小心离断它，可导致血管性的勃起功能障碍。

　　尿道球动脉（其发源存在多种变异，可起自海绵体动脉、阴茎背动脉抑或附属阴部动脉）为**尿道球部、尿道海绵体**及阴茎头提供血供。上述结构与阴茎体从解剖学角度来说是相互独立的。其作为阴茎动脉的第一条分支，是一条短的、内径相对大的动脉，其在进入尿道球部前穿过尿道生殖膈的深横层（图 11-4）。它通过后群分支血管供应尿道球部，并通过前群分支血管供应近端 1/4 的尿道海绵体的海绵体组织。

　　作为阴茎动脉的第二条分支，尿道动脉并非总是存在。它可能起自尿道球动脉，但如果存在，它

更常见地由阴茎动脉、海绵体或阴茎深动脉直接发出，于白膜下沿尿道海绵体的腹侧面走行。

阴茎远端的动脉分布

　　海绵体动脉（阴茎深动脉）通常在阴茎动脉之前发出，终末端成为**阴茎背动脉**，但它也可能起自副阴部动脉，表现为两条平行血管。它沿着阴茎海绵体的背内侧面与海绵体静脉相伴行，并在两条阴茎海绵体贴合处进入阴茎海绵体，然后继续沿海绵体中央走行，几乎到其尖端（图 16-31）。这种分布方式并非固定不变的，海绵体动脉经常在进入阴茎海绵体前发出一些分支。

　　阴茎背动脉，作为阴茎动脉的终末端，分别跨过各侧的**阴茎脚**，然后沿着阴茎背外侧面走行，直至位于阴茎背深静脉内侧、阴茎背神经外侧之间的阴茎头处。2/3 的情况下，两条阴茎背动脉是不对称分布的，它们可能有同一阴部内动脉发出。这些动脉呈迂曲走行以适应勃起时阴茎的延长。当临近阴茎头且进入阴茎头前，它们向腹外侧走行。

　　阴茎动脉可能在骨盆内起自附属阴部动脉，因而在结扎阴茎背静脉复合体或前列腺血管丛时容易损伤阴茎动脉。

阴茎头及系带的血供

　　尽管**阴茎背动脉**发出数条皮质穿入白膜并且分

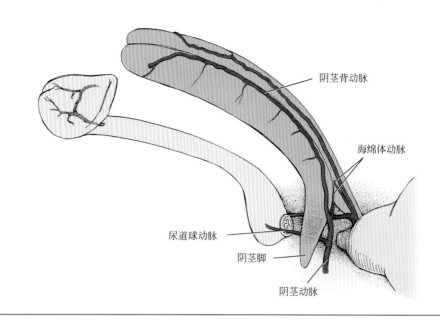

图 16-31

出**旋动脉**与**旋静脉**伴行以供应尿道海绵体及其包含的尿道，它的主要终点是**阴茎头**，进入阴茎头前，它在近冠状沟处前腹外侧走行（图 16-32）。

系带，是一个自尿道口沟向冠状沟延伸的锥状结构，其在胚胎学上不属于包皮（图 16-10C）。它有源自阴茎背动脉**系带支**的独立血供，系带支在阴茎体远端向两侧弯曲，并于腹侧进入系带及阴茎头。

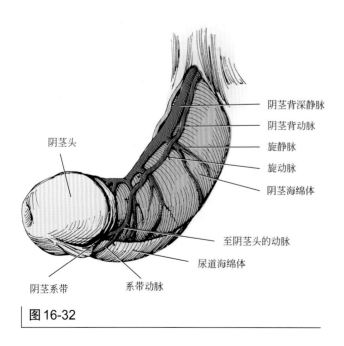

图 16-32

包皮血供

包皮环切术后，阴茎皮肤分别在腹侧、背侧于阴茎底部被离断。

动脉血供

包皮血供源于阴部外下动脉的两个分支，阴茎浅动脉（图 16-29）。这些动脉分成前外侧支和后外侧支（图 16-33A）。至包皮环处，这些分支变得迂曲细微，在终于冠状沟前终末动脉变为环形。

阴茎浅动脉与阴茎其他循环血管无相互交通。

静脉回流

包皮的多支小静脉分布无特定方向。至阴茎体皮肤，这些小静脉汇合形成一条或两条**阴茎浅静脉**，并汇入**阴部外下静脉**，进一步汇入**大隐静脉**（图 16-33B）。

矢状面包皮及阴茎头的血管形成

阴茎浅动脉的分支延伸至**包皮环**，并于此处分散呈环状，折返后于近**冠状沟**处终止（图 16-34）。

外科意义

在一些需要用到包皮的手术，例如尿道下裂修补术，必须慎重考虑到包皮的血管形成。第一，供应阴茎皮肤的阴部外动脉的 4 个分支中，必须至少

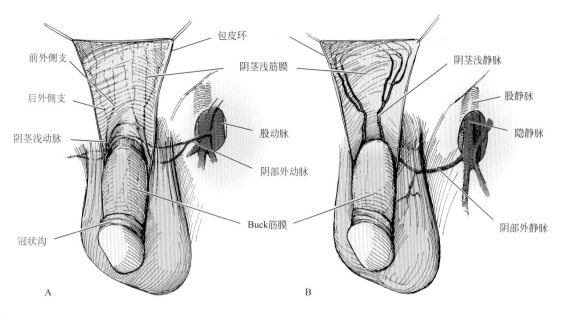

图 16-33

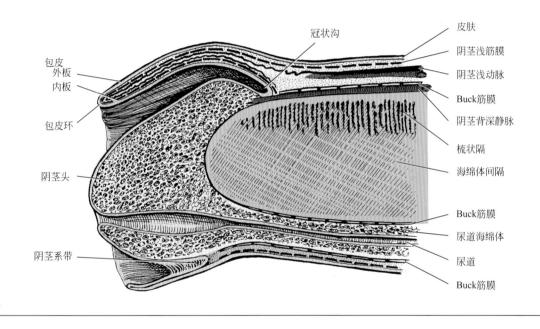

图 16-34

保留一支的完整，保留两支则更佳。背外侧的一对分支则经常被作为皮瓣的血管蒂。第二，血管呈钟样走行，因而只能选取纵向血管蒂。第三，阴茎浅筋膜不可分离，因其内含血供，它可只可供应一个皮瓣，即使两个带蒂皮瓣可分别于其两侧成形。第四，包皮通常有 4 支供养动脉，如果需要去第二个带蒂皮瓣，可考虑自两个腹外侧血管系统选择一个，但需避免供应系带的区域。第五，获取的包皮皮肤越靠近冠状沟，其血管越细微。取自阴茎体的皮瓣血供要好于取自包皮者，而包皮皮瓣较取自包

皮内板的皮瓣血管更丰富。当需将皮瓣移植至带瘢痕的患处时，例如尿道下裂二期手术或修复成人尿道狭窄，这是一个重要因素。第六，显而易见，因为包皮不由冠状沟血管的远端分支来供血，所有的皮瓣需以于最近处走行入包皮的阴茎浅筋膜系统的血管为基础。

横断面上阴茎体的血管及神经

阴茎浅动、静脉及阴茎浅神经均位于阴茎浅筋膜内（图 16-29）。阴茎筋膜的下方有阴茎背深静

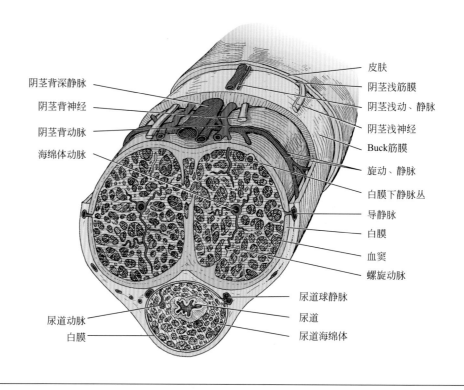

阴茎背深静脉
阴茎背神经
阴茎背动脉
海绵体动脉

皮肤
阴茎浅筋膜
阴茎浅动、静脉
阴茎浅神经
Buck筋膜
旋动、静脉
白膜下静脉丛
导静脉
白膜
血窦
螺旋动脉

尿道动脉
白膜

尿道球静脉
尿道
尿道海绵体

图 16-35

脉、背动脉及背神经（图16-35）。旋动脉及旋静脉呈环状走行并于导静脉连续，从而于白膜下小静脉丛及血窦连接。

阴茎海绵体的循环系统

动脉血自深部系统输送至阴茎海绵体组织，该深部系统由**背动脉、海绵体动脉**及**尿道球动脉**组成（图16-31～图16-33）。

海绵体（中央）动脉分出诸多支短的终末分支，即**螺旋动脉**，于阴茎海绵体组织中央的海绵状间隙走行（图16-36）。大部分海绵状间隙直接汇入**血窦**，这些海绵状间隙以**小梁**为界。（较阴茎海绵体而言，尿道海绵体的小梁更精细，血窦更小。）一些螺旋动脉走行成毛细血管并形成次级循环系统滋养小梁。**梳状隔**在**海绵体间隔**的远端提供开口以允许血液从海绵体自由流向其他海绵体。

周边的**导静脉**经**白膜下小静脉丛**收集血窦的血液，经**旋静脉**将其排空。这些静脉最终都汇入**阴茎背深静脉**（图16-38）。

内部循环的顺序是海绵体动脉＞螺旋动脉＞海绵体窦＞次级海绵体窦＞白膜下小静脉从＞导静脉。其替代途径为：海绵体动脉＞毛细血管＞次级

海绵体窦＞白膜下小静脉丛＞导静脉。

阴茎勃起时，神经递质释放后，动脉及血窦的管壁继而松弛，海绵状间隙扩张从而阴茎海绵体增大增粗且白膜扩展伸张。小静脉在小梁之间被阻断。为维持勃起状态，主要的静脉梗阻源于白膜对白膜下小静脉丛的压迫从而阻断了血液的回流，白膜基质对导静脉的压迫亦有维持勃起作用。

动脉与血窦的关系

起自阴茎背动脉的**旋动脉**发出**穿动脉**穿过白膜。继而分为**螺旋动脉**，并在**小梁**间走行，最终进入**血窦**（图16-37）。

阴茎静脉回流系统

阴茎回流系统包括3个：①浅层；②中间层；③深层（图16-38）。

浅层回流系统为包皮、皮肤及皮下组织共用，由多条浅静脉组成，它们在阴茎浅筋膜下方随机走行于阴茎的背外侧面（图16-33B）。这些浅静脉联结成一条或两条**阴茎背浅静脉**并汇入任意一侧大隐静脉，由左侧汇入常见。来源于阴囊和精索的部分血液也可能在这些浅静脉联合前汇入。

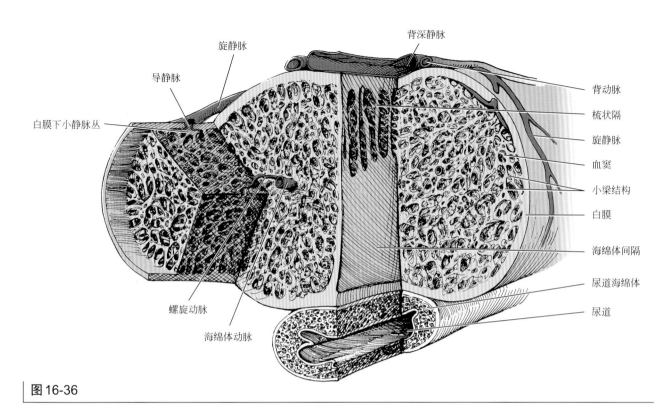

图 16-36

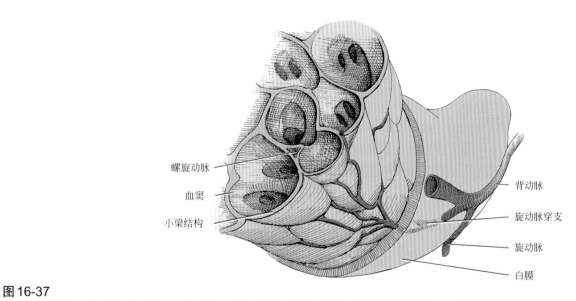

图 16-37

中间层回流系统 由背深静脉及旋静脉组成，引流阴茎头、尿道海绵体以及远端2/3的阴茎海绵体的血液。诸多小静脉经**冠状沟后静脉丛**离开阴茎头，汇入在阴茎海绵体联结处的沟内走行的**背深静脉**。阴茎海绵体的导静脉汇入**旋静脉**。这些静脉相互交通且与对侧交通支相连，并与**侧支静脉**联结，最终在斜向汇入阴茎背深静脉前，汇成数条主干走

行于阴茎筋膜下方。

阴茎背深静脉进而自阴茎悬韧带中间隙穿过，至前列腺耻骨韧带间汇入**前列腺静脉丛**，于接近静脉汇入处可见多个二尖瓣膜。背深静脉可能有多条，且可能在汇入静脉丛前与浅层系统联结。前列腺静脉丛汇入膀胱静脉丛，并与此处汇入髂内静脉。

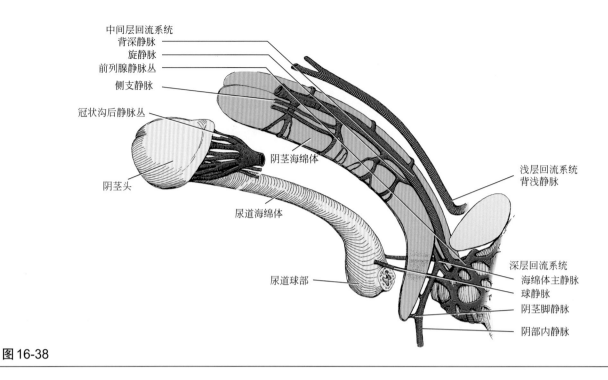

中间层回流系统
背深静脉
旋静脉
前列腺静脉丛
侧支静脉
冠状沟后静脉丛
阴茎头
阴茎海绵体
尿道海绵体
尿道球部
浅层回流系统
背浅静脉
深层回流系统
海绵体主静脉
球静脉
阴茎脚静脉
阴部内静脉

图 16-38

深层回流系统 由海绵体静脉、球静脉及阴茎脚静脉组成。阴茎近端 1/3 的血液汇入血窦后便由该系统收集，进而经导静脉在阴茎海绵体周边直接汇入海绵体静脉，形成阴茎海绵体的主要回流系统。另外，毛细血管形成次级循环系统汇入白膜下小静脉丛，并自此处汇入导静脉（图 16-36）。海绵体静脉于阴茎脚间联合形成一条或两条薄壁的**海绵体主静脉**，于海绵体动脉及神经下方走行，不易遭受外科结扎。海绵体静脉依次从尿道球部及阴茎脚间走

行，汇入**阴部内静脉**，进而并入髂内静脉。此处有二尖瓣膜规律分布，尽管老年男性可能存在瓣膜功能不全。海绵体静脉与前列腺静脉丛之间存在联结。**阴茎脚静脉**，数量不多，起自每侧阴茎脚的背外侧面，汇合后并入阴部内静脉，部分汇入前列腺静脉丛。球部血液回流由**球静脉**负责，将血液排空至前列腺静脉丛。

阴茎勃起及恢复疲软时血液循环路径如表 16-4 所示。

表 16-4　阴茎勃起及恢复疲软时的血液循环

动脉血供	静脉回流
阴茎勃起（胀大）	阴茎恢复疲软（退肿）
阴茎海绵体	
海绵体主动脉（海绵体副动脉）至阴茎背动脉至螺旋动脉至血窦	1. 导静脉至旋静脉至阴茎背深静脉至前列腺静脉丛
	2. 海绵体静脉至阴部内静脉
	3. 阴茎脚静脉至阴部内静脉
尿道海绵体	
尿道球动脉至尿道动脉至阴茎背动脉旋支	球静脉至前列腺静脉丛至阴部内静脉
阴茎头	
阴茎背动脉至尿道动脉	冠状沟后静脉丛至阴茎背深静脉至前列腺静脉丛

阴茎及尿道的淋巴回流

阴茎头表面有3层叠覆的淋巴网络,一层位于乳头,一层位于浅黏膜层,第三层位于两者之下。淋巴干汇聚于系带处,并于此处收集来自尿道黏膜的淋巴液。1～3条淋巴干继而走行至冠状沟背侧,从而与对侧的淋巴干汇合(图16-39A)。一条或更多的**主淋巴干**与阴茎背深静脉伴行,将淋巴液运至阴茎悬韧带区域,并汇入**耻骨联合前淋巴丛**。2～3条淋巴干自该淋巴丛处沿股动脉或腹股沟走行至**腹股沟浅淋巴结**。

细小的包皮淋巴管起自包皮内外板,起自外板者占多。包皮淋巴管间走行十分接近,吻合弯曲并于背侧汇合(图16-39B)。其后呈5～10条管状通道并行至阴茎根部。阴茎皮肤回流由中缝处斜向围绕阴茎的淋巴管汇入由包皮淋巴管走行而来的背侧淋巴管。

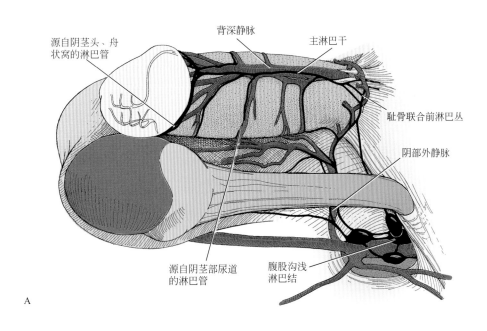

源自阴茎头、舟状窝的淋巴管　背深静脉　主淋巴干

耻骨联合前淋巴丛

阴部外静脉

源自阴茎部尿道的淋巴管　腹股沟浅淋巴结

A

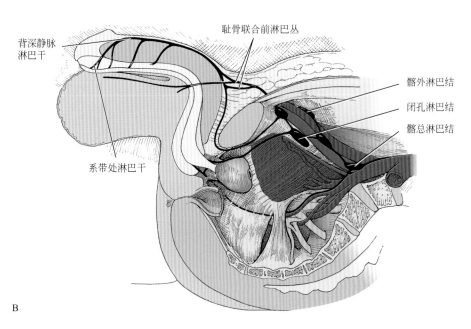

背深静脉淋巴干　耻骨联合前淋巴丛

髂外淋巴结

闭孔淋巴结

髂总淋巴结

系带处淋巴干

B

图16-39 A. 背外侧面观;B. 矢状面

于阴茎根部处，在分别汇入各侧会阴及阴囊皮肤淋巴干前，来自皮肤及包皮的一些淋巴管分支联结至耻骨联合前淋巴丛。联结形成的淋巴干与阴部浅外血管伴行，汇入腹股沟浅淋巴结，尤其是上内侧淋巴结（水平组）。两侧吻合联结较为松弛。

一些淋巴管跨过股动脉途径，入股管从而进入深部淋巴结，汇入腹股沟近侧淋巴结（Cloquet淋巴结），亦有汇入股动脉后内侧淋巴结。腹股沟途径中，单支淋巴干在精索下方经腹股沟管汇入股动脉外侧淋巴结。因此，阴茎皮肤淋巴管经浅层淋巴管系统将淋巴液排空至腹股沟浅淋巴结，尤其是上内侧组，而阴茎头及阴茎尿道淋巴回流至腹股沟深淋巴结和耻骨联合前淋巴结，偶有汇入**髂外淋巴结**。腹股沟区的淋巴回流见图9-21、图9-22。

阴茎的躯体神经支配

躯体神经支配主要由源自S2、S3、S4神经的阴部神经控制。**阴部神经**自骶棘韧带下方经过，终于该韧带于**坐骨棘**的附着处（会阴神经阻滞的标记），并跨过**骶结节韧带**进入阴部（Alock）管（图16-40）。于此处，它发出**会阴神经**分支至阴囊后部或女性的阴唇，并发出**直肠神经**至直肠下区。直肠神经跨过**闭孔内肌**表面，于肛提肌下方，沿着闭孔筋膜内阴部内血管的内侧走行，延续为**阴茎背神经**。背神经于所谓尿生殖膈深层上走行，并向阴茎脚发出分支。进而穿过**会阴深横肌**达到阴茎背侧面（图16-14）。背神经沿阴茎背外侧与阴茎背动脉伴行，并于阴茎头发出诸多终末支。

尿道上裂和膀胱外翻时，阴茎体中段及远端的背神经向外侧移位，只有近端的位于前外侧。

阴茎及阴囊的皮神经支配主要来自阴部神经的背支及后支，但阴囊的前部及阴茎的近端由离开腹股沟前环的髂腹股沟神经支配（图9-23）。

阴茎的自主神经支配

交感神经源于L1和L2神经，副交感神经源于S2、S3及S4神经。

L1和L2的白交通支传递至腰交感神经链中神

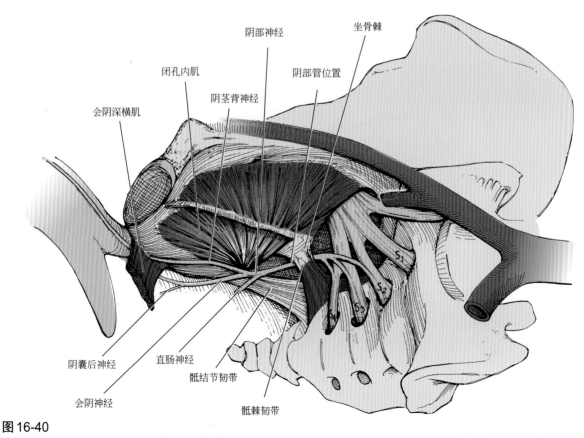

图16-40

经节。自神经节，L3 和 L4 内脏神经并入位于主动脉分叉、左髂总静脉及骶岬上方的**上腹下丛**。在该神经丛的两侧，右侧及左侧**腹下神经**降至髂内动脉的内侧，进而并入右侧及左侧下腹下丛。腹下神经亦发出分支至输尿管丛及睾丸丛。盆腔神经丛毗邻膀胱底、前列腺及精囊，其不仅包含有交感神经纤维，亦包含源于骶内脏神经、盆内脏神经的副交感神经纤维。各侧盆丛的前支组成**膀胱丛**，并沿至膀胱底的动脉走行。盆丛的下支则组成**前列腺丛**，支配前列腺、射精管、精囊、膜部及阴茎部尿道、尿道球腺。

海绵体神经

海绵体神经在行经耻骨弓下方前，于会阴横肌与尿道膜部之间离开骨盆，支配各侧的**阴茎海绵体**（图 16-41）。其可能由两个分支：海绵体神经小支控制尿道海绵体的勃起组织及阴茎部尿道；海绵体神经大支位于前列腺静脉丛下方，于阴茎门的海绵体血管周围终为细微的神经纤维网前，该支神经分布在阴茎海绵体的勃起组织。

海绵体神经由源于盆丛的诸多细小神经纤维组成。其为混合性神经，有扩张血管的交感神经纤维及收缩血管的副交感神经。（盆腔神经支配的详细情况可见第 10 章。）

神经血管束

阴茎海绵体神经呈一条或数条粗大的束状，与前列腺精囊动脉分支、静脉属支并行，从而形成所谓的**神经血管束**。它自位于前列腺与直肠之间的狄氏筋膜前方经过，位于盆内筋膜之上、前列腺静脉丛之下（图 14-24、图 14-46、图 14-47）。神经血管束于前列腺后外侧走行时发出细小分支至供应前列腺包膜的血管。

阴部神经亦可见，其分支并入**直肠下神经**和**阴囊神经**，并延续为阴茎背神经（图 16-40）。

海绵体神经、背神经与阴茎动、静脉系统的关系

背神经位于阴茎筋膜内的各侧阴茎海绵体的背部，与**背动脉**位于相同平面（图 16-42A）。它亦位于**旋动脉、旋静脉、外侧静脉及冠状沟后静脉丛**的浅面。

海绵体神经入会阴深部，到达前列腺静脉丛并于**海绵体动脉**外侧进入对应侧的阴茎海绵体根部（图 16-42B）。**阴茎脚静脉**汇入**阴部内动脉**内侧的**阴部内静脉**。

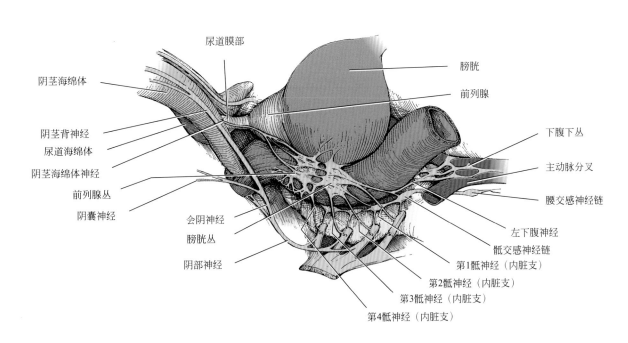

图 16-41

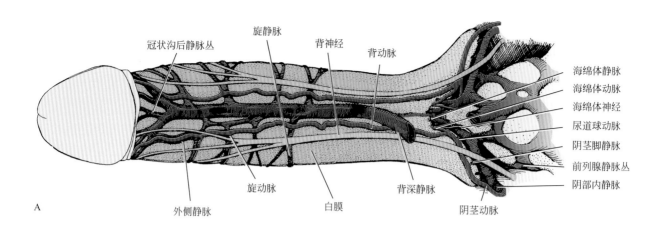

冠状沟后静脉丛　旋静脉　背神经　背动脉

海绵体静脉
海绵体动脉
海绵体神经
尿道球动脉
阴茎脚静脉
前列腺静脉丛
阴部内静脉

旋动脉　白膜　背深静脉　阴茎动脉

外侧静脉

A

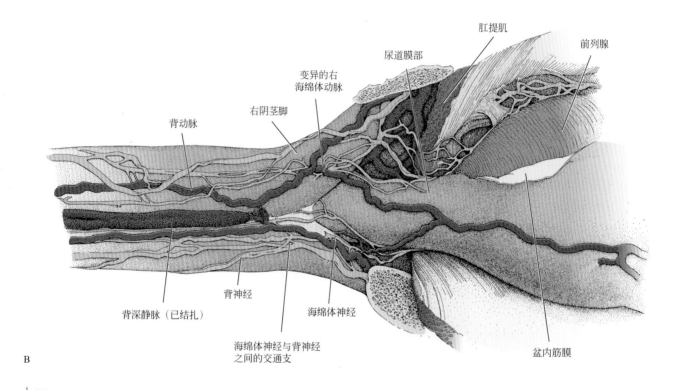

肛提肌　前列腺

尿道膜部

变异的右
海绵体动脉

背动脉　右阴茎脚

背深静脉（已结扎）　背神经　海绵体神经

海绵体神经与背神经
之间的交通支

盆内筋膜

B

图 16-42

尿道的大体结构

解剖学家通常将男性尿道分为3部分：①前列腺部；②膜部；③阴茎部。但从外科角度来看，将膜部及阴茎部尿道看作尿道的3个组成部分更具实用意义：①**尿道球膜部**；②**尿道球海绵体部**；③**尿道悬垂部**或**尿道阴茎部**。尿道前列腺部被单独看作是前列腺的一部分。

尿道球膜部，即图16-43标为A处，包含位于尿生殖膈中长约2cm的尿道以及**横纹状尿道括约肌**内除近端少数几厘米外的尿道球部。该区域的神经

肌肉组成详见第14章，尿控机制亦在该章节有所介绍。

尿道球海绵体部，即标为B处，自长约数厘米的解剖学尿道膜部延续，远端至**阴茎悬韧带**水平。它的管径扩宽形成尿道球（球内窝），当其周围的球海绵体肌收缩诱发射精前，精液暂时储存于尿道球部。虽然**尿道球腺**（Cowper）本身位置上更接近尿道膜部的两侧，但导管在3点及9点方向汇入该段尿道。包绕尿道球部的尿道海绵体海绵组织较其远端者更厚，这种厚度是因该段尿道内径更

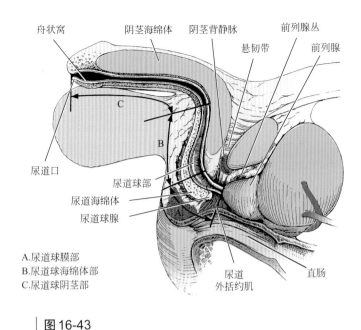

舟状窝
阴茎海绵体
阴茎背静脉
悬韧带
前列腺丛
前列腺

C

B

尿道口

尿道球部
尿道海绵体
尿道球腺

A.尿道球膜部
B.尿道球海绵体部
C.尿道球阴茎部

尿道
外括约肌

直肠

图 16-43

粗而产生的代偿,从而保障射精效率。该段尿道易发生密集狭窄可能是因为大量的海绵组织对炎症产生的反应性收缩。此部分尿道的固定性、屈曲度以及位置接近于耻骨联合的下面令它较远端尿道更易损伤。

尿道阴茎部(海绵体),即表为 C 处,长约15cm,起自阴茎悬韧带水平,直至尿道口(图16-44)。它全长均位于尿道海绵体内,且位置上稍微偏背侧。尽管跨尿道球部时有膨大,尿道内径相对一致,但在**舟状窝**处,尿道内径扩大,进一步变狭窄形成垂直裂隙状的**尿道外口**。

舟状窝的功能可能在于它可将终末段尿道中细但流速快的尿流转换呈流速更慢但压力增高的尿流。这样便加快了尿流通过尿道口生理狭窄的速度以将尿液喷出,从而避免自我污染。

尿道膜部与尿控及射精控制有关。其余部分尿道主要有两个功能:一是排尿时允许尿液自由通过;二是射精时辅助排出精液。整个尿道被特殊组织包绕着,即尿道海绵体,通常情况下尿道海绵体呈松弛状态以允许尿液自由通过。但是,在性生活过程中,因尿道内压力相对稍低,尿道海绵体限制了尿道内径,从而避免少量精液的蓄积。当尿道海绵体充血时,它亦能提供一定容量来对抗球海绵体肌收缩产生的促排精作用。

尿道感觉经轴突传递至黏膜下结缔组织并通过阴茎背神经向中枢传递。

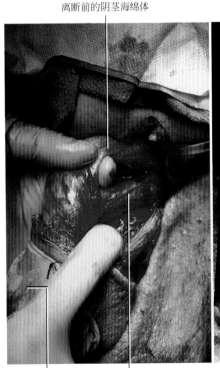

离断前的阴茎海绵体

会阴部尿道造口术的位点

图 16-44 阴茎鳞状细胞癌患者的阴茎切除术。左图:外科医生已将海绵体自尿道游离并且准备将其与包裹在鞘状组织中的肿瘤瘤体一并切除。尿道亦被离断并且将保留的残端尿道吻合至会阴部皮肤,从而完成会阴部尿道造口术(图由 Rabii Madi MD 提供)

包裹在鞘状组织中的阴茎癌瘤体

离断前的尿道

尿道阴茎部的黏膜与腺体

尿道阴茎部内覆**假复层柱状上皮**（图16-45）。但尿道口附近可见复层鳞状上皮岛，提示该部分尿道源自外胚层。末段尿道的腺体于乳突样结缔组织上方内覆有更多的已分化鳞状上皮细胞。尿道口处的该类细胞甚至已角化，这为它们的单独来源提供了进一步证据。上皮表面没有黏膜肌层，因疏松结缔组织将其与海绵组织平滑肌分隔开。

舟状窝的外侧部，尤其是背侧面，可见诸多袋状结构。其中，较大者，即大陷（Morgagni）窝，开口于舟状窝顶部。位于末段尿道前壁可见诸多小隐窝，称为尿道陷窝。另外，于尿道阴茎部及球部可见由诸多黏液分泌细胞组成且呈小簇状的**包皮（Littré）腺**的导管开口，其所分泌黏液可在射精前润滑尿道（图16-46）。这些导管于黏膜下结缔组织下方斜行并向尿道口方向开口，因而可能被尿道操作器械误入。这些腺体富含**杯状细胞**，并渗入海绵组织的小梁及血管间隙中。当源于腺体本身或由尿外渗引起感染时，这些组织可发生密集的纤维增生。海绵体组织炎症诱发组织收缩，进一步引起海绵体纤维化，从而形成尿道狭窄。

尿道淋巴管

尿道淋巴管源于一个黏膜相关网络，且该网络覆盖尿道全长。舟状窝区域尤其发达。该网络中淋巴管大致上呈纵向发出，但斜向或横向吻合。它们就近引流来自阴茎部和球膜部尿道的淋巴液并汇合至淋巴干。

舟状窝的淋巴集合管自系带两侧经尿道壁并入阴茎头的淋巴管。由阴茎腹侧面的尿道阴茎部及阴茎海绵体周围的淋巴液亦引流至阴茎头淋巴集合管。尿道球膜部的淋巴系统较为复杂且易变。一条淋巴管自尿道球部与阴茎海绵体连接处起始，伴行尿道动脉或至尿道球部的动脉。另一条淋巴管行经耻骨联合后方，终止于股动脉后内侧淋巴结。负责引流尿道膜部的第三条淋巴管于前列腺前方上行，汇入膀胱前下部的淋巴管并终止于股动脉后内侧或前侧淋巴结以及髂外淋巴结内侧群的中央淋巴结。

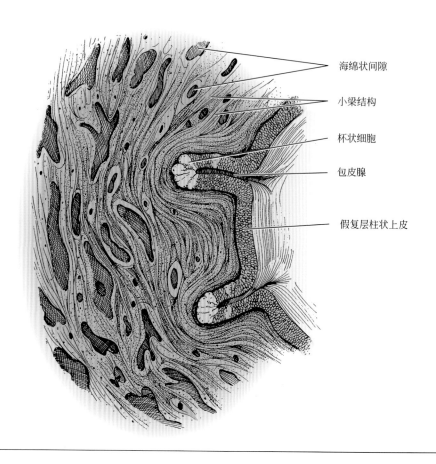

海绵状间隙

小梁结构

杯状细胞

包皮腺

假复层柱状上皮

图 16-45

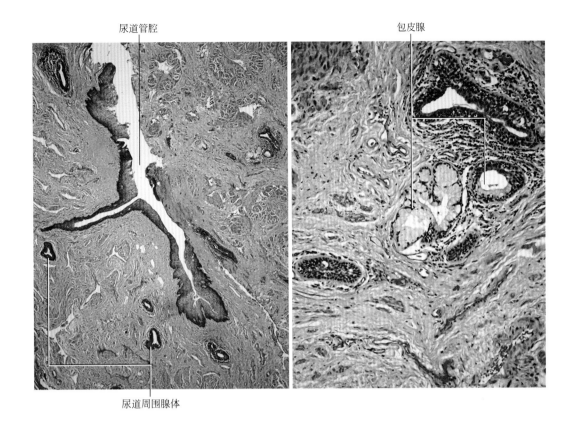

尿道管腔

包皮腺

尿道周围腺体

图16-46 尿道阴茎部组织学切片。左图可见尿道阴茎部及其周围腺体。右图可见成列的小管样和腺泡样的包皮腺（Littré）黏液分泌细胞，尿道海绵体全长均可见该类细胞

（王国任 译 姚海军 审 白志明 校）

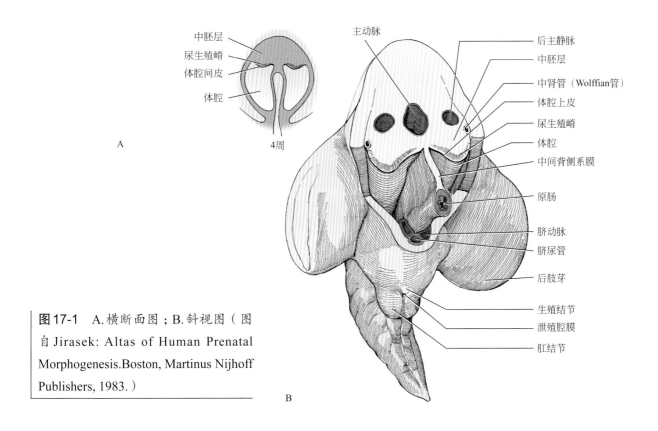

图 17-1　A.横断面图；B.斜视图（图自 Jirasek: Altas of Human Prenatal Morphogenesis.Boston, Martinus Nijhoff Publishers, 1983.）

在阴茎旁，睾丸（"石头"）位于合适的地方。

——GIBSON
Farrier's Guide Ⅰ.ii（1738）16,1720.

睾丸的发育

中肾嵴和生殖腺嵴的形成

尿生殖褶和生殖腺嵴

约在妊娠第4周形成胚内**体腔**，其由原始中胚层分化后被覆体腔间皮而形成。在**尿生殖嵴**上，一些**体腔间皮**转化为生殖上皮（图17-1A）。

随着中肾的发育，来自体壁后方的**中胚层**突入**体腔**后，**体腔上皮**增殖并覆盖于其中部表面（图17-1B）。这些变化形成**尿生殖嵴**，其以后将分化为中肾、米勒管（中肾旁管）、**午菲氏管**（中肾管）及生殖腺。因此，睾丸的发生来自体腔间皮及间皮下方的间充质组织。

后主静脉位于尿生殖嵴的背侧，午菲氏管则位于其侧后方。

中肾嵴和生殖腺嵴

尿生殖嵴纵行分成内侧的**生殖腺嵴**和外侧的**中肾嵴**。当**尿生殖系膜**形成后，尿生殖嵴与体壁部分

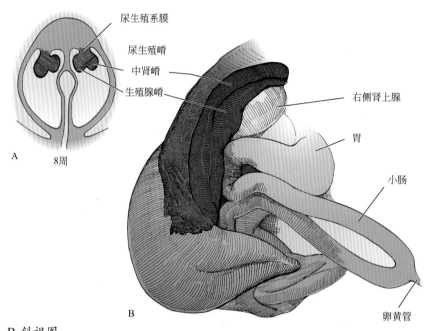

图 17-2　A.横断面图；B.斜视图

游离（图 17-2）。随后，生殖腺嵴接收自身的系膜，包括睾丸系膜和卵巢系膜。

原始生殖细胞

在个体发育早期，生殖细胞起源于**原始生殖细胞**（初级生殖母细胞）。这些原始生殖细胞首先出现在卵黄囊尾部近尿囊处，然后以阿米巴运动的方式向背侧迁移，到达**中间背侧系膜**与生殖腺嵴的交角处（图 17-3A）。尿生殖嵴上被覆**增殖体腔上皮**的部分最终演变成生殖腺嵴。

生殖腺嵴（**生殖腺原基**）间充质的表面，体腔上皮细胞索增殖并形成**初级性（性腺）索**，并与其中的生殖细胞变成一个整体（图 17-3B）。

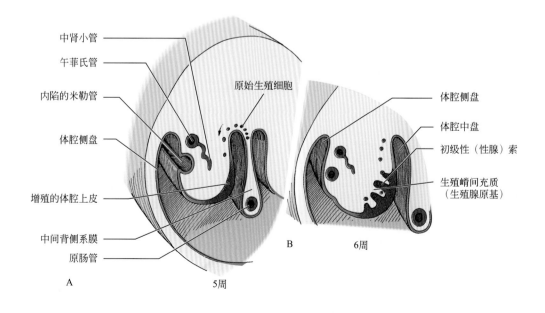

图 17-3

男性性腺的发生

生精元件的形成

胚胎发育到 7 至 8 周时，在 H-Y 抗原存在的情况下，生殖腺很快分化为睾丸，而米勒管（中肾旁管）则退化。

经上皮细胞的增殖，初级性索形成皮质包绕起源于生殖腺原基的间充质髓质。间充质的伸入将初级性索和体腔分离，并分化成睾丸白膜，白膜向生殖腺伸入，形成睾丸小隔（图 17-4A）。

随着性索的延长并向髓质突入，**生精小管（精曲小管）**形成，它们共同形成睾丸网（图 17-4B）。睾丸网连接生精小管与**输出小管**，后者起源于位于其附近的一些中肾小管。一些中肾小管保留下来并衍变为睾丸和附睾的附件。睾丸输出小管延续为**附睾管**（起源于午菲氏管），成为性索的流出道。

由于厚间充质**睾丸白膜**形成的**睾丸小隔**的插入，性索（生精索）与生精上皮分离。

支持细胞（Sertoli 细胞）起源于生殖腺表面的生精上皮。**睾丸间质细胞**（Leydig 细胞）则起源于生精索周围的局部间充质中的类纤维母细胞，也可能起源于没有参与生精小管形成的散在分布的上皮细胞。因此，不仅对于早期的睾丸分化，而且对于生殖道和外生殖器的分化，这两种细胞分泌的激素是必不可少的。

直至第 14 周至第 18 周，性索空腔化，分化为生精小管（精曲小管）、精直小管及高度有序的睾丸网。这些睾丸网连接由 15 ～ 20 条残留的中肾小管

分化而来的输出小管，此过程同时伴随着中肾管分化为附睾。来自原始生殖细胞的生殖母细胞迁移到睾丸组织的外周并分化成精原细胞，其数目持续增加直至第 17 周，精原细胞的增殖约在第 20 周时终止。生精上皮扁平化后在睾丸外周形成间质上皮组织。

直至出生后第 2 年，精原细胞开始分化成初级精母细胞，隐睾症时该分化成熟过程会被延误。到了 11 岁和 12 岁，睾丸明显发育，随后成熟于青春期。

12 周后，*泌尿生殖联合*出现，中肾小管的副生殖器部分发出集合小管进入未分化的生殖腺。在那里，它们被内部上皮细胞索包绕并形成睾丸网。这些睾丸网的小管汇聚成集合小管，现称为睾丸输出小管，至此泌尿生殖联合完成。那些没有参与泌尿生殖联合的副生殖器小管退化形成残迹。

原始睾丸的*血供*来源于起自主动脉的 30 对中肾动脉，其中大约 1/3 汇聚到尿生殖动脉网，供应肾脏和发育中的睾丸。最下端的中肾动脉对并未闭锁，从而形成睾丸动脉。这些来自尿生殖动脉网的分支可以解释其起源的差异性原因。睾丸动脉穿过睾丸上方的中肾褶，然后行向睾丸尾端，途中无分支而在内侧进入睾丸下极的白膜。从那里起，睾丸动脉环绕睾丸下极并发出分支于侧面上行到睾丸头端，分布于睾丸的腹侧面和背侧面。进一步的分支详见图 17-38。在女性，动脉到达卵巢门，并从此发出分支。

睾丸系膜和睾丸引带

位于尿生殖嵴内侧面的上皮增厚，形成两个突向体腔的纵向隆起：内侧的**生殖腺（生殖）嵴**和外

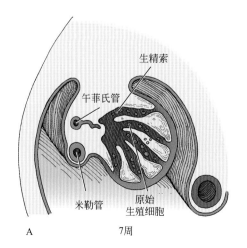

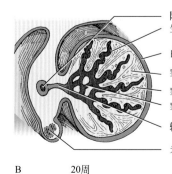

生精索
午菲氏管
米勒管
原始生殖细胞
A   7周

附睾管
生精小管（精曲小管）
白膜
睾丸小隔
睾丸间质细胞
睾丸网
输出小管
米勒管
B   20周

图 17-4

侧的**中肾嵴**（图17-5）。

生殖腺嵴可被纵向分为外侧的管状部分，包括午菲氏管和米勒管，以及内侧的生殖腺部分。在上端，该部融合形成薄的**膈韧带**（尿生殖系膜），在下端，该部形成**睾丸韧带**，这两条韧带共同构成睾丸系膜。睾丸韧带将变成睾丸引带，该结构与未来的腹股沟管间充质相延续（图17-6）。

睾丸引带的发育是一系列激素作用的最终结果：下丘脑分泌的促性腺激素释放激素、垂体分泌的黄体生成素、睾丸间质性细胞分泌的睾酮以及在睾丸引带细胞内经类固醇受体复合体酶促还原的双氢睾酮。

睾丸引带先出现，腹部肌肉后发育，进一步促进腹股沟管的形成。睾丸引带将睾丸悬吊于腹股沟管附近，这时腰部椎体快速生长，致使肾脏被牵向头端。如果没有睾丸引带的作用，睾丸将位于后腹膜间隙的高位。因此，睾丸在盆腔的位置与其说是睾丸在后腹腔下降的结果，倒不如说是肾脏位置上升并固定于远端的结果。

男性管状系统的发生

睾丸引带附着于睾丸的下极，向腹股沟管延伸。**米勒管**退化并在**睾丸**附近留下残迹。

在睾酮的影响下，午菲氏管（中肾管）形成一层厚肌层，从而形成附睾、输精管、射精管的管腔。附睾管的上部分盘曲，下部分形成壶腹。在那里，中肾管发出**精囊**的原基，射精管位于远端（图17-6A）。

经5α还原酶的作用，在局部由睾酮转化而来的双氢睾酮诱使尿生殖窦内胚层尿道上皮的间充质分化为**前列腺**和尿道球腺（图17-6B及图14-4）。由于米勒管抑制物（MIS）的作用，米勒管消失，仅

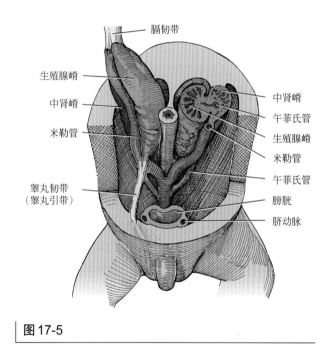

图 17-5

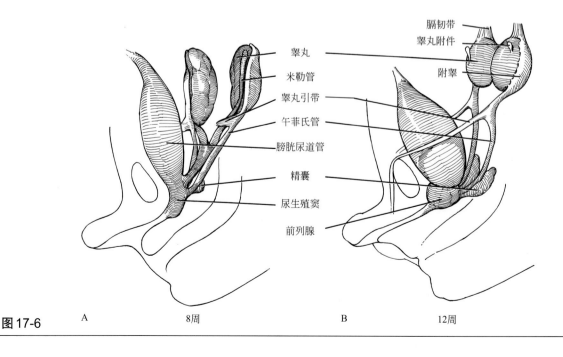

图 17-6　A　　8周　　　　B　　12周

在睾丸的尾端残留下**睾丸附件**，在后尿道精阜处残留前列腺小囊或雄性阴道。

同源的女性泌尿生殖结构见表17-1。

睾丸和附睾的附件

来自午菲氏管（中肾管）和米勒管（中肾旁管）残迹的附件归纳于表17-2（图17-7）。

表17-1　泌尿生殖同源物

前体	男性器官	女性器官
未分化生殖腺	睾丸	卵巢
原始生殖细胞	精子	卵泡
性索	生精小管（曲细精管）	卵泡细胞
中肾小管	睾丸输出小管、旁睾、附睾附件	卵巢冠
午菲氏管（中肾管）	输精管、精囊、附睾	Gartner纵管
米勒管（中肾旁管）	睾丸附件、前列腺小囊	输卵管、阴道（部分）
尿生殖窦上段	膀胱、尿道前列腺部	膀胱、尿道
尿生殖窦下段	尿道	阴道前庭
生殖结节	阴茎	阴蒂
生殖褶	尿道海绵体（底壁）	小阴唇
生殖隆起	阴囊	大阴唇

表17-2　阴囊内附件

结构	别名	来源
头侧畸形小管	附睾附件、附睾头憩室	头侧中肾小管
尾侧畸形小管	迷管、附睾尾憩室	尾侧中肾小管
旁睾	希拉尔代斯氏器官	尾侧中肾小管
睾丸附件	莫尔加尼囊	中肾旁管（米勒管）残迹

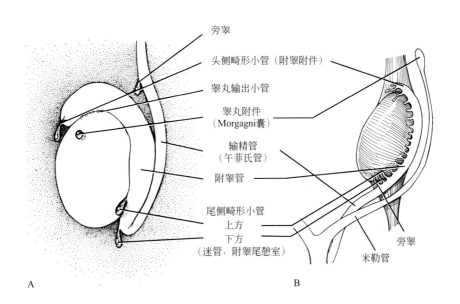

图 17-7

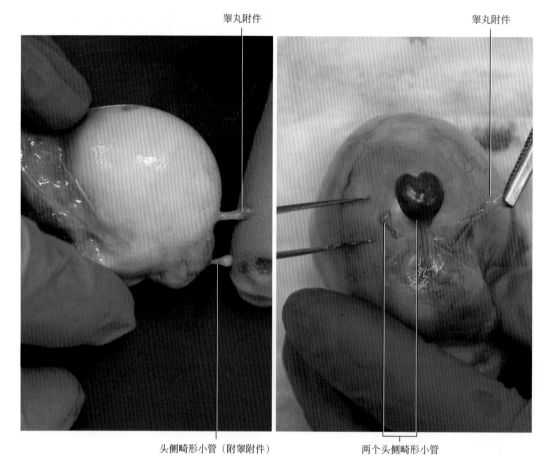

睾丸附件　　　　　　　　　　　　　　　　　睾丸附件

头侧畸形小管（附睾附件）　　　　　两个头侧畸形小管

图 17-8　睾丸及附睾附件。左图：睾丸附件和附睾附件；右图：深色的带蒂结构、精细镊所指的小带蒂结构均为睾丸附件；大镊所提结构为睾丸附件

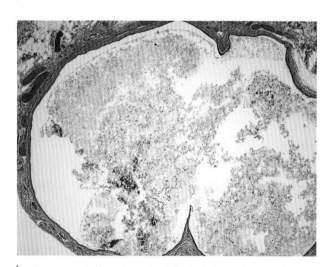

图 17-9　附睾附件。这种午菲氏管的遗迹约在三分之一的睾丸中出现。这种呈球形或卵圆形的带蒂囊性结构内衬上皮细胞，起源于附睾头的前上级。囊肿壁为疏松结缔组织，它的外表面至少部分外衬睾丸鞘膜细胞

　　头侧畸形小管（附睾附件）为1条或2条以上头侧中肾小管残留而形成（图17-8和图17-9）。头侧畸形小管几乎都是带蒂的。头侧中肾小管紧邻的5条或者6条中肾小管最终形成睾丸**输出小管**及附睾头的小叶。在女性，它们分化成卵巢冠的小管。上部或下部**尾侧畸形小管**分化成迷管（Haller）和**附睾尾憩室**，旁睾（希拉尔代斯氏器官）则由最尾端的中肾小管分化而来。旁睾与女性的卵巢旁体同源。

　　睾丸附件（莫尔加尼囊）是米勒管的残迹，位于睾丸的前上极（图17-8和图17-10）。睾丸附件一般有柄，甚至像小输卵管一样呈流苏状。在尸检研究中，82%病例中至少一侧睾丸附件是带蒂的。睾丸附件有别于其他附件，其血供丰富，与睾丸鞘膜有交通的管道，痛性睾丸附件扭转较为常见，可能由一条特别长的蒂柄营养。发育不良但带蒂的附睾附件及其他附件很少出现症状（图17-11和图17-12）。

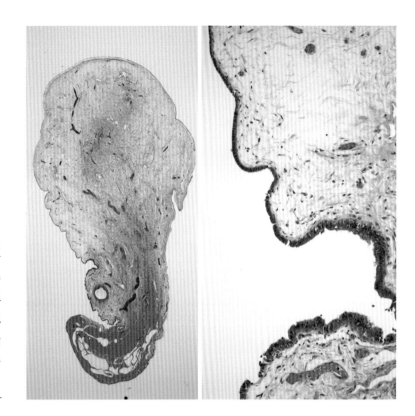

图17-10 睾丸附件。这种米勒管的遗迹在约90%的睾丸中出现，呈无带状或息肉状团块，约2～4mm位于睾丸上极近附睾处。睾丸附件由疏松结缔组织组成、内衬上皮细胞的纤维细胞管核心构成，其表面被覆单层柱状或矮柱状米勒管型上皮，后者与附近的睾丸鞘膜相融合

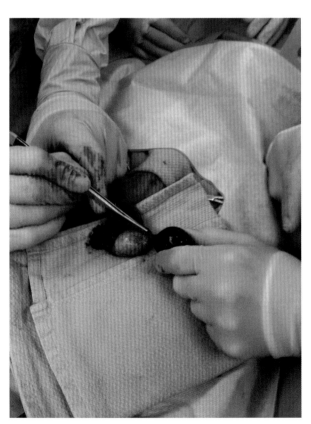

图17-11 附睾附件扭转。如手术镊尖所指，一位12岁男性患儿术中发现一个体积较大的、合并有水肿和出血的附睾附件（图由 Edward Cherullo, MD 提供）

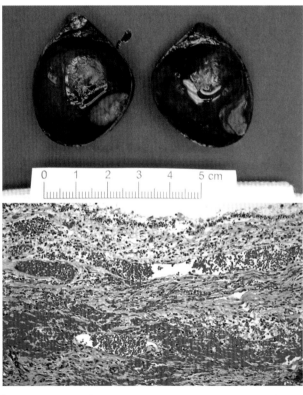

图17-12 附睾扭转。图上方为图17-11病损组织的横切面，病损组织中心具有薄层纤维壁的囊肿；黄色物质为纤维素性渗出物。图下方为囊肿壁的组织切片，可见残余的上皮组织上被覆水肿、明显出血的基质

残迹结构的起源见表17-3。

表17-3　午菲氏管和米勒管原基

男性	女性
生殖腺嵴	
睾丸	卵巢
生精小管（精曲小管）（髓质）	*Pflüger*小管
睾丸网	*卵巢网*
睾丸引带	子宫圆韧带
午菲氏管衍生物	
中肾小管	
睾丸输出小管	卵巢冠
迷管	*迷管*
旁睾	*卵巢旁体*
中肾管	
输尿管、肾盂，肾脏集合小管	输尿管、肾盂、肾脏集合小管
膀胱三角	膀胱三角
附睾管	*卵巢冠导管*
输精管	*Gartner管*
射精管	
精囊	
附睾附件	*囊状附件*
米勒管衍生物	
睾丸附件	输卵管
	子宫
精阜	子宫颈和阴道上段
尿生殖窦衍生物	
膀胱	膀胱
精阜以上尿道（尿道前列腺部）	尿道
前列腺小囊	
精阜以下尿道（尿道膜部及尿道海绵体部）	阴道下段及阴道前庭
尿道膜部	处女膜
尿道海绵体部	
尿道球腺（Cowper腺）	前庭大腺（Bartholin腺）
前列腺	Skene尿道旁腺
外生殖器	
阴茎	阴蒂
尿道海绵体底壁	小阴唇
阴囊	大阴唇

　　注：1.解剖结构残迹以斜体标出。

　　2.引自 Gray SW.Skandalakis JE: Embryology for Surgeons.The Embryological Basis for the Treatment of Congenital Defects.Philadelphia, WB Saunders Co,.1972。

睾丸的下降

睾丸下降是遗传和内分泌系列事件的最后一个阶段，其涉及到生殖腺、管道结构及外生殖器的分化。这一复杂过程如果被干扰，可导致一系列广泛但常常可预知的畸形，包括从回缩性睾丸至两性人等不同程度的畸形。

睾丸和腹股沟管

开始时起自腹腔背侧壁的睾丸系膜悬吊着睾丸，这时睾丸系膜的头端即**膈韧带**退化并使睾丸处于一个较低的位置。腹股沟腹膜襞包含睾丸的血供和神经支配，在其作用下睾丸紧贴下腹部腹侧壁。睾丸系膜的尾端作为一条间充质索被称为**睾丸引带**，其位于腹膜襞内，突入并参与形成生殖隆起处的下腹前壁，生殖隆起是未来阴囊形成的位置。直至这个时候，睾丸引带已经成为腹膜内器官，但随着阴囊的发育，睾丸引带被腹前壁的肌肉包绕，后者参与了发育中的**腹股沟管**的形成。

到了第 12 周，腹腔前壁延长以容纳肠管，躯干弯曲成垂直位，同时腰椎体发育。固定于主动脉和脐部的脐动脉上升并在睾丸内侧方形成腹膜皱襞，这个腹膜皱襞将原始真骨盆与腹股沟外侧窝分隔开。正是从腹股沟外侧窝处的腹膜突入阴囊，形成睾丸鞘状突及腹侧的睾丸引带。在腹横肌上形成的缺口构成**腹股沟管内环口**，其向外侧方移动，结果使得睾丸引带斜行到达位置相对固定的腹股沟管外环口。

随着腹膜突出形成**睾丸鞘状突**，也将前腹壁的组织带上，因此，睾丸及其鞘膜在通过腹股沟管时，被覆多层组织（图 17-13）。内层为精索内筋膜延续于盆腔腹膜后组织外层的**腹横筋膜**，但不是其中的一部分，因此可以解释有些解剖学家认为精索内筋膜来源于腹横筋膜。从严格意义上讲，精索内筋膜并不是真正意义上的筋膜层，而是来自包绕精索结构的中间层结缔组织。精索内筋膜位于提睾肌的内面，与其紧密相连。第二层为提睾肌筋膜及提睾肌，是**腹内斜肌**和**腹横肌**的延续。外层为精索外筋膜，是与**腹外斜肌**相关的腹膜筋膜的延续（图 9-6）。

睾丸引带及其黏液样内容物位于腹股沟管的背侧面，提睾肌位于背侧面，睾丸鞘状突之间。睾丸

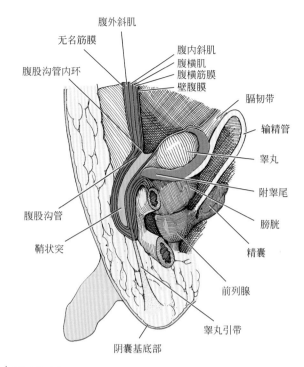

图 17-13

引带与**阴囊基底部**相附着。**附睾尾**与睾丸引带相附着，在将来可形成一条通道。随着睾丸引带间充质的退化，附睾下降，为睾丸移入阴囊提供了空间。

睾丸下降的步骤

直到出生前的前 2 个月，**附睾**和**睾丸**被**睾丸引带**牵于**腹股沟管内环口**。在激素的刺激下，睾丸引带变粗，这时，睾丸引带和**鞘状突**突入**阴囊基底部**（图 17-14A）。

随着**睾丸引带**的收缩，**附睾**跟者**睾丸**被带入阴囊（图 17-14B）。

与附睾附着有缺陷是未能下降的原因之一。在隐睾症中，附睾畸形十分常见，发生率达到 36%。睾丸引带的牵引、腹内压，还是其他的因素在影响睾丸下降过程中占主导地位，目前尚未明确。影响睾丸下降的多种因素之间的关系仍未明确，在这里将不做讨论。

睾丸下降后，睾丸体积逐渐增大。

在出生之前，**睾丸鞘状突**闭锁，在睾丸周围**睾丸鞘膜壁层**与**脏层**之间形成一个潜在的腔隙，被覆在睾丸白膜上（图 17-14C）。位于睾丸下极的**睾丸引带**作为残迹保留下来。

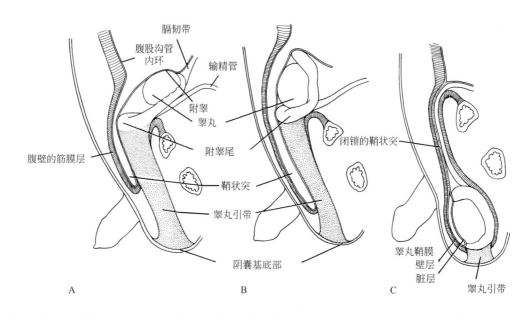

膈韧带
腹股沟管内环
输精管
附睾
睾丸
附睾尾
腹壁的筋膜层
鞘状突
睾丸引带
阴囊基底部
闭锁的鞘状突
睾丸鞘膜壁层脏层
睾丸引带

A　　　　B　　　　C

图 17-14

睾丸和附睾的畸形

隐睾症

　　大约有 0.8% 的 1 岁小儿至少有一侧的睾丸位于阴囊外面（图 17-15、图 17-16 和图 17-17）。隐睾症可使睾丸生育能力受损，增加睾丸恶变的风险。睾丸发育不仅必须在阴囊内以避免热损伤，而且必须有激素的刺激。

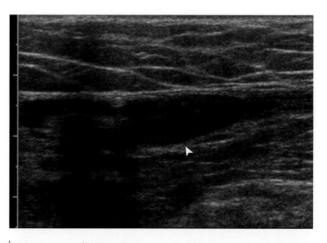

图 17-16　睾丸下降不全。超声检查显示位于腹股沟管内的睾丸，如箭头所示（图由 Jonathan Ross MD 提供）

腹股沟管内环口

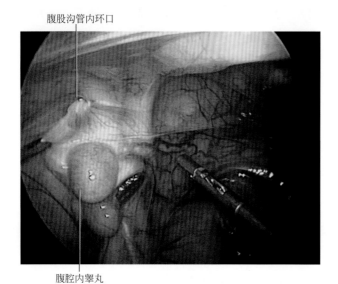

腹腔内睾丸

图 17-15　睾丸下降不全。腹腔镜下可见睾丸停留腹腔内。可见腹股沟管内环口（图由 Jonathan Ross MD 提供）

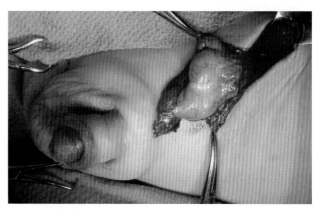

图 17-17　睾丸下降不全。手术图片显示行疝囊结扎术和睾丸固定术之前，停留于腹股沟管内的睾丸（图由 Jonathan Ross MD 提供）

一般来说，睾丸的位置越高，其发育越差。位于腹腔的睾丸体积较小，其生精单元的分化严重停滞。相反，可回缩睾丸在结构和功能上都是正常的。

隐睾症除了睾丸本身因激素和位置因素所致的缺陷外，伴有其他局部畸形的发生率较高。约 1/3 的隐睾伴有输精管或附睾的畸形，尤其是如果睾丸位于高位时。附睾可变长，甚至出现附睾与睾丸分离的现象。输精管与附睾尾可形成一个环路。另外，输精管可发生局部畸形或闭锁。在很罕见的情况下，输精管可发生异位。

异位睾丸

如果睾丸引带不止有一条胚胎"尾部"连于阴囊，两条或多条尾部可将睾丸牵引到异常的位置，如腹股沟浅部、会阴、耻骨、阴茎或者股部。

睾丸数目的异常

多睾症较为罕见，如果行外科手术，过多的睾丸值得保留，以保留其内分泌功能。睾丸横过异位，即两侧睾丸位于同一侧阴囊内，通常伴有对侧疝及可扪及的腹股沟区包块。脾睾丸融合（脾生殖腺融合）继发于脾脏与生殖腺原基的附着。

在患有隐睾症的小儿中，有 4% 单侧睾丸缺如，这些病例中 4/5 的患者出现左侧睾丸缺如。睾丸缺如可能是因为发育不全，这种情况可能与持续的米勒管残留有关，但很少被发现。由于午菲氏管残迹或盲端睾丸动脉通常在探查时被发现，宫内因扭转致静脉回流受阻是睾丸缺如的常见原因。缺血常发生于妊娠 16 周后，因为在这些病例中，输精管和附睾的分化是完整的。

相关畸形

正常输尿管和肾脏的出现表明午菲氏管已经存在。如果午菲氏管在那时像女性一样从头端开始退化，其结果将是输尿管部分发育不全。输精管远端（或附睾端）缺如，而形成精囊的输精管近端部分可存在。在极少数病例中，有整条输精管甚至精囊缺如。如果午菲氏管完全没有形成，不仅附睾、输精管和精囊缺如，而且肾脏和输尿管同时也缺如。如果睾丸已形成，但因为中肾嵴及其继发的睾丸引带的缺失，睾丸将留在腹腔中。

左侧睾丸、精索的鞘膜外扭转

鞘膜外扭转常发生在婴儿期，这时睾丸被膜组织没有牢固地附着于阴囊壁（图 17-18A）。

扭转发生于睾丸鞘膜的外面，继发静脉回流受阻（图 17-18B）。

鞘膜内扭转

鞘膜内扭转是青少年及年轻男性常见的类型。

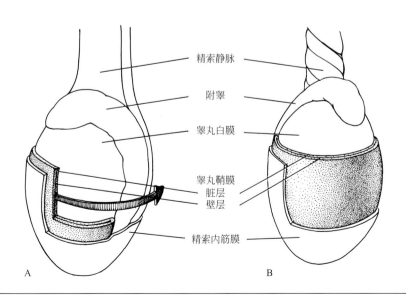

精索静脉
附睾
睾丸白膜
睾丸鞘膜
脏层
壁层
精索内筋膜

A　　　　　　　　　　　B

图 17-18

通常睾丸和附睾与**睾丸鞘膜**后壁附着不充分（钟锤形）。**睾丸白膜**周围存在一个潜在的腔隙，使得睾丸和附睾呈游离状悬吊（图17-19A）。

睾丸和**附睾**在**鞘膜**内扭转导致附睾以上血管闭塞（图17-19B、图17-20、图17-21、图17-22和图17-23）。

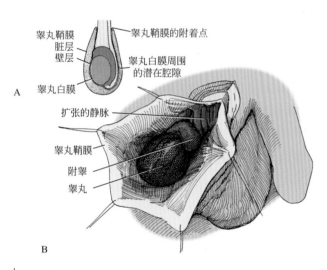

图17-19

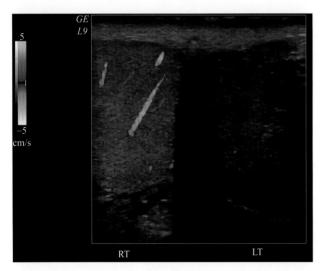

图17-20　睾丸扭转。超声多普勒可见右侧睾丸血流信号。左侧睾丸未见明显血流信号。该病例因睾丸及精索扭转致左侧睾丸无血流（图由Vikram Dogra MD提供）

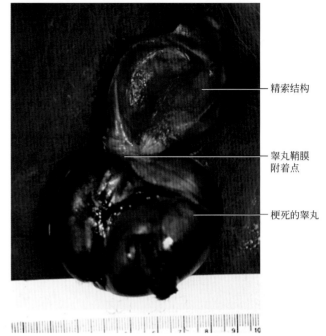

图17-21　睾丸扭转。该睾丸呈现"钟摆畸形"，其睾丸鞘膜完全包裹远端精索、附睾和睾丸，而不是附着于睾丸的侧后方，导致旧钟摆畸形。该睾丸在鞘膜囊内至少发生一次完全的旋转，从而损害其血供。切开睾丸，可见其实质模糊不清

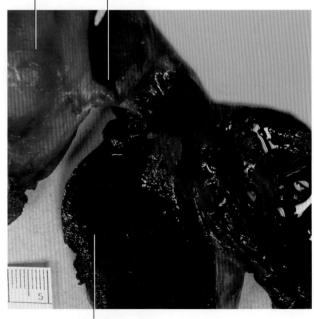

图17-22　睾丸扭转。为另一例睾丸扭转和睾丸梗死病例，也存在精索高位进入鞘膜囊形成的"钟摆畸形"情况。睾丸和附睾从顶部至底部被纵行切开，可见出血，实质模糊不清

鞘膜积液、疝及精索鞘膜积液

正常情况下，鞘状突从腹腔到**睾丸鞘膜**全长闭锁，仅留下**睾丸鞘膜壁层**与**脏层**之间的一个潜在腔隙。鞘膜积液是因为睾丸鞘膜内腹膜分泌的液体过多或吸收减少引起的（图17-24和图17-25）。睾丸和附睾与这个**潜在腔隙**之间的关系见沿 X-X′ 轴的横断面（图17-26A）。

当鞘状突近端部分没有闭锁，就会发生先天性疝（图17-26B）。

如果仅仅是鞘状突中间部分没有融合闭锁，包绕的腹膜分泌液体并蓄积，形成精索鞘膜积液（图17-26C）。

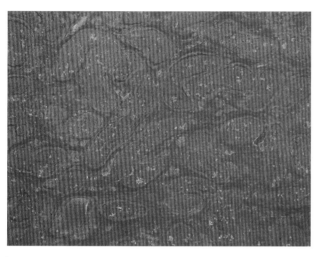

图17-23 睾丸扭转。仅见生精小管影子似的轮廓，但组织模糊不清

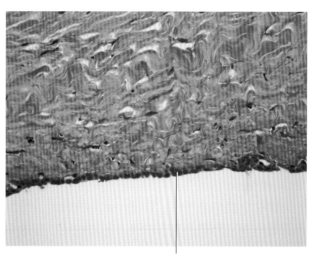

内衬于鞘膜囊的间皮细胞

图17-25 鞘膜积液。鞘膜积液典型的鞘膜囊纤维壁内衬单层扁平或立方间皮细胞，这些间皮细胞无明显的细胞异型性。在该病例中，未见炎症情况

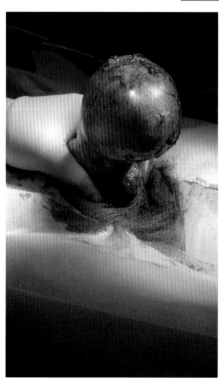

图17-24 鞘膜积液。这是一位成年男性的非交通性鞘膜积液。透明的浆液使睾丸鞘膜囊明显扩张（图由 Robert Abouassaly, MD 提供）

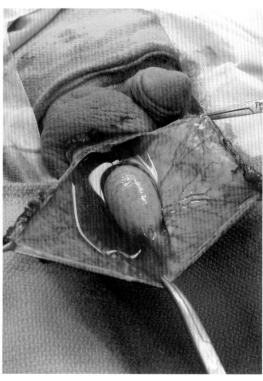

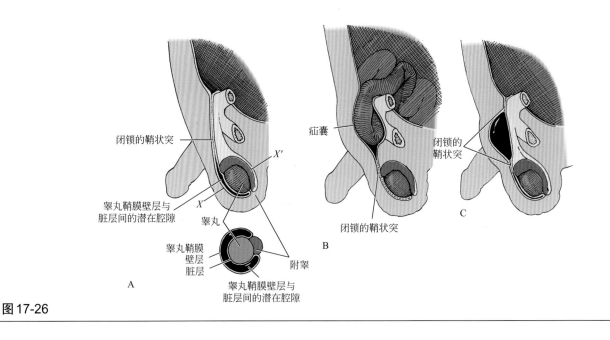

图 17-26

间歇性鞘膜积液

鞘状突仅部分闭锁，留下一条小的通道，使腹膜液流入睾丸鞘膜与睾丸白膜之间的腔隙，形成间歇性鞘膜积液（图17-27）。典型表现为鞘膜囊随着患儿体位和身体活动变化而变化。

阴囊发育畸形

阴唇阴囊隆起由两侧的生殖结节分化，尾端部分在阴茎下方融合形成阴囊中缝，并与阴茎中缝相延续，在此与尿道褶相会。阴囊隆起的一部分可发生迁移，形成副阴囊。持续存在的阴囊中缝是发生迁移的证据。如果其中的一个阴囊隆起没有在尾端分化，将导致阴茎阴囊转位，没有阴囊缝表明没有形成。通常在毗邻异常阴囊的地方找到隐睾，可能是由于睾丸引带先于阴囊隆起下降之前出现。

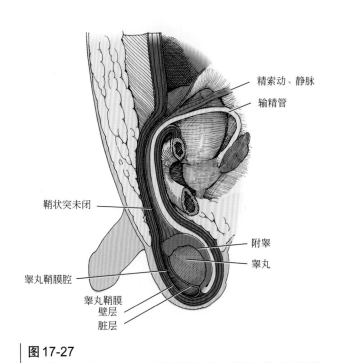

图 17-27

睾丸及附件：结构与功能

正常成人睾丸大小对称，但位置不对称；左侧睾丸因为精索较长，故其位置较低。每个睾丸长约4cm，宽约3.5cm，厚约3cm，其容积约为30mL。

阴囊和睾丸的筋膜

阴囊

阴囊由两层组织构成，睾丸被覆3层组织（图17-28A）。阴囊外层由富含血管、多皱的皮肤构成，

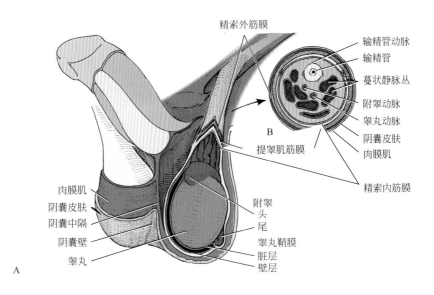

精索外筋膜

输精管动脉
输精管
蔓状静脉丛
附睾动脉
睾丸动脉
阴囊皮肤
肉膜肌

B

提睾肌筋膜

精索内筋膜

肉膜肌
阴囊皮肤
阴囊中隔
阴囊壁
睾丸

附睾
头
尾
睾丸鞘膜
脏层
壁层

A

图 17-28　　A.剖面图；B.横断面

皮肤内有发育良好的汗腺，其有助于睾丸温度的调整，也有皮脂腺，可发出特殊气味，也可能分泌信息素。第二层是一层较薄无横纹的**肉膜肌**，它可收缩阴囊皮肤形成皱褶以便贮热。该层与阴茎肉膜层相延续。

阴囊两个腔室在皮肤表面以**阴囊中缝**为标志，其深部组织为疏松的阴囊中隔，其来源于肉膜肌和 Colles 筋膜，**阴囊中隔**将两侧睾丸分开，位于密闭的被膜内。这种解剖上的排布反映阴囊起源于成对的生殖隆起。

睾丸

睾丸的 3 层筋膜均起源于腹前壁，形成睾丸和精索的被膜。第一层为**精索外筋膜**，与被覆于腹外斜肌腱膜表面的无名筋膜相延续。第二层为**提睾肌筋膜和提睾肌**（Cooper 筋膜），是腹内斜肌和腹横肌的延续，其舒张时可降低阴囊温度，其收缩时能保护睾丸免受创伤。最深筋膜层为**精索内筋膜**，起源于腹膜后结缔组织，这些腹膜后结缔组织为腹横筋膜，或者为腹膜后结缔组织中层，这一点解剖学家仍未达共识。精索内筋膜覆于来源于腹膜的睾丸鞘膜壁层和脏层之上。

睾丸位于**睾丸鞘膜**内，睾丸鞘膜腔是鞘状突在远端的膨大。当睾丸位于腹腔内时，外翻的腹膜原本覆于睾丸表面，睾丸大部分及附睾的内侧部分被较薄的**睾丸鞘膜脏层**覆盖，后者被覆于睾丸白膜表面。睾丸表面被覆的复层组织常称为睾丸白膜，在外科手术中睾丸白膜呈单层。这些组织结构被鞘状突的残留部分包绕，形成**睾丸鞘膜壁层**。睾丸和附睾附着于阴囊的后外侧方，此处无鞘状突脏层覆盖。脏层鞘膜形成一个凹陷，即附睾窦，位于睾丸和附睾之间。

精索

精索始于腹股沟管内环口，止于睾丸和附睾。

精索外筋膜与覆于腹外斜肌表的无名筋膜的相延续，包绕睾丸和附睾，髂腹股沟神经走行于其表面（图 17-28B）。后方的**提睾肌筋膜**和前方的提睾肌位于精索外筋膜的深面，它们起源于腹内斜肌腱膜。提睾肌筋膜与提睾肌神经和血管伴行。来自筋膜层外层或中间层的**精索内筋膜**与鞘膜壁层疏松组织混在一起。精索内筋膜由结缔组织和脂肪组织组成，但可能含有肌纤维组织。在精索内筋膜内，位于腹膜后结缔组织中间层的网状脂肪中的是输精管，**输精管**被其自身的血管及淋巴管、**睾丸和附睾动脉**、**蔓状静脉丛**和睾丸自主神经所包绕。鞘状突在近端开放形成先天性疝，完全开放形成交通性鞘膜积液，或两端闭合形成精索鞘膜积液。

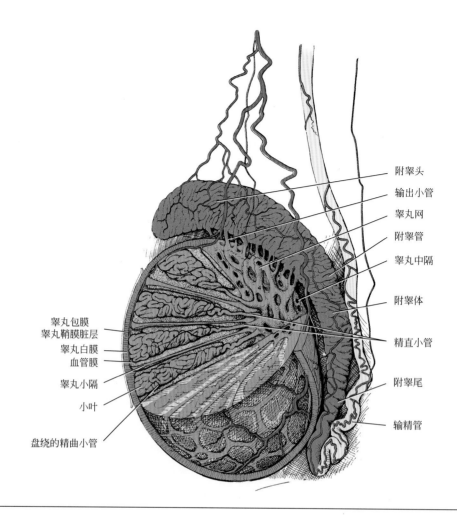

附睾头
输出小管
睾丸网
附睾管
睾丸中隔
附睾体
精直小管
附睾尾
输精管

睾丸包膜
睾丸鞘膜脏层
睾丸白膜
血管膜
睾丸小隔
小叶
盘绕的精曲小管

图 17-29

睾丸和附睾的结构

睾丸

　　除侧后方外，睾丸其他所有的面均被**睾丸鞘膜脏层**覆盖（图 17-29 和图 17-30）。由于腹膜来源的薄层扁平细胞难以与睾丸白膜分开，因此，在外科手术时，可看作一层。**睾丸白膜**是一层厚而坚韧的纤维层，紧密包绕睾丸物质，在触诊时赋予睾丸坚硬但有某种程度的弹性感。在自主神经细胞的刺激下无横纹肌兴奋，使睾丸白膜收缩，以便压迫曲精管中的精子移入睾丸输出小管。睾丸小隔从睾丸白膜突入睾丸实质，将精曲小管分成多个小叶。**白膜血管**呈紧密分布于睾丸白膜下面。以上 3 层结构共同称为睾丸包膜。

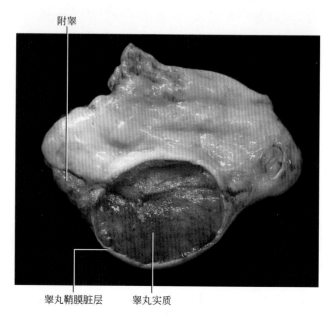

附睾

睾丸鞘膜脏层　　睾丸实质

图 17-30 正常睾丸。睾丸实质被纤维薄膜包裹，该纤维包膜由睾丸鞘膜、白膜及血管膜共同组成

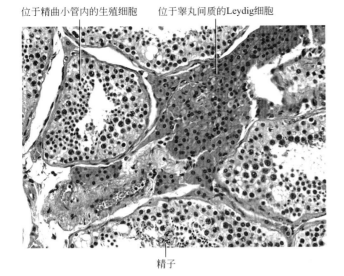

位于精曲小管内的生殖细胞　位于睾丸间质的Leydig细胞

精子

图17-31 正常睾丸。青春期后，精曲小管被一层由基底膜、肌成纤维细胞、成纤维细胞、胶原、弹性纤维和细胞外基质构成的6μm厚的结构包绕，其内主要有支持细胞（Sertoli细胞）和处于不同成熟阶段的生殖细胞。间质细胞（Leydig细胞）位于睾丸间质，呈单个或成簇状分布。它们有丰富的嗜酸性细胞质和偏心圆形的细胞核，细胞核有一个或两个核仁

睾丸中隔是睾丸白膜的延续，沿着睾丸后界垂直最短距离走行。它相当于睾丸门，内有供应睾丸的血管和神经进出。在行包膜下睾丸切除术时已证实睾丸中隔内不含间质细胞。**睾丸小隔**发自睾丸中隔，呈放射状分隔睾丸组织（但并非总是完全分隔），形成200～300个锥形**小叶**，每个小叶包含1条或多条精曲小管（图17-31）。这些精曲小管可能形成盲端，或形成环路，也可与其相邻的精曲小管交通，然后注入20～30条精直小管内。这些**精直小管**相互交通形成网络（图17-32）。在睾丸中隔上端，**睾丸输出小管**被覆一层薄的环形走行肌细胞，构成睾丸网。

附睾

离开睾丸网后，睾丸输出小管垂直穿过睾丸白膜进入**附睾头**，在此它们膨大盘曲，形成附睾小叶。附睾小叶共同构成**附睾头**（图17-33）。附睾小叶的小管汇合后形成1条高度盘曲的**附睾管**，其总长度达约5～6m长（图17-33和图17-34）。附睾管沿盘曲的路径下行进入**附睾体**并达**附睾尾**，在此处附睾管膨大。在末端盘曲后，形成**输精管**（图17-35和图17-36）。在这里，输精管管壁变厚，富

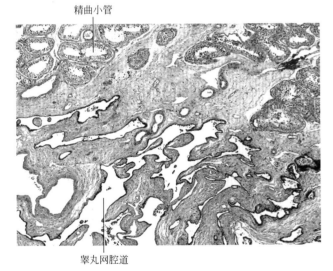

精曲小管

睾丸网腔道

图17-32 正常睾丸。大约1500条精曲小管于睾丸门外汇聚并流入睾丸网，睾丸网是由互相连接的不规则海绵状管道形成的网络状结构，其起源于睾丸，横穿白膜，最终于睾丸外面汇聚，形成12～15条睾丸输出小管，后者构成附睾头的大部分

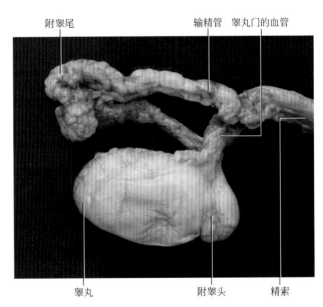

附睾尾　　　　　输精管　睾丸门的血管

睾丸　　　　　　附睾头　　　精索

图17-33 正常睾丸、附睾及输精管。一些结构已被部分切开，以便显示它们之间的关系

输出小管

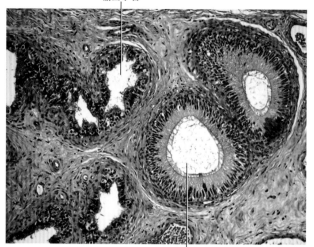

附睾管

图 17-34　正常附睾。由纤毛和非纤毛柱状上皮细胞混合组成的基底细胞内衬于输出小管，呈假复层上皮的外观。输出小管汇聚形成附睾管，高度盘曲的附睾管被较厚的基底膜和肌层包绕，内衬具有纤毛样长直微绒毛的高柱状或假复层上皮细胞

输精管肌壁横切面

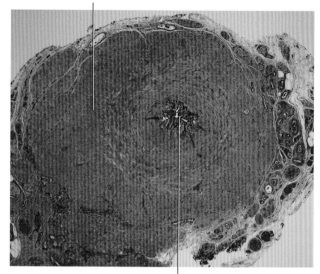

输精管管腔

图 17-35　正常输精管。输精管长 20 ～ 40cm，在其远端 4 ～ 7cm 处增大形成输精管壶腹，汇入精囊排泄管形成射精管。输精管管壁由 3 层平滑肌组成内纵—中环—外纵，包绕一条内衬折叠柱状上皮的小管腔。在横断面上，包绕输精管管腔的厚肌壁较为明显

含肌肉组织，可将输精管内容物向输精管壶腹推送，发生射精。输精管经过腹股沟环，行走于精索内，跨过输尿管的前方、脐内侧韧带的后方，到达膀胱的后方，在此处输精管膨大形成输精管壶腹。输精管壶腹与其外侧方的精囊最后汇合成射精管后，与血管、淋巴管和神经伴行进入前列腺（图 14-56）。

　　在显微镜下观察，附睾管的起始部分内衬高柱状单层或假复层上皮细胞，这些细胞具有长而直的微绒毛，类似于纤毛（静纤毛），好像塞满整个管腔。附睾管中段部分，管腔变大，纤毛变弯曲。附睾管的终末部分，管腔非常大，腔内充满精子。

　　附睾管主要的细胞为高柱状上皮细胞，这些细胞内通过吞噬小体完成其代谢活动和精子碎片的吸收。附睾头和输精管平滑肌内富含神经，以便在射精时能主动收缩。附睾管内的神经分泌较为稀疏，以与缓慢、自发的局部收缩相协调，适宜精子的成熟。

睾丸外的动脉血供

　　睾丸的动脉血管最常见起自肾动脉下方的**腹主动脉**前外侧壁，尽管某一血管可能起自肾动脉或其分支。**右侧睾丸（精索）动脉**沿腰大肌和下腔静脉下行，在生殖股神经、输尿管和髂外动脉骨盆部分前方走行，在腹股沟管内环口汇合形成精索（图 17-37）。**左侧睾丸动脉**走行于**肠系膜下动脉**和**左侧结肠动脉**的后方，但除此之外，其行程与右侧睾丸动脉相似。约有 6% ～ 8% 的睾丸动脉在精索高位发生分支，分为**睾丸下动脉**和**睾丸内动脉**。这些腹膜后的分支，在行睾丸固定术时要在精索内小心解剖游离，在行隐睾手术时使得微血管移植较为困难。

睾丸内的动脉分布

　　如果**睾丸动脉**不在睾丸发生分支，随着睾丸动脉离开腹股沟管，到达接近睾丸上极处，分为两条迂曲的主要分支：**外支即睾丸内动脉和内支即睾丸下动脉**（图 17-38）。

　　睾丸动脉被蔓状静脉丛包绕，接近睾丸时，睾丸动脉的迂曲度增加。这种结构被当作是一个热交换系统，以降低睾丸动脉血的温度。

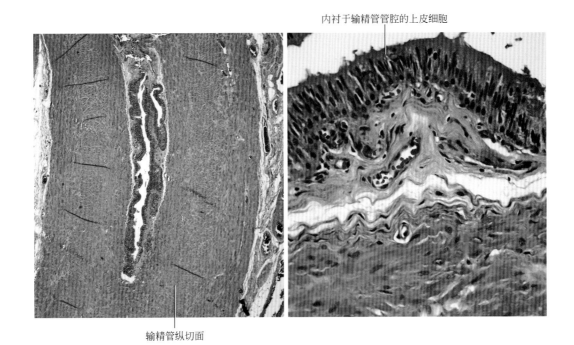

内衬于输精管管腔的上皮细胞

输精管纵切面

图 17-36 *正常输精管。输精管内衬假复层上皮细胞，后者由柱状细胞和基底细胞混合组成。柱状细胞具有静纤毛，于壶腹处变得越短越稀疏*

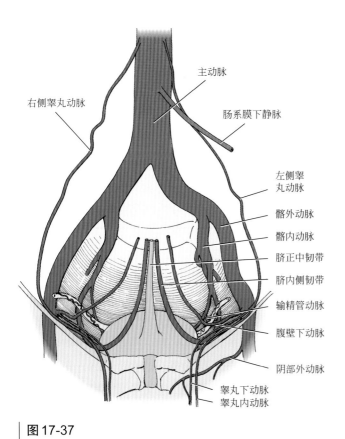

主动脉

右侧睾丸动脉

肠系膜下静脉

左侧睾丸动脉

髂外动脉

髂内动脉

脐正中韧带

脐内侧韧带

输精管动脉

腹壁下动脉

阴部外动脉

睾丸下动脉
睾丸内动脉

图 17-37

在内侧，睾丸下动脉最大的分支走行于睾丸和附睾体之间，它们从睾丸的后方、附睾的内侧方多点进入其内。在外侧，起自睾丸内动脉的分支斜行穿入**睾丸白膜**到达其**血管膜**。这些血管聚集成一个血管蒂，这就要求在包膜下睾丸切除术时，要予以结扎之。这些血管在睾丸白膜下面的分布情况并非是一成不变的。白膜的上内侧方和上外侧方部分一般很少有血管分支，而上前方和下面则有很多血管分支。

血管的分支和分布情况变化很大，但典型的情况是，外侧和内侧的动脉分支在睾丸的外侧及内侧方的血管膜内形成网状结构。这些动脉分支称为盘曲的**向心动脉**，其行走进入睾丸网，或反过来，发出分支朝相反的方向返回，这些动脉分支称为**离心动脉**。这两套动脉均进一步发出分支进入睾丸实质并止于**小管间微动脉**。起自这些微动脉的毛细血管进入睾丸**间质组织**，并被一个称为"血-睾屏障"的基膜结构将生殖细胞和支持细胞分隔开。

在行睾丸活检时，了解向心动脉的分布情况是十分重要的，在睾丸前外侧方作切口，这些血管易

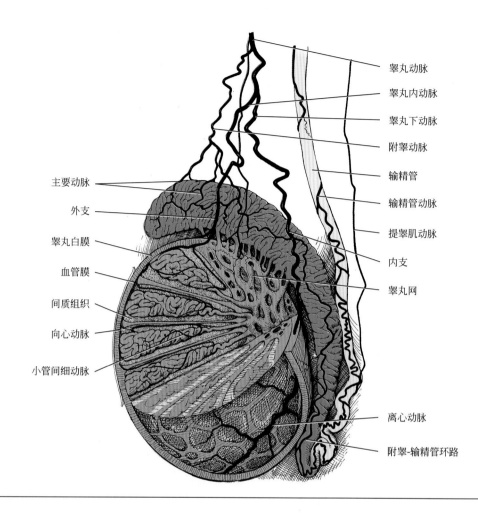

主要动脉

外支

睾丸白膜

血管膜

间质组织

向心动脉

小管间细动脉

睾丸动脉

睾丸内动脉

睾丸下动脉

附睾动脉

输精管

输精管动脉

提睾肌动脉

内支

睾丸网

离心动脉

附睾-输精管环路

图 17-38

被切断。在睾丸上极的前面、外侧面及内侧面很可能遇到大的表浅的动脉分支，而在睾丸下极的内侧和外侧面则很少会遇到大的动脉分支。在睾丸的下极缝合固定睾丸时，同样可能损害到睾丸的血供。

睾丸网是乏血供区，由来自睾丸中隔和来自睾丸动脉的向心动脉等小血管供应。睾丸白膜有自己的多层次的毛细血管网系统，与睾丸的脉管系统完全不相关，但其血供可独自来源于睾丸动脉的分支，来自供应睾丸网的血管和附睾动脉的分支。

附睾动脉是**睾丸动脉**的一条分支，发自附睾附近的不同位置。附睾动脉发出一条或多条**主要动脉**供应附睾头和附睾体。附睾尾的血供较为复杂，涉及附睾、输精管、睾丸动脉和**提睾肌动脉**。这些血供系统在血管中形成充分的吻合回路，当睾丸动脉发出分支进入阴囊内睾丸所在位置时，这些吻合回路尤为重要。现已证实，有 1/3 个体提睾肌动脉和输精管动脉的直径与睾丸动脉的直径相当，但有另

外 1/3 个体的提睾肌动脉没有形吻合支。

输精管动脉沿着输精管的行程发出小的分支，有些小分支可在附睾上方的精索内加入睾丸动脉。输精管动脉发出分支加入附睾后方的动脉，形成**附睾-输精管环路**。

睾丸固定术结扎睾丸动脉后，睾丸的血供依赖于睾丸动脉终端或远端分支形成的环路吻合支，这些吻合支可能或不能为睾丸提供足够的血供。睾丸和输精管动脉之间的吻合支并非循某一固定的模式，这就能解释长环式睾丸固定术会有不同的手术效果。

提睾肌动脉走行于精索内筋膜外面，为其提供极为有限的血供。然而，提睾肌动脉的一些终末分支可达睾丸下极，与附睾-输精管环路、睾丸动脉的终末分支、附睾动脉的分支等形成吻合。在隐睾症中，提睾肌动脉通常较短而不能移动，需予以离断。

睾丸外的静脉通路

引流睾丸、附睾和输精管的静脉在数目和分布上各异，形成深、浅两个静脉网络（图17-39）。

深部的静脉网络

最常见的静脉通路由3部分组成：①前组的蔓状静脉丛和睾丸静脉；②中组的输精管静脉；③后组的提睾肌静脉。

前组静脉（标记为A组）

起自睾丸的静脉和起自覆盖于附睾前面的表浅静脉丛的静脉构成深部静脉网络的前部分。这些静脉通常发出多达10条的分支，相互吻合形成泌尿生殖组织一个大的呈网状的静脉复合体，即**蔓状静脉丛**。**蔓状静脉丛**走行于精索内睾丸动脉周围及输精管的前面。如前所述，蔓状静脉丛与**腹股沟管外环口**以下睾丸动脉的迂曲分支关系紧密，这种关系可看作是一种热交换机制。

蔓状静脉丛引流的静脉数目减为3条或4条，经过**腹股沟管外环口**时减为2条。这2条静脉升入骨盆后合二为一，成为睾丸静脉，于睾丸动脉的外侧方、输尿管的前面上行。**左侧睾丸静脉**在肾脏下极偏离伴行的睾丸动脉垂直上行，通常于**肾上腺中央静脉**的外侧方呈直角注入**左肾静脉**。**右侧睾丸静脉**于肾静脉下方，自前外侧壁斜行注入的**下腔静脉**，注入处位于第2腰椎水平，睾丸动脉起自腹主动脉出口处的下方。约10%的个体，右侧睾丸静脉注入肾静脉。

中组静脉（标记为M组）由精索静脉和输精管静脉组成。**精索静脉**引流附睾后部分的血流，注入腹壁下静脉和**髂外静脉**。**输精管静脉**与输精管伴行，注入精索静脉丛、**前列腺静脉丛**和膀胱静脉丛。

后组静脉（标记为P组）收集**提睾肌静脉**，于近腹股沟管外环口处从精索中分离出来。后组静脉注入内侧隐静脉或**腹壁下静脉**。

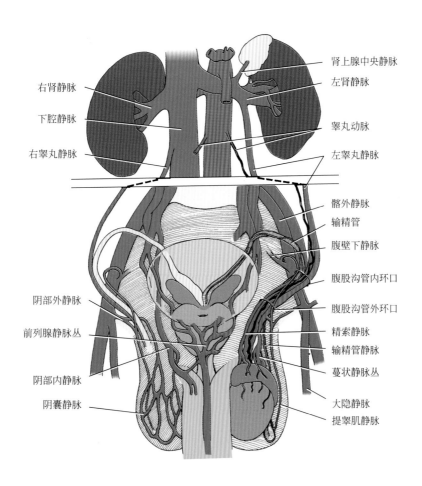

左侧标注（自上而下）：
右肾静脉
下腔静脉
右睾丸静脉
阴部外静脉
前列腺静脉丛
阴部内静脉
阴囊静脉

右侧标注（自上而下）：
肾上腺中央静脉
左肾静脉
睾丸动脉
左睾丸静脉
髂外静脉
输精管
腹壁下静脉
腹股沟管内环口
腹股沟管外环口
精索静脉
输精管静脉
蔓状静脉丛
大隐静脉
提睾肌静脉

图 17-39

浅部的静脉网络

阴囊静脉经**阴部外静脉**注入内侧隐静脉，或经会阴浅静脉注入**阴部内静脉**。在这个系统内，**提睾肌静脉**加入精索静脉丛和腹壁下静脉。浅部和深部静脉系统各自内部或之间通常形成小的吻合通路。

精索静脉曲张

约10%的青春期男性发生蔓状静脉丛的曲张（图17-40）。其中90%的病例发生在左侧，约8%的病例为双侧，2%的病例发生在右侧。精索静脉曲张可致睾丸功能受损，除了内分泌和血管活性因子对睾丸功能有影响外，静脉回流的压力也有影响。

精索静脉曲张的发病原因有两种，静脉回流受阻或腹内压升高时出现返流使静脉循环受损。静脉回流受阻的原因有异常的静脉形态，如环主动脉肾环；静脉返流的原因是静脉瓣膜的缺陷（图17-41）。无论是因为梗阻还是返流，80%精索静脉曲张患者可通过在腹股沟管内结扎睾丸静脉而得到治疗（图17-42）。

精索静脉曲张好发于左侧有多种原因。左侧睾丸静脉较右侧长，且以直角注入左肾静脉。由于肾静脉的静脉压略高于下腔静脉，使得左侧睾丸静脉回流受阻。另外，由于左肾静脉走行于升结肠的下部，受结肠内容物的压迫，或其受压于腹主动脉与肠系膜上动脉之间。最后，睾丸静脉的瓣膜缺失可致返流。大约在一半尸检者中，左侧睾丸静脉具有瓣膜。在另一项研究中，约有40%的男性左侧睾丸静脉出现瓣膜缺失，而右侧睾丸静脉出现瓣膜缺失者只占23%。约1/3的个体出现双侧睾丸静脉瓣膜的缺失。如果有静脉瓣膜存在，通常于肾静脉离肾静脉约1cm处可找到。即便是在静脉瓣膜功能完好的情况下，精索静脉曲张可通过交通静脉的旁路血管发生静脉逆流而这些交通静脉可注入瓣膜远端的精索静脉。

睾丸位于腹腔外面阴囊内，阴囊可发挥其冷却机制，阴囊内的压力为大气压（图17-43）。当腹内压升高时，蔓状静脉丛可作为缓冲器保护睾丸免遭血液的突然高压返流的影响。如果瓣膜缺失或功能缺陷，特别是对于青春期男性，咳嗽或体育运动时，腹内压的升高可直接传递给静脉丛，使之扩张并出现静脉曲张。

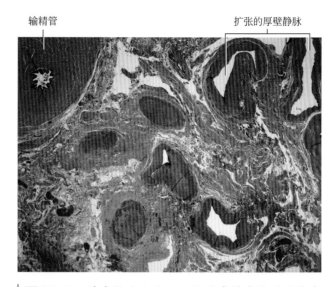

输精管　　　　　　　　扩张的厚壁静脉

图17-40　精索静脉曲张。一位伴有精索静脉的患者因生殖细胞肿瘤行根治性睾丸切除术，经该患者精索的切面可见多条扩张明显的静脉，其静脉呈偏心性纤维化

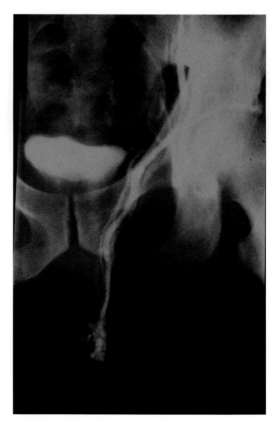

图17-41　精索静脉曲张。静脉造影显示血流逆向返流至蔓状静脉丛（图由 Joel Marmar MD 提供）

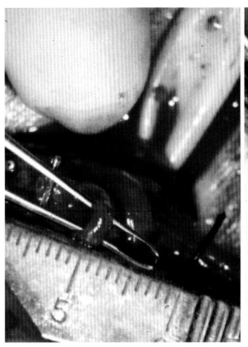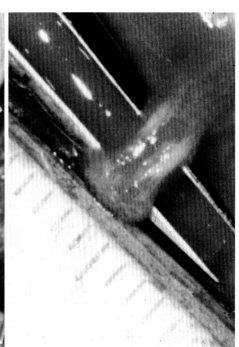

图 17-42　精索静脉曲张。左图：在精索中可辨见睾丸动脉。注意其管径较小。右图：直径大于 2mm 的曲张静脉可被辨见，拟予分离（图由 Joel Marmar MD 提供）

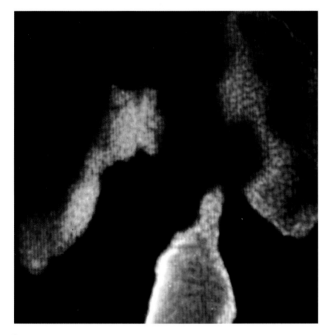

图 17-43　左侧精索静脉曲张病例的热谱图，是由置于阴囊的感色热条形生成的。图左侧蓝色提示精索静脉曲张时温度升高。中央区底部的蓝色区域代表阴茎。图右侧无蓝色区域提示右侧阴囊内容物温度相对偏低（图由 Joel Marmar MD 提供）

前述的静脉回流模式是典型的类型，但也有很多变异。其原因在于胚胎期下腔静脉的发育过程，下腔静脉的发育经历了背侧的后主静脉和上主静脉，以及腹侧的下主静脉的退化、吻合和替换（图 2-5）。左侧睾丸静脉是左下主静脉在尾侧的遗迹，它一般以直角注入左肾静脉。然而，在大于一半的个体中，左侧睾丸静脉实际上以锐角或钝角注入左肾静脉。睾丸静脉可有多条，甚至在肾静脉上有两个开口可供注入。在瓣膜功能正常的情况下也可发生静脉返流，其原因是在瓣膜水平以下出现静脉交通支，这就是在腹股沟管内结扎睾丸静脉而不是更高位置结扎的一个原因。在腹股沟管内结扎一条或多条睾丸静脉——作为症状性精索静脉曲张的标准治疗方式——可治愈 80% 的患者。然而，超过 1/3 的患者在腹股沟管内环口水平有两套或多条精索静脉干，这些静脉干可能在经腹股沟入路的手术中被忽视。静脉造影术可明确异常静脉的存在。

静脉回流

静脉起自精曲小管上广泛而致密的微血管床。它们汇合成集合微静脉，这些集合微静脉在外周或中心走行。与之相反，睾丸内动脉在外周走行。在外周走行的静脉达血管膜后，继续到达睾丸的前外侧面，在此形成大通道到达睾丸表面（图 17-44）。在中心走行的静脉引流了睾丸的主要静脉，走行到

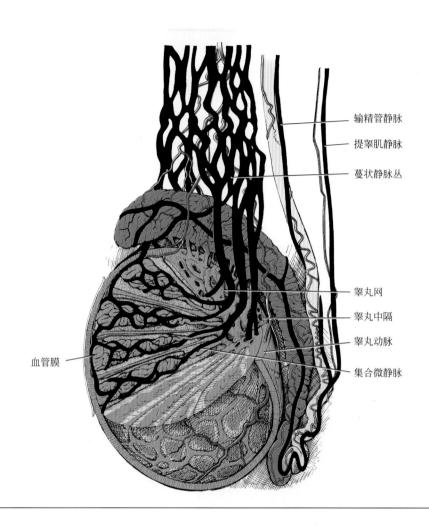

输精管静脉

提睾肌静脉

蔓状静脉丛

睾丸网

睾丸中隔

睾丸动脉

集合微静脉

血管膜

图 17-44

睾丸网，于睾丸中隔处穿过睾丸白膜的表面，加入来自附睾前部的静脉，最后到达蔓状静脉丛（图17-39）。

睾丸和附睾的淋巴回流

睾丸的淋巴回流

睾丸小管间组织的淋巴网注入小叶间小隔上的淋巴管。有些淋巴管可达睾丸中隔，在此处，淋巴管形成几条大的主干，但大部分的淋巴管直接穿过睾丸白膜。所有的淋巴管沿着睾丸上后方走行，形成4～8个淋巴收集导管，伴**精索**走行。在跨输尿管处，它们从血管中分离出来，偏向内侧走行，终止于腔静脉前淋巴结及腹主动脉周围睾丸起源处的淋巴结。

起自*右侧*睾丸的淋巴收集导管注入腹主动淋巴结，腹主动脉淋巴结位于**肾静脉**的起始部与**腹主动脉分叉处**之间（图17-45）。通常情况下，多条淋巴管注入其中一个**腔静脉前淋巴结**。位于腹主动脉分叉最低处的淋巴结总是接收一条淋巴收集导管。在一半的个体中，**腹主动脉前淋巴结**接收1条或多2条淋巴主干，10%的个体中，位于肾静脉与下腔静脉夹角处的淋巴结接收1条淋巴干。

从*左侧*睾丸出来的2/3淋巴收集导管，特别是那些位于头端的淋巴收集导管，注入**主动脉外侧淋巴结**，一些淋巴收集导管则终止于腹主动脉分叉处。其余的1/3淋巴收集导管注入主动脉前淋巴结。在极少情况下，淋巴管直接注入**髂外淋巴结**。由于原始睾丸的发生位于肾脏和肾上腺水平，因此，睾丸的淋巴干和肾脏及肾上腺的淋巴干之间的联通很常见。

虽然腰交感干位于腹膜后筋膜的外层后方，但如果淋巴结被切除，可能导致不射精症。

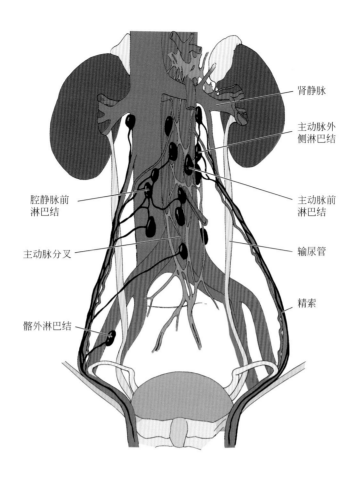

肾静脉

主动脉外
侧淋巴结

腔静脉前
淋巴结

主动脉前
淋巴结

输尿管

主动脉分叉

精索

髂外淋巴结

图 17-45

附睾的淋巴回流

淋巴管行走到附睾表面，并注入附睾被膜的淋巴管中。来自附睾头和附睾体的淋巴收集导管与供应该区域的附睾动脉分支伴行。同样地，来自附睾尾的淋巴收集导管也加入相应的动脉分支。附睾尾的一些淋巴沿输精管和睾丸动脉引流。与附睾动脉伴行的淋巴收集导管随睾丸淋巴管上升，而与输精管动脉伴行的淋巴收集导管则随睾丸淋巴管注入**髂外淋巴结**。此外，有小的淋巴管联通睾丸前部和附睾头部。

阴囊的淋巴回流

覆盖整个阴囊的淋巴网在阴囊中缝处特别致密，在此处淋巴管注入两套淋巴干。**上淋巴干**起自阴茎根部，行经阴茎背侧，与阴茎淋巴干伴行，注入腹股沟浅淋巴结的上内侧群（图 17-46）。7 条或

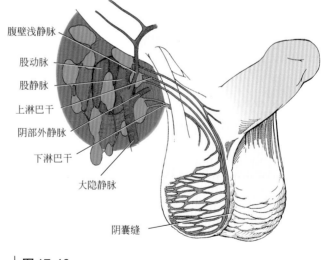

腹壁浅静脉

股动脉

股静脉

上淋巴干

阴部外静脉

下淋巴干

大隐静脉

阴囊缝

图 17-46

8 条**下淋巴干**起自阴囊中缝的后方，走行于生殖股褶内，达阴囊外侧方，并注入腹股沟浅淋巴结的下、外侧及内侧群。阴茎皮肤的淋巴与毗邻大腿皮

肤的淋巴之间常常相互连通。会阴部皮肤的淋巴管加入阴囊的下淋巴干后，注入腹股沟浅淋巴结的中下群。

睾丸和阴囊的神经支配

睾丸神经发自T10和T11脊神经，经**主动脉肾**

神经节下行并进入精索（图17-47）。在睾丸内部，于血管周围和睾丸间质组织中形成末端神经丛。

支配附睾的神经与精液的转运有关。支配阴囊的神经与调节睾丸温度有关。当遇冷时，肉膜肌反射性收缩，以便使富含血管的阴囊加倍贮热。此外，阴囊皮肤表面丰富的神经末梢网能灵活地传递温觉和冷觉信号，使提睾肌收缩或松弛。

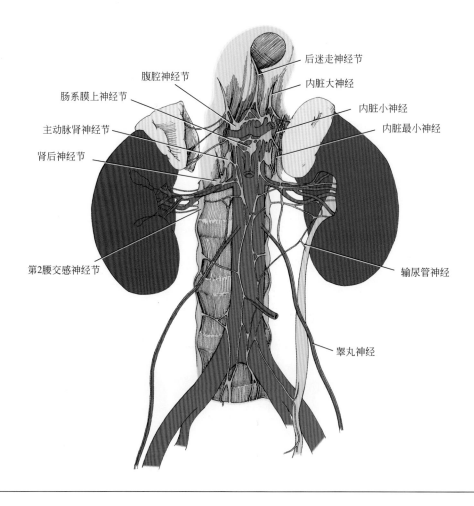

腹腔神经节
肠系膜上神经节
主动脉肾神经节
肾后神经节
第2腰交感神经节

后迷走神经节
内脏大神经
内脏小神经
内脏最小神经
输尿管神经
睾丸神经

图 17-47

（邢增术 译　洪　锴 审　刘振湘 校）

索引

G

译后记

    手术的学习曲线几乎全部就是解剖的学习曲线。开放手术时代，即便是一助也未必能全部看清术中解剖，所以相对成长慢。而今，年轻一辈能迅速成长，很大一部分要归功于电子视频技术，将术中解剖纤毫毕现地展现在每个受众眼前，并且可以反复研读。我们可以更快速地将书中的解剖名词转变成眼前的实体存在、变成手下操作和控制的对象。

    另外，今天的患者术后恢复更快、生存率更高。这当中除了微创技术本身的因素外，更重要的是对解剖的认识提高了，手术更遵循解剖的要求。30年前，我们期待一种"大刀阔斧"的手术"风格"，追求"快"，而不太考虑这种方式与患者恢复及生存率的关系。随着对解剖认识的增加，特别是近十多年来，硬件的迅速发展使得外科医师有机会从更细腻的角度认识解剖，我们可以把手术做得更"漂亮"，但这个"漂亮"需要有标准。换句话说，实践给了我们做"漂亮"手术的机会，但需要相应的理论来指导这个实践。微创热潮中，应该把术后的短期和长期结果作为评价手术效果的标准，而不只是手术时间或出血量，"漂亮"首先应该是效果的漂亮。对解剖的系统认识和深入理解是微创手术的灵魂，少了这个灵魂，微创将更多地停留在"技"的层面。

    刘振湘教授带领的团队在实际工作中，认识和把握了这个需要，将这本大师之作翻译、介绍给国内同行，契合了当今微创技术的发展趋势和需求，恰逢其时。

    国内读者更熟悉Frank Hinman Jr教授的手术学——《Hinman's Atlas of Urologic Surgery》，该书被称为泌尿外科手术学的"圣经"。截至目前，已有四版，前三版已分别由张旭教授、梅骅教授、马潞林教授等译为中文版，启发和影响了一大批国内同行。

    Frank Hinman教授父子是泌尿外科界的传奇佳话，与中国泌尿外科界其实早有渊源。吴阶平院士曾说他就是受老Hinman教授的《The Principles and Practice of Urology》启蒙的。就是在这本书中，老Hinman教授创立了用胚胎发育结合解剖的表述模式，而小Hinman教授则在本书中继承了这一模式。这种表述方式的好处显而易见，正如我们常说的"知其然，也知其所以然"。我们希望这种书写和编排，能够帮助读者利用今天的硬件优势，更好地理解解剖。同时这是外科医师的作品，是从外科医师视角进行书写和编排，围绕手术的逻辑展开，更利于外科医师参阅。

    在内容上，本书详尽却不烦琐。例如本书从侧重泌尿外科医师的角度介绍了消化系器官的发育和成体解剖，包括后腹腔筋膜的结构，这非常有助于理解肾周的层次，而这不仅有利于减少手术的出血和创伤，更可利用来设计手术的切除层面。例如一个T3期的肾癌切除范围可以和T2期不一样，前者可以将腰大肌筋膜和原始胚胎后腹膜，乃至融合筋膜一并切除，可能更有益于提高患者的生存率。我们更可以思考不同手术入路在切除范围上的区别，以及如何尽可能地扩大某一种手术方式的"利"，而克服它的"弊"。

    其实不仅是手术，我们进行诊断时，系统的解剖知识有时也极为有益。希望读者朋友们不要只满足于所获得的知识，更需认真思考，悟其精髓，达到"理解"解剖的效果，有效地缩短解剖和手术的学习曲线。

    衷心希望这本译作能有助于各位同道！

白志明

2019年2月于海口